系統看護学講座

専門分野

小児臨床看護各論

小児看護学 2

丸　　光惠　兵庫県立大学教授
富岡　晶子　千葉大学大学院教授
茂本　咲子　愛知医科大学教授
奈良間美保　札幌市立大学教授
松岡　真里　三重大学大学院教授
小江　寛子　国立成育医療研究センター看護部副看護師長
和田　誠司　国立成育医療研究センター周産期・母性診療センターセンター長
名越　　廉　清澄白河こどもクリニック院長
出野　慶子　徳島文理大学教授
宮本　茂樹　聖徳大学短期大学部教授
浅野みどり　修文大学教授
坂本　龍雄　北医療生活協同組合あじま診療所所長
篠木　絵理　東京医療保健大学教授
古屋　　萌　あいち小児保健医療総合センター看護部
菱木はるか　帝京大学ちば総合医療センター准教授
中水流　彩　千葉大学大学院助教
濱田　洋通　千葉大学大学院教授
田中　千代　川崎市立看護大学教授
成田　理香　東京大学医学部附属病院口腔顎顔面外科・矯正歯科口唇口蓋裂センターセンター長
西條　英人　鹿児島大学大学院教授
菱木　知郎　千葉大学大学院教授
笈田　　諭　千葉大学大学院助教
川口雄之亮　千葉大学大学院助教
夏井　款子　千葉県こども病院救急総合診療科部長
渡邉　　朋　千葉大学医学部附属病院看護部
梶原　道子　東京科学大学病院輸血・細胞治療センター講師
豊田　秀実　三重大学大学院准教授
内海加奈子　千葉県こども病院看護局
上村　　治　一宮医療療育センターセンター長
吉野　　薫　あいち小児保健医療総合センター泌尿器科部長
堂前　有香　千葉県こども病院看護局
塩浜　　直　千葉大学大学院講師
新家　一輝　名古屋大学大学院教授
西須　　孝　千葉こどもとおとなの整形外科院長
齊藤　千晶　岩田こどもクリニック
森脇　真一　大阪医科薬科大学教授
石川　紀子　和洋女子大学准教授
柿原　寛子　かきはら眼科クリニック院長
峯田　周幸　浜松医科大学名誉教授
花井　　文　前日本福祉大学助教
生地　　新　まめの木クリニック院長

医学書院

発行履歴

1968年3月25日	第1版第1刷	1995年1月6日	第8版第1刷
1971年4月15日	第1版第7刷	1998年10月1日	第8版第6刷
1972年2月1日	第2版第1刷	1999年1月6日	第9版第1刷
1975年1月1日	第2版第6刷	2002年8月1日	第9版第6刷
1976年2月1日	第3版第1刷	2003年3月1日	第10版第1刷
1978年2月1日	第3版第3刷	2006年8月1日	第10版第6刷
1979年2月1日	第4版第1刷	2007年1月15日	第11版第1刷
1982年2月1日	第4版第4刷	2010年10月15日	第11版第10刷
1983年1月6日	第5版第1刷	2011年1月6日	第12版第1刷
1986年2月1日	第5版第4刷	2014年2月1日	第12版第5刷
1987年1月6日	第6版第1刷	2015年1月6日	第13版第1刷
1991年9月1日	第6版第7刷	2019年2月1日	第13版第5刷
1992年1月6日	第7版第1刷	2020年1月6日	第14版第1刷
1994年9月1日	第7版第4刷	2024年2月1日	第14版第5刷

系統看護学講座　専門分野
小児看護学[2]　小児臨床看護各論

発　行　2025年1月6日　第15版第1刷©

著者代表　丸光惠（まるみつ え）

発行者　株式会社　医学書院
代表取締役　金原　俊
〒113-8719　東京都文京区本郷1-28-23
電話　03-3817-5600(社内案内)
03-3817-5650(販売・PR部)

印刷・製本　大日本法令印刷

ISBN978-4-260-05685-4

はしがき

子どもの健やかな成熟は，人類共通の願いであり，そのために小児看護が果たす役割は大きいといえます。

少子超高齢社会を迎えて，子どもを取り巻く環境は急速に変化しています。この変化のなかで，次代を担う子どもたちは，どのような成熟過程を歩んでいるのでしょうか。小児看護の対象である子どもについて理解を深めるためには，成長・発達の特徴を学ぶことが欠かせません。また，子どもを取り巻く環境として，現代の家族や社会の状況を知る意義は大きいといえます。子どもへの直接的な支援とともに，さまざまな不安や悩みをかかえる家族が安心して育児にあたることのできる環境づくりが，小児看護の重要な役割となっています。

さらに，病気や障害をもつにいたった子どもと家族は，どのような体験を重ねているのでしょうか。子どもと家族の不安やとまどい，そして関心や安心感などを含めて，治療や生活上の体験を共有し，その体験が子どもや家族の価値や意向とつながる感覚がもてるように支えることも看護の大切な役割であると思います。このような視点から，子どもの健康問題の経過やおかれている状況，症状からみた看護，コミュニケーションを含む看護技術や代表的な健康問題など，小児看護のより実践的な学習も求められます。

本書は，子どもを家族のなかの存在として位置づけて，子どもと家族が主体となるケアの理念に基づき，一貫して看護の対象となる人々の主観や関係性を共有し，尊重することを基本としています。入院中の子どもだけでなく，家庭や学校などのあらゆる場面で，すべての健康レベルの子どもを対象として，その成熟過程を支えることを小児看護の目標として位置づけています。

限られた講義・実習時間のなかで，効率的に小児看護学の学習ができるように，発展的な学習を「plus」としてあらわし，専門的な用語などを「NOTE」としてわかりやすく解説しました。また，読者が具体的な子どものイメージを描けるように図表を活用し，一部に事例を設定した記述を加えました。

以下に本書の構成を詳しく示します。

小児看護学[1]の小児看護学概論では，第1章で小児看護の特徴と理念，さらに現在の子どもと家族の全般的な動向に加えて，障害のある子どもや子どもの虐待等の概況を含めて解説しました。また，倫理的視点から，小児看護の役割と課題を論じています。第2章では成長・発達の基本的な知識とそれを学ぶ意義を解説しました。第3〜5章は発達段階別の構成として，各期の子どもの成長・発達，健康，家族，看護について解説し，栄養の特徴も各発達段階に含めることで子どもの全体像を描けるようにしました。また，第6章では家族の特徴とアセスメントについて，さらに，第7章では子どもと家族を取り巻く社会について，事例を用いながら論じています。

小児看護学[1]の小児臨床看護総論では，小児看護学概論の内容をふまえ，病気・障害をもつ子どもと家族の看護について解説しています。第1章では病気・障害をもつ子どもと家族の特徴と看護の役割を概観し，第2章では入院や外来，在宅などの子どもを取り巻く環境や生活の場，さらには災害といった状況に特徴づけられる看護について，事例を設定することで，子どもとその家族の一連の体験として示しました。第3章では疾病の経過から看護の特徴を論じています。経過ごとに事例を設定しました。第4章は子どものアセスメントとして，必要な知識と技術を解説しています。第5章の症状別の看護は，子どもの基本的特性を押さえながら症状のアセスメントと看護を示しました。第6章は検査・処置の目的と具体的な支援の方法を詳細に述べているので，実習に活用しやすく，看護実践能力の向上につながる内容となっています。第7章はこれまで小児看護学[2]小児臨床看護各論に位置づけていた事故・外傷と看護を，現代の小児保健医療の課題として小児臨床看護総論で取り上げています。第8章では障害の概念，障害児と家族の特徴，社会的支援など，障害児看護の基礎的知識を示しました。第9章では子どもの環境要因で生じる問題として「子どもの虐待と看護」について論じました。

小児看護学[2]小児臨床看護各論では，身体系統別または病態別に構成し，各疾患の病態・症状・診断・治療と看護について整理・解説しています。今回の改訂では，諸外国の教科書にならって，医学知識に関する部分も看護の執筆者とする提案もありました。しかし，まだそのような人材が小児領域のすべてには存在しないことや，ゲノム医療など診療科横断的に最新の情報も加えるほうが望ましいことから，引きつづき各領域の専門家が執筆にあたることとなりました。これらをふまえて，看護の基盤の充実とより実践に即した子どもと家族の看護を検討しています。付章の事例による看護過程の展開は，看護師国家試験の状況設定問題への対策としても活用いただけます。

なお，本書における「障害」の用語は，法律上の表記に基づいて漢字を用いています。

本書が，小児看護学をはじめて学ぶ方にとって，講義や実習などの学習の支えとなり，また，すでに小児看護を実践されている方においても看護の基礎をあらためて確認いただく資料となれば幸いです。

それらの過程を通して，1人でも多くの子どもたちが，社会のなかでその子らしく生活できること，家族が家族としていられることを願ってやみません。

2024年10月

著者ら

目次

第1章 染色体異常・胎内環境により発症する先天異常と看護

小江寛子・和田誠司

第2章 ハイリスク新生児の看護

茂本咲子・名越廉

第3章 代謝性疾患と看護

出野慶子・宮本茂樹

第4章 内分泌疾患と看護

出野慶子・宮本茂樹

第5章 免疫疾患・アレルギー疾患・リウマチ性疾患と看護

浅野みどり・坂本龍雄

第6章 感染症と看護

篠木絵理

第7章 呼吸器疾患と看護

古屋萌・菱木はるか

第8章 循環器疾患と看護

中水流彩・濱田洋通

第9章 消化器疾患と看護

田中千代・成田理香・西條英人・菱木知郎・笈田諭・川口雄之亮・夏井款子

第10章 血液・造血器疾患と看護

渡邉朋・梶原道子

第11章 悪性新生物と看護

松岡真里・丸光恵・豊田秀実・富岡晶子

第12章 腎・泌尿器・生殖器疾患と看護

内海加奈子・上村治・吉野薫

第13章 神経疾患と看護

堂前有香・塩浜直

第14章 運動器疾患と看護

新家一輝・西須孝

第15章 皮膚疾患と看護

齊藤千晶・森脇真一

第16章 眼疾患と看護

石川紀子・柿原寛子

第17章 耳鼻咽喉疾患と看護

石川紀子・峯田周幸

第18章 精神疾患と看護

花井文・生地新

付章 事例による看護過程の展開

丸光恵・奈良間美保

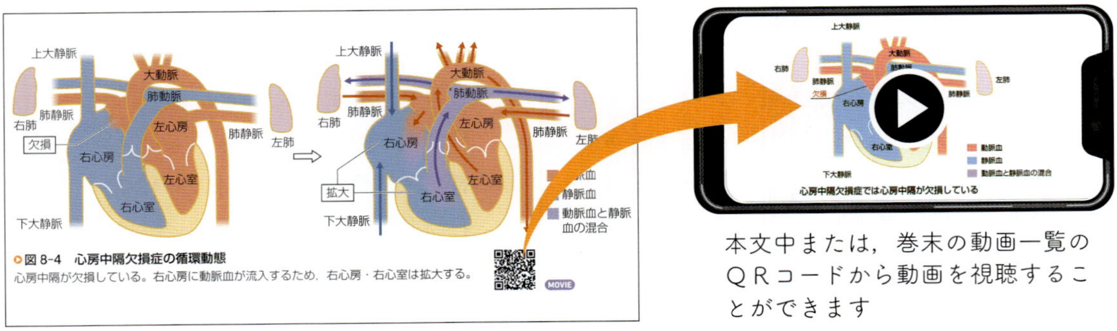

本文中または，巻末の動画一覧のQRコードから動画を視聴することができます

第 1 章

染色体異常・胎内環境により発症する先天異常と看護

A 看護総論

出生前の原因により胎芽・胎児の発生・発育過程に生じる変化を先天異常という。先天異常はさまざまな遺伝的要因や環境的要因が考えられるが，本章では，おもに染色体異常・胎内環境により発症する先天異常について記述する。

染色体異常・胎内環境により発症する先天異常は，根本的に治癒させることがむずかしく，先天異常の影響により出現した症状への対症療法が中心となる。そのため，生涯にわたる疾病管理や生活管理が必要となる。また，早期からのリハビリテーションやライフステージに応じた看護が必要であり，保健・福祉・保育・教育機関・就労先との調整が必要である。

1 出生前の看護

2013(平成25)年に母体血を用いた新しい非侵襲性出生前遺伝学的検査 non-invasive prenatal genetic testing(NIPT)が国内に導入された(▶8ページ)。そのほかにもさまざまな出生前検査がある。出生前検査の目的は，子どもの予後の向上にあるが，なかには重篤な疾患である場合もあり，親はさまざまな不安や葛藤に直面することが予測される。そのため，検査の実施前後には，遺伝カウンセラーなどの専門知識を有した専門職によるカウンセリングが重要となる。出生までの間，看護師は，医師などからの説明に対する親の理解度を確認したり，さまざまな不安や葛藤を受けとめたり，親のニーズに応じた対応が求められる。

胎児期に異常が発見された場合，出生直後に子どもは新生児集中治療室(NICU)に入院することが多いため，産科と新生児科(小児科)の連携も重要である。たとえば，出生前に子どもの治療について親に対して新生児科医から説明の場を設けている(プレネイタルビジット prenatal visit)。看護師も説明の場に同席し，子どもの入院環境や出生後に受けるケアに関して説明し，親のこれまでの思いや考えを聞く。子どもの最善の利益をふまえながら，親の意思決定を支援していく。

2 出生後の看護

1 子どもへの看護

出生後は，胎児期の情報をふまえて子どもの全身の観察を行う。先天異常に特徴的な症状はあるが，その症状の呈し方や重症度は子どもそれぞれである。医師と連携し，各種検査結果をもとに，とくに生命の危機に直結しやすい呼吸・循環状態は密に観察し，異常を早期に発見・対処していく。合併症によっては消化管閉鎖などにより緊急手術を要することもあるため，排便や嘔吐の有無を確認していく。

出生後は，正常な新生児と同様に，胎外生活への適応をたすけることや愛護的なケアも重要である。出生後の経過のなかではミルクの飲みがわるく，哺乳(ほにゅう)に時間がかかることがある。適切な栄養摂取のために，経管栄養の導入や子どもに合った授乳方法を見つけるなど，日常生活支援の調整も必要である。

2 家族への看護

出生後も引きつづき，親へのケアは重要である。前述したように，胎児期に診断がついていることも多いが，出生後に先天異常がわかることもある。たとえ胎児期に診断がついていたとしても，親はさまざまな不安や期待をいだきながらわが子と会うことが予測される。なかには，子どももしくは子どもの病気を受け入れがたい気持ちのまま，子どもの出生を迎えることもある。ときに，子どもの誕生を祝う言葉が医療者からなかったことに対して，親はわが子の存在を否定されたと感じたことが語られることがある。出生前の親の気持ちはさまざまであることに配慮しながら，子どもが無事に誕生したことを親へ伝えることは不安な気持ちへの対応の第一歩であり，子どもが家族の一員となっていく過程を支えることにつながる。

先天異常をもつ子どもの誕生に対する親の反応について，ドローター Drotar, D. らは，ショック，否認，悲しみと怒り，適応，再起の５段階に分類している(▶図 1-1)。各段階の長さは親により異なり，それぞれの段階の重なりもあり，親の気持ちは複雑であることが予測される。また，必ず一方向に進むとも限らない。子どもの障害を肯定する気持ちと否定する気持ちが交互にあらわれることもある(▶図 1-2)。

親がどの段階にいるのかをアセスメントしながら，話を聴くのがいいのか，子どもへのタッチングなどを積極的に促すのかなど考慮しながら親への看護を行っていく。受容の過程のなかでネガティブな感情をいだく親もいる。その場合も否定せずに，看護師がいつでも一緒に子どものことを考えることができることなどを伝え，「そのようなお気持ちなのですね」など支持的にかかわることで，気持ちの整理がつきはじめることもある。各段階をどうのりこえるかは，それぞれの親により異なる。

親が適応の段階になると，積極的に育児や子どもの状態，先のことについて情報を求めるようになることがある。一緒に育児練習をしつつ，適切な情報や社会資源の提供ができるように，ソーシャルワーカーなど多職種との連携も重要となる。親が積極的に子どもと触れ合う様子をみて，子ども(の障害)を「受容」したととらえることが多いが，前述したように，障害への肯定と否定の気持ちは交互にあらわれることがある。医療者のかかわりが親の負担になっていないかを考慮しながらかかわっていくことも必要である。

先天異常のある子どもの親，とくに母親は自責の念をもつことが多く，心理的な支援も母親に集中することが多い。しかし，父親も子どもの疾患が診断されたときは混乱し，無力感をいだきながら，子どもの治療など重大な決

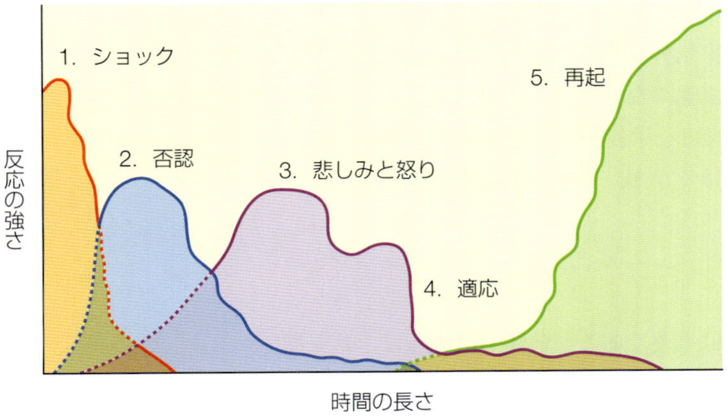

図1-1　先天異常をもつ子どもの誕生に対する親の反応

第1段階はショックであり，泣きくずれることもある。また，無力感を感じたり，理不尽な行動をとることもある。
第2段階は否認である。ショックをやわらげるため，事実を否定したい，事実から逃れたいという反応があらわれる。
第3段階は悲しみと怒りである。先天異常があることを理解しはじめるとともに，健康な子どもを産めなかったことを悲しむ。母体側に原因はないと説明しても，母親は自身を責めて思い悩む。親自身・子ども・医療者などに対して怒りをいだくこともある。
第4段階は適応である。不安や激しい感情が軽減し，授乳やおむつ交換などの日常の世話を通して子どもとの愛着を促進していく。
第5段階は再起であり，子どもの親としての自覚がもてるようになる。
(Drotar, D. et al.: The adaptation of parents to the birth of an infant with a congenital malformation: a hypothetical model. *Pediatrics*, 56: 710-717, 1975)

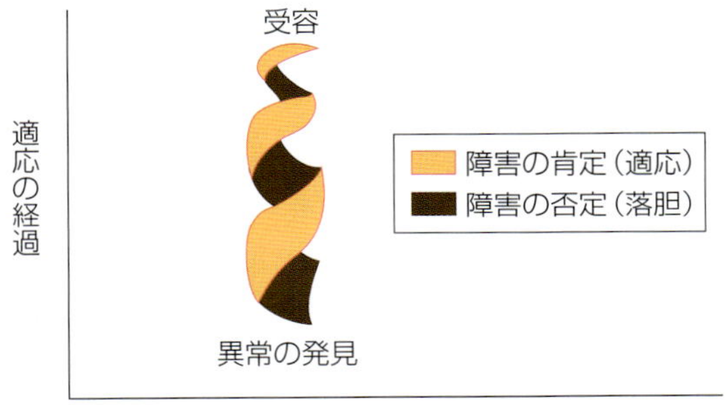

図1-2　障害の受容の過程

(中田洋二郎：親の障害認識と受容に関する考察 受容の段階説と慢性的悲哀．早稲田心理学年報，27：83-92，1995)

断を（場合によっては1人で）行っている。父親は子どもと母親の支援者ととらえがちであるが，父親も支援を必要としていることを念頭におき，父親へねぎらいの言葉をかけるなど配慮していく。

3　発達段階に応じた支援

先天異常がある場合，成長・発達に遅れが伴うことも多く，発達段階に応じてその子の成長・発達に合わせた支援が必要となる。成長・発達に遅れがあることで，外部から刺激を受ける機会が減少し，二次的に発達が遅れる懸念がある。そのため，早期からリハビリテーションを導入し，自宅でも継続できる体操などを生活に組み込めるように支援していく。また，発達段階に応じて，療育施設や保育施設など医療機関以外との連携をはかっていく。さらに，粗大運動面での発達だけでなく，摂食機能や排泄機能などにも遅れがみられたり個別の支援が必要となったりすることがある。子どものできていることを認めながら，どのような支援が適切なのか見きわめ，個別指導や専門機関へつなげていく。

先天異常のある子どもの親は，疾患の管理や疾患による生活への影響を整えながら子どもを育て，孤独・孤立を感じることもある。そのとき，同じ疾患のある親どうしの交流は，心理的な支えや，就園や就学時の情報交換の場にもなる。親のニーズに応じて，患者会の紹介などを行っていく。

B おもな検査・疾患

1 染色体異常概論

1 染色体とは

ヒトのからだを構成する数十兆個の細胞すべてに，染色体が入っている。正常の染色体は46本あり，常(じょう)染色体と性染色体に分けられる。常染色体は1～22番，各2本ずつで計44本，おもに性別決定にかかわる性染色体が2本で男性はXとY，女性はXが2本である。精子・卵子には23本ずつ(常染色体22本，性染色体1本)の染色体が含まれており，受精をすると合計46本の染色体をもつ受精卵ができる。通常の染色体の型(核型とよぶ)を男性では46, XY，女性では46, XXと表記する(▶図1-3)。

ヒトの遺伝学的な情報はDNA(デオキシリボ核酸)上にA，T，G，Cという4種類の塩基として書き込まれており，合計で約30億の塩基が並んでいる。その塩基がある程度の数が並ぶと1つの遺伝子となる。遺伝子はからだの構造や生きていくうえでの機能をもつタンパク質として機能する。ヒトの場合には約20,000の遺伝子があると推定されており，ミトコンドリアDNAを除く全遺伝子が染色体に含まれている。

2 染色体異常

染色体異常とは，染色体数の異常や，構造異常による染色体の部分的な欠失・重複などが生じている状態である❶。結果として遺伝子数の過不足がおきることで，さまざまな症状が出現する場合がある。

数的異常は1本余分にある場合，つまり同じ染色体が3本ある場合を**トリソミー** trisomy，4本ある場合を**テトラソミー** tetrasomy とよび，1本欠けている場合を**モノソミー** monosomy という。

トリソミーは23対ある染色体のいずれにも発生するが，常染色体の数的異常で最も多いのは**ダウン症候群**(**21トリソミー**)，**13トリソミー**，**18ト**

NOTE

❶構造異常とは，染色体の一部に異常がある場合で，ある染色体の一部または全体が別の染色体と結合する異常，染色体の一部が欠けている欠失，一部が増えている重複などがある。

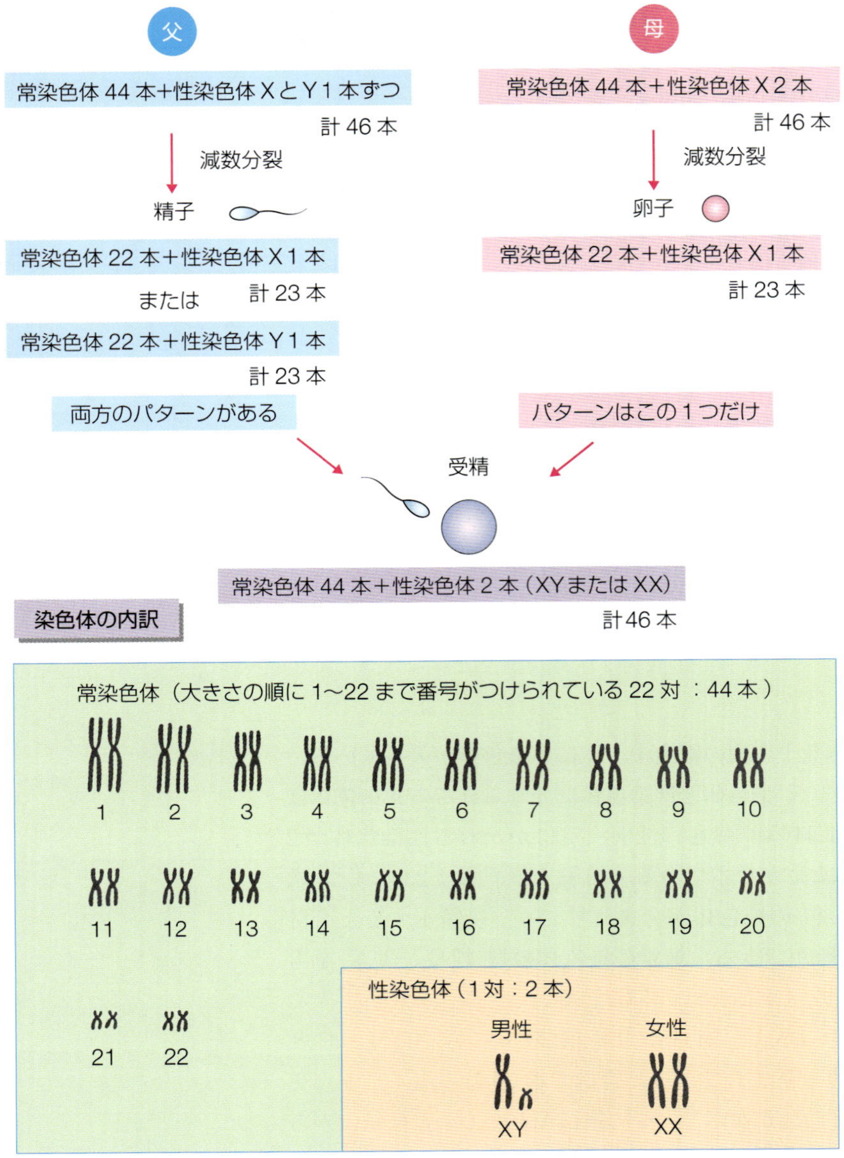

図1-3　生殖とヒトの染色体

リソミーで，これらは男児・女児のどちらにも発生する。常染色体トリソミーの原因はほとんどの場合，精子や卵子が形成される過程でおきる染色体不分離とよばれる偶発的な現象である。父親あるいは母親のいずれかから2本の21番染色体を受け継いでいるため，21番染色体上の遺伝子を各細胞に3個ずつ保有していることになる。トリソミーは母親の年齢上昇に伴って頻度が高くなるが，父親の精子形成時の染色体不分離が原因となることもある。ほかの染色体のトリソミーはほとんどが発育不可能で流産となる。

性染色体の数的異常には，**ターナー症候群**（X染色体のモノソミー）や**クラインフェルター症候群**（47, XXY）がある。

染色体の大きな異常は，G分染法（ぶんせん）とよばれる染色体分析法で顕微鏡による観察で診断できる。小さな染色体異常は，染色体をスキャンして過剰部分や欠失(けっしつ)部分を探し出す専用の遺伝学的検査を用いることで，検出が可能である。そのような検査としては，染色体マイクロアレイ解析 chromosomal microarray (CMA)や蛍光(けいこう) *in situ* ハイブリダイゼーション fluorescence *in situ* hybridization (FISH)などがある。

2 出生前遺伝学的検査

出生前遺伝学的検査は，胎児の染色体疾患や胎児感染症の診断など，さまざまな疾患を対象に行われているが，実際の出生前遺伝学的検査の多くは染色体疾患を対象としている。染色体疾患を対象とした出生前遺伝学的検査は，非確定的検査と確定的検査に大きく分けられる。**非確定的検査**は診断の確定はできないが流産などの合併症がないため，リスクの判定に用いられる。**確定的検査**は侵襲はあるが診断が確定できる検査である(表 1-1)。

これらの検査を行うには，正しい情報提供と意思決定支援の援助のための遺伝カウンセリングが重要である。

1 母体血清マーカー検査

妊婦から採血した血液中の3種類もしくは4種類の物質(タンパク質やホルモン)の濃度により，胎児における一部の疾患の確率を計算する非確定的検査である。これらの成分は子宮内の胎児または胎盤から放出されており，一部の胎児疾患を有した妊婦の血中では，これらの濃度が増減することが知られている。出産時年齢に相当したリスクに，この成分値の増減を加味して疾患の確率を算出する。

現在最も多く行われている母体血清マーカー検査は，4つの物質を計測する方法で，妊娠15～18週に測定し，ダウン症候群(21トリソミー)，18トリソミー，開放性神経管奇形の確率を計算する検査である。結果は各疾患で発症確率が算出され，侵襲的出生前遺伝学的検査を行うかどうかを判断する。

2 超音波マーカー検査

妊娠初期に後部の浮腫 nuchal translucency (NT)，鼻骨 nasal bone の有無などの所見から胎児染色体疾患の可能性を推定する非確定的検査である。NT は

表 1-1　出生前遺伝学的検査

分類	検査
非確定的検査	• 母体血清マーカー検査 • 超音波マーカー検査 • コンバインド検査 • 非侵襲性出生前遺伝学的検査(NIPT)
確定的検査	• 羊水検査 • 絨毛検査

どの胎児にもみられる所見であるが，NT 厚みが増大するほどダウン症候群(21 トリソミー)などの染色体疾患の可能性が高くなることがわかっている。ほかの所見である鼻骨などを組み合わせると，より精度の高い検査となる。その結果で確定的検査をするかどうかを決定する。

3 妊娠初期コンバインド検査

母体血清マーカー検査と超音波検査での NT 計測を妊娠初期に組み合わせて行うことで，検査の精度を上げて胎児における一部の疾患の確率を計算する非確定的検査である。検査時期は妊娠 11〜13 週で，出産時年齢に相当したリスクに，NT 検査の結果と血液中の 2 種類の母体血清マーカーの濃度を加味して，ダウン症候群(21 トリソミー)，18 トリソミーなどの発症確率を算定する。NT 検査単独よりも精度は高くなるが，あくまでも非確定的検査のため，その結果で確定的検査をするかどうかの判断材料とする検査である。

4 非侵襲性出生前遺伝学的検査(NIPT)

妊婦の血液に含まれる胎児由来の DNA 断片量により，胎児における一部の疾患の可能性を判定する非確定的検査である。現在の日本ではダウン症候群(21 トリソミー)，18 トリソミー，13 トリソミーの 3 疾患が対象であるが，ほかの疾患で応用することの研究が進行中である。母体血清マーカー検査，超音波マーカー検査，コンバインド検査よりも精度(検出率)が高いが，疑陽性(検査結果は陽性であるが疾患を有していない)や偽陰性(検査結果は陰性であるが疾患を有している)もあるため，あくまでも非確定的検査である。したがって，陽性の場合でも確定的検査を行い，診断を確定する必要がある。

5 羊水検査・絨毛検査

羊水検査は母体の腹部に穿刺(せんし)し，羊水中に浮いている胎児由来の細胞を羊水とともに吸引し，染色体分析を行う確定的検査である。妊娠 15〜16 週以降に行う。子宮に針を刺したことによる破水(はすい)・出血・感染がおこりえる。流産になるリスクは 0.3% 程度といわれているが，近年ではもっと低いとも報告されている。

絨毛(じゅうもう)検査は妊娠 10〜14 週で行う確定的検査である。経腹的または経腟的に胎盤の組織である絨毛細胞を採取する。流産のリスクは，近年では 1〜2% 前後と報告されているものが多い。

羊水検査・絨毛検査で最も多く行われている染色体分析は G 分染法とよばれる方法で，全染色体の分析を行う。数的異常は診断可能であるが，微細な構造異常は診断不可能なこともある。また，絨毛検査では胎盤性モザイクという，胎児はまったく正常であるのに，絨毛細胞では正常な細胞と異常な細胞が混ざり合っている状態が約 1% ある(▶表 1-2)。

表 1-2　羊水検査と絨毛検査

	羊水検査	絨毛検査
検査時期	妊娠 15〜16 週以降	妊娠 10〜14 週
流産の可能性	0.3% 程度	1〜2% 程度
合併症	破水・感染・出血・流産など	出血・感染・流産など
検査の限界	—	胎盤性モザイクの可能性がある(1% 程度)
イメージ	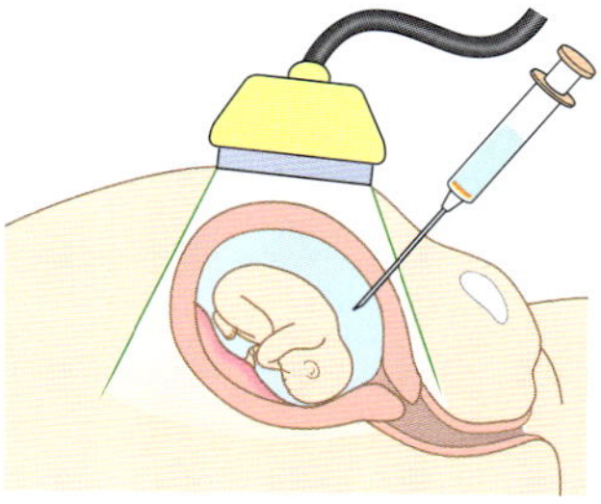	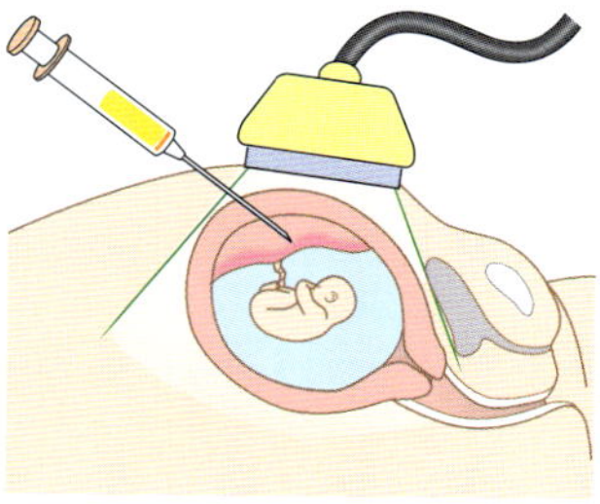

3 染色体疾患

1 ダウン Down 症候群(21 トリソミー trisomy 21)

ダウン症候群は最初に発表した医師の名前から名づけられているが，**21 トリソミー**ともよばれる。通常のトリソミー型が 95% であり，残りは転座型とモザイク型である❶。一般には出生頻度は約 800 人に 1 人程度といわれているが，妊婦の高年齢化などにより近年は頻度が上昇している可能性も報告されている(表 1-3)。

NOTE

❶転座は染色体の構造異常の 1 つで，染色体の一部または全体が別の染色体と結合している。

モザイクは染色体の数的異常の 1 つで，正常な染色体と異常な染色体(21 トリソミー)が混在している。

ダウン症候群では一般的に身体の疾患と精神発達の遅れがみられる。約半数では心室中隔欠損や房室中隔欠損などの先天性心疾患がみられ，約 5% に十二指腸閉鎖やヒルシュスプルング病などの消化器疾患がみられる。また，白血病，難聴，甲状腺疾患，糖尿病などがみられることもある。身体的特徴は，低身長，つり上がった眼と低い鼻をもつ特徴的な顔貌(がんぼう)である。

小児の知能指数(IQ)の平均値は約 50 で，しばしば運動面や言語面に発達の遅れ，注意欠如・多動症を思わせる行動がみられるが，個人差があり正常に近い小児もみられる。また，自閉的行動のリスクが高く，とくに知的障害が重い小児ではその可能性が高くなる。早期に教育やその他の面で介入を行うことが重要で，それによりダウン症候群の小児の能力を高めることができる。

2 18 トリソミー trisomy 18

18 トリソミーはエドワーズ Edwards 症候群ともよばれ，18 番染色体が各細胞に 3 本ずつ存在する核型である。ダウン症候群と同様に，原因はほとんどが精子や卵子形成時の染色体不分離である。

表 1-3　出産時の母体年齢と各トリソミーにおける出生頻度

年齢	T21	T18	T13	年齢	T21	T18	T13	年齢	T21	T18	T13
20	1/1,667	1/18,013	1/42,423	30	1/952	1/10,554	1/24,856	40	1/106	1/1,139	1/2,683
21	1/1,667	—	—	31	1/909	1/9,160	1/21,573	41	1/82	1/858	1/2,020
22	1/1,429	—	—	32	1/769	1/7,775	1/18,311	42	1/63	1/644	1/1,516
23	1/1,429	—	—	33	1/602	1/6,458	1/15,209	43	1/49	—	—
24	1/1,250	—	—	34	1/485	1/5,256	1/12,380	44	1/38	—	—
25	1/1,250	1/15,951	1/37,567	35	1/378	1/4,202	1/9,876	45	1/30	—	—
26	1/1,176	—	—	36	1/289	1/3,307	1/7,788	46	1/23	—	—
27	1/1,111	—	—	37	1/224	1/2,569	1/6,050	47	1/18	—	—
28	1/1,053	—	—	38	1/173	1/1,974	1/4,650	48	1/14	—	—
29	1/1,000	—	—	39	1/136	1/1,505	1/3,544	49	1/11	—	—

T21：21 トリソミー，T18：18 トリソミー，T13：13 トリソミー
（T21 の出生頻度は Hook, E. B.: Rates of chromosome abnormalities at different maternal ages. *Obstetrics and Gynecology*, 58(3)：282-285, 1981，T18・T13 の出生頻度は Nicolaides, K. H.: *The 11-13＋6weeks scan*. Fetal Medicine Foundation, 2004）

出生頻度は約 8,000 人に 1 人で，重度の発達の遅れ，先天性心疾患，消化器疾患などさまざまな症状があらわれる。胎児期や新生児期に亡くなることが多い染色体疾患であるが，近年では新生児期に適切な医療介入を行うと生存期間が延長するという報告もある。

3　13トリソミー trisomy 13

13 トリソミーはパトウ Patau 症候群ともよばれ，原因のほとんどが精子や卵子形成時の染色体不分離であるが，転座型も存在する。出生頻度は約 10,000 人に 1 人で，重度の発達の遅れ，心臓・脳やその他の奇形など，さまざまな症状が出現する。18 トリソミーと同様に，胎児期や新生児期に亡くなることが多い染色体疾患である。

4　ターナー Turner 症候群

ターナー症候群は X 染色体を 1 本のみもっていて，核型は 45, X である。45, X の細胞のみとめる場合もあるが，45, X と 46, XX あるいは 46, XY の細胞などとのモザイク（異なる核型をもつ細胞が 2 種類以上混在している）もしばしばみられる。

約 99% のターナー症候群の胎児は自然に流産するといわれており，出生頻度は女児の約 2,500 人に 1 人である。低身長，月経異常，不妊症を合併しやすく，心臓や腎臓の奇形を伴うこともあるが，知能は正常である。多くは父親の精子形成時の染色体不分離が原因であるが，母親の卵子形成時の染色体不分離が原因となることもある。

5　クラインフェルター Klinefelter 症候群

男性の性染色体は X と Y が 1 本ずつだが，**クラインフェルター症候群**の

場合はX染色体を2本とY染色体を1本もっていて，核型は47, XXYである。出生頻度は男児の約600～800人に1人である。ほとんどの場合不妊症を合併することや，体質的に両親から予測される身長よりやや高くなることが知られている。母親の年齢上昇に伴って頻度が高くなることが知られているが，父親の精子形成時の染色体不分離が原因となることもある。

6 5p欠失症候群

5p欠失症候群は5番染色体短腕(たんわん)の部分欠失が原因であり，出生頻度は15,000～50,000人に1人である。身体的特徴は，低出生体重，小頭症(しょうとうしょう)，小顎症(しょうがくしょう)，発達の遅れ，筋緊張低下である。

C 疾患をもった子どもの看護

1 ダウン症候群(21トリソミー)の子どもの看護

1 診断時・出生時の看護

遺伝学的な出生前検査により出生前にダウン症候群と診断されていることもあるが，出生後に子どもの特徴的な顔貌や指趾(しし)などの外表所見からダウン症候群を疑われることもある。確定診断には染色体検査が必要となる。心疾患など合併症の程度によっては緊急手術が必要となり，出生後早期に親へダウン症候群が疑われること，検査の必要性，治療の方針などが話される。わが子の命・健康・発達はどうなのか，将来はどうなるのか，想像していた子どもとの生活を断たれるような気持ちなど，さまざまな不安や疑問があふれることが予想される。

ダウン症候群の子どもの一般的な経過や個人差，予測されるその子の経過について，落ち着いた場所で医師から説明を受けられるように環境調整していく。看護師は，親が気持ちや考え，疑問をいつでも表出できるように支持的にかかわっていくことが求められる。また，ダウン症候群はさまざまな合併症があり，それぞれの症状が日常生活に及ぼす程度を見きわめ，親の心理的状態に配慮しながら，親子の愛着形成が進むように，育児技術を親へ指導したり，リハビリテーションや社会資源につなげたりしていくことも必要である。

2 成長・発達に伴う看護

ダウン症候群はさまざまな医学的問題をもつ可能性があり，生涯にわたり健康管理が必要である(▶表1-4)。また，近年は生活や社会とのかかわり方について定期的に手引きしていくことも重要視されている。

表 1-4　ダウン症候群でおこりやすい医学的問題と健康管理

医学的問題	健康管理
自閉スペクトラム症 注意欠如・多動症	• 早期からの指導・教育介入を行う。
点頭てんかん	• 60 日以降の乳児にみとめられることが多い。 • 発作がわかりにくいため，家族へ周知する。 • 薬物治療を行う。
斜視・屈折異常・白内障	• 1 歳以降，視覚検査を年に 1 度は受ける。
滲出性中耳炎	• 聴力検査を計画的に受ける。 • 耳鼻科で定期的に耳垢を取り除く。 • 繰り返す場合，外科的に処置する。
齲歯	• 歯をみがく習慣をつける。
甲状腺疾患	• 甲状腺ホルモン検査を定期的に受ける。
睡眠時無呼吸症候群	• 肥満がないか確認する。 • 扁桃肥大・アデノイドが原因の場合，手術が考慮される。
感染症 （呼吸器感染症など）	• 混雑している場所を避ける。 • 室内気を乾燥させない。 • 予防接種を勧奨する。
頸椎不安定性	• 3 歳ごろに頸椎の X 線検査を実施する。 • 環軸椎間にゆるみがあれば，前転運動や格闘技などの運動を禁止する。
肥満	• 10 歳前後から肥満傾向が出現しやすい。 • 規則正しい食生活，適度な運動を推奨する。
便秘	• 生活指導，浣腸や与薬を行う。
外反扁平足	• 補装靴の適用を検討する。

◆ 新生児・乳児期

合併症の有無についてスクリーニングを受け，合併症の程度に応じて必要な治療が行われる。ダウン症候群のある子どもは筋緊張が低く，哺乳障害や呼吸障害に結びつき，体重増加不良のリスクがある。安定する姿勢，哺乳しやすい姿勢，哺乳しやすい器具などを工夫し，無理なく十分な栄養が摂取できるように支援する。また，感染症にかかると重篤となりやすいため，保健師やかかりつけ医へのアクセス状況を確認し，予防接種が定期的に行われているかを確認する。

成長は一般よりもゆるやかであり，ダウン症候群の子どもの成長曲線が作成されている。定期的な身体計測により，成長を評価していく。

◆ 幼児期

全身状態は比較的安定し，医療から療育などの発達支援や保育などへ移行していく時期である。発達は通常より時間がかかり，座位は 1 歳ごろ，独歩は 2 歳ごろが目安である。筋力をつけて正しい姿勢で歩くことを目標とする。

独歩ができるようになると，環軸椎(かんじくつい)や股関節への影響にも留意する必要がある。筋緊張低下から食塊(しょっかい)を丸のみすることがあるため，食物形態にも工夫する。健康上の問題としては，視覚や聴覚の問題が顕在化しやすいため，眼科や耳鼻咽喉(いんこう)科への定期受診も必要である。

また，言語理解に比べて言語表出が少ない傾向にある。適切なリハビリテーションを受けつつ，日常的には身ぶりや手ぶりで気持ちを伝えることから始め，短く簡単な言葉を用いたり，カードなど視覚的な支援を取り入れていく。食事動作・排泄動作・更衣動作などの基本的生活習慣の獲得にも時間がかかるが，子どもの楽しい気持ちを大事にして，じょうずにできたらほめる，段階をふむなどしながら基本的生活習慣の自立を支援していく。

就学先には通常学級・特別支援学級・特別支援学校がある。就学先の検討・選択にあたっては，子どもの健康状態，発達の程度，生活習慣の確立の程度，子どもの気持ち，保護者の考え，教育機関の考えなどを考慮し，子どもと保護者の状況や考えに合った就学先が選択できるように支援する。

学童期

医学的な問題は固定されてくる。肥満傾向や睡眠時無呼吸がないかなどを確認する。甲状腺機能障害などが顕在化する可能性があるため，定期受診が望まれる。また，自閉スペクトラム症などの神経発達症やそれに伴う行動障害，抑うつなどの精神症状がみられることもあり，必要時は専門家と連携する。心理的な発達を見まもりつつ，学校での様子などを親と共有し，自律・自立に向けて親と話し合っていく。

思春期・青年期

思春期の発達は年齢相当であり，体毛の変化など第二次性徴もあらわれる。子どもはこれらの変化を理解するのに時間がかかることが予測されるため，多くの準備が必要であることを家族と話し合っておくことが必要である。

近年，思春期や青年期初期を中心に，元気がない，表情が乏しくなる，動作が緩慢(かんまん)となるなど退行(たいこう)様症状の出現に注目が集まっている❶。薬物療法などの治療と並行しつつ，生活環境の調整が看護には求められる。

成人移行支援

ダウン症候群のある人の余命はのびてきており，近年では60歳代とされている。成人期にも合併症はあり，定期的な受診が望まれる。しかし，ダウン症候群のある人はみずから症状を説明したり，訴えたりすることがむずかしいため，成人医療への移行がはばまれやすい状況にある。また，うまく症状を説明できないことで精神症状と間違われやすく，身体的疾患を見逃されるリスクもはらんでいる。適切な医療機関に移行できるように支援していく

NOTE

❶①動作緩慢，②乏しい表情，③会話・発語の減少，④対人関係において反応が乏しい，⑤興味消失，⑥閉じこもり，⑦睡眠障害，⑧食欲不振，⑨体重減少の9項目のうち5項目以上を満たす場合に診断される[1]。2022年にDown syndrome regression disorder（DSRD）の名称が提唱され，免疫介在性神経疾患の可能性が指摘されている。

1）日本小児遺伝学会：「ダウン症候群における社会性に関する能力の退行様症状」の診断の手引き．(https://plaza.umin.ac.jp/p-genet/downloads/Down_synd_guideline.pdf)（参照 2024-05-01）．

ことが必要である。

成人への移行準備として，遅くとも15〜16歳ごろまでには具体的な準備を進めていることが望ましいとされている。準備には，①医療者による準備，②保護者による準備，③子ども本人の準備がある。医師は子ども・保護者との移行に向けた話し合いの準備，サマリーの作成などを行う。保護者は子ども・医療者との話し合いの準備を進め，子どもの病歴の確認や望ましい転院先などを検討する。看護師はこれらの準備・話し合いが行われるように調整する。また，子どももこのプロセスにかかわれるようにしていくことが重要である。そして，健康的な生活習慣が確立できるように，その子の知的程度に合わせた自律・自立支援を行っていく。成人への移行において，障害福祉サービスも小児の制度から成人のサービスに移行となるため，保護者への情報提供や必要時はソーシャルワーカーやケースワーカーなどと連携し，各種サービスがスムーズに移行されるように支援する。

2　18トリソミーの子どもの看護

1　診断時・出生時の看護

胎児診断が進み，胎児期に18トリソミーと診断されていることも多いため，親へは妊娠期から支援が必要である。親は胎児期から合併症の重症度など重要な説明をされることが多く，治療を含めたさまざまな意思決定が求められる。正しい情報を伝えながら，医療者との十分な話し合いのもと，親の意思決定を支援していく。

18トリソミーのある子どものほとんどは，心疾患を合併する。近年は，積極的に姑息術が検討されるようになってきた。また，気管軟化症など気道系の合併症も多く，出生後に蘇生処置が必要になることもある。急性期は呼吸管理・循環管理が重要である。具体的には，呼吸は呼吸数，陥没呼吸などの努力呼吸の有無など，循環は合併する心疾患にもよるが心拍数・尿量・呼吸数・皮膚色などの測定・観察を行う。

2　成長・発達に伴う看護

新生児・乳児期では，心疾患や気道系の合併症のほか，チアノーゼを伴ういきみ発作，食道閉鎖などの合併症も知られている。いきみ発作については，薬物治療に加え，非侵襲的陽圧換気療法(NPPV)などの人工呼吸管理も有効である。

また，口唇裂・口蓋裂の合併や，哺乳が緩慢であることなどにより，経口から十分に栄養摂取ができないことがあり，経管栄養の医療的ケアが必要になることがある。親へは，子どもの成長・発達のために必要な育児技術としてケアに参加できるように支援する。

生命予後を左右する因子に心疾患の合併があるが，近年は積極的な心臓外科的対応により生存率が上昇している。医療機器も進化し，高流量酸素療法が在宅でも行えるなど，在宅呼吸管理方法の選択肢も増えている。医療的ケアの導入により，在宅移行も促進されている。訪問看護や訪問診療などのサービスを整え，子どもと家族が安心・安全に在宅生活を送れるように調整する。

また，ほかの障害のある子どもと同様に，療育などの発達支援や，就園・就学に向けて医療・福祉・保健・教育機関の協働が求められる。在宅移行は，新たな家族のかたちの再構築でもある。呼吸管理などの医療的ケアの管理を含めた在宅での生活は，親の身体的・心理的負担も大きい。在宅移行直後は，定期的に医療機関への予定入院を計画するなど少しずつ在宅での生活期間を長くして，子どもも親も在宅生活に徐々に慣れていくことができるように支援する。レスパイト施設の利用なども検討する。

3 緩和ケア

18 トリソミーのある子どもの生命予後が延伸している一方で，重篤な合併症により生命の危機に直面する子どもも少なくない。胎児期から親と子どもの最善の利益に基づき話し合いを重ねること，子どもの苦痛が最小限となるように親とともに考えていく姿勢が看護に求められる。子どもがつらいときは，親も同様につらい状況にある。身体的な苦痛だけでなくスピリチュアルな苦痛にも視点を向けて，親も含めて全人的な緩和ケアを提供していくことが重要である。

work 復習と課題

❶ 出生前検査により先天異常が見つかった場合，親はどのような気持ちをいだく可能性があるだろうか。

❷ 先天異常のある子どもの出生後の看護に焦点をあて，異常の早期発見・対処方法について調べてみよう。

❸ ダウン症候群の子どもにおこりやすい医学的問題を整理し，その支援方法を考えてみよう。

参考文献

1. 大場大樹・大橋博文：Down 症候群のある子どもへの包括的医療．小児科診療，86(9)：1031-1036，2023．
2. 小野正恵：ダウン症のある子ども．チャイルドヘルス，23(7)：478-481，2020．
3. 加藤元博編：小児科学，第 11 版．文光堂，2023．
4. 清水健司：家族に臨床診断をどのように伝えるか．小児内科，51(6)：791-795，2019．
5. 菅野敦：Down 症候群における社会的支援 障害福祉サービスの利用．小児内科，51(6)：886-890，2019．
6. 竹内千仙：Down 症候群のある人への移行期医療と，新たな疾患概念である DSRD．小児科診療，86(9)：1087-1029，2023．
7. 竹内正人：赤ちゃんの死を前にして．中央法規出版，2004．
8. 玉井浩：Down 症候群の医療の課題と将来展望．小児内科，51(6)：780-782，2019．
9. 富永牧子：長期フォロー．チャイルドヘルス，23(7)：487-490，2020．
10. 長柄美保子・田中千代：新生児期に先天性心疾患と確定診断された子どもの父親の体験．日本小児看護学会誌，28：165-172，2019．
11. 西恵理子：13 トリソミー症候群や 18 トリソミー症候群をもつ子どもへの包括的医療(自然歴，健康管理指針)．小児科診療，86(9)：1037-1045，2023．

12. 日本産科婦人科学会・日本産婦人科医会：産婦人科診療ガイドライン産科編 2023．2023.
13. 日本小児科学会：小児期発症慢性疾患を有する患者の成人移行支援を推進するための提言．日本小児科学会雑誌，127(1)：61-78，2023.
14. 日本ダウン症学会：ダウン症候群のある患者の移行医療支援ガイド．(https://www.jsgc.jp/files/pdf/downsyndrome_2021.pdf)(参照 2024-05-01).
15. 日本ダウン症学会ダウン症成人診療ガイドライン翻訳プロジェクト：成人期ダウン症診療ガイドライン日本語版．2022.
16. 原口昌宏：先天性心疾患の子どもの出生から幼児期までに父親が抱く思い．日本小児看護学会誌，27：57-64，2018.
17. 廣間武彦：13 または 18 トリソミー症候群のある子どもに対する新生児集中治療．小児科診療，86(9)：1047-1052，2023.
18. 水野誠司：Down 症候群患児の成長と発達 米国小児科学会 Down 症候群医療管理ガイドラインの解説を含めて．小児内科，51(6)：783-789，2019.
19. Marilyn, J. B. et al.: Health supervision for children and adolescents with Down syndrome. *Pediatrics*, 149(5): e2022057010, 2022.

第 2 章

ハイリスク新生児の看護

A　看護総論

新生児は生命力にあふれた存在であり，周囲の人とのかかわりのなかで成長・発達をとげていく。その一方で，新生児は予備力が小さく，出生時や出生後に急変することがある。世界の新生児死亡率(出生千対)[1]をみると，1990年の37，2000年の31から2021年は18と減少傾向にあるが，新生児死亡率の最も高い地域である西部・中部アフリカは，2021年で31である。日本の新生児死亡率は，1990年で3，2000年で2，2021年では1と最も低い国の1つである。わが国では，高度医療の整備によって多くの新生児を救命できるようになったが，新生児は言葉で苦痛を表現することができないこと，家族が倫理的にむずかしい決断を迫られること，新生児と家族が引き離されてしまうことなど，子どもと家族の権利はおびやかされやすい状況にある。

ハイリスク新生児とは，その既往(きおう)・所見から子どもの生命および予後に対する危険が高いと予想され，出生後のある一定期間観察を必要とする新生児のことをいう。ハイリスク新生児となる因子には，①母体の疾患や服用した薬物に伴うハイリスク因子(糖尿病，妊娠初期の風疹(ふうしん)など)，②妊娠・分娩に起因するハイリスク因子(母親の高齢，多胎，妊娠高血圧症候群，前期破水など)，③在胎週数・出生体重からのハイリスク因子(早産児と過期産児，低出生体重児と巨大児など)，④新生児自身に起因するハイリスク因子(新生児仮死の既往，心雑音，小奇形など)がある。

本章における看護の対象は，ハイリスク新生児とその家族である。現在，日本で出生する子どもの10人に1人が低出生体重児である。その多様なニーズをとらえ，個別的な看護を実践するために，低出生体重児の健康状態や成長・発達の特徴を理解することが重要である。また，新生児期におこりうる新生児仮死や重度の高ビリルビン血症による脳の障害をできる限り防ぎ，その子どもらしい生活を支えるために，新生児仮死がみとめられる子どもの看護と，高ビリルビン血症の新生児を対象とした看護についても理解を深めておく必要がある。

新生児の生命をまもり，成長・発達を支えるためには，新生児とその家族1人ひとりを尊重すること，そして新生児と家族の相互作用を通してかかわることが大切である。ハイリスク新生児の看護では，子どものわずかな反応や症状の変化を読みとるゆたかな感性と的確な判断力をもち，胎外生活への適応を支えること，そして成長・発達を長期的に支えることが求められる。また，子どもの生命のおびやかしに直面し，無力感や自責の念をいだく家族に寄り添い，母親の心身の回復状態，母親・父親・祖父母の養育に対する考え方，きょうだいの思いや生活，家族を取り巻くサポート体制など，家族の

1）日本ユニセフ協会：世界子供白書2023 子どもの死亡率に関する指標．(https://www.unicef.or.jp/sowc/pdf/UNICEF_SOWC_2023_table2.pdf)(参照2024-02-01)．

身体的・心理的・社会的状態をとらえ，家族への支援を行うことが重要となる。

B　おもな疾患

1　新生児の疾患

1　分娩損傷 birth injuries

分娩損傷とは，分娩時に加わった機械的外力によって胎児・新生児に生じた外傷をさす。

◆ 軟部組織の損傷

産瘤(さんりゅう) caput succedaneum

産道を通過するときに先進部に力が加わって，浮腫を生じたものをいう(▶図2-1)。頭位分娩であれば毛髪部に腫脹(しゅちょう)がみられ，指で圧迫すると圧痕(あっこん)ができる。液体がたまる内腔がないために波動は触れず，やわらかい餅(もち)のような感触がある。波動とは，腫瘤の一部を押すと内部の液体に力が伝わって，別の部分が押し出されてくる感触である。

産瘤は頭蓋骨の構造とは無関係に，骨縫合(ほうごう)をこえて分布する(▶図2-2-a, b)。骨盤位で分娩された場合は，殿部に産瘤がみられることがある。生後1～2日で消失し，治療の対象となることはない。

帽(ぼう)状腱膜下血腫 subgaleal hematoma

頭蓋骨の骨膜と，その外側の帽状腱膜の間の組織が剝離して血液がたまった状態をいう(▶図2-2-c)。内腔があるため波動を触れ，水枕のような，ぶよぶよした感触である。帽状腱膜は伸展しやすいため，内腔が広がり，大量の出血を伴うことも多い。出血の範囲は骨縫合をこえる。皮膚の色が出血によって赤黒く変化するため，出血が額部に及ぶと重症感のある顔貌(がんぼう)となる。

出血性ショック，重症の黄疸(おうだん)，出血部の感染などをおこして重篤な経過をとる場合があり，十分に注意して経過を観察しなければならない。

頭血腫 cephalohematoma

分娩時の力で頭蓋骨の骨膜が部分的に剝離して，骨と骨膜の間に血液がた

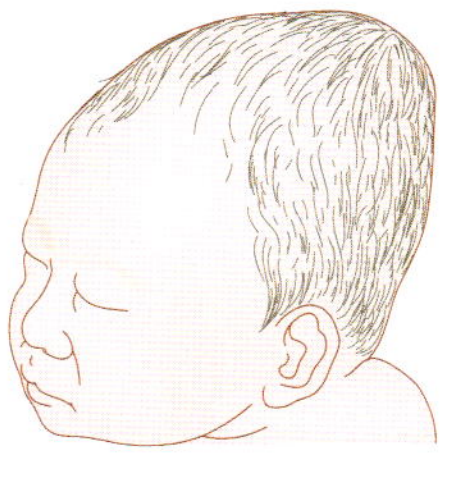

▶図2-1　産瘤のできた新生児頭部

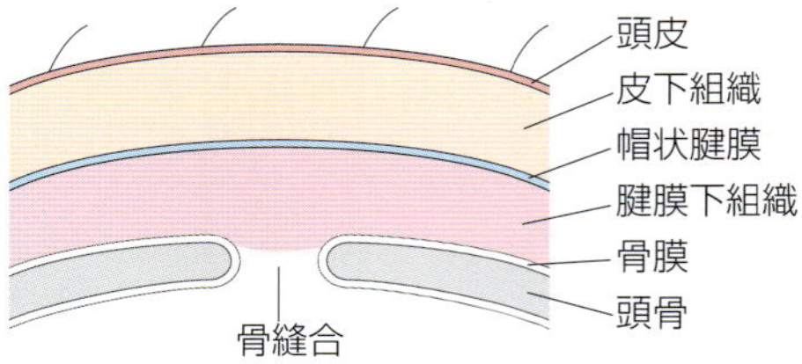

a. 正常の頭部断面

新生児の頭骨は互いに癒合しておらず，すきま（骨縫合）が空いている。

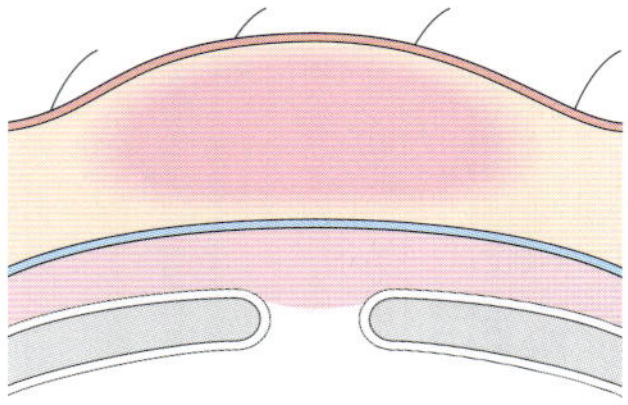

b. 産瘤

皮下組織の浮腫。内腔はなく，境界は不鮮明。

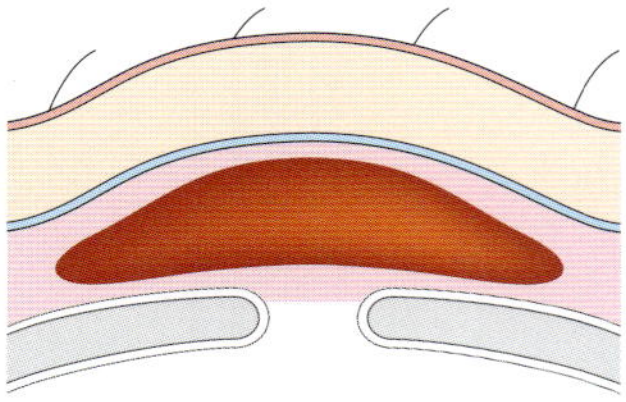

c. 帽状腱膜下血腫

内腔あり。骨縫合をこえて広がる。

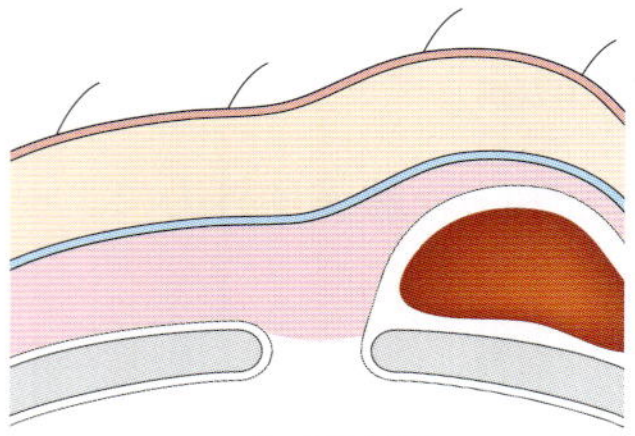

d. 頭血腫

内腔あり。骨縫合をこえない。

▶図 2-2　頭部軟部組織の分娩損傷

まった状態をいう（▶図 2-2-d）。内腔に液体がたまるため，指で押すとかための波動を触れ，硬式テニスボールのような感触である。吸引分娩などによって側頭骨にできることが多い。1つの骨の領域にとどまり，骨縫合をこえて広がることはない。骨膜は伸展しにくいので内腔は小さく，大量出血となることはほとんどない。出生当日よりも，日齢1以降に大きさが増すことが多い。日齢2〜3以降に内腔の血液が溶血して，黄疸が強く出ることがある。

原則として経過観察のみ行い，血腫の穿刺（せんし）などの治療をする必要はない。完全に消失するには数か月を要する。

◆ 頭蓋内出血 intracranial hemorrhage

産道を通過するときに胎児の頭は変形する。この過程で頭蓋内に出血をおこすことがある。出血が軽度の場合は無症状で治療も不要であるが，出血量が多いと，哺乳（ほにゅう）不良・無呼吸・痙攣（けいれん）などの症状をみとめ，治療を要する場合もある。クモ膜下出血・硬膜下出血が代表的である。

頭部 CT によって診断され，血腫が大きい場合には血腫除去手術を要する。必要に応じ，輸液療法・抗痙攣薬投与などを行う。分娩外傷として頭蓋内出血をみとめるのは，ほとんどが成熟児である。

◆ 骨折 fracture

頻度が高いのは鎖骨・頭蓋骨の骨折であるが，まれに大腿（だいたい）骨・上腕骨・脊椎にもみられることがある。

鎖骨骨折 fracture of the clavicle

骨折部を触ると児が痛がり，骨折部がすれる感触がわかる。骨折側の腕の動きが少なく，モロー反射の左右差がみられることが多い。X 線写真で確認する。特別の治療を必要とせず，1〜2 週間で自然に治癒する。

頭蓋骨骨折 skull fracture

分娩時の圧迫で頭頂部に線状骨折を生ずることがある。多くは無症状で治療を必要としないが，頭蓋内出血を合併していることがあり，注意が必要である。鉗子(かんし)分娩の際に鉗子の圧迫で陥没骨折をおこすことがあり，この場合は外科的治療を要することが多い。

末梢神経の損傷

腕神経叢麻痺 brachial plexus palsy

分娩時に頸部を過伸展することで神経叢(そう)が損傷して生じる(図 2-3)。神経線維は周囲の出血や浮腫によって圧迫されているだけのことが多いが，線維の断裂をきたしている場合もある。

神経の浮腫がとれる生後 3 週間ごろから，拘縮を予防するためのリハビリテーションを開始して，自然回復を待つ。シーネ固定は行わない。通常 3〜4 か月で軽快することが期待されるが，重症例では予後がわるく，外科的に神経修復術が試みられることもある。

横隔神経麻痺 phrenic nerve palsy

第 3〜4 頸神経(C_3〜C_4)の障害によりおこる(図 2-3)。多くは腕神経叢麻痺と同時にみられる。呼吸障害があり，胸郭の動きに左右差がみられた場合はこれを疑う。X 線写真で，患側の横隔膜が上方に移動していることで診断される。通常 3〜4 か月で回復するが，重症の場合は横隔膜を縫い縮める手術を行うことがある。

顔面神経麻痺 facial palsy

分娩時の顔面神経の圧迫によりおこる。顔貌の左右差で気づかれ，とくに啼泣(ていきゅう)時に明らかとなる。麻痺側は眼が閉じられず，啼泣しても口角が下がらない。多くは 2〜3 週間で自然に回復する。

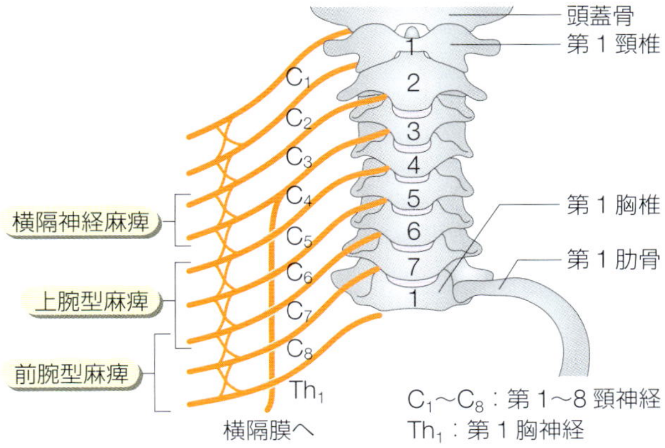

図 2-3 腕神経叢麻痺(上腕型・前腕型)と横隔神経麻痺

腕神経叢麻痺は，おこる部分によって上腕型(エルプ Erb 麻痺)と前腕型(クルンプケ Klumpke 麻痺)に分類され，約 80% が上腕型である。上腕型は頸椎の間から出る第 5〜7 頸神経(C_5〜C_7)の障害が原因で，腕が伸展し，患側のモロー反射が減弱するが，物をつかむことはできる。前腕型は第 7 頸神経〜第 1 胸神経(C_7〜Th_1)が損傷されて，手関節・指の麻痺がみられる。

2 適応障害 adjustment disorders

◆ 新生児仮死 asphyxia of newborn

生後に第一呼吸が遅れることに始まり，同時に循環不全がおこって身体全体の低酸素と虚血状態が生じる病態が**新生児仮死**である。新生児仮死は新生児死亡のおもな原因であるとともに，蘇生によって状態が改善しても脳の障害を残す場合があり，新生児の重要な疾患である。

● **原因**　①母体の循環不全（母体低血圧など），②胎盤機能低下（胎盤早期剝離・重症妊娠高血圧症候群など），③臍帯（さいたい）血流低下（臍帯圧迫・臍帯脱出など），④児の予備力低下（未熟性・貧血など），⑤先天奇形（横隔膜ヘルニア・筋疾患など）があげられる。多くの場合，胎児期から連続した病態であるので，胎児の状態をあらかじめ評価することが重要である。そのためには胎児の心拍パターンが子宮収縮に合わせてどのように反応するかを観察する検査である**ノンストレステスト** non stress test（**NST**）が有用で，ほかにも超音波で胎動，羊水量，臍帯の血流パターンを検査する。胎児の状態に異常がみられる場合を**胎児機能不全** non-reassuring fetal status と診断し，新生児仮死につながる可能性のある病態と考えられている。

● **評価**　**アプガースコア**とよばれる点数が一般的に用いられ，生後1分と5分で評価する（▶表2-1）。7点未満を新生児仮死とし，その場合は以後も5分ごとに20分まで評価を繰り返す。在胎36週以上で出生後10分の値が5点以下の場合は重症と考え，慎重に経過を観察する。

● **治療**　分娩時の蘇生が重要である。保温，鼻腔・口腔内の吸引，皮膚刺激を行って自発呼吸を促す。それで十分な効果がみられない場合は，蘇生用のマスクをアンビューバッグかジャクソンリースに接続して，マスクバッグによる陽圧を加え，必要に応じて酸素を投与する。これによっても自発呼吸が十分でない場合には，気管挿管をして人工呼吸管理を行う。このようなケースでは新生児集中治療室（NICU）に移して輸液管理，昇圧薬投与などの治療を行う。脳については，症状としての痙攣だけでなく，脳波モニターに

▶表2-1　アプガースコアの採点方法

覚え方	採点項目	0点	1点	2点
Appearance	皮膚の色	全身チアノーゼまたは蒼白	軀幹（くかん）は淡紅色，四肢はチアノーゼ	全身淡紅色
Pulse	心拍数	なし	緩徐（＜100/分）	≧100/分
Grimace	反射興奮性（足蹠（そくせき）を指先ではじく）	なし	顔をしかめる	泣く
Activity	筋緊張	ぐんにゃり	四肢をいくらか曲げている	自発運動，四肢を十分曲げている
Respiration	呼吸	なし	泣き声が弱い 呼吸が不規則で不十分	良 強い泣き声

よってその状態を評価して治療する。蘇生の手順をフローチャートにした新生児心肺蘇生法 neonatal cardio-pulmonary resuscitation(NCPR)ガイドライン(▶57ページ，図2-22)が示され，医師のみならず，看護師・助産師・救急救命士などを対象に講習会が開かれている。

重症仮死に対しては，脳低温療法などさまざまな治療法が行われているが，決め手となるものは確立されていない。また，きわめて状態がわるい場合には，家族と相談して，ある一定以上の治療を行わない(積極的治療の中止)選択をすることがあり，倫理的な問題に配慮を要する。

● **予後** 仮死の程度によってさまざまであるが，脳性麻痺・てんかん・精神発達遅滞などの後遺症がおこる可能性がある。入院中に脳CT・MRIなどの検査を行い，退院後も発達の経過を注意してフォローし，異常がみられたらリハビリテーション・薬物療法などを行う。

● **合併症** 新生児仮死に合併する重要な疾患に，**胎便吸引症候群** meconium aspiration syndrome(MAS)がある。胎児に低酸素状態がおこると，自律神経のバランスがくずれて腸管の動きが促され，胎児の便が羊水の中に排出されることがある。低酸素状態は同時に，あえぐような呼吸運動を胎児におこす。この結果，胎便が肺の中に吸い込まれて呼吸障害をおこす。分娩後に呼吸を開始したときに，口腔・鼻腔内の胎便が吸い込まれる場合もある。そのため，分娩時に羊水が胎便でにごっていた場合は，胎児が産声をあげる前に，口腔・鼻腔内を十分に吸引する必要がある。

状態がわるいため気管挿管を要した場合は，気管内も十分に吸引し，胎便が引けてくるようであれば，すみやかに気管内洗浄を行う。胎便が気管内に残ると気道をふさぐだけでなく，その刺激で気道が炎症をおこしてさらに呼吸障害を悪化させる。重症の場合には，次に述べる新生児遷延(せんえん)性肺高血圧症をおこして救命できないこともある。

◆ 新生児遷延性肺高血圧症 persistent pulmonary hypertension of newborn(PPHN)

胎児は成人とは異なる循環(胎児循環)をもつ(▶図2-4)。胎児が分娩を境に循環状態を外界に適応したかたちに切りかえることができず，低酸素状態に陥る病態を**新生児遷延性肺高血圧症**という。

● **診断** 心臓の超音波検査，胸部X線写真，血液ガス検査などが必要で，とくに先天性のチアノーゼ型心疾患(▶187ページ)と区別をつけることが重要である。

● **治療** 人工呼吸管理，血管拡張薬・強心薬などを投与すると同時に，PPHNを引きおこした原因疾患を治療する。一酸化窒素(NO)が血管を拡張することを利用して，NOガスを肺に吸入する治療や，非常に重症の場合には，体外式膜型人工肺 extra corporeal membrane oxygenation(ECMO)によって呼吸と循環の補助を行い，原因疾患の回復を待つこともある。

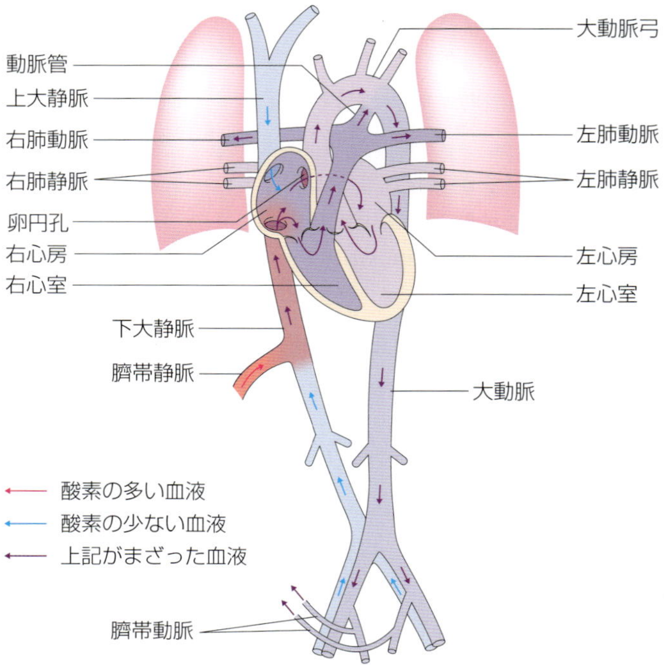

図 2-4　胎児循環の血流パターン

胎内では肺呼吸ができないため，胎児は胎盤から臍帯を通して酸素を得ている。この状態では右心房に戻ってきた血液は卵円孔を通して左心房に入るか，肺動脈に送られても大部分が動脈管を通して大動脈に入ることで肺をバイパスして直接全身に送られるようになっている。

身体に送り出された血液の一部は臍帯動脈を通して胎盤に送られ，ガス交換をしたあとに臍帯静脈から下大静脈に戻ってくる。この循環状態を胎児循環とよぶ。胎児が分娩によって第一呼吸を開始し，臍帯が切断されると肺の血管抵抗が下がると同時に動脈管が収縮して肺に血液が循環するようになり，成人と同じ循環動態に移行する。

新生児仮死，胎便吸引症候群，重症感染症，肺低形成など，児の状態をわるくする要因があると，出生後もこの切りかえが進まず，卵円孔や動脈管を迂回して肺を通らない酸素の少ない血液が全身に送られることになる。

◆ 新生児一過性多呼吸 transient tachypnea of newborn (TTN)

胎児の肺は肺胞液とよばれる液体で満たされており，出生後は空気が入ってくるのと同時に，口腔・鼻腔に排出される。排出されなかった肺胞液は肺胞の壁から吸収され，肺は呼吸に適応した状態になる。なんらかの理由でこの過程が障害され，肺の湿った状態が続いておこるのが**新生児一過性多呼吸**である。

● **症状**　多呼吸(毎分 60 回以上)のほかに，陥没呼吸，呻吟(しんぎん)❶，チアノーゼなどである。出生直後から発症して，時間経過とともに改善していくことが一般的である。新生児一過性多呼吸になりやすいリスクとして，帝王切開・母体糖尿病・新生児仮死などがあげられる。

● **診断**　胸部 X 線検査・血液ガス検査などを行う。肺炎や後述する呼吸窮迫症候群でも同様の症状をみとめることがあり，鑑別診断を行うことが重要である。

NOTE

❶呻吟

呼気時にうなり声を出す。湿った肺から通常のように息を吐き出すと，肺がしぼんでつぶれてしまう。これを防ぐため，肺の中に空気が残るように声門を閉じぎみにして圧が逃げないようにする結果，うなり声が発生する。

● **治療** 酸素投与・輸液療法を行い，重症の場合には人工呼吸管理を必要とすることもある。通常 2〜3 日の経過で症状は改善する。

◆ 新生児メレナ

● **症状** 新生児では出生後 2〜5 日ごろに消化管出血によりタール便をみとめることがあり，**新生児メレナ**とよんでいる。同時にコーヒー残渣(ざんさ)のようなものを嘔吐することもある。

新生児はビタミン K の貯蔵量が少なく，母乳やミルクが十分に入らないとビタミン K 不足に陥りやすい。ビタミン K は腸内細菌でも生成されるが，出生直後には腸内が無菌状態であることもビタミン K 不足になりやすい原因である。ビタミン K は血液の凝固因子活性に深く関係しており，この結果，血液の凝固異常が生じて消化管出血がおこる。分娩の際に母体の血液を大量に嚥下(えんげ)した場合にも同様の症状がみられることがあり，これを**仮性メレナ**とよぶ。これに対してビタミン K 不足によるものを**真性メレナ**とよぶ。大量に出血した場合にはショック状態に陥ることもあり，注意を要する。

● **治療** 輸液療法とビタミン K の投与である。

● **予防** 真性メレナの予防として，出生後哺乳が確立したら，すぐにビタミン K のシロップ剤(ケイツーシロップ)を必ず内服する。ビタミン K 不足予防のため，その後，生後 1 週，生後 1 か月の計 3 回内服する(3 回法)。ビタミン K 欠乏の凝固異常はまれに頭蓋内出血をおこすことがあり，その予防のため生後 3 か月まで毎週内服する方法(3 か月法)が普及しつつある。

◆ 新生児の黄疸 neonatal jaundice

新生児には生後数日で黄疸(おうだん)がみとめられる。多くはそのまま経過観察として問題ないが，日齢が早い場合や，程度が強い場合には治療が必要となる。

生理的新生児黄疸 physiological jaundice of newborn

ほとんどの新生児に，生後 2〜3 日でみとめられる黄疸である。特別の治療を行わなくとも生後 1 週間ほどで自然に軽快する。原因は，生後不要になった赤血球の破壊すなわち溶血が進んで，黄疸の原因であるビリルビンが生成されやすいこと，ビリルビンを処理する肝臓の機能が不十分であることなどである。

高ビリルビン血症 hyperbilirubinemia

ビリルビンの値が一定の基準値以上に上昇して，治療を必要とする場合の黄疸をいう。ビリルビンが異常に上昇する原因としては，母児間の血液型不適合による溶血，頭血腫などの閉鎖腔内への出血，感染症，未熟性などが多い。また，特別に原因をみとめない場合を**特発性高ビリルビン血症**とよぶ。高ビリルビン血症の重要な原因の 1 つである母児間血液型不適合のメカニズムを▶表 2-2 に示す。

● **症状** 高ビリルビン血症を放置すると，ビリルビンが脳組織に結合して神経障害を残すことがあり，**核黄疸**(ビリルビン脳症)とよばれている。重度の高ビリルビン血症が加療されずに数日経過すると，筋緊張や哺乳力の低下

表 2-2　母児間血液型不適合による高ビリルビン血症のなりたち

血液型不適合の組み合わせ	母：O型・RhD(－)，児：A型またはB型・RhD(＋) ほかにもまれな組み合わせあり
第1段階	前回の妊娠が不適合の組み合わせで，分娩または流産に際して児の赤血球が母体に入る。母体血中に，児の赤血球に対する抗体が産生される。
第2段階	今回の妊娠が，再び同じ不適合の組み合わせの場合，母体血中の抗体が胎盤を通過して児に入り，児の赤血球を破壊して溶血をおこす。その結果，貧血・高ビリルビン血症などがおこる。

がみられるようになり，さらに時間が経過すると筋緊張が高くなって，そり返り体位(後弓反張(こうきゅうはんちょう))をみとめるようになる。生後1週間ほどでこの症状は自然軽快するが，以後1年ほどの経過で運動発達の遅れがみられるようになり，脳性麻痺にいたることがある。

● 検査　まず目で見て黄疸の強さを判断する。目視にかわる方法として，皮膚にあてるだけで血清ビリルビン濃度を測定できる器材が市販されている。これらの方法で高ビリルビン血症が疑われた場合には，採血をして血清ビリルビン濃度を測定する。さらに，ビリルビンの成分のなかでとくに脳への毒性が強いアンバウンドビリルビン unbound bilirubin を測定して，治療の基準とすることもある。母児間血液型不適合が疑われる場合では，母児の血液中に溶血にかかわる抗体が生成されていないか，クームス検査や抗体スクリーニングなどを行う。感染など，その他の疾患が原因として疑われる場合も原因疾患についての検査を進める。

● 治療　**光線療法**が一般的である。これは特殊な波長の光線を皮膚にあててビリルビンを分解する方法である。

光線療法で治療が不十分な場合には，**交換輸血**が行われる。これはビリルビン値の高い血液を，献血で得られた血液におきかえる治療である。母児間血液型不適合が原因の場合には，溶血をおこしている抗体を除去する目的もある。重症の母児間血液型不適合などでは，生後急速に高ビリルビン血症が進行することがある。このような場合には頻回に血清ビリルビン濃度を測定し，交換輸血のタイミングを遅らせることのないように注意しなければならない。交換輸血の血液を迅速に手配するのがむずかしい場合もあり，免疫グロブリンやアルブミン製剤を投与して時間の余裕をつくったり，交換輸血の回避を試みることもある。光線療法を開始してからは，光があたっている部分の皮膚ではビリルビンが分解されるため，皮膚色を用いた検査は血清ビリルビン濃度を反映しなくなることに注意する。

光線療法と交換輸血を行う基準を▶表2-3に示す。従来の管理により満期産児ではほぼビリルビン脳症を予防できているが，早期産児では不十分なことがあり，さらにきめ細かい管理が求められている。

母乳性黄疸 mother's milk jaundice

母乳栄養の児では，生理的黄疸が1～2か月続くことがある。母乳にビリルビンの分解を阻害する物質が含まれていること，および胆汁として腸内に

表 2-3　光線療法・交換輸血の適応基準

(1)総ビリルビン濃度(mg/dL)による基準												
生後時間 / 出生体重(g)	～24 時間		～48 時間		～72 時間		～96 時間		～120 時間		5 日～	
	光線療法	交換輸血	光線療法	交換輸血	光線療法	交換輸血	光線療法	交換輸血	光線療法	交換輸血	光線療法	交換輸血
～ 999	5	8	6	10	6	12	8	12	8	15	10	15
1,000～1,499	6	10	8	12	8	15	10	15	10	18	12	18
1,500～2,499	8	10	10	15	12	18	15	20	15	20	15	20
2,500～	10	12	12	18	15	20	18	22	18	25	18	25

(2)アンバウンドビリルビン濃度(μg/dL)による基準		
出生体重(g)	光線療法	交換輸血
～1,499	0.3	0.8
1,500～	0.6	1.0

＊総ビリルビンまたはアンバウンドビリルビンいずれかが基準をこえたら，治療を開始する。アンバウンドビリルビンの基準は生後時間と関係なく判断する。

(Nakamura, H. et al.: Determination of serum unbound bilirubin for prediction of kernicterus in low birth weight infants. *Acta paediatrica Japonica*, 54: 642-647, 1992)

排出されたビリルビンの再吸収が増加することが原因とされている。母乳性黄疸を治療する必要はなく，経過を観察するのみで問題ない。黄疸がとくに強い場合や，家族の不安が強い場合には母乳栄養をやめて人工栄養を 2～3 日行い，黄疸が軽減することを確かめることもある。

3 感染症

敗血症 sepsis，髄膜炎 meningitis

敗血症は，血液中に細菌がみとめられる重症感染症である(158 ページ)。**髄膜炎**は，血液中の細菌が髄膜腔の中に入っておこる(159 ページ)と考えられており，この 2 つは一連の病態である。感染の経路は，①経胎盤(母体の感染が血液から胎盤を通して児に感染する)，②経産道(産道の細菌が児に感染する)，③出生後(環境からの感染)の 3 つに分けられる。起因菌は，B 群溶血性レンサ球菌・大腸菌・ブドウ球菌・緑膿菌などが多い。

生後 7 日までに発症する感染症を早発型感染症，これ以降の発症は遅発型

plus　その他の黄疸

生後，数週間してから黄疸が強くなる疾患で，胆道閉鎖症・新生児肝炎などに注意する。これらの疾患は便中にビリルビンを排泄できなくなる病態であり，便が白色もしくはクリーム色になることが特徴である。検査をするとビリルビンのなかでも直接ビリルビンとよばれる成分が増加している。通常の黄疸では間接ビリルビンが主で，見た目にオレンジ色であるのに対して，直接ビリルビンの増加による黄疸は緑色を帯びたくすんだ黄色を示す。これらの疾患が疑われた場合は，専門病院で詳しい検査を行い，胆道閉鎖症であれば手術を要する。生後 1 か月ごろまで黄疸が強い場合には，便の色を確認することが重要である(238 ページ)。

感染症とよぶ。早発型は，おもに経胎盤・経産道感染であり，遅発型はおもに出生後の感染が多い。早発型は発症してから重症化するまでがきわめて速く，数時間でショックに陥ることもある。母親に前期破水があったり，児が未熟児・新生児仮死である場合には感染のリスクが高いので注意する。

● **症状**　特徴的なものはなく，活気低下，哺乳力低下，嘔吐，無呼吸，多呼吸，発熱，低体温などがみられる。感染を疑った場合には，採血・腰椎穿刺や各種培養検査(血液・髄液・咽頭・便・耳など)を行う。新生児の感染症は，検査結果が異常値を示すより症状の進行のほうが早い場合もあるので注意する。

● **治療**　抗菌薬が中心である。通常，アンピシリンとゲンタマイシンを第一選択として治療を開始し，培養の結果で抗菌薬に対する菌の感受性をみて，抗菌薬を選択して治療を続ける。髄膜炎が疑われた場合には，抗菌薬の髄液への移行しやすさを考慮して，セフォタキシムなどを第一選択にする場合もある。その他の治療は，児の状態に応じて，輸液，人工呼吸管理，循環管理などを行う。

◆ 臍感染症 omphalitis

臍帯が乾燥して脱落したあとの創面に感染がおこると，分泌物の滲出が続くようになる。この状態を**臍膿漏**とよぶ。アルコールなどで消毒を行うことで治癒することが多い。臍の周囲の組織にまで炎症が及んでいる場合を**臍炎**とよぶ。重症の場合は点滴をして抗菌薬を投与する。これらの感染を予防するには，臍部の乾燥をはかることが重要である。

臍帯脱落後の創面に肉芽の過剰増殖がおこることがあり，**臍肉芽**とよばれる。程度が強い場合は，絹糸で結紮処置をする。

◆ 新生児結膜炎 conjunctivitis of newborn

産道感染もしくは生後に結膜が感染をおこすことがある。産道ではクラミジア・淋菌・ヘルペスウイルスなど，生後はブドウ球菌・緑膿菌などが原因になる。症状として多量の眼脂，眼瞼腫脹，結膜充血をみとめる。治療は，診断後それぞれの病原体に有効な点眼薬を使用することである。予防が最も重要で，出生直後の抗菌薬点眼を必ず行う。

新生児期に眼脂をみとめる疾患に，**鼻涙管狭窄**がある。これは先天的な鼻涙管の通過障害のため，涙がたまって流涙や眼脂がみとめられるものである。多くの場合は生後2〜3か月で自然治癒するので，眼脂をふいて清潔に気をつけていればよい。程度が強い場合は，眼裂内側の涙嚢部マッサージや，眼科で処置を要することがある(▶428ページ)。

2 低出生体重児の疾患

1 脳室内出血 intraventricular hemorrhage(IVH)

低出生体重児(出生体重 2,500 g 未満)における**頭蓋内出血**は，多くが**脳室内出血**であり，主として出生後に内科的疾患や未熟性の合併症としておこる。成熟児の頭蓋内出血の多くが硬膜下出血などで，難産などに起因しているのと対照的である。

脳室内出血をみとめるのは，ほとんどが極(ごく)低出生体重児(出生体重 1,500 g 未満)で，その多くは超低出生体重児(出生体重 1,000 g 未満)である。未熟性の高い脳では，脳室の周囲にある上衣下胚層の血管構造がもろく，血管周囲を支える構造も弱い。また，脳の血流をコントロールする機能が未熟であるため，血圧の変動が直接，脳の血管にかかりやすい。さらに未熟な児では，呼吸や循環の疾患を伴うことが多く，脳に対する酸素や血液の供給が不安定で，脳の血管や組織が低酸素・虚血・うっ血などの影響を受けやすい。これらさまざまな原因が相互に関係して，脳室内に出血がおこると考えられている。

● **症状** 軽度の場合にはまったく変化をみとめないが，進行した場合には皮膚色が蒼白になり，大泉門が膨隆したり，痙攣をみとめることもある。血液検査では貧血などをみとめる。ほとんどの出血は日齢 3 までにおこるので，この間は十分に注意する必要がある。

● **検査** 脳室内出血の診断には，脳の超音波検査を用いる。脳 CT・MRI でも検査はできるが，保育器内の児を移動させずに検査できる点から超音波検査が最も適している。検査では出血の程度を 4 段階に分けて評価する(▶図 2-5)。

● **治療** 出血が進行している間は，輸血や強心薬の投与，人工呼吸管理などの支持療法を行う。生後 1 週間ほどして新たな出血がみられなくなった時点から，腰椎穿刺を繰り返して，血液でにごった髄液を排液することがある。出血により髄液の吸収がわるくなると，脳室内に髄液がたまって出血後水頭症がおこることがある(▶図 2-5)。生後早期のインドメタシン予防投与が有効とされている。

● **予後** Ⅰ～Ⅱ度の出血だけであれば必ずしもわるくないことがあるが，出血自体よりも，出血がおこる原因となった低酸素や虚血状態によって脳が受けたダメージが問題となり，次項で述べる脳室周囲白質軟化症を合併することも多い。Ⅲ～Ⅳ度の出血では出血自体が脳にダメージを与えることがあり，また出血後水頭症を合併する確率も高くなる。出血をみとめたケースでは，発達の経過を十分に注意して観察する必要がある。

2 脳室周囲白質軟化症 periventricular leukomalacia(PVL)

脳室周囲白質軟化症は，低出生体重児の脳におこる虚血性の疾患である。

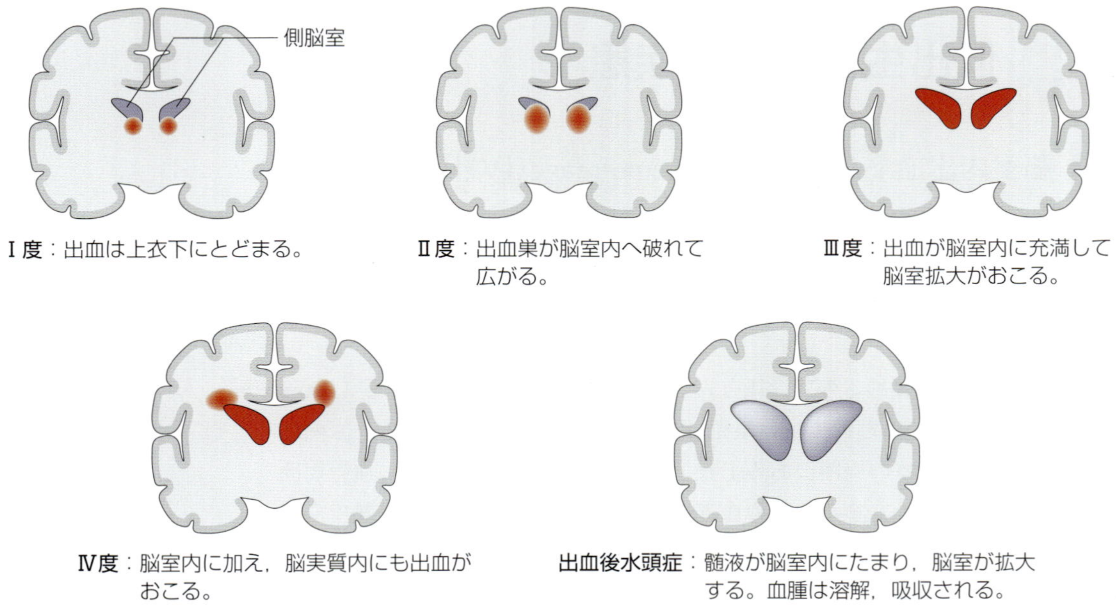
側脳室
Ⅰ度：出血は上衣下にとどまる。
Ⅱ度：出血巣が脳室内へ破れて広がる。
Ⅲ度：出血が脳室内に充満して脳室拡大がおこる。
Ⅳ度：脳室内に加え，脳実質内にも出血がおこる。
出血後水頭症：髄液が脳室内にたまり，脳室が拡大する。血腫は溶解，吸収される。

図 2-5　脳断面図における脳室内出血の重症度分類

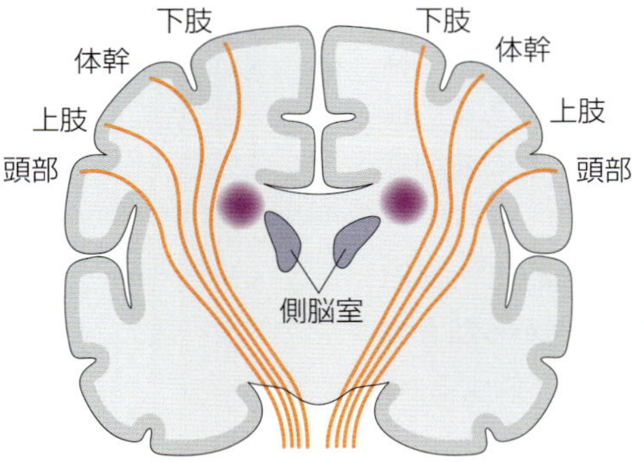

図 2-6　脳断面図における脳室周囲白質軟化症の好発部位
脳表面の皮質から脊髄にいたる神経線維が損傷されやすい。損傷の範囲が外側へ広がるほど皮質の神経支配に対応して下肢から体幹・上肢へ運動障害が及ぶ。

低出生体重児の脳では血管の分布が未発達であるため，とくに脳室周囲の脳組織は血流が不安定な状態にある。児の呼吸循環状態が悪化して脳の血流が障害されると，この部分がダメージを受けやすい。脳室周囲は，神経線維を多く含む白質とよばれる脳組織からできており，この部分が障害を受けると，脳表面にある神経細胞が神経線維を通してやりとりしている信号が届かなくなる。

脳室周囲白質軟化症で障害を受けやすい部分は，運動機能をつかさどる神経線維を含んでいるため，運動障害，すなわち**脳性麻痺**がおこることが多い（図 2-6）。脳室周囲白質軟化症がおこるのは，多くが極低出生体重児であり，おもに生後 2〜3 日までに発生する。脳のダメージに伴って病変部に出血がおこることがあり，**出血性梗塞**とよばれる。先に述べた脳室内出血のⅣ度でみられる実質内出血は，脳室周囲白質軟化症に伴う出血性梗塞と考えられており，2 つの疾患は互いに密接な関係がある。

● **症状**　新生児期に症状はあらわれない。多くの場合，生後数か月から 1

年して運動障害がみられてはじめて気づかれる。運動障害は，軽度の場合は両下肢の麻痺であるが，重度の場合は四肢麻痺をみとめ，精神発達遅滞を伴うことがある。

● **検査**　新生児期に診断をつけるには，脳の超音波検査が必要である。生後 2〜3 日ごろ，脳室周囲に超音波検査で白く見える部分があらわれ，変化が強い場合には生後 2〜3 週で，この部分が嚢胞状に黒く変化する。程度の軽い場合には，超音波検査では見つけることができず，後日に脳 MRI 検査によって発見される場合もある。

● **治療・予防**　現在のところ，脳室周囲白質軟化症がおこってから治療する方法はない。予防法は，生後 2〜3 日の間は呼吸や循環にかかわる合併症を厳密に管理してよい状態を保つことである。脳室周囲白質軟化症をみとめた児については，退院後の発達の経過に注意し，脳性麻痺が疑われたら，早期にリハビリテーションを開始する。

3 呼吸窮迫症候群 respiratory distress syndrome（RDS）

呼吸窮（きゅうはく）迫症候群は低出生体重児にみられる代表的な呼吸障害である。胎児の肺では，まず気管支や肺胞といった構造ができあがり，次に肺胞の内側に肺が広がりやすくなる物質を分泌する過程を経て成熟し，外界で呼吸する準備ができあがる。この物質（サーファクタント）の不足が呼吸窮迫症候群をおこす。

● **症状**　呻吟・多呼吸・陥没呼吸・チアノーゼなどである。出生直後は，これらの症状がはっきりしないこともあるが，1 時間ほどの経過で症状が進行することが特徴である。

● **診断**　胸部 X 線写真が重要である（▶図 2-7）。

● **治療**　気管挿管して人工呼吸管理を行ったうえで，人工サーファクタントを気管内に投与する。人工サーファクタントはウシの肺からサーファクタント成分を抽出・精製した薬である。効果は劇的で，数分から 1 時間ほどの間に児の呼吸状態は著明に改善する。児自身のサーファクタントは，出生して外部の環境に触れることで，日齢 3 ごろには分泌されるようになる。人工サーファクタントは，それまでの期間をつなぐ役割をもっている。後述する慢性肺疾患を予防するため，人工サーファクタント投与後はできるだけ早期

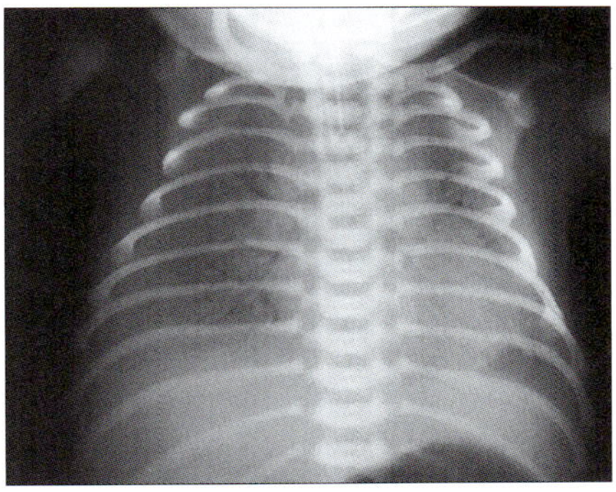

▶図 2-7　呼吸窮迫症候群の胸部 X 線写真
肺の容積が小さく，肺全体にすりガラスのような不透明さをみとめる。

に人工呼吸管理から離脱することが大切である。

呼吸窮迫症候群の病態そのものは人工サーファクタントで改善するが，治療にあたっては未熟性がかかわる他疾患(動脈管開存症・脳室内出血など)，人工呼吸管理に伴う合併症(気胸など)に十分注意をはらう必要がある。動脈管開存症は，成熟児では生後まもなく閉鎖する動脈管が，未熟性のために開いたままとなり，大動脈から肺動脈に血液が流れることで心不全をおこす疾患であり，薬物療法で治療するが，重症の場合は手術を要することもある(▶192ページ)。

● **予防**　母親にステロイド薬を注射することで胎児肺の成熟を促す方法があり，在胎週数から児の未熟性が疑われた場合に考慮される。あらかじめ羊水を採取して，羊水中サーファクタント量の生化学的測定や，シェイクテストなどによって分娩前に肺の成熟度を評価し，予防法の適応を判断することもある。

4　慢性肺疾患 chronic lung disease(CLD)

慢性肺疾患がみとめられるのは肺の未熟性が高いケースで，超低出生体重児では6割近くにみとめられる。疾患のなりたちとして，①肺の未熟性，②肺の損傷，③不完全な肺修復の3つの要素があげられている[1]。肺の損傷を大きくするものとしては，呼吸窮迫症候群・肺炎・動脈管開存症などのほかに，子宮内での感染症が関与している場合がある。これは，子宮内で肺の炎症がすでに始まっていることを意味し，出生直後の呼吸障害はむしろ軽度であるが，その後の呼吸障害は重症であることが多い。

● **診断・症状**　診断は肺の疾患のために酸素投与を必要とするような呼吸障害が日齢28をこえて続くものという定義にそって行われる。症状はチアノーゼ・多呼吸・陥没呼吸などであり，胸部X線写真も診断の重要なよりどころとなる。

● **治療**　児に必要な呼吸管理自体が二次的に肺損傷の原因になる。酸素濃度は必要最低限にし，人工呼吸器回路内の加温・加湿を十分に行って気道粘

NOTE

❶未熟児の肺は，本来であればまだ空気を呼吸する時期ではない。しかし，出生すると治療として空気や酸素が送り込まれ，そのために高い圧力が肺に加わることもある。肺が未熟であるほど，必要な酸素濃度や気道内の圧力は高くなる。この結果，肺はダメージを受けて一種の炎症をおこす。

数週間の経過で炎症は修復されてくるが，未熟児では正常な肺の状態に戻るのに非常に時間がかかり，肺がかたくなったり，気道が狭くなったりした病変が慢性的に続く。この結果，長期間にわたって呼吸障害がみられる状態が慢性肺疾患である。

plus　サーファクタント

肺胞の中に分泌される物質は表面張力を下げるはたらきをもっており，サーファクタントとよばれる。サーファクタントが不足しているために肺が十分に拡張せず，呼吸障害をおこす疾患が呼吸窮迫症候群である。在胎週数が短いほど肺の成熟度は低くなるが，個人差が大きく，在胎28週未満で約70%，在胎28～30週で約60%，在胎31～33週では約20%に，この疾患をみとめる。

呼吸窮迫症候群の診断では，羊水や出生直後の胃液の中にどれほどサーファクタントが含まれるかを調べる方法も重要な補助診断法である。これは，肺のサーファクタントが胎内で羊水中にとけ出し，胎児がその羊水を胃内に飲み込んでいるためである。サーファクタントを含む液体は石けん水と同様に表面張力が低下しており，いったん泡だてると，小さな泡が消えにくい。この現象を利用して羊水や胃液を泡だてて，泡の残る程度を観察する方法としてシェイクテストやマイクロバブルテストがあり，ベッドサイドで簡単に行うことができる。

膜を保護して，気管内吸引の際に粘膜を傷つけないように細心の注意をはらう。人工呼吸器の吸気圧・換気量・吸気時間を最適化し，吸気の始まりを児の自発呼吸に合わせるさまざまな工夫がされている。高頻度振動換気 high frequency oscillation (HFO) などが有効な場合もある。

薬物療法としては，利尿薬・鎮静薬などが用いられ，ステロイド薬を吸入もしくは全身投与することもある。栄養法も重要である。病的な肺で呼吸するために，児は通常より多くのエネルギー摂取を必要とするが，炎症に伴う肺の浮腫を防ぐためには水分制限も必要であり，ミルク量を抑えなければならない。そこで，吸収のよい特殊な脂肪製剤をミルクにまぜて，エネルギー摂取を増やすなどの方法もある。

● **予後**　軽症の場合は，児が退院できる体重になるまでにほぼ軽快する。重症の場合は，症状の改善に数か月を要し，酸素投与も長期にわたるため，在宅酸素療法によって退院することもある。このような場合は退院後，肺炎をおこして再入院することも多い。RS ウイルスの感染を予防するために，モノクローナル抗体製剤であるパリビズマブ（シナジス®）を毎月注射する。

5 新生児壊死性腸炎 neonatal necrotizing enterocolitis (NEC)

新生児壊死性腸炎は，未熟な腸管に循環不全や感染がおこり，腸管出血・壊死・穿孔（せんこう）にいたる病態で，死亡率の高い疾患である。未熟性が病気の背景であるため，新生児壊死性腸炎がおこるのは，多くが超低出生体重児である。これに加え，新生児仮死・ショック・動脈管開存症・感染症などが誘因となる。発症は生後1週間以内に多い。病変は小腸に多く，次が大腸である。最も重要な合併症である腸管穿孔は，小腸と大腸の接続部である回盲部に多い。

● **症状**　腹部膨満・胃内残乳増加が始まりで，進行すると血便・胆汁性胃吸引をみとめるようになる。外見では腹部の皮膚が発赤したり，黒ずんで見えるようになる。同時に全身状態が悪化して，無呼吸発作・尿量減少などがおこる。

● **検査**　腹部の X 線写真が診断に重要である。血液検査では感染を示す所見がみられるが，特徴的なものはない。

● **治療**　禁乳として，抗菌薬・強心薬などを投与して回復を待つ。穿孔をおこした場合には，腹腔にドレーンチューブを入れて，もれてくる便や滲出液を排出し，必要に応じて手術を行う。

● **予後**　死亡率が約 30% と高く，救命できても消化管の狭窄などの合併症をおこすことがある。早い時期に治療を開始することが重要であり，腹部膨満・胃内残乳増加などの初期症状に十分注意する必要がある。

● **予防**　人工栄養と比べて母乳栄養で発症が少ないとされており，超低出生体重児の腸管栄養開始にあたっては，必ず母乳を使用する。腸管栄養を開始する時期は，生後早い時期から母乳を与えたほうが腸管の成熟が促され，新生児壊死性腸炎の予防になるとされている。児の母親が母乳を与えられない場合，ボランティアの母親が提供する母乳バンクの試みが始まっている。

また，新生児にケイツーなどのシロップ剤❶を投与するときは，その高い

NOTE

❶新生児はビタミンK不足になりやすいので，出生した日，生後1週間，生後1か月ごろの3回ビタミンKを投与する。その経口薬がケイツーシロップであるが，浸透圧が高い製剤であるため，投与時に10倍希釈するよう指示されている。低出生体重児には経口投与ができず，静注薬を使うこともある。

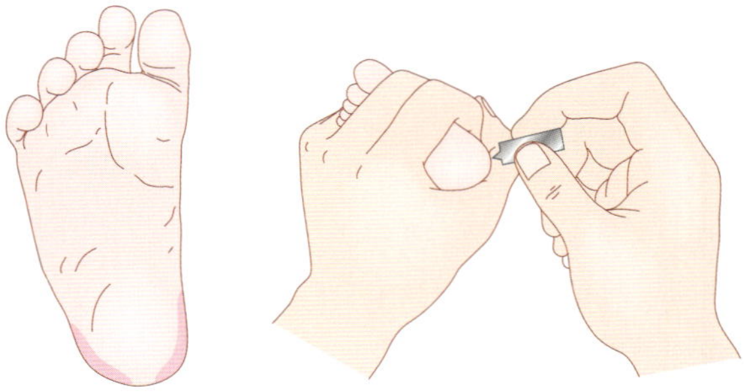

図 2-8　ヒールカットの方法
専用の小さな刃先で踵の周囲を浅く刺して，しみ出してくる血液を採取する。採血など痛みを伴う処置に際しては，鎮静によりストレスを減らすことが提案されている。

浸透圧が腸管にダメージを与えるので，必ず希釈するか乳汁にまぜることが必要である。

6 未熟児貧血 anemia of prematurity

新生児は胎内環境に適応した多血状態で出生し，その後は子宮外の環境に合わせて貧血傾向になる。貧血は生後1〜3か月で最低となったのちに，再びゆっくり回復してくる。未熟児では，この貧血が進行して治療を要することがあり，**未熟児貧血**とよばれる。また，未熟児は貯蔵鉄が少ないこと，未熟児治療に伴う頻回の採血による失血，体重増加の割合が成熟児より大きいこと，造血機能が未熟であることが原因としてあげられる。

● **症状**　まず皮膚色が貧血様となり，重症の場合は多呼吸・無呼吸・頻脈・体重増加不良などがみとめられる。

● **検査**　静脈血でヘモグロビン値を調べる。新生児で日常行われる，踵(かかと)からの採血（ヒールカット，▶図 2-8）で得られる血液は，ヘモグロビン値が高めに出るので，静脈血で評価することが原則である。

● **治療**　遺伝子組換えエリスロポエチン❶製剤の投与が行われ，週2回の皮下注射を原則8週間続ける。治療の効果がみられるまでに1〜2週間かかるので，貧血が進行する前に予防的に治療を開始する。未熟児貧血が問題になるのは，ほとんどが極低出生体重児であり，生後2〜3週ごろから貧血の進行に注意しておく。

また，エリスロポエチンを投与している間は，鉄剤を内服し，ビタミンなどの栄養補充にも注意する。貧血が強い場合や症状が重症である場合には輸血を考慮するが，輸血に伴う感染症などの問題があり，早期にエリスロポエチンを開始して，できるだけ輸血を避ける。

● **予後**　良好で，退院できる体重に達するころには多くの場合，軽快している。ただし，未熟児では急速な体重増加に伴って，退院後数か月で鉄欠乏性貧血をみとめることがあり，外来で注意が必要である。

7 未熟児くる病 rickets of prematurity

未熟児の成長過程で，骨の石灰化が十分におこらず，骨X線写真に異常がみとめられるのが**未熟児くる病**である❷。未熟児は，体内に十分なカルシウムとリンを貯蔵する前に生まれてくる。母乳栄養は，最もすぐれた栄養法

NOTE

❶エリスロポエチン
未熟児貧血から回復する病態には造血作用をもつホルモン（エリスロポエチン）が関係している。成熟児では，ある程度の貧血になった段階でエリスロポエチンの生成を増やす準備ができているが，未熟児では貧血が進行してもエリスロポエチンが十分に反応することができないことが原因とされている。

NOTE

❷未熟児くる病と同じ病態で，骨X線写真に異常所見がみられない程度のものを含めて未熟児骨代謝疾患 metabolic bone disease of prematurity（MBD）もしくは未熟児骨減少症 osteopenia of prematurity とよぶ。

であるが，未熟児を育てるためにはカルシウムととくにリンが不足している。これらが不足した状態で成長を続けると，骨の石灰化障害がおこる。時期としては生後1か月ほどして，体重増加が順調になるころに問題となる。

● **症状** 通常まったくみとめられないが，きわめて重症になると病的骨折がおこることがある。

● **検査** 骨のX線写真や血液検査などが行われる。

● **治療** 母乳栄養であれば，カルシウムやリンを含んだ粉末をとかした強化母乳を生後1か月ごろから使用する。強化母乳用の粉末はミネラルのほかにタンパク質などを含んだ製剤で，未熟児の母乳栄養のために調製されている。なお，未熟児用人工乳は，これらの成分が強化されている。その他，必要に応じてカルシウムやリンの製剤，ビタミンDを投与する。

未熟児くる病がおこるのは，ほとんどが極低出生体重児であり，これらの児には日常ケアのなかで骨に負荷をかけないように注意する。処置の介助で児を抑えるときや，点滴のシーネ固定，理学療法を行うときなどは，とくに配慮が必要である。

● **予後** 一般に良好であり，退院する体重に達するころにはほぼ回復する。必要に応じて，退院後しばらくの間，ビタミンDを内服することがある。

8 未熟児網膜症 retinopathy of prematurity(ROP)

未熟児網膜症は，発達途上にある網膜の組織が異常増殖し，重症の場合には失明にもつながる疾患である。網膜の血管は視神経乳頭部から周辺に向けてのびていき，出生予定日ごろに網膜の最も周辺部まで達する。未熟な状態で出生した場合，この過程が正常に進まずに，途中で組織が異常増殖することがある。原因として，児の未熟性が最も大きな要素であり，さらになんらかのストレスが加わると網膜の虚血状態がおこり，組織の増殖を促す因子が網膜から産生されると考えられている。誘因となるストレスとしては過剰な酸素投与をはじめ，さまざまな要因が考えられており，多因子がかかわる疾患と理解されている。

● **検査** 外見上は症状をみとめず，眼底検査が必要である。未熟児は生後3週ごろから検査を行う。眼底所見の変化は5段階に分類されている(▶図2-9)。図に示したのは一般的なⅠ型の未熟児網膜症の経過である。まれではあるが，これとは別にⅡ型の未熟児網膜症が知られており，血管の伸展が非常にわるく，網膜の増殖性変化が強いため，視力に影響することが多い。

● **治療** 瞳孔を通してレーザー光を網膜にあてる網膜光凝固術が一般的である。境界線よりも外側の血管が伸展していない網膜を熱変性させて，その部分で産生されている血管内皮増殖因子を抑制することをおもな目的としている。血管内皮増殖因子を阻害する薬物を眼球内に注射する治療も行われる。

● **予後** これらの治療によって，網膜の増殖性変化が軽減し，血管が網膜の周辺部に達すれば視力は保たれ，予後は良好である。しかし，病変が強い場合には，瘢痕(はんこん)が残って網膜に引きつれが生じ，視力に影響することがある。また，網膜剥離がおこった場合の視力予後は不良であり，剥離を戻す硝子体

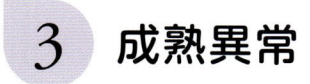

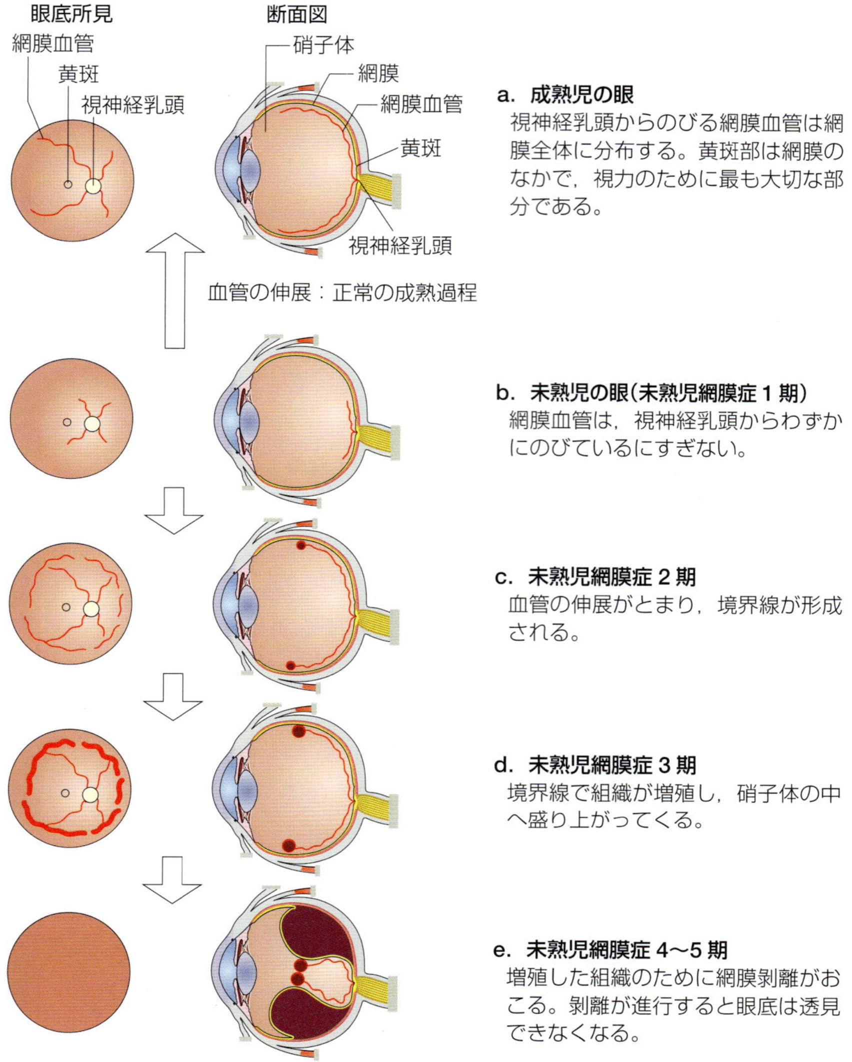
眼底所見
網膜血管
黄斑
視神経乳頭
断面図
硝子体
網膜
網膜血管
黄斑
視神経乳頭
a. 成熟児の眼
視神経乳頭からのびる網膜血管は網膜全体に分布する。黄斑部は網膜のなかで，視力のために最も大切な部分である。
血管の伸展：正常の成熟過程
b. 未熟児の眼（未熟児網膜症1期）
網膜血管は，視神経乳頭からわずかにのびているにすぎない。
c. 未熟児網膜症2期
血管の伸展がとまり，境界線が形成される。
d. 未熟児網膜症3期
境界線で組織が増殖し，硝子体の中へ盛り上がってくる。
e. 未熟児網膜症4〜5期
増殖した組織のために網膜剥離がおこる。剥離が進行すると眼底は透見できなくなる。

図2-9　I型の未熟児網膜症に伴う眼病変
厚生省新分類に基づいている。国際分類とは異なることに注意する。

手術が行われることもある。

3 成熟異常

1 heavy-for-dates児

在胎週数のわりに出生体重が大きい児を**heavy-for-dates**児（またはheavy for gestational age児）とよぶ（図2-10-①）。体重が大きくなる原因には，母の糖尿病などがかかわっていることが多い。出生体重は，在胎週数・性別・妊娠回数によって標準値（図2-11，2-12）があり，90パーセンタイル以上の体重の場合をheavy-for-datesとしている。これに対し，在胎週

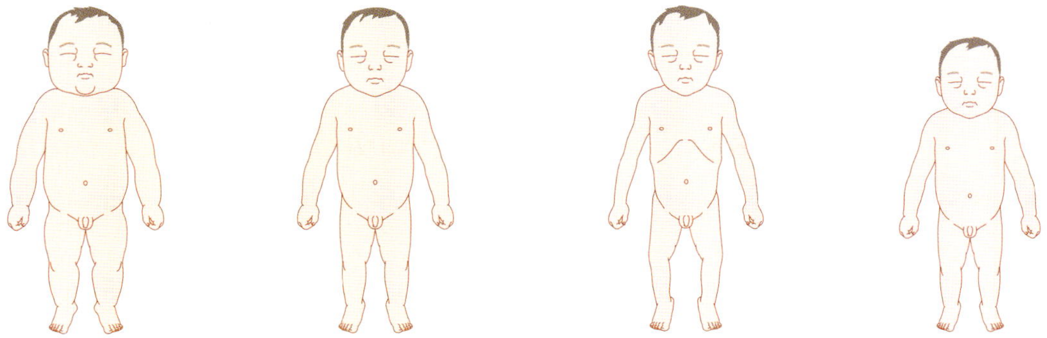
①heavy-for-dates 児
肉づきがよく，いわゆる肥満体にみえる。
②appropriate-for-dates 児
在胎週数相当の新生児。
③light-for-dates 児
やせているが身長は正常。
④small-for-dates 児
やせてみえないが身長が低い。

図 2-10　成熟異常に伴う新生児の体格

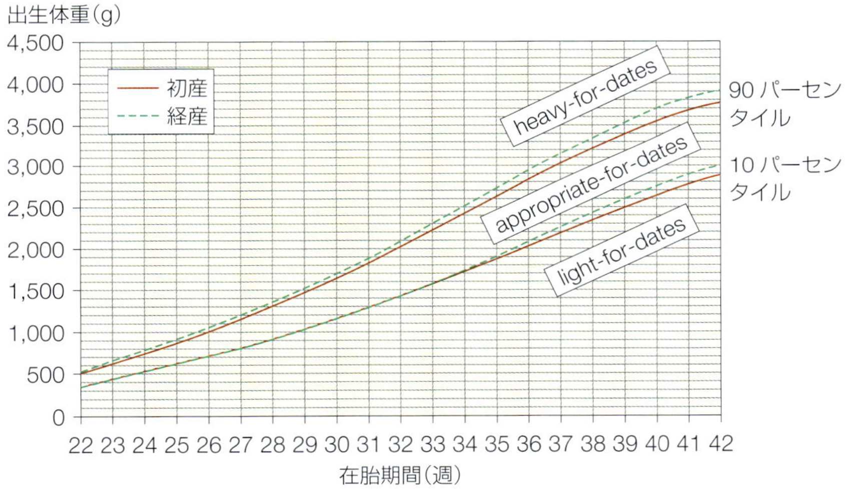

図 2-11　在胎期間別出生体重標準曲線(男児)

10 パーセンタイル・90 パーセンタイルとは，対象が 100 名いたとして，小さいほうから数えて 10 番目・90 番目の値を意味する。

(板橋家頭夫：日本人在胎期間別出生時体格基準値の作成に関する研究．厚生労働科学研究(子ども家庭総合研究事業)「『周産期母子医療センターネットワーク』による医療の質の評価と，フォローアップ・介入による改善・向上に関する研究」研究報告書，2010)

数相当の体重で生まれた児を **appropriate-for-dates**(AFD)児(または appropriate for gestational age〔AGA〕児)とよぶ(図 2-10-②)。また，出生体重 4,000 g 以上を巨大児とすることがあるが，これは正式のものでなく慣用的な診断名である。

体重が大きい児は，難産のため分娩外傷や新生児仮死などについてハイリスクと考える必要があり，胎児の推定体重を評価して帝王切開が選択されることがある。糖尿病母体児では，低血糖・多血症・心機能異常・呼吸障害などの合併症が知られており，十分に注意して検査，観察を行う。

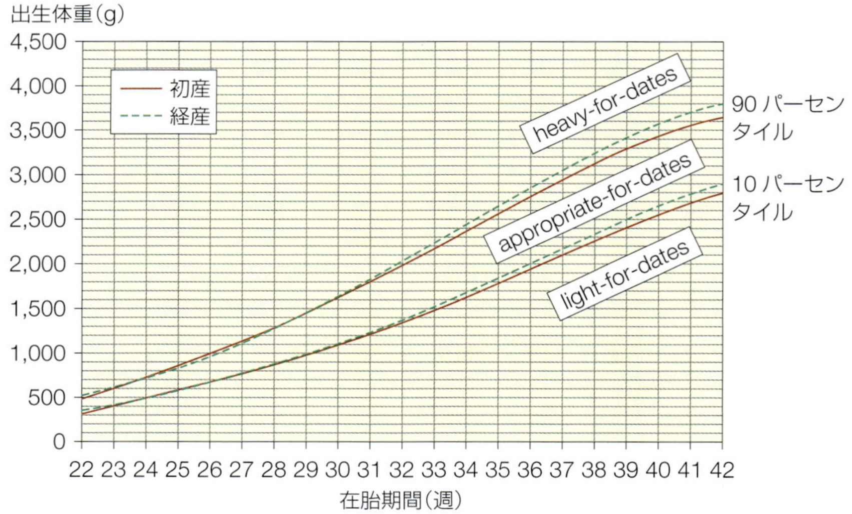

図 2-12　在胎期間別出生体重標準曲線(女児)

(板橋家頭夫：日本人在胎期間別出生時体格基準値の作成に関する研究．厚生労働科学研究(子ども家庭総合研究事業)「『周産期母子医療センターネットワーク』による医療の質の評価と，フォローアップ・介入による改善・向上に関する研究」研究報告書，2010)

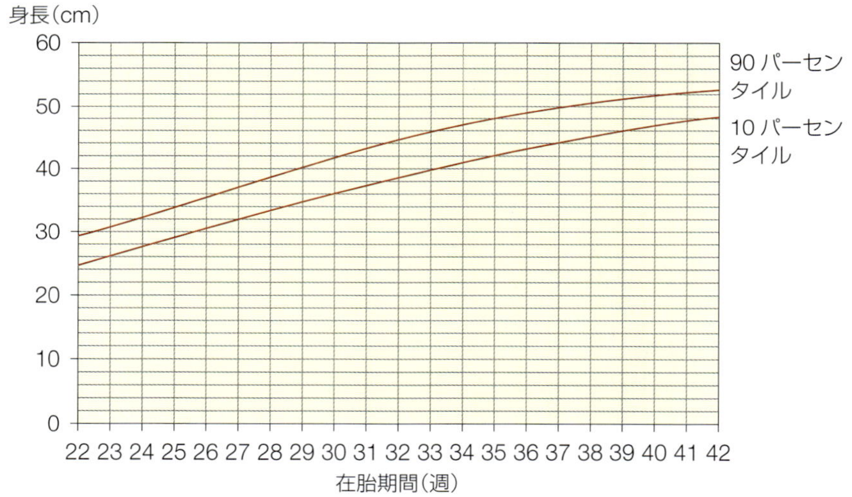

図 2-13　在胎期間別出生時身長標準曲線(男女・初産経産合計)

(板橋家頭夫：日本人在胎期間別出生時体格基準値の作成に関する研究．厚生労働科学研究(子ども家庭総合研究事業)「『周産期母子医療センターネットワーク』による医療の質の評価と，フォローアップ・介入による改善・向上に関する研究」研究報告書，2010)

2　light-for-dates 児，small-for-dates 児

出生体重だけが標準値で 10 パーセンタイル未満の児を **light-for-dates** 児(または light for gestational age 児)とよぶ(37 ページ，図 2-10-③)。さらに身長(図 2-13)も 10 パーセンタイル未満の児を **small-for-dates**(SFD)児(または small for gestational age〔SGA〕児)とよぶ(37 ページ，図 2-10-④)。

体重が増えない原因は，母体・胎盤・胎児の3つに分けて考えられる。母体のリスク因子としては，妊娠高血圧症候群・腎不全・糖尿病・喫煙・アルコール・薬物などがあげられる。胎盤については胎盤形成不全・胎盤梗塞・前置(ぜんち)胎盤・臍帯付着異常など，胎児については染色体異常・先天奇形・胎内感染などである。胎児が発生の早い段階からリスク因子にさらされた場合は，体重・身長・頭囲などのバランスが均整のとれた体型になることが多く，small-for-dates の要素が強くなる。一方，妊娠中期以降に原因がある場合は，体重は少ないものの，身長・頭囲は正常範囲のやせた体型になることが多い。

出生した児については，原因となる疾患を検査し，低血糖・多血症などの合併症に注意して管理する必要がある。予後としては，small-for-dates 児のほうが成長・発達に問題がみられることが多い。

C　疾患をもった子どもの看護

1　低出生体重児の看護

出生体重 2,500 g 未満の児を**低出生体重児**，1,500 g 未満の児を**極(ごく)低出生体重児**，1,000 g 未満の児を**超低出生体重児**という。

わが国における 2019(令和元)年の低出生体重児の出生数(割合)は，単産の場合，69,040 人(8.1%)で，そのうち極低出生体重児は 5,051 人(0.6%)，超低出生体重児は 2,172 人(0.3%)である。複産の場合，低出生体重児の出生数(割合)は 17,402 人(71.4%)，極低出生体重児は 1,416 人(8.1%)，超低出生体重児は 474 人(2.7%)であり，多胎児は低出生体重児の割合が多くなる[1)]。

低出生体重児の割合は 1976(昭和 51)年に 4.6% まで低下したあと上昇傾向にあったが，2005(平成 17)年以降は横ばいで推移している。出生体重に影響を与える因子には，在胎週数，胎児数，非妊時の母体の体格や妊娠中の

plus　胎盤機能不全症候群 placental dysfunction syndrome

胎盤の機能が低下して児の発育に十分な酸素や栄養を供給できない状態で，light-for-dates 児のリスクとなる。胎盤は多くの場合小さく，また梗塞や感染などを伴っていることがある。胎児の発育経過，心拍パターン，胎動の様子，血流の波形などを超音波検査で評価する。そして経過観察をしながら胎児の成熟を待つ一方，その状態が悪化するようであれば分娩誘発か帝王切開を行う。時期が遅れると子宮内胎児死亡にいたることもあり，慎重にフォローしなければならない。母体の妊娠高血圧症候群，心・腎疾患，糖尿病，甲状腺疾患などは胎盤機能不全症候群のリスクとなる。また，在胎 42 週以降の過期妊娠でも胎盤機能が低下するため，特別に注意が必要である。

1）厚生労働省：令和 3 年度出生に関する統計の概況．(https://www.mhlw.go.jp/toukei/saikin/hw/jinkou/tokusyu/syussyo07/dl/02.pdf)(参照 2024-04-01)．

体重増加量などがあげられる。低出生体重児の出生割合が増加した背景には，より未熟な超低出生体重児が救命されるようになったこと❶，生殖医療における多胎妊娠の頻度が高くなったことなど，複合的な要因があげられる。

NOTE

❶現在の「母体保護法」（旧「優生保護法」）では，1991（平成3）年に成育限界が在胎24週から22週に改定された。

1 胎外生活への適応を支える看護

低出生体重児は生理機能の発達に未熟性があり，極低出生体重児は未熟性に関連する問題が生じやすく，超低出生体重児は重篤（じゅうとく）な症状に陥りやすい。そのため，低出生体重児が胎外生活に適応できるように，親子の相互作用を基盤に生理機能を整えることが重要である。

◆ 体温の調整

低出生体重児は体温調節機構が未熟で，環境温の影響を受けやすい。新生児の熱産生は，おもに褐色脂肪組織で行われるが，低出生体重児はその組織の発達が未熟である。また，低出生体重児は体重に比べて体表面積が広いこと，皮下脂肪が少なく角質が薄いことから熱放散が大きく，低体温になりやすい。低体温になると代謝性アシドーシスが進行し，呼吸・循環状態に悪影響を及ぼす。体温は日内変動し，体動によっても変動するが，腋窩（えきか）温で37℃前後になるようにする。

● **体温の観察**　低出生体重児の全身に触れて，冷感や熱感の有無を確認する。体温測定は定期的に実施し，深部温度を測定するときは直腸で，皮膚温を測定するときは腋窩などで測定する。

● **熱放散の予防と保温**　低出生体重児の体温が最小のエネルギーで正常範囲に維持され，酸素消費量が最小となる中性温度環境に保つ。低出生体重児の低体温を防ぐためには身体についた水分をふきとり，蒸散による熱の喪失を防ぐ。また，新生児に触れる手，衣類やシーツ，医療機器などをあたためて伝導による熱の喪失を防ぐ。そして，カンガルーケア（▶45ページ）などによる肌と肌の触れ合いや，帽子や衣類，掛け物，環境温度の調整によって，低出生体重児を保温する。必要に応じて保育器を使用する。

● **保育器の取り扱い**　保育器には，閉鎖型保育器と開放型保育器（ラジアントウォーマ）がある。双方の機能を有している開放閉鎖式保育器，機動性を

plus　早産児の修正週数

在胎週数による分類では，在胎37週未満で出生した児を早産児（早期産児）といい，在胎28週未満で出生した児を超早産児という。早産児の出生の構成割合は，単産の場合4.7%，複産の場合50.3%である。

早産児は分娩予定日より早く出生しており，成長・発達の時期が正期産児とは異なるため，分娩予定日（在胎40週0日）を基準とした修正週数を用いることがある。在胎28週で出生した児は，生後4週で修正週数32週，生後8週で修正週数36週となる。

早産児の成長・発達を継続的に評価する際にも，暦月齢だけでなく，目安として3歳ごろまでは修正月齢を用いる。在胎28週で出生した児は，生後3か月で修正月齢0か月，生後4か月で修正月齢1か月となる。

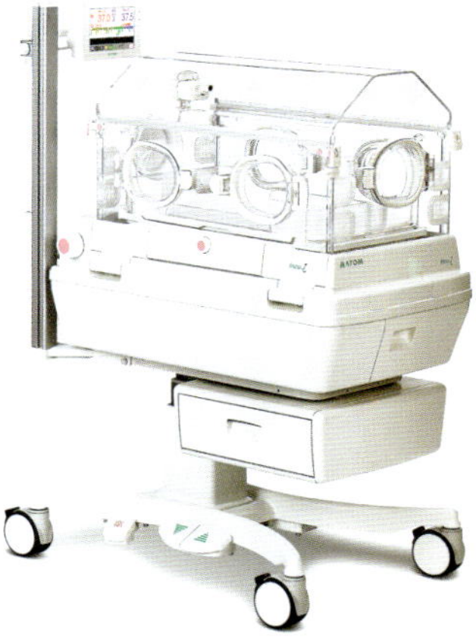

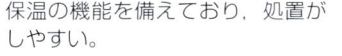

a. 閉鎖型保育器
保温・保湿・酸素投与の機能を備えている。

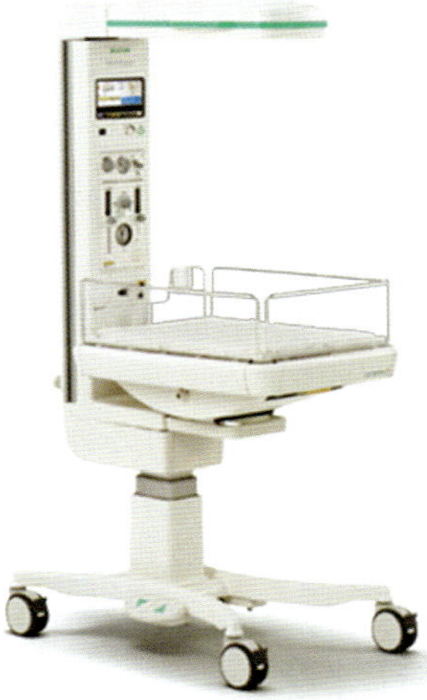

b. 開放型保育器
保温の機能を備えており，処置がしやすい。

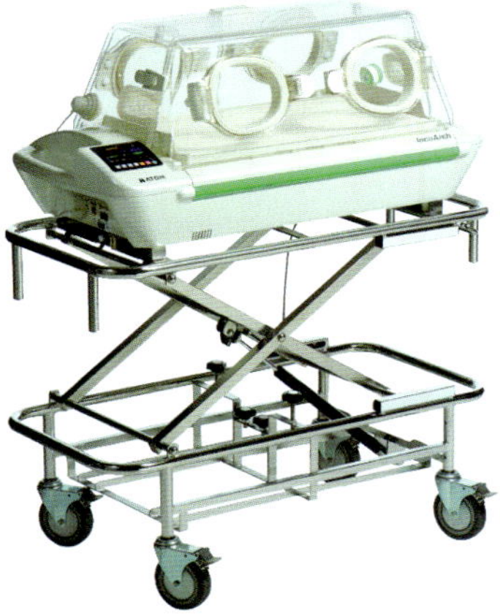

c. 搬送用保育器
処置性と機動性を備えている。

図 2-14　保育器の種類
（写真提供 a〜c：アトムメディカル株式会社）

備えた搬送用保育器もある（図 2-14）。いずれの保育器にも保温の機能があり，閉鎖型保育器には保湿や酸素投与の機能もある。閉鎖型保育器は，フィルターを通して外気を取り込み，空気を加温・加湿して保育器内に循環させている。輻射熱による熱放散を抑える場合は，プラスチック性のフードや，壁が2重になったダブルウォールの閉鎖型保育器を使用する。開放型保育器は，上部にあるヒーターからの遠赤外線が輻射熱となり体表を直接加温している。そのため対流の影響を受けやすく，水分喪失も大きい。

低出生体重児にはおもに閉鎖型保育器を使用するが，蘇生などの処置を行うときは開放型保育器を用いる。

◆ 呼吸の調整

出生と同時に肺呼吸が開始される。低出生体重児の呼吸の特徴として，①サーファクタントの産生能が未熟である，②呼吸中枢が未熟なため無呼吸がおこりやすい，③肺胞換気面積が相対的に小さく呼吸数が多い，④気道が狭く浮腫や分泌物による狭窄がおこりやすい，などがあげられる。とりわけ超低出生体重児の呼吸は未熟性が顕著で，重症の呼吸障害がおこりやすい。

● 呼吸状態の観察　呼吸数，呼吸音とその左右差，呻吟や陥没呼吸など努力呼吸の有無，チアノーゼの有無などを視診や聴診で観察する。パルスオキシメーターで動脈血酸素飽和度（Spo_2）を，経皮血液ガスモニターで酸素分圧・二酸化炭素分圧の値を測定する際には，皮膚損傷がおこらないようにパルスオキシメーターのプローブや経皮センサーを固定し，装着部位を定期的にかえて圧迫や低温熱傷を予防する。血液ガス検査と胸部 X 線検査所見も確認する。

● **呼吸症状の緩和**　早産児にはただちに蘇生(▶57 ページ，図 2-22)を開始する。仰臥位では肩枕を使用して頸部をやや伸展させ，気道を確保する。腹臥位をとるときは，窒息や乳幼児突然死症候群(SIDS)の出現に注意する。また，排痰を促し，分泌物の貯留を予防するために，加湿・体位変換・吸引を行う。

サーファクタントの不足は肺胞虚脱を引きおこす。呼吸窮迫症候群がみとめられる低出生体重児には，気管内に人工サーファクタントを投与する。

新生児の呼吸は横隔膜優位であるため，腹部膨満は安楽な呼吸を妨げる。腹部の状態を観察し，ガス抜きや浣腸(かんちょう)，胃管の用手吸引による減圧などを行う。

● **酸素投与**　酸素投与は保育器，ヘッドボックス，経鼻カニューレなどを用いて実施し，低出生体重児の口もとで酸素濃度を測定する。血中酸素濃度をモニタリングして，未熟児網膜症を誘発する過剰な酸素投与を防ぐ。

● **人工呼吸器管理**　十分な自発呼吸がみとめられない場合は，人工呼吸器管理を行う。低出生体重児の体格に合わせて気管挿管チューブのサイズを選択して固定し，呼吸状態や機器の設定・作動状況を確認する。

流量制御型経鼻持続陽圧呼吸法 flow regulated nasal-CPAP は，肺胞の虚脱を予防するために，自発呼吸のある低出生体重児に対して陽圧をかける呼吸補助法の1つである。適したサイズの装具(鼻腔に挿入する突起がついたプロングまたはマスク)を選び，鼻中隔損傷をおこさないように固定し，安静を保持して装具が外れるのを防ぐ。

● **無呼吸発作の予防**　呼吸調整機能が未熟な修正 34 週ごろまでは，無呼吸発作の出現にとくに注意する。無呼吸発作の誘因となる高体温や腹部膨満などを予防し，呼吸心拍モニターやパルスオキシメーター，体動を監視するモニターを使用して，異常の早期発見に努める。発作が出現したときは，足底や背部に皮膚刺激を与えて自発呼吸を誘発し，チアノーゼや Spo_2 値の低下がみとめられる場合は酸素を投与する。それでも自発呼吸が回復しない場合は，バッグ・マスク換気を行う。

◆ 循環の調整

出生に伴い胎児循環から新生児循環へと移行するが，在胎週数が短いほど動脈管の閉鎖がおこりにくく再開通しやすい。肺血管抵抗が下がらずに肺高血圧症が持続して右→左シャントがおこると，全身に低酸素血が送られ，チアノーゼが出現する。呼吸窮迫症候群の改善のため人工サーファクタントを投与すると，肺血管抵抗が低下して，動脈管を介する左→右シャントがおこり，肺出血や心不全をおこすことがある。

また，在胎 34 週ごろまでの脳室周囲にみられる脳室上衣下(じょういか)胚層の血管は脆弱(ぜいじゃく)であること，脳血流自動調整能が未熟なため血圧の変動により脳血流量が変動しやすいことから，脳室内出血の出現に注意する。

● **循環状態の観察**　心拍数や血圧の測定，心雑音やリズム不整の有無，四肢末梢の冷感の有無，皮膚色などの全身状態の観察，X 線検査やエコー所見の確認，適切な薬物投与とその影響の観察を行い，異常の早期発見に努める。

● **安静の保持**　低出生体重児の苦痛やストレスを最小限にし，安静を保持して，急激な血圧の変動を防ぐ。動脈管の再開通を防ぐためには，低酸素血症をおこさないことが重要となる。

● **貧血の予防**　低出生体重児は，造血機能の未熟性や急激な体重増加などにより，貧血が進行しやすい。皮膚色や頻脈の有無などを観察して，異常の早期発見に努める。

母乳には，鉄と結合しやすく，鉄の吸収を調節するラクトフェリンが含まれるため，可能であれば母乳を与える。また，必要に応じて赤血球の産生を促進するホルモン（遺伝子組換えエリスロポエチン）製剤や鉄剤を投与する。

● **ビタミンK欠乏性出血症の予防**　血液凝固にかかわるビタミンKが欠乏しやすいため，ビタミンK製剤を投与する（▶25ページ）。また，母親にビタミンKの豊富な食事をとることをすすめ，母乳を与える。ビタミンKは，納豆や緑黄色野菜などに多く含まれ，腸内細菌によってもつくられる。

◆ 水分・電解質バランスの調整

新生児は身体の構成成分のうち水の占める割合が高く，在胎週数が少ないほどその傾向が大きい。低出生体重児は体表面積が広く，角質の発達が未熟なため，多量の不感蒸泄（じょうせつ）がみとめられ，超低出生体重児では生理的体重減少が15％以上になることもある。高ナトリウム血症などの電解質異常の出現に気をつける。

水分摂取量・排泄量，体重の変化，脱水症状の有無，血清電解質の値を観察する。生後早期の超低出生体重児には，高湿度環境を整える。水分の補給には母乳を与えるか，輸液管理を行う。

◆ 低血糖の予防

出生後，臍帯（さいたい）からの糖の供給が途絶えると血糖値は下がり，インスリンの分泌は抑制される。低出生体重児は，糖の貯蔵が少なく，頭部が比較的大きいなどの理由から，低血糖になりやすい。母体の高血糖による胎児の高インスリン血症から，低血糖が生じることもある。

低血糖による脳の後遺症を予防するために，低血糖の症状の有無，血糖値を観察して，異常の早期発見に努める。低血糖の症状には，痙攣（けいれん），振戦，易刺激性，泣き声の異常，眼球上転，嗜眠（しみん）❶，無呼吸や多呼吸，チアノーゼなどがある。エネルギー消費量が少なくなるように安静を保ち，授乳や輸液管理を行う。

> **NOTE**
> **❶嗜眠**
> 刺激を与えないと覚醒し反応しない状態。

◆ 感染予防

非特異的な生体防御を行う貪食（どんしょく）細胞，特異的な生体防御を行うB細胞やT細胞の産生は，胎児期からみとめられるが，それらの免疫能は低い。免疫グロブリンのうちIgGは，胎盤を通過して母体から胎児に移行し，在胎20週ごろから直線的に増え，32週ごろから急速に増加する。したがって，低出生体重児は免疫能が未熟である。

● 母子接触　無菌状態の胎児は，出生時に母体外陰部の常在菌にさらされる。低出生体重児の正常菌叢(そう)の確立を促すためには，できる限り早期に母子の皮膚接触や母乳の口腔塗布を行うことと，母乳育児をすることが重要となる。母乳にはIgAやラクトフェリン，好中球やマクロファージなどが含まれる。ラクトフェリンは母乳，とくに初乳に多く含まれる糖タンパク質で，ナチュラルキラー細胞を活性化したり，腸内のビフィズス菌の増殖を促進したりする作用がある。

● 皮膚のケア　超早産児の皮膚は非常に未熟である。皮膚のバリア機能が成熟するまでの生後2週間は，皮膚損傷の予防に細心の注意をはらう。新生児の体表をおおう胎脂は，皮膚防御機構を担うため，清拭や沐浴で完全に取り除かなくてもよい。

臍帯は1〜2週間で自然に脱落する。臍とその周辺の皮膚の乾燥状態，出血や感染徴候の有無を観察する。

● 水平感染の予防　低出生体重児の活気やきげん，バイタルサイン，皮膚色，腹部状態などを観察し，感染徴候の早期発見に努める。また，家族や医療者の感染徴候の有無，感染者との接触状況，予防接種歴を確認し，低出生体重児と接するときは手洗い・うがいを励行する。

使用する医療機器・器具は消毒し，可能な限り個別管理とする。保育器は，高温・多湿で微生物が繁殖(はんしょく)しやすいため，清潔を保つように心がける。NICU(▶51ページ)は清潔な空気を保つ構造になっている。独立した空調設備をもっており，フィルターを通した空気を取り入れて循環させ，室内は陽圧で空気を室外へと流している。

● 予防接種　暦月齢2か月以上で体重が2kg以上あり，医学的に安定している低出生体重児には，インフルエンザ菌b型(Hib)や肺炎球菌などに対する定期の予防接種をすすめる。

月齢の低い早産児や，慢性肺疾患などの既往がある子どもは，RSウイルスに感染すると重症化しやすい。パリビズマブ(シナジス®)の使用に関するガイドラインに従って，秋から春にかけて毎月1回筋肉内注射を行い，RSウイルス感染を予防する。

◆ 痛みを緩和するケア

低出生体重児は，テープの除去，吸引，足底採血，眼底検査など，痛みを伴う処置を何度も受け，痛みを経験している(▶表2-4)。

新生児には，痛みを緩和するケアを受け，痛みからまもられる権利がある。「NICUに入院している新生児の痛みのケアガイドライン」では，NICUスタッフが施設内外の教育/学習に継続的に参加して最新の知識と技術を身につけること，痛みの測定と評価を行うこと，非薬理的緩和法(スワドリング〔▶47ページ〕，直接母乳授乳，カンガルーケア〔▶45ページ〕など)を行うこと，ショ糖経口投与を非薬理的緩和法との併用で使用すること，強い痛みが予想される場合は薬理的緩和法を検討することが推奨・提案されている[1)]。

▶表 2-4　痛みの強さ

程度	処置の例
軽い痛み	テープの除去，吸引，おむつ交換，臍カテーテル法
中くらいの痛み	筋肉注射，静脈穿刺，動脈穿刺，足底採血，眼底検査
中くらいから強い痛み	経皮静脈/動脈カテーテル挿入，中心静脈ライン留置，腰椎穿刺
強い痛み	チェストチューブ挿入(胸腔ドレナージ)，気管挿管

(日本新生児看護学会：NICU に入院している新生児の痛みのケアガイドライン 2020 年(改訂)版，p. 52，2020 をもとに作成)

2 成長・発達を支える看護

ディベロップメンタルケア developmental care は，これまでの治療と診断中心の新生児医療から，個々の子どもに目を向けて，より侵襲の少ないケアによって心身のすこやかな成長・発達を目ざす概念に基づくものである。1980 年ごろより，新生児の評価に基づいて，より適切なケアを提供することが大切であるというアメリカの臨床心理士アルス Als, H. らの考えから生み出された。ディベロップメンタルケアの臨床での実践においては，①あたたかい心をはぐくむやさしさの医療と看護を提供して子どもの心(高次脳機能)をまもり，②適切な発達を促進する環境(音・光など)と刺激(語りかけなど)を提供し，③家族を視野においた医療と看護によって母親と子どものきずなをそこなわない配慮を行う。そのためには，子どもの心を読みとる観察力を養うことが重要である[2)]。

在胎週数の短い低出生体重児は，小さな刺激で興奮や緊張がおこりやすく，自分で調整して安定させることがむずかしい。そのため，自律神経系，運動系，睡眠覚醒状態❶を観察し，ストレスと安定化のシグナル(▶表 2-5)を読みとって，低出生体重児に強いストレスを与えないようにすること，新生児をなだめて安定化をはかることが重要である。

また，子どもの反応に合わせてケアを行い，成長・発達を促す。低出生体重児の睡眠覚醒の状態を観察し，覚醒しているときや啼泣する前に短時間でケアを行うように工夫する。

さらに，極低出生体重児は神経学的合併症の頻度が高いこと，胎児期の低栄養と将来のメタボリックシンドローム発症との関連が近年指摘されていることなどをふまえて，成長・発達を継続的に支えることも重要である。

NOTE

❶アメリカの小児科医であるブラゼルトン Brazelton, T. B. は，新生児の睡眠覚醒の状態(ステート state)を 6 段階で評価した。

ステート 1	深い睡眠
ステート 2	浅い睡眠
ステート 3	まどろみ
ステート 4	静かな覚醒
ステート 5	活動的な覚醒
ステート 6	啼泣

◆ 触れ合い・安楽な姿勢の保持

● **カンガルーケア**　**カンガルーケア**とは，早産児が母親に直接，肌と肌を触れ合わせて抱っこしてもらうケアのことである[3)]。父親が実施することも

1）日本新生児看護学会：NICU に入院している新生児の痛みのケアガイドライン 2020 年(改訂)版．2020．(https://www.jann.gr.jp/wp-content/uploads/2019/12/16930beed6ecf5a64979bd8837720726.pdf)(参照 2024-02-01)．
2）仁志田博司ほか編：標準ディベロップメンタルケア，第 2 版．pp. 10-14，メディカ出版，2018．
3）WHO 著，大矢公江ほか訳：カンガルー・マザー・ケア実践ガイド．p. 2，日本ラクテーション・コンサルタント協会，2004．

表 2-5　ストレスと安定化のシグナル

ストレスシグナル	安定化のシグナル
自律神経系	**自律神経系**
• 呼吸休止，多呼吸，吐きけ，あえぎ，ため息 • 皮膚色・血流・内臓の変化 • 振戦，ピクつき，過敏な反応 • げっぷと同時に少量の嘔吐，嘔吐，しゃっくり • 腸蠕動の減弱 • 咳，くしゃみ，あくび	• 安定した心拍数・呼吸数・酸素化・皮膚色 • 安定した消化状態
運動系	**運動系**
• 体幹，四肢，顔の弛緩（ぽかんとした表情） • 過緊張：下肢・上肢・頭頸部・指の伸展，後弓反張，しかめっ面，舌を出す • 過屈曲：手を顔にもっていく，手掌をかざす，腕を高く上げる* • 取り乱す，散漫な動き • 硬直，固定した姿勢	• 滑らかな十分に調整された動き • リラックスした姿勢と筋緊張，正中に向かって徐々に屈曲する • 可動性と効率的な自己調整行動 　・手足を組む 　・手を口にもっていく 　・つかむ，把握 • おしゃぶりを探す，吸啜
睡眠覚醒状態	**睡眠覚醒状態**
• 散漫，睡眠覚醒状態の動揺，すすり泣きや甲高い啼泣 • 緊張や興奮からのぐずりや啼泣，なだめることが困難な状態 • うつろな視線や凝視，表情が乏しい，こわばった状態やパニック状態 • 能動的な回避行動	• はっきりとして生気のある睡眠状態 • はっきりとして生気のあるリズミカルな啼泣 • 自分からおとなしく落ち着くことができる • 覚醒，意図，ゆたかな表情 • 目をはっきりと開き集中した覚醒状態

*訳注：児が刺激などを遮断しようとする行動である。
（Boxwell, G. 編，沢田健・エクランド源稚子監訳：新生児集中ケアハンドブック．p.28，医学書院，2013）

できる。コロンビアで小児科医のレイ Rey, E. とマルティネス Martinez, H. によって 1978 年に開始された。カンガルーケアを行うことにより，低出生体重児は母親の肌のぬくもり，におい，心臓の音や声を感じることができ，呼吸・循環状態の安定，体温の維持，静睡眠の増加が促進される。また，母乳育児が容易に行える，親としての自信や責任感が高まるなどの効果もある。

カンガルーケアの開始時期や方法は，1 人ひとりの状況に合わせて決定し，実施中は新生児と母親が安全・安楽に過ごせるように支援する。出生体重が 1,800 g，在胎週数が 30〜34 週以上であれば，ほとんどの低出生体重児で出生後まもなくカンガルーケアを開始することができる。極低出生体重児や呼吸管理を要する新生児の場合，開始までに数週間かかることがあるが，可能であれば出生時や搬送時にカンガルーケアを行う。

低出生体重児はおむつと帽子を身につけ，気温が低いときは前開きの上着を着用する。そして，低出生体重児を母親の胸の間にまっすぐに立て，頭は一方を向くようにし，首をやや伸展させ，腕は W 型，股関節は M 型に屈曲させた姿勢にする（▶図 2-15）。幅広い布（抱っこ帯）を使用することで，長時間カンガルーケアを実施することができる。

● **ポジショニング・スワドリング**　在胎週数の短い低出生体重児は低緊張

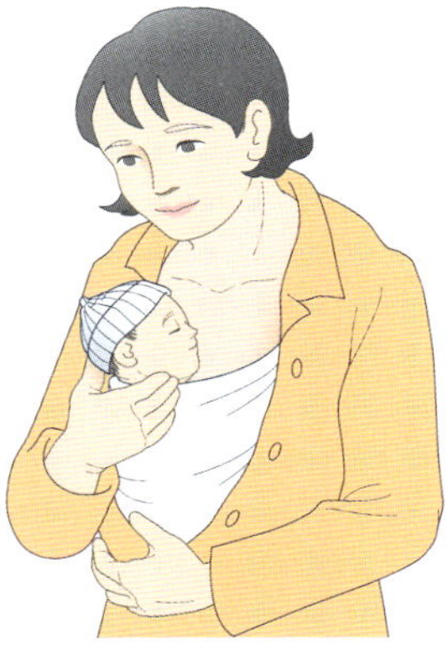

▶図 2-15　カンガルーケア中の姿勢の例
子どもの頭が一方を向くようにし，股関節はＭ型に屈曲させた姿勢にして抱っこする。

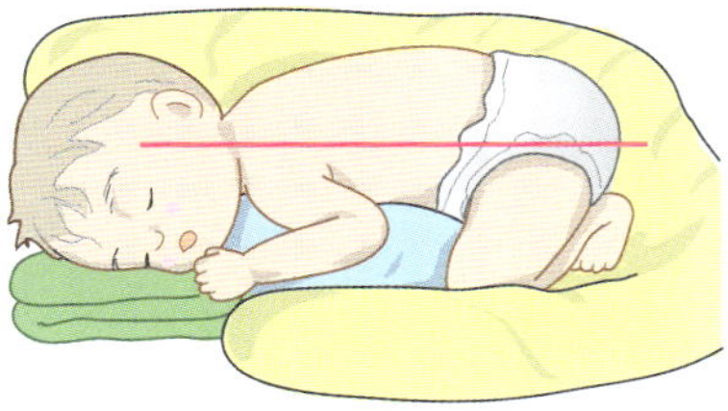

a．腹臥位

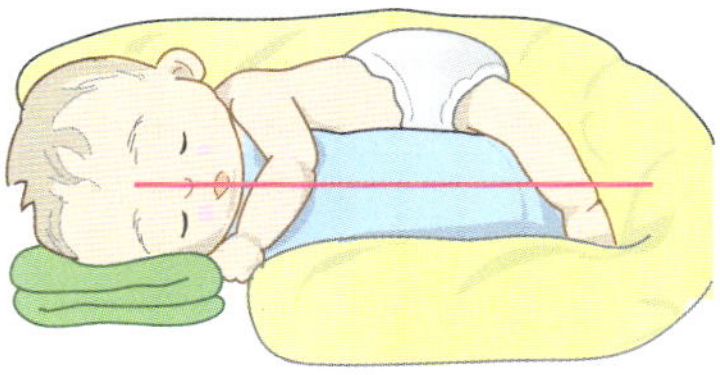

b．側臥位

▶図 2-16　ポジショニングの例
体軸が一直線上になるように，頭枕や抱き枕の高さを調整し，後頭部・背中・殿部を保持する。

であり，体幹や四肢が伸展して平らな姿勢をとりやすい。胎内環境に近い屈曲姿勢をとることを**ポジショニング**といい，からだ全体をタオルやクッションで包み込むことを**スワドリング**という。

修正 30〜32 週ごろまでは，低出生体重児にとって落ち着ける快適な姿勢をとること，睡眠を導入すること，全身の屈筋の緊張を高めて正中位指向を促し，不良姿勢を予防することを目的にポジショニングを行う。それ以降では，感覚運動経験を少しずつ増やすことを目的としたポジショニングに変更し，感覚運動能力の発達を援助する。ポジショニングの例を▶図 2-16 に示す。

● **ホールディング**　低出生体重児の頭または背中と殿部を両手でやさしく包み込むことで，落ち着きやすくなる。両手で包み込むことを**ホールディング**という。

● **タッチケア**　**タッチケア**は，1992 年にアメリカのフィールド Field, T. M. によって確立された。子どもと親の心とからだが触れ合うことにより，親子のきずなを深めることであり，具体的には子どもと親が見つめ合い，語りかけながら子どもの素肌にしっかり触れる，なでる，少し圧をかけながらマッサージする，手足を曲げのばしするなどの手技を行うことである（▶表 2-6）。低出生体重児の体重増加や，乳幼児のストレス軽減に効果があると報告されている。

表 2-6　タッチケアの手技

むね・おなか	赤ちゃんを仰向けに寝かせます。目を見つめ，声をかけながら，お母さんもリラックスしてマッサージしましょう。
せなか	赤ちゃんをうつぶせに寝かせます。お母さんのももの上に腹ばいにさせるのもよい方法です。赤ちゃんの両手はバンザイさせましょう。
うで・てのひら	赤ちゃんを仰向けに寝かせます。赤ちゃんの腕を両手で包み込むようにマッサージしましょう。
あし	基本的には腕のマッサージと同じです。赤ちゃんを仰向けに寝かせ，太ももから足の裏までマッサージしましょう。

（日本タッチケア協会ウェブサイト：タッチケア手法．＜https://touchcare.net/skill/＞＜参照 2024-04-01＞）

表 2-7　産後 3 か月間の早産母乳と正期産母乳

早産	エネルギー量(kcal/dL)	脂質(g/dL)	タンパク質(g/dL)	乳糖(g/dL)
第 1 週	60	2.6	2.2	6.3
第 2 週	71	3.5	1.5	5.7
第 3～4 週	77	3.5	1.4	6.0
第 10～12 週	66	3.7	1.0	6.8
正期産	**エネルギー量(kcal/dL)**	**脂質(g/dL)**	**タンパク質(g/dL)**	**乳糖(g/dL)**
第 1 週	60	2.2	1.8	6.0
第 2 週	67	3.0	1.3	6.2
第 3～4 週	66	3.3	1.2	6.7
第 10～12 週	68	3.4	0.9	6.7

（Gidrewicz, D. A. et al.: A systematic review and meta-analysis of the nutrient content of preterm and term breast milk. *BMC Pediatrics*, 14: 216, 2014 をもとに作成）

◆ 授乳

超低出生体重児に早期授乳を行った結果，重症感染症や壊死性腸炎が減少したとの報告や，母乳が与えられた低出生体重児は幼児期の発達や健康状態が良好であったとの報告がある。低出生体重児の母親の初乳には，脳の発達など生体にとって必要不可欠な脂肪や，感染防御などを担うタンパク質が多く含まれる（▶表 2-7）。また，母乳は脂肪を分解する酵素であるリパーゼを含むなど，消化・吸収の面においてもすぐれている。極低出生体重児では，タンパク質・カルシウム・リンを補強する目的で，搾（さく）母乳に母乳添加用粉末を入れることがある。母乳が与えられない場合は，低出生体重児用粉乳を用いる。

在胎週数が短い早産児の授乳は，時計まわりに段階が進む（▶図 2-17）。吸啜・嚥下・呼吸の協調がみられるようになる修正 32～34 週ごろまでは，規則正しい頻回の搾乳，搾母乳の口腔内塗布，経管栄養を行う。また，可能な限り多くのカンガルーケアを実施して，乳汁移行を伴わない非栄養的吸啜を促す。

● **搾乳**　低出生体重児が直接授乳で十分に哺乳できるようになるまでは搾乳を行い，母乳分泌を維持することが重要になる。産後早期から搾乳を開始

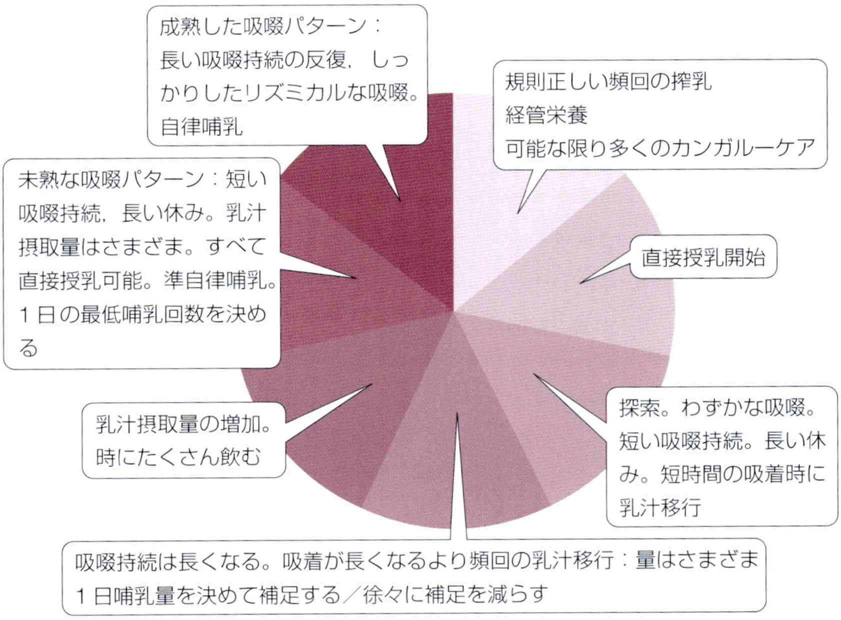

(Nyqvist，2008より引用，改変)

図 2-17　早産児における直接授乳の段階

(大山牧子：NICUスタッフのための母乳育児支援ハンドブック——あなたのなぜ？に答える母乳のはなし，第2版．p.116，メディカ出版，2010，一部改変)

し，産後2週までに母乳分泌を確立し，それ以降も搾乳が継続できるよう支援する。

搾乳には，用手搾乳法と電動搾乳器による方法がある❶。直接授乳が長期間できないと予測できる場合には，用手搾乳法に加えて，高性能の電動搾乳器の使用を検討する。

NOTE

❶搾乳方法の詳細は，『系統看護学講座 母性看護学②』第6章を参照。

● **搾母乳の取り扱い**　母親がしぼった母乳は大切に預かり，母乳の質がそこなわれないように注意する。母乳を冷凍すると，好中球・マクロファージ・リンパ球などの細胞数や細胞機能が低下するため，できる限り新鮮な母乳を与える。

搾母乳を長期間保存する場合は，冷蔵庫または冷凍庫に入れる(▶表2-8)。母乳を高温で加熱すると，免疫成分などがこわれ，リパーゼなどの酵素の活性も低下するため，冷凍母乳は流水か冷蔵庫内で解凍し，37℃程度にあたためる。

● **経管栄養**　低出生体重児の体格や使用目的に合わせて栄養チューブのサイズを選択する。強制的鼻呼吸であること，挿入時の苦痛緩和の観点から経口挿入を行い，呼吸状態が安定して経口哺乳が可能になったら経鼻挿入にかえる。

● **経口哺乳**　直接授乳を開始するときは，その直前の体動や処置による体力の消耗を防ぎ，低出生体重児をやさしく刺激して，しっかりと覚醒させる。低出生体重児の口腔が小さく，乳房が入りにくい場合は，事前に搾乳を行って乳頭・乳輪部をやわらかくする。そして，母子の姿勢や抱き方を整えて，

表 2-8　推奨される母乳の保存期間

方法	健康な乳児	NICU 入院児
新鮮母乳　室温(26℃)	4時間未満	4時間未満*
新鮮母乳　冷蔵庫(4℃)	8日未満**	8日未満**
新鮮母乳　クーラーボックス(15℃)	24時間未満	勧めない(運搬はOK)
冷凍母乳(1ドア冷蔵庫製氷室)	2週間	勧めない
2ドア冷凍冷蔵庫(−20℃)	12か月***	12か月***
解凍母乳(4℃)	24時間未満	24時間未満

*冷蔵する予定の母乳は搾乳後直ちに冷蔵する
**細菌数は8日以降も減少するが，栄養的，免疫的な質は長期冷蔵で損なわれる可能性あり(著者注：したがって，従来通り48時間を目安とすることが望ましい)
***ただし3か月未満が理想
(Wight & Morton, 2008, HMBANA, 2005より大山が作成)
(大山牧子：NICUスタッフのための母乳育児支援ハンドブック――あなたのなぜ？に答える母乳のはなし，第2版．p.76，メディカ出版，2010)

哺乳行動(探索反射，乳輪把握，吸着，吸啜，嚥下)を観察する(図2-18)。直接授乳による哺乳量が増えると，嚥下する音が聞こえるようになる。哺乳量が増加したら，経管栄養などの補足を徐々に減らし，自律哺乳の確立を促す。

直接授乳以外の方法で経口哺乳を行うときは，シリンジやスポイト，スプーンやカップなどを使用する。哺乳びんによる授乳は，直接授乳と吸啜の仕方が異なるため直接授乳を妨げる可能性があること，無呼吸発作や酸素飽和度の低下をまねきやすいことからすすめられていない。哺乳びんで授乳する場合は，直接授乳に近い状況で吸啜できる乳首を使用し，授乳中の呼吸状態を観察する。

● **授乳回数の目安**　出生体重1,500g以上の低出生体重児は3時間ごと，極低出生体重児は2時間ごとを目安に授乳する。直接授乳では少量ずつ頻回に飲むことがふつうである。

◆ 環境の調整

● **音環境の調整**　在胎28週ごろになると，音刺激に対する反応がみられる。連続的な騒音(人工呼吸器の作動音や空調，足音など)を軽減し，不要な突発音(機械類のアラーム，保育器の開閉音，大声，電話の呼び出し音など)を出さないように注意して，低出生体重児のストレスを軽減する。

● **光環境の調整**　薄暗い子宮内で生活していた胎児は，出生後，強い光にさらされる。在胎24週ごろの胎児は強い光刺激に反応し，29週ごろには光に対する瞬目反射がみとめられる。しかし，32週未満では虹彩の括約筋を収縮する筋肉が発達しておらず，光刺激から網膜をまもることができない。そのため，強い光をあてないようにする。

日周リズムをつけることも重要である。夜間は暗くすることで，心拍数が減少してエネルギーの消耗が抑えられる。また，深睡眠の時間が長くなることで，成長ホルモンの分泌が促される。睡眠リズムを調整するメラトニンの分泌は光刺激によって変動し，このホルモンは母乳中にも含まれるため，母

	当てはまる赤ちゃんの覚醒状態を番号で						
覚醒状態	1：睡眠　2：うとうと　3：覚醒　4：啼泣						
	抱き方・姿勢：始めから適切◎，支援で適切○，次回も要支援△						
抱き方／姿勢	母親がリラックスしていて，快適であること						
	赤ちゃんが乳房の高さで抱かれている。赤ちゃんの体重は母親の腕と胸で支え，膝では支えない（クッションに載せるのではない）						
	赤ちゃんの体全体が母親の方を向いて，しかも密着していること（母親の胸と赤ちゃんのおなかが密着）						
	赤ちゃんの頭が体に対して一直線に支えられ（耳・肩・腰が一直線），乳房の方を向いている						
	母親が児に向かう（母親が前かがみになってしまう）のではなく，母親が児を引き寄せる						
測定した哺乳量	測定しなかった場合は斜線を						
搾乳量	1 日あたり（mL）						
	1 回あたり（mL）						
	1 日あたり　　回						
PIBBS	当てはまる項目に■を						
探　索	探索しない	0					
	少し（口をあける，舌を出す，手を口にもってくる）	1					
	しっかりした探索（頭を向けると同時に開口する）	2					
乳輪把握	なし。口が乳頭にふれることもある	0					
	乳頭の一部を含む	1					
	乳頭全体を含む。乳輪は含まず	2					
	乳頭と乳輪の一部を含む	3					
吸着と吸着の持続	全く吸着しない。ごくわずか	0					
	5 分以内の吸着	1					
	6～10 分の吸着	2					
	11～15 分以上の吸着	3					
吸　啜	吸啜しない	0					
	なめたり，味わったりするが吸啜しない	1					
	1 回だけ。まれに短い吸啜持続（2～9 回）	2					
	短い吸啜を繰り返す。ときに長い吸啜持続（10 回以上）	3					
	2 回以上の長い吸啜持続	4					
最大吸啜持続	1～5	1					
	6～10	2					
	11～15	3					
	16～20	4					
	21～25	5					
	26 回以上	6					
嚥　下	嚥下がみられない	0					
	ときどき嚥下する	1					
	繰り返し嚥下する	2					
合計点 /20 点							
その他気づいたこと							
	観察年月日		/	/	/	/	/
	観察者名						

（Nyqvist，ら．1996 の観察項目をもとに，大山が作成）

図 2-18　低出生体重児における乳房からの哺乳行動の発達スケール（Preterm Infant Breastfeeding Behavior Scale, PIBBS）と覚醒状態・抱き方・姿勢チェック表

（大山牧子：NICU スタッフのための母乳育児支援ハンドブック――あなたのなぜ？に答える母乳のはなし，第 2 版．pp. 100-101，メディカ出版，2010）

子が過ごす室内の照度を調整したり，保育器やコットにカバーをかけたりする。

◆ 支援体制の整備

● 新生児集中治療室の整備　**新生児集中治療室** neonatal intensive care unit（**NICU**）とは，24 時間連続して重症新生児の呼吸・循環・代謝などの管理が

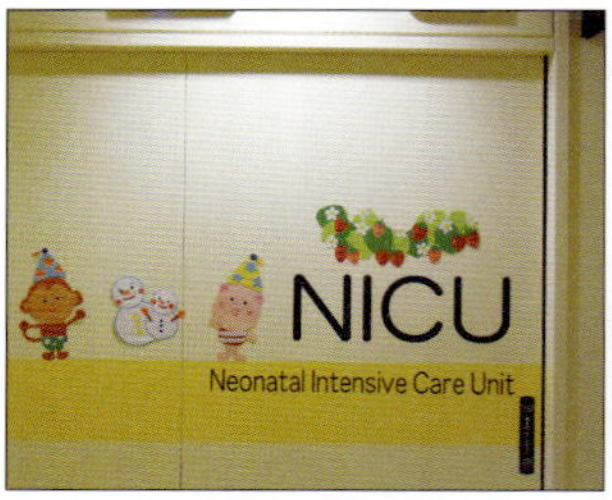

a．入り口

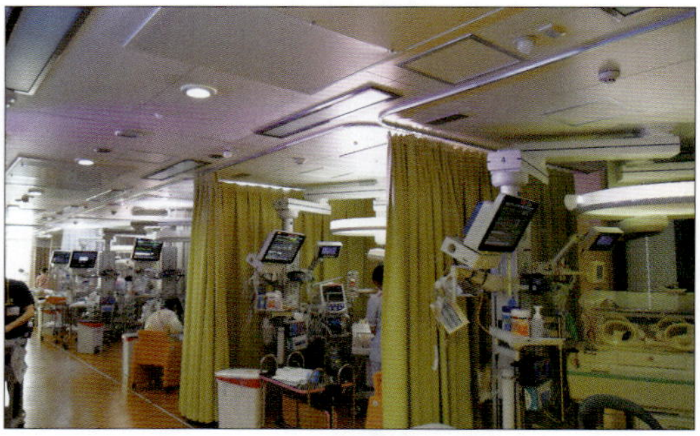

b．全景

図 2-19　新生児集中治療室(NICU)
クリーンルームの広々とした空間に保育器やモニターが並んでいる。保育器の中で過ごす急性期の子どもと家族ができるだけここちよく過ごせるように，パーテーションで区切り，照明を落としている。

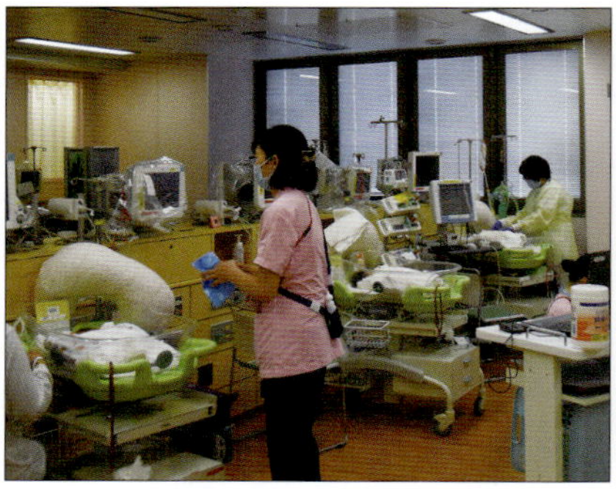

a．GCU
子どもの状態が安定したら，保育器からベッド(コット)に移床する。

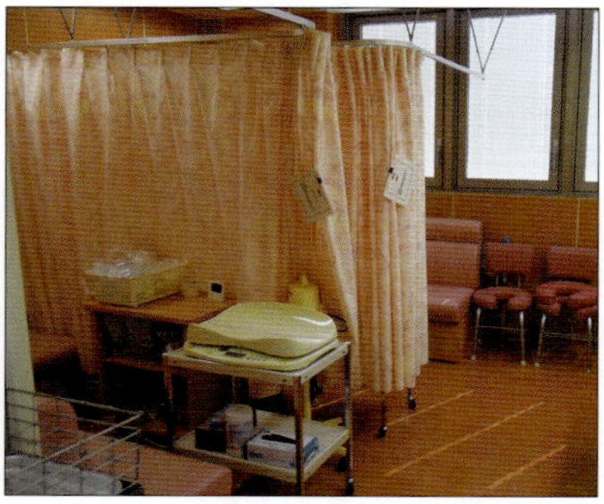

b．授乳室
授乳室やファミリールームを活用して家族の養育を支える。

図 2-20　新生児治療回復室(GCU)と授乳室

できるチーム，設備およびシステムのある施設で，医師や看護師の配置，面積，医療機器の設置など，厚生労働省が示す基本診療料の施設基準等に規定する新生児特定集中治療室管理料に関する施設基準を満たしているものである(図 2-19)。NICU の後方病床を**新生児治療回復室** growing care unit (**GCU**)という(図 2-20)。

NICU・GCU は，医療者の目が届きやすい反面，子どもや家族のプライバシーをまもること，家族の居場所を確保することがむずかしい。また，面会者や面会時間に制限を設ける場合がある。エストニアの小児科医レビン Levin, A. が 1999 年に提唱した，「赤ちゃんにやさしい NICU のための 11 か条(Human Neonatal Care Initiative)」には，ハイリスク新生児と家族が望むときにいつでも一緒にいられるようにすること，家族のニーズにも注目して支援することなどの重要性が示されている(表 2-9)。

● **周産期母子医療センターの整備**　都道府県は，ハイリスク新生児を 24 時間 365 日受け入れる体制の整備を進めている。**母体・胎児集中治療室** ma-

表 2-9　赤ちゃんにやさしい NICU のための 11 か条

1. お母さんが病気の子どもの側に 24 時間いつでもいられるようにしましょう。
2. スタッフのだれもがお母さんと子どものことを気にかけ，心理的な面でも支援できるようにしましょう。
3. スタッフは母乳育児をどのお母さんにも勧めましょう。そして自分たちは搾乳の手技を習得するようにしましょう。
4. すべての治療期間を通じて，お母さんの心理的なストレスを軽減するようにしましょう。
5. 医学的に適応がない限り，新生児に母乳以外のものを与えないようにしましょう。
6. 赤ちゃんが吸啜できない場合は，搾母乳をチューブで，できればお母さんにあげてもらうようにしましょう。
7. 検査や採血は最小限にしましょう。
8. 母と子が，できるだけ肌と肌の触れ合いをしたり，一緒に過ごしたりできるようにしましょう。治療やモニターのための機器は最小限にしましょう。
9. 侵襲的な治療は最小限にしましょう。
10. 母と子をひとつの閉鎖的精神身体系(closed psychosomatic system)と考えましょう。毎日の病棟回診では赤ちゃんだけではなく，お母さんのニーズにも注目しましょう(これには産科医やその他の専門家も含まれます)。
11. 長期に入院する場合は，健康な家族(父・祖父母・その他の援助者)が母と子に面会できるようにしましょう。

(Levin，1999 をもとに中村和恵，瀬尾智子訳)
(大山牧子：NICU スタッフのための母乳育児支援ハンドブック――あなたのなぜ？に答える母乳のはなし，第 2 版，p. 123，メディカ出版，2010)

ternal and fetal intensive care unit(**MFICU**)が 6 床以上，NICU が 9 床以上あり，高度な周産期医療を担う施設を**総合周産期母子医療センター**，それに近い医療体制をもつ施設を**地域周産期母子医療センター**という。

◆ 継続支援

● **在宅への移行**　大きな合併症のない低出生体重児は，分娩予定日ごろに退院する。状態が落ち着き，母乳育児が確立すれば，より早い時期の退院が可能となる。その一方で，医療的ケアを必要とする子どもが退院せざるをえない状況も生じている。子どもと家族が安全安楽に生活できるように，子どもや家族と一緒にケアの方法を検討し，医療物品を準備する。また，退院後の相談窓口をつくり，急変時や災害時に緊急対応ができる支援体制を整える。

周産期医療体制整備指針に基づき，NICU や GCU などに長期入院している子どもが，その状態に応じた望ましい療育・療養環境へと円滑に移行できるようにはかる者を，**NICU 入院児支援コーディネーター**という。訪問診療の医師や訪問看護師，保健師，相談支援専門員などと連携して，子どもと家族を支える。

● **成長・発達の評価**　低出生体重児の身体発育の評価には，こども家庭庁

plus　低出生体重児用母子健康手帳の活用

子ども 1 人ひとりの成長・発達を考慮し，家族が子どもの育ちを実感できるように支える取り組みの 1 つとして，低出生体重児用母子健康手帳(リトルベビーハンドブック)の活用がある。母子健康手帳を補完するための手帳を，都道府県や市町村が作成している場合がある。低出生体重児用母子健康手帳は，精神運動機能の発達について，子どもができたかできないかではなく，できた日づけを記入するなど，ゆっくりとした成長・発達であっても家族が喜べるように工夫されている。低出生体重児を育てた経験者からのメッセージが掲載されたものもある。

が公表している「医療機関退院後の低出生体重児の身体発育曲線(2022年)」を用いることができる[1)]。

精神運動発達の予後の予測には神経学的評価が重要である。自然肢位・自発運動・筋緊張・筋力・関節可動域・深部腱反射・原始反射などを評価し，眼科の診察や聴力の検査も行う。

● **フォローアップ健診**　極低出生体重児のフォローアップ健診は，ハイリスク児フォローアップ研究会のプロトコールにより，1歳6か月(修正月齢)，3歳(暦年齢)，6歳，小学3年の4つのキーエイジに実施される。身体測定および発達検査結果や診断は，子どもや家族に安心感をもたらしたり，不安を助長したりする。低出生体重児の成長・発達や行動に対する家族の気持ちを受けとめながら，運動や食事などの生活習慣を調整し，医療や療育の必要性について検討する。就園・就学の準備や集団生活で生じる問題の対処に向けて，家族，医療者，保育園・幼稚園や学校の職員などと連携する。

● **成長ホルモン療法**　SGA性低身長症の定義❶にあてはまる場合は，成長ホルモン(GH)療法が実施される。治療の開始や皮下注射の実施にあたっては，治療の意思決定を行う低出生体重児や家族を支え，徐々にセルフケアを促す。

NOTE

❶SGA性低身長症の定義

出生時の体重・身長がともに在胎週数相当の10パーセンタイル未満で，かつ出生の体重または身長のどちらかが在胎週数相当の－2SD未満であり，暦年齢2歳までに身長が－2SD以上に達していない。

3　家族への看護

ファミリーセンタードケア(家族中心のケア family-centered care〔FCC〕)とは，「患者と家族の尊厳と多様性を尊重し，家族と医療者の良好なパートナーシップを基盤とした情報の共有，意思決定支援，家族のエンパワメントなどの包括的かつ継続的なケアプロセス」のことである[2)]。NICUでは，子どもや家族の状態，親子の分離，面会制限などにより，子どもと家族が主体であることがおびやかされやすいため，FCCを推進していくことが重要となる。家族は単なる面会者ではなく，ひとりの人であり，親であり，家族であり，チームの一員である。NICUにおけるFCCの実践により，子どものケアに対する家族の理解度や満足度の向上，子どもの病状の回復促進や身体的な発達の促進，入院期間の短縮，家族と医療者との良好な関係構築，医療者の仕事に対する意欲・肯定的意識の向上などが明らかにされている[3)]。

● **低出生体重児と家族の相互作用の促進**　家族のなかでも，とりわけ母親は，早産したことに対する自責の念をいだきやすい。早く小さく生まれたわが子の脆弱な姿にショックを受け，子どもに会うことがつらい家族や，子どもとの愛着関係を実感できない家族もいる。

低出生体重児に対する親の認知・解釈は，親子の相互作用の積み重ねにより，「胎内からの連続性をもったわが子という実感がない」段階から，「『生

1）こども家庭庁：健やか親子21　妊娠・出産・子育て期の健康に関する情報サイト．(https://sukoyaka21.cfa.go.jp/useful-tools/thema3/)(参照2024-04-01)．
2）日本看護科学学会看護学学術用語検討委員会：JANSpedia 看護学を構成する重要な用語集．2024．(https://scientific-nursing-terminology.org/terms/family-centered-care/)(参照2024-04-01)．
3）浅井宏美・森明子：NICUの看護師が認識する家族中心のケア(Family-Centered Care)の利点および促進・阻害要因．日本看護科学会誌，35：155-165，2015．

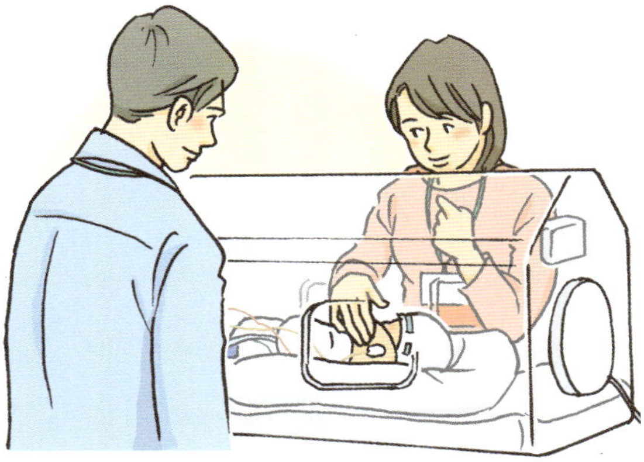

NICU で母親と父親が保育器内の子どもと触れ合っている。

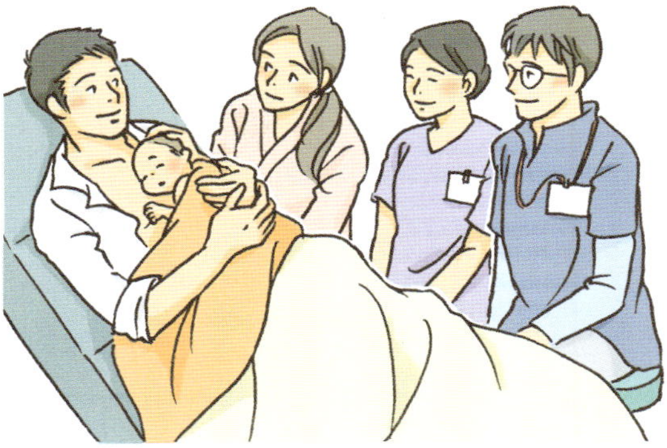

NICU で父親がカンガルーケアをしている。家族と医療者は子どもの様子やケア計画について話し合っている。

図 2-21　NICU 内の子どもと家族との相互作用

きている』存在であることに気づく」,「『反応しうる』存在であることに気づく」,「反応に意味を読みとる」,「『相互作用しうる』存在であることに気づく」,「互恵的な相互作用の積み重ね」へと発達すると考えられている[1)]。母子相互作用は，母親の心の傷を癒し，親としての自信や達成感を高める。また，父親，きょうだい，祖父母との相互作用が促進されることにより，家族としての実感が高まり，家族のきずなが深まる。

低出生体重児との相互作用には，見つめ合う，手を握り合う，ホールディングを行う，抱っこする，授乳するなど，さまざまな方法がある(図 2-21)。NICU で低出生体重児と家族がここちよく過ごせるように環境を調整し，あたたかく見まもる。子どもが遠方の施設へ搬送された場合や，家族の体調不良などにより子どもに会えない状況であっても，家族が低出生体重児の様子を聞くこと，写真やビデオを見ること，母乳をしぼって届けることなどによって，相互作用が促進される。

● 母乳育児の支援　低出生体重児と母親にとっての母乳の重要性と，搾乳

plus　多胎児の家族への看護

2 人以上の胎児を同時に胎内に有する妊娠を多胎妊娠といい，その胎児を多胎児という。わが国ではおよそ 100 回に 1 回の分娩が多胎分娩で，50 人に 1 人が多胎児である。多胎妊娠では，胎児発育不全，双胎児間輸血症候群，新生児仮死などの健康問題が生じる可能性が高い。

多胎児の家族は，多胎児ときょうだいの世話，多胎児を連れて外出すること，経済面などに負担を感じやすい。家族には，2 人とも同じようにする方法(同時授乳など)や子育て支援制度などの情報を提供し，支援する。多胎児を比べないで，1 人ひとりを尊重することも大切である。

1）橋本洋子：NICU とこころのケア 家族のこころによりそって，第 2 版．pp. 18-21，メディカ出版，2011.

や直接授乳に関する情報を伝え，授乳方法を意思決定する母親を支える。授乳中の服薬については，安全に使用できると思われる薬剤もあれば，授乳中の治療に適さないと判断される薬剤もある。医師や薬剤師に相談したり，厚生労働省事業のウェブサイト（妊娠と薬情報センター）などを活用したりして，適切な情報提供と精神的支援を行う。

母乳分泌の少なさや，搾乳による母乳分泌の維持のむずかしさ，低出生体重児が十分に吸啜できないこと，上の子の世話や仕事への復帰などに悩む母親には，継続的に支援を行う。母親ができるだけ休息をとること，低出生体重児の声やにおいを感じながら，リラックスして搾乳や直接授乳を行えるようにすること，少しの吸啜でも直接授乳の練習になることを伝えて母親を励ます。母乳育児が継続できない場合は，母親の意思を尊重し，努力したことをねぎらう。

● **日常生活の世話の支援**　家族の希望や状況に応じて日常生活の世話を行う。低出生体重児の抱き方，泣きやまないときの対応，睡眠の調整，授乳や離乳食の進め方，排泄の世話，衣類や室温の調整，感染予防などについて家族と話し合い，入院中の世話の役割を分担するとともに，家族が自信をもって実施できるように支援する。低出生体重児の家族どうしの交流や文献なども，家族の支えになる。

● **養育医療**　「母子保健法」第20条に基づき，市町村は，養育のため病院または診療所に入院することを必要とする未熟児に対し，その養育に必要な医療の給付を行い，またはこれにかえて養育医療に要する費用を支給する。出生体重が2,000 g以下の乳児や，生活力が弱く，痙攣や運動異常などの症状を示す乳児が対象となる。

2　新生児仮死がみとめられる子どもの看護

分娩時の的確な判断と迅速な対応により，新生児の生命をまもり，後遺症を防ぐ。子どもの生命の危機や後遺症の出現の可能性に直面する家族への精神的支援も重要となる。

1　蘇生時の看護

● **蘇生の準備**　いつでも蘇生が実施できるように，保温や体位保持，吸引，人工呼吸，酸素投与，薬物投与に必要な物品をそろえておく。チームメンバーで打ち合わせを行い，感染予防や物品の確認を行う。

胎児の状態や分娩状況をアセスメントし，早産児，出生直後の弱い呼吸・啼泣，筋緊張低下のいずれかがみとめられる場合は，蘇生の初期処置を行い，無呼吸・徐脈の新生児に対して遅くとも生後60秒以内に人工呼吸を開始する（▶図2-22）。

● **蘇生**　新生児の低体温を防ぐために，母親の胸の上やあたためたラジアントウォーマに寝かせ，新生児のからだについた羊水をあたためておいた吸水性のよい乾いたタオルでふく。新生児の肩の下に巻いたタオルを敷いて仰

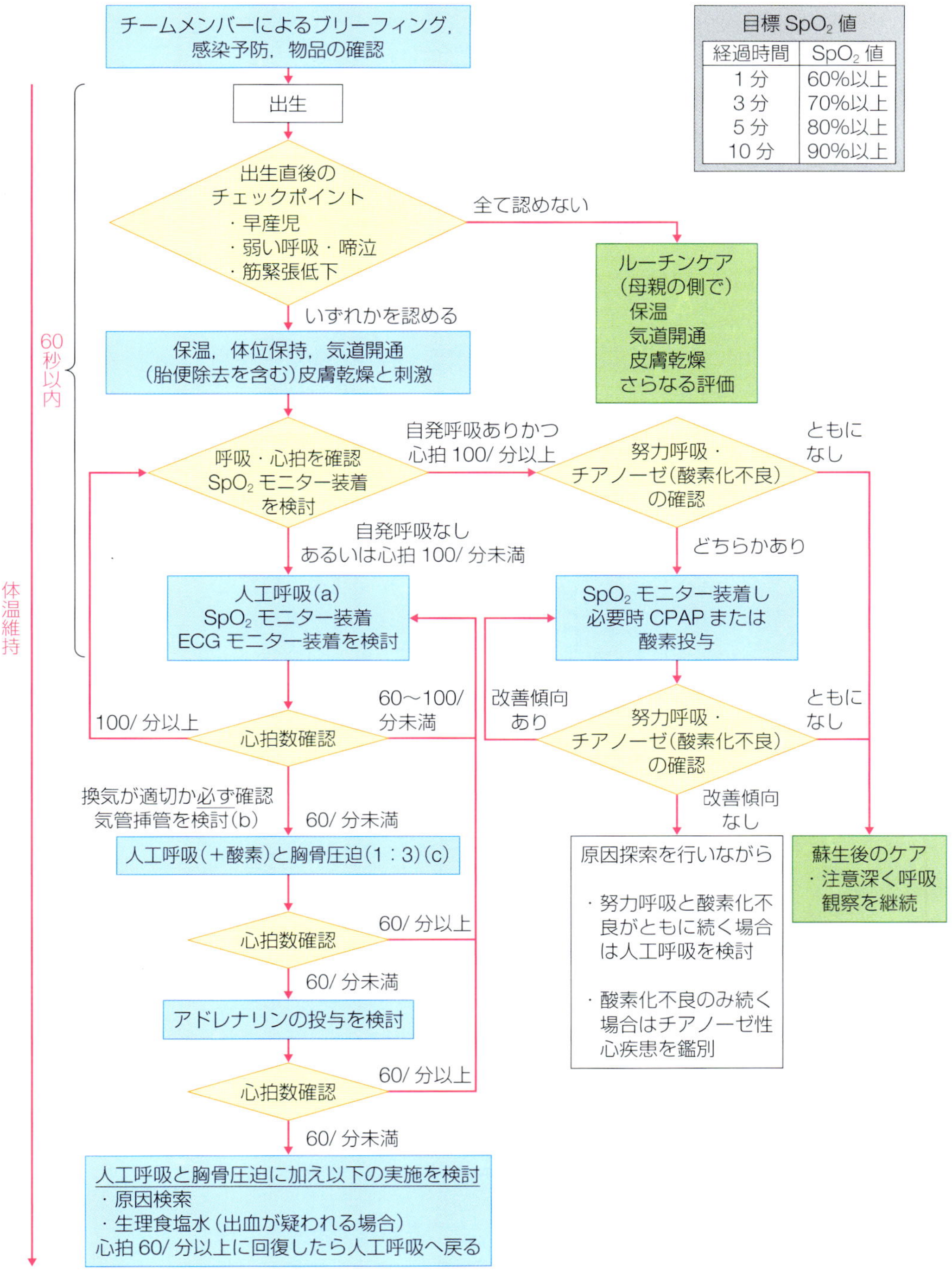

（a）心拍または SpO_2 値の改善がなければ酸素を追加・増加する。
（b）適切に換気できていない場合は，すぐに胸骨圧迫に進まず，まずは有効な換気の確保に努める。
（c）人工呼吸と胸骨圧迫：1 分間では人工呼吸 30 回と胸骨圧迫 90 回となる。

図 2-22　新生児の蘇生法アルゴリズム（2020 年版）

（日本蘇生協議会監修：JRC 蘇生ガイドライン 2020．p.234，医学書院，2021）

臥位をとり気道を確保し，必要に応じて口腔・鼻腔を吸引し，新生児の足底や背部などの皮膚刺激を行う。そして，再度気道確保の体位をとる。

その後，呼吸と心拍を確認し，自発呼吸があり心拍100/分以上の場合は，努力呼吸やチアノーゼ(酸素化不良)の有無を確認し，努力呼吸またはチアノーゼがあるときはパルスオキシメーターを装着し，必要時に持続陽圧呼吸法(CPAP)または酸素投与を検討する。パルスオキシメーターのプローブは新生児の右手に装着し，動脈管の影響を受けないSpo_2値を把握する。

自発呼吸がないか心拍数が100/分未満の場合は，バッグ・マスクによる人工呼吸を行い，換気が適切かを必ず確認してから気管挿管を検討する。人工呼吸を施行しても心拍数が60/分未満の場合は，酸素を投与しながら人工呼吸と胸骨圧迫を1対3の比率で行い，アドレナリンの投与を検討する。

2 蘇生後の看護

● **全身状態の回復促進**　低酸素症や出血がおこると，心臓から各臓器に送り出される血液の分布が変化する。脳・心臓・肺など重要な臓器には多くの血液が流れ，腸管や皮膚などへの血流は減少する。呼吸・循環状態の観察と管理を続けながら，低血糖の有無，尿の量や回数，腹部の状態などの全身状態を観察し，体温を調整する。処置は必要最小限とし，新生児の安静を保つことが重要である。

● **神経症状の観察**　新生児の予後を早期に判定することはむずかしい。重症の仮死でも正常に発達する可能性があり，適切な処置が行われても後遺症がおこる可能性もある。

瞳孔の状態，反射の有無，痙攣の有無を観察し，脳波・CT・MRIなどの検査所見も確認する。新生児の痙攣は，明らかな間代(かんたい)性痙攣を示すことが少ないため，後弓反張や手足のつっぱり，口をもぐもぐさせる，目をパチパチさせる，身体の一部がピクピクするなどの動きに注意する。痙攣発作が出現したときは，呼吸状態や嘔吐の有無を観察し，発作の種類や継続時間を確認する。また，発作の誘因や前駆症状についてもアセスメントして，発作の予防と早期発見に努める。抗痙攣薬が投与される場合は，呼吸抑制や血圧低下などの副作用の出現に注意する。

3 家族への看護

● **蘇生時の家族への看護**　子どもの生命が危機にさらされていること，後遺症が残る可能性があること，さらには仮死を引きおこした状況や緊迫した雰囲気に，家族は大きなショックを受ける。家族の無力感や罪責感に配慮し，家族に声をかけながら蘇生を行う。

状態がきわめてわるく，積極的治療を続けるかどうかの選択を迫られる場面では，「重篤な疾患を持つ新生児の家族と医療スタッフの話し合いのガイドライン」(▶表2-10)に基づき，新生児と家族にとって最善の対処を行うよう努める。

● **蘇生後の家族への看護**　予後について，新生児には回復する力が備わっ

表 2-10　重篤な疾患を持つ新生児の家族と医療スタッフの話し合いのガイドライン

1. すべての新生児には，適切な医療と保護を受ける権利がある。
2. 父母は子どもの養育に責任を負うものとして，子どもの治療方針を決定する権利と義務を有する。
3. 治療方針の決定は，「子どもの最善の利益」に基づくものでなければならない。
4. 治療方針の決定過程においては，父母と医療スタッフが十分な話し合いをもたなければならない。
5. 医療スタッフは，父母と対等な立場での信頼関係の形成に努めなければならない。
6. 医療スタッフは，父母に子どもの医療に関する正確な情報をすみやかに提供し，分かりやすく説明しなければならない。
7. 医療スタッフは，チームの一員として，互いに意見や情報を交換しみずからの感情を表出できる機会をもつべきである。
8. 医師は最新の医学的情報と子どもの個別の病状に基づき，専門の異なる医師および他の職種のスタッフとも協議の上，予後を判定すべきである。
9. 生命維持治療の差し控えや中止は，子どもの生命に不可逆的な結果をもたらす可能性が高いので，とくに慎重に検討されなければならない。父母または医療スタッフが生命維持治療の差し控えや中止を提案する場合には，1から8の原則に従って，「子どもの最善の利益」について十分に話し合わなければならない。
   ① 生命維持治療の差し控えや中止を検討する際は，子どもの治療にかかわる，できる限り多くの医療スタッフが意見を交換するべきである。
   ② 生命維持治療の差し控えや中止を検討する際は，父母との十分な話し合いが必要であり，医師だけでなくその他の医療スタッフが同席したうえで父母の気持ちを聞き，意思を確認する。
   ③ 生命維持治療の差し控えや中止を決定した場合は，それが「子どもの最善の利益」であると判断した根拠を，家族との話し合いの経過と内容とともに診療録に記載する。
   ④ ひとたび治療の差し控えや中止が決定された後も，「子どもの最善の利益」にかなう医療を追求し，家族への最大限の支援がなされるべきである。
10. 治療方針は，子どもの病状や父母の気持ちの変化に応じて(基づいて)見直されるべきである。医療スタッフはいつでも決定を見直す用意があることをあらかじめ父母に伝えておく必要がある。

(「重症障害新生児医療のガイドライン及びハイリスク新生児の診断システムに関する総合的研究」班(主任研究者：田村正徳)：重篤な疾患を持つ新生児の家族と医療スタッフの話し合いのガイドライン．2004)

ていること，障害が残る可能性もあることを家族と話し，長期にわたり経過を観察する。そして，必要に応じて療育が開始できるように支援する。重度の後遺症がみとめられる場合は，新生児と家族のコミュニケーションが促進されるように工夫し，ケアの方法や生活環境について家族と検討して，社会資源の調整を行う。

産科医療補償制度とは，制度に加入している分娩機関で生まれた子どもが，分娩に関連して重度脳性麻痺となり，所定の要件を満たした場合に，子どもと家族の経済的負担をすみやかに補償するとともに，脳性麻痺発症の原因分析を行い，同じような事例の再発防止に役だつ情報を提供する制度である。満5歳の誕生日までに補償認定依頼を行う。

● **終末期の看護**　医療の進歩により多くの新生児が生存できるようになったが，終末期を迎える新生児もいる。胎児とともに過ごし，出生を待ち望んだ家族にとって，新生児を亡くす悲しみは大きい。また，治療の継続や中止に関する重大な決断を迫られ，無力感や罪責感をいだきやすい。家族にとって十分な看取りができたということは，わが子が生きていたことを実感し，亡くなったことを受けとめるうえで大きな意味がある。家族の希望を大切にし，家族のプライバシーを保護しながら，抱く，母乳を与えるなど，新生児と家族が十分にかかわれるように支援する❶。

NOTE

❶終末期の看護の詳細は，『系統看護学講座 小児看護学①』小児臨床看護総論第3章を参照。

3 高ビリルビン血症の新生児の看護

酸素濃度の低い胎内環境から胎外環境に適応する過程において，新生児には生理的に黄疸がみとめられるが，重症な黄疸の持続によって生じる核黄疸を予防することが重要となる。光線療法や交換輸血によりビリルビンの排泄を促進する。

1 光線療法を行う新生児の看護

● **光照射**　青色や緑色の光を皮膚にあてることにより，ビリルビンの光学異性体化がおこり，血中にとけ込みやすくなり，胆汁中への排泄が促進される。新生児に光照射を行う際，その強度を調整し，新生児と光源の距離を適切に保つ。

光線療法の光源はおもに発光ダイオード(LED)で，光線治療器の種類にはスタンド型(▶図2-23)やパッド型などがある。パッド型は背面から光照射を行い，着衣のままで照射することができ，アイマスクも不要である。スタンド型では，おむつとアイマスクを着用し，体位変換を行って，光照射面積が最大限になるようにする。光線による網膜への影響を防ぐために，新生児の眼をアイマスクで保護し，体動によって眼からずれないように注意する。アイマスクの種類や固定方法を工夫して皮膚の損傷を防ぐこと，定期的にアイマスクを外して皮膚の状態を観察し，新生児とアイコンタクトをとることも重要である。周囲の人に対する光線の影響を抑えるためには，保育器周辺にカバーをかけて遮光し，新生児とかかわるときは光照射を一時的に中止する。また，Spo_2 モニターを装着する場合は，センサー部位を遮光する。

● **症状の観察**　光線療法中は肉眼による皮膚色の観察に加えて，血清ビリルビン値とその変化を確認する。ビリルビンは尿や便から排出されるため，排泄物の色や性状，回数の観察も行う。また，光線療法の副作用である皮膚の発疹，下痢，ブロンズベビー症候群❶の出現の有無を観察する。核黄疸の

NOTE

❶ブロンズベビー症候群
直接ビリルビンが高くなると，皮膚・尿・血清が暗い赤みの黄色になる。

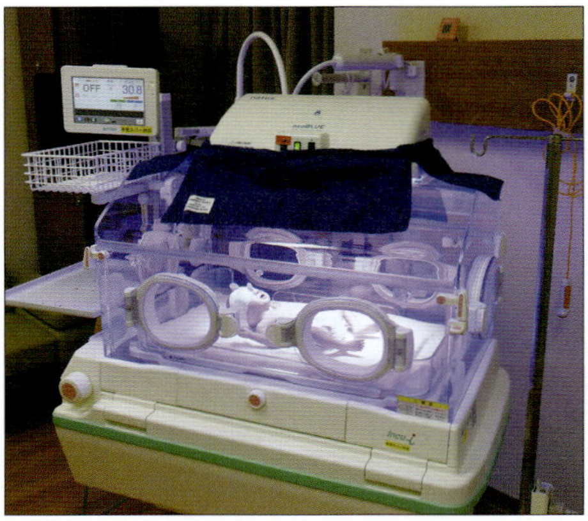

▶図2-23　スタンド型の光線治療器(LEDによる光照射)

出現にも注意する。筋緊張や哺乳力の低下，モロー反射の消失，嗜眠に続き，後弓反張（そり返り体位）や落陽（らくよう）現象❶などの有無を観察する。

● **体温の調整**　光線療法実施中，とりわけ熱の発生が多い蛍光管を使用して治療を行うときは体温の上昇がおこりやすく，中止したときは体温の低下がおこりやすい。定期的に体温測定を行い，環境温を調整する。

● **水分の補給**　光線療法によって不感蒸泄が増加するため，水分摂取量を多めにする。新生児の欲求に合わせて頻回に授乳を行い，必要に応じて輸液管理を行う。また，尿量の減少，皮膚の弾力性，大泉門の陥没など脱水症状の有無を観察する。

● **清潔の保持**　光線療法により皮膚の発疹や下痢がみられることがある。おむつ交換，清拭や殿部浴，シーツ交換などにより，清潔を保つ。

NOTE

❶**落陽現象**

目の黒い部分が地平線へ沈む太陽のように下に落ちていく現象。

2 交換輸血を行う新生児の看護

交換輸血を行う際には，家族に説明して同意を得る。そして，輸血製剤を適切に保存し，患者の氏名や血液型，血液製剤の名称・製造番号・有効期限などを確認して使用する。

脱血・輸血の実施前・中・後には，バイタルサインを測定し，全身状態を観察する。血圧の変動や発熱，低体温，高カリウム血症，低カルシウム血症，出血傾向，感染症，移植片対宿主病などの出現に留意する。

3 家族への看護

わが子の黄疸が重症化してしまったこと，つらい治療を受けなければならないことに，家族はショックを受ける。病気や治療に対する家族の気持ちを受けとめながら，治療の必要性とその方法，治療が新生児や家族の生活に及ぼす影響について家族と話し合い，治療の意思決定を行う家族を支える。

光線療法や交換輸血を行う場合は，親子の分離が最小限になるよう配慮し，ビリルビンの排泄の促進や治療による負担の軽減に向けて，家族とともに新生児の生活を整える。

work 復習と課題

❶ 低出生体重児の生理機能（体温・呼吸・循環・栄養・免疫など）の特徴と看護のポイントについて整理しよう。

❷ NICU におけるディベロップメンタルケア，ファミリーセンタードケアの意義と方法について整理しよう。

❸ 新生児仮死がみとめられる子どもの蘇生法と家族との話し合いに関する看護のポイントについて整理しよう。

❹ 高ビリルビン血症がみとめられ，治療を必要とする新生児と家族に対する看護のポイントについて整理しよう。

参考文献

1. 大山牧子：NICU スタッフのための母乳育児支援ハンドブック あなたのなぜ？に答える母乳のはなし，第2版．メディカ出版，2010.
2. 仁志田博司：新生児学入門，第5版．医学書院，2018.
3. 仁志田博司ほか編：標準ディベロップメンタルケア，第2版．メディカ出版，2018.
4. ハイリスク児フォローアップ研究会編：ハイリスク児のフォローアップマニュアル 小さく生まれた子どもたちへの支援，第2版．メジカルビュー社，2018.
5. 橋本武夫監修：あの日とっても小さな赤ちゃんに泣いた笑った わが子たちの NICU 入院体験記．メディカ出版，2009.
6. 馬場一雄監修：新版小児生理学．へるす出版，2009.
7. 母子保健事業団：ふたごの子育て 多胎の赤ちゃんとその家族のために．2013.
8. 細野茂春監修：日本版救急蘇生ガイドライン 2020 に基づく新生児蘇生法テキスト，第4版．メジカルビュー社，2021.
9. 水野克己：よくわかる母乳育児，第3版．へるす出版，2023.
10. Boxwell, G. 編，沢田健・エクランド源稚子監訳：新生児集中ケアハンドブック．医学書院，2013.
11. WHO 著，大矢公江ほか訳：カンガルー・マザー・ケア実践ガイド．日本ラクテーション・コンサルタント協会，2004.

第 3 章

代謝性疾患と看護

A 看護総論

● **先天性代謝異常症**　特定の遺伝子に先天的な変異があり，通常とは異なる代謝が行われてなんらかの症状が示される疾患群を**先天代謝異常症**と総称し，発症率は低いがその種類は500種をこえるといわれている。先天代謝異常症のなかには，治療法が確立されておらず，予後不良な疾患もあるが，早期発見・早期治療によって症状の出現を防ぐことができるものもあるため，新生児マススクリーニング検査が実施されている(▶65ページ)。

先天代謝異常症の1つである**フェニルケトン尿症**では，フェニルアラニン水酸化酵素が先天的に欠損しているため，体内にフェニルアラニンが蓄積し，知的障害や赤毛・色白などのメラニン色素欠乏症状が出現する。そのため，乳児期にはフェニルアラニンを調整した特殊ミルクが必要であり，その後も生涯にわたり食事療法を必要とする。

このように，新生児・乳児期に子どもに異常があることを告げられ，その後も生涯にわたり食事療法や薬物療法などを継続していかなくてはならない家族の不安や負担感は，はかりしれない。また，家族の疾患管理も含めた育児が，子どもの障害の出現に大きく影響してくるので，家族が病気を正しく理解し，適切な疾患管理が継続できるように支援することが重要である。

● **糖尿病**　近年，インスリンポンプ療法の普及や持続グルコースモニタリングの登場により，**1型糖尿病**の治療法は大きく変化している。1型糖尿病は，いったん発症するとインスリン注射，血糖測定，低血糖の対処などの療養行動が生涯にわたり必要となる。低血糖の対処は重要であり，放置すると意識障害・痙攣(けいれん)などがおこり，低血糖性昏睡(こんすい)に陥るので生命の危険が生じる。また，血糖コントロール状態が不良の時期が続くと，網膜症・腎症・神経障害などの合併症の出現をまねく。

看護としては，血糖コントロール状態が良好に保てるように，日常生活のなかにうまく療養行動を取り入れながら，学校生活・社会生活が健康な子どもと同じように送れるように支援することが重要である。また，子どもが発達段階に見合った療養行動がとれること，および健康な子どもと同じ発達課題を達成できるように，子どもと家族を支援していく。

2型糖尿病の発症は学童期以降がほとんどであり，症状の自覚がなく，学校検尿によって発見されることが多い。1型糖尿病とは異なり，食事療法と運動療法が治療の中心となり，生活習慣の改善によるところが大きいので，治療の中断がおこりやすい。そのため，合併症が出現するまで放置状態である場合もあり，疾患の正しい理解とともに，子どもだけでなく，家族全体で生活習慣を改善していけるように支援する。

糖尿病に限らず，慢性疾患をもちながら成長・発達していく子どもにおいては，小児期の看護のみならず，慢性疾患とともに生きていく子どもの将来をも視野に入れて支援していくことが重要である。

B おもな疾患

1 新生児マススクリーニング newborn screening

先天代謝異常症や内分泌疾患のなかには，治療せずに放置すると死亡したり，知的発達症(知的発達障害)などをきたすものがある。しかし，早期発見・治療によりこれらの障害を予防しうる疾患もあり，わが国では1977(昭和52)年よりフェニルケトン尿症・メープルシロップ尿症・ホモシスチン尿症・ヒスチジン血症・ガラクトース血症の5疾患を対象とした，検査費用の公費負担による全国規模の**新生児マススクリーニング**が開始された。1979(昭和54)年からは先天性甲状腺機能低下症(クレチン症)が，1989(平成元)年からは先天性副腎過形成症が追加された。このうちヒスチジン血症が対象疾患から外され，6疾患となった。

2012(平成24)年に厚生労働省より新しい検査法である**タンデムマス法**を積極的に導入するようにとの通知が出された。対象疾患は17疾患である(▶表3-1)。なお，上記疾患のうち，タンデムマス法で検査できない3疾患は，従来の検査法で行う(▶表3-2)。方法は，新生児(生後4〜6日)の足底を穿刺し，濾紙(ろし)上の丸印に血液を十分にしみ込ませて乾燥させ，検査センターへ送る。検査値が異常を示す場合は，精査施設を紹介する。

▶表3-1 タンデムマス法による新生児マススクリーニング検査

対象疾患	
アミノ酸代謝異常	フェニルケトン尿症，メープルシロップ尿症，ホモシスチン尿症，シトルリン血症1型，アルギニノコハク酸尿症
有機酸代謝異常	メチルマロン酸血症，プロピオン酸血症，イソ吉草酸血症，メチルクロトニルグリシン尿症，ヒドロキシメチルグルタル酸(HMG)血症，複合カルボキシラーゼ欠損症，グルタル酸血症1型
脂肪酸代謝異常	中鎖アシルCoA脱水素酵素(MCAD)欠損症，極長鎖アシルCoA脱水素酵素(VLCAD)欠損症，三頭酵素(TFP)/長鎖3-ヒドロキシアシルCoA脱水素酵素(LCHAD)欠損症，カルニチンパルミトイルトランスフェラーゼ-1(CPT1)欠損症，カルニチンパルミトイルトランスフェラーゼ-2(CPT2)欠損症

▶表3-2 従来法による新生児マススクリーニング検査

対象疾患		検査項目	検査方法
糖質代謝異常	ガラクトース血症	ガラクトース，酵素活性	ボイトラー法，ペイゲン法，酵素法
内分泌疾患	先天性甲状腺機能低下症	甲状腺刺激ホルモン(TSH)	酵素結合免疫吸着法(ELISA)
	先天性副腎過形成症	17-OHP	酵素結合免疫吸着法(ELISA)

2 先天代謝異常症 inborn errors of metabolism

物質代謝には酵素が必要であり，基質を生成物に転換させる。もし酵素がはたらかないと，酵素反応は停止する。この結果，代謝が進まないため，基質が代謝されずに蓄積して基質の過剰症状がみられたり，生成物が合成されないために生成物の欠乏症状がみられたりするようになる。このような病態を**先天代謝異常症**という。

酵素はタンパク質でできており，遺伝子が健常者と異なり酵素のはたらきが欠如または低下する場合，この異常遺伝子は**変異遺伝子**とよばれる。疾患には，フェニルケトン尿症・メープルシロップ尿症・ホモシスチン尿症などのアミノ酸代謝異常症，メチルマロン酸血症などの有機酸代謝異常症，脂肪酸代謝異常症，ガラクトース血症・糖原病などの糖質代謝異常症，ウィルソン病などの金属代謝異常症，ムコ多糖症Ⅰ型(ハーラー症候群)・ゴーシェ病・ファブリ病などのライソゾーム病などがあり，一部は新生児マススクリーニングの対象疾患である。

1 ガラクトース血症 galactosemia

ガラクトース代謝にかかわる酵素の先天的な欠損または活性低下による疾患で，欠損酵素の種類によってⅠ，Ⅱ，Ⅲ型に分類される。Ⅰ型は常染色体劣性遺伝であり，哺乳開始後，不きげん，下痢，嘔吐がみられる。肝障害・敗血症などの併発により，乳糖除去を行わなければ致死的な疾患である。

2 糖原病 glycogen storage disease

糖代謝の経路に関与する酵素の先天的異常によって発症する疾患群である。

● **症状**　肝を主病変とし，組織にグリコーゲンが蓄積する肝型糖原病にはⅠ，Ⅲ，Ⅳ，Ⅵ，Ⅸ型があり，低血糖，肝腫大，肝機能障害，成人期に肝硬変，肝腫瘍を呈するものもある。筋型糖原病であるⅡ型(ポンペ病)では，筋力低下，呼吸不全を生じる。

● **治療**　肝型糖原病の急性期は，グルコース静注による低血糖の改善，アシドーシスの補正を行う。慢性期では血糖値の維持が目標となり，食事療法(乳児期は母乳または乳糖フリーの糖原病用フォーミュラ，幼児期以降はラクトース〔乳糖〕・ガラクトース・スクロース〔ショ糖〕の除去，フルクトース〔果糖〕の制限)，コーンスターチの摂取を，とくに夜間頻回または持続補給にて行う。一部の症例では肝移植が行われている。ポンペ病には，酵素補充療法がある。

3 ムコ多糖症 mucopolysaccharidosis

リソソームの中で，ムコ多糖が蓄積する疾患群である。ムコ多糖分解酵素の1つが障害されるためにおこる。欠損する酵素の違いと重症度で，ムコ多糖症Ⅰ型(ハーラー症候群)，ムコ多糖症Ⅱ型(ハンター症候群)からムコ多糖症Ⅶ型に分けられる。

● **症状**　特有の顔貌，関節拘縮，関節変形，骨の変形，精神運動発達障害，神経学的退行，角膜混濁，難聴，繰り返す滲出性中耳炎，アデノイド・扁桃肥大，臍ヘルニア，鼠径ヘルニア，肝脾腫大，閉塞性呼吸障害，騒音性呼吸，異所性の蒙古斑などがある。それぞれの症状は治療しないと加齢に伴い進行する。

● **治療**　対症療法のほかに，造血幹細胞移植・酵素補充療法が試みられている。

3 代謝性疾患

1 糖尿病 diabetes mellitus

糖尿病は，インスリン作用の低下あるいは欠如による糖代謝を中心としたさまざまな代謝異常をきたす疾患群で，高血糖により特徴づけられる。小児期でも，1 型，2 型，その他の特定の機序・疾患によるものがある(▶表 3-3)。幼小児期では多くは 1 型で，学校検尿制度の導入で 2 型も発見されるようになった。なお，2 型はいわゆる生活習慣病の代表的疾患である。

◆ 1 型糖尿病 type1 diabetes mellitus

● **症状**　**多飲・多尿・体重減少**が 3 大症状である。この段階で受診しないと，ケトーシスからケトアシドーシスとなり，意識障害から昏睡となってし

▶表 3-3　糖尿病と糖代謝異常の成因分類

Ⅰ. 1 型(膵 β 細胞の破壊，通常は絶対的インスリン欠乏に至る)
- A. 自己免疫性
- B. 特発性

Ⅱ. 2 型(インスリン分泌低下を主体とするものと，インスリン抵抗性が主体で，それにインスリンの相対的不足を伴うものなどがある)

Ⅲ. その他の特定の機序，疾患によるもの[1)]
- A. 遺伝因子として遺伝子異常が同定されたもの
  - (1) 膵 β 細胞機能にかかわる遺伝子異常
  - (2) インスリン作用の伝達機構にかかわる遺伝子異常
- B. 他の疾患，条件に伴うもの
  - (1) 膵外分泌疾患
  - (2) 内分泌疾患
  - (3) 肝疾患
  - (4) 薬剤や化学物質によるもの
  - (5) 感染症
  - (6) 免疫機序によるまれな病態
  - (7) その他の遺伝的症候群で糖尿病を伴うことの多いもの

Ⅳ. 妊娠糖尿病

注：現時点では上記のいずれにも分類できないものは分類不能とする。
＊一部には，糖尿病特有の合併症を来たすかどうかが確認されていないものも含まれる。
1)詳細については出典の Table2 を参照。
(日本糖尿病学会：糖尿病の分類と診断基準に関する委員会報告(国際標準化対応版). 糖尿病，55(7)：490, 2012)

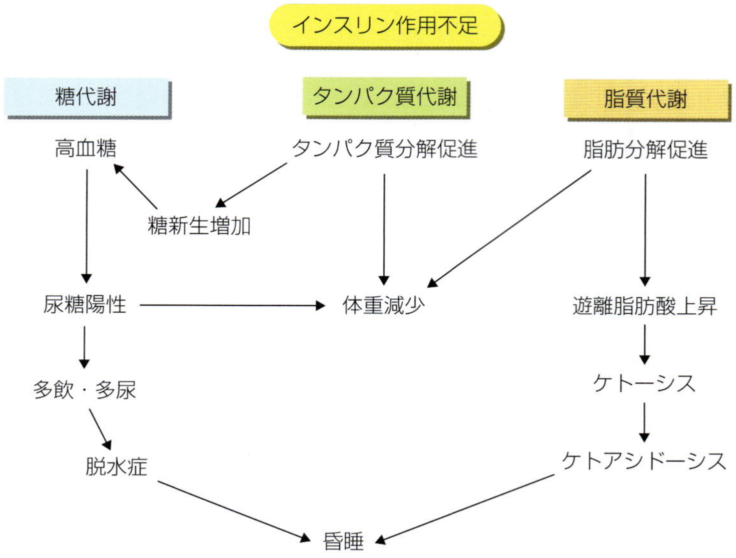

図 3-1　糖尿病の病態

表 3-4　小児期発症１型糖尿病の治療目標

• 多飲・多尿・体重減少などの症状がない
• 健常児と同等の生活(学校生活を含めて)を送れる
• 正常な成長・発達を得る
• 慢性合併症の出現の防止，進展の抑制
• 患児が疾患を受け入れる

まう(図 3-1)。一方，学校検尿により無症状の段階で発見されることもある。

● **診断**　上記の症状(また，血糖値と同一採血の HbA1c≧6.5%)があり，空腹時血糖が 126 mg/dL 以上，経口ブドウ糖負荷試験(OGTT)の 2 時間血糖値が 200 mg/dL 以上または随時血糖が 200 mg/dL 以上であれば，糖尿病と診断される。1 型糖尿病の診断は，抗グルタミン酸脱炭酸酵素(GAD)抗体などの膵島(すいとう)自己抗体の存在でなされる。

● **治療**　小児期発症 1 型糖尿病の治療目標を表 3-4 に示す。大切なことは，糖尿病があっても発病前と同じように生活が送れるようにすることである。

1 インスリン補充療法　実際の治療の基本であり，インスリン注射療法が必須である。原則として小学校高学年以上であれば，自己注射を行う。幼児や注射困難であれば，家族(おもに母親)が行う。現在用いられているインスリン製剤を表 3-5 に示す。これらを組み合わせて治療する。

知的障害を有するなど特別な理由がない場合，生理的インスリン分泌に近い強化インスリン療法を行う。各食前の速効型インスリンまたは超速効型インスリンアナログと 1 日 1〜2 回の中間型インスリンまたは持効(じこう)型溶解インスリンアナログを皮下注射する**頻回注射療法** multiple daily injection(MDI)と，

表 3-5　インスリン製剤の種類と作用時間

種類	おもな薬物	作用時間（時間）		
		作用発現	最大作用発現	作用持続
超速効型アナログ	リスプロ，アスパルト，グルリジン	0.15〜0.35	1〜3	3〜5
速効型		0.5〜1	2〜4	5〜8
中間型		2〜4	4〜12	12〜24
持効型溶解アナログ	デテミル	1〜2	4〜7	20〜24
	グラルギン（100 単位/mL）	2〜4	8〜12	22〜24
	グラルギン（300 単位/mL）	2〜6	明らかなピークなし	30〜36
	デグルデク	0.5〜1.5	明らかなピークなし	＞42

（日本小児内分泌学会編：小児内分泌学，第 3 版．p.531，診断と治療社，2022）

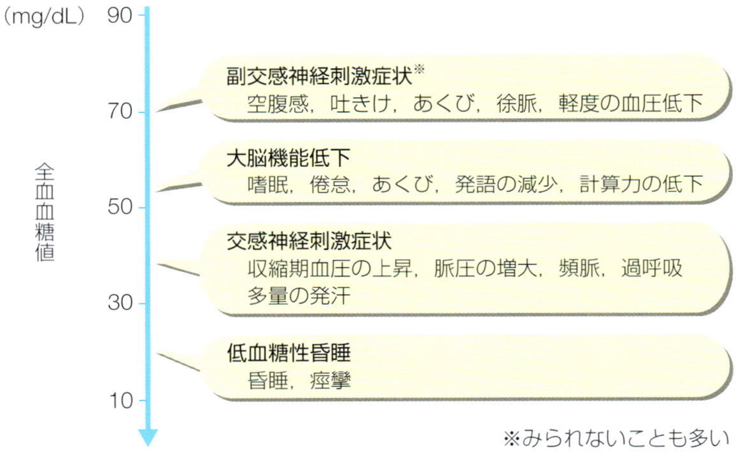

図 3-2　低血糖の症状

専用の注入ポンプを用いて速効型インスリンまたは超速効型インスリンアナログを注入する**持続皮下インスリン注入療法** continuous subcutaneous insulin infusion（CSII）である。CSII と後述する連続皮下ブドウ糖濃度測定 continuous glucose monitoring（CGM）が一体となったデバイスの使用（SAP）も可能となった（75 ページ）。

インスリン療法に副作用はない。ただし，効果が出すぎると低血糖（通常は 50 mg/dL 以下）となってしまうことがある。上記 SAP 療法では，低ブドウ糖濃度一時停止機能もある。

2 低血糖の対応　低血糖の症状を図 3-2 に示すが，患児により出現しやすい症状は異なる。繰り返し教育していく必要がある。低血糖はがまんしないですぐに処置する必要がある。そのため，児にはつねにブドウ糖錠や砂糖を携帯させる。救急処置としてグルカゴンの投与がある。

3 コントロール状態の評価　家庭では血糖自己測定値，外来では **HbA1c**（ヘモグロビンエーワンシー）を用いる。血糖コントロールの目標値を表

表 3-6　小児1型糖尿病の血糖コントロールの目標値

	NICE	ISPAD	ADA
HbA1c(%)	6.5以下	7未満	7.5未満
食前血糖(mg/dL)	70～126	70～130	90～130
食後血糖(mg/dL)	90～162	90～180	
就寝前血糖(mg/dL)	70～126	80～140	90～150

NICE：National Institute for Health and Care Excellence(イギリス国立医療技術評価機構)，ISPAD：International Society for Pediatric and Adolescent Diabetes(国際小児思春期糖尿病学会)，ADA：American Diabetes Association(アメリカ糖尿病学会)

(DiMeglio, L. A. et al.: ISPAD Clinical Practice Consensus Guidelines 2018: Glycemic control targets and glucose monitoring for children, adolescents, and young adults with diabetes. *Pediatric Diabetes*, 19(Suppl. 27): 105-114, 2018をもとに作成)

3-6に示す。加えて重症低血糖(他者の援助が必要となる低血糖)がおこらないように注意する。さらに，皮下に留置したセンサーで間質中のブドウ糖濃度を連続的に測定するCGMが広く利用されるようになっている。

4 **シックデイ対策**　特別な注意点として，**シックデイ**対策がある。ほかの病気になったときにどうするかという問題である。ほかの病気には，いわゆるかぜから手術を要するものまである。とくに頻度が高く問題となるのは，食欲不振と嘔吐を伴う場合で，インスリンを中断しないようにし，経口摂取が無理であれば医師に連絡するように指導しておく。インスリンの中断が先に述べたケトアシドーシスの最も多い原因となる。食欲がなかったら，まず血糖を測定し(尿のケトン体測定が可能ならこれも行う)，対応する。

5 **食事療法・運動療法**　2型糖尿病の治療の基本となる食事療法と運動療法は，1型糖尿病であっても補助的ではあるが重要である。まず食事療法は，肥満をみとめなければ健常児と同様でよく，制限食ではない。従来，食事時間はインスリン注射時間によって決まってしまい，変動は困難であったが，超速効型や持効型溶解インスリンの導入やポンプ療法の登場で，比較的自由になってきている。また，食事中の糖質量によって注射量を調整するカーボカウント法(76ページ)も普及してきている。低血糖予防のため，運動前や就寝前に補食として臨時に糖質を摂取する必要がある場合もある。運動療法も，特別なものではなく，部活動を含め制限のないように指導する。注意することは低血糖予防の指導である。

6 **合併症**　急性合併症には**糖尿病性ケトアシドーシス**と**低血糖**があり，慢性合併症には**網膜症**，**腎症**，**神経障害**がある。小児期にすでに慢性合併症が出現することはまれと考えられるが，その早期発見のため，定期的な眼科受診(眼底検査)と定期的な検尿(尿中微量アルブミン排泄量の測定)が重要である。

2 低血糖症 hypoglycemia

血糖が異常に低下する状態(通常50 mg/dL以下)で，表3-7のような原因疾患が考えられる。意識障害があれば，ブドウ糖を静注し，経口摂取が安定して，血糖が50～60 mg/dL以上維持できるように持続点滴する。その後，

▶表 3-7　新生児・小児で低血糖を生じる疾患

疾患	原因
新生児一過性低血糖症	基質の不足(低出生体重児など)，糖尿病母体児など
新生児・小児の持続性低血糖症	基質の不足(不適切な養育による飢餓，ケトン性低血糖症など)，高インスリン血症，ホルモン欠損症(成長ホルモン・副腎皮質ホルモンなどの欠乏)，糖新生系などの酵素異常など

原因疾患ごとに対応する。

3 アセトン血性嘔吐症 acetonemic vomiting

周期性嘔吐症 cyclic vomiting とよばれることもある。嘔吐を繰り返しケトーシス(血中ケトン体の上昇)となり，尿ケトン体が陽性となる。好発年齢は幼児期から学童初期で，10 歳前後までに多くは消失する。ブドウ糖の入った輸液療法を行う。心因性の因子が疑われる場合は，児童精神科と協力して治療する。

C 疾患をもった子どもの看護

1 1 型糖尿病の子どもの看護

子どもの 1 型糖尿病は，血糖コントロール状態を良好に保つだけでなく，順調な成長・発達がとげられること，健康な子どもと同じような日常・学校生活が送れることも大切である。また，子どもの成長・発達に伴い，療養行動の主体が親から子どもへと移行していくので，家族が子どもの発達段階に見合ったかかわりができるように支援する。

1 入院中の看護

1 型糖尿病と診断された子どもが入院した際，脱水症やケトアシドーシスがある場合は，それらの回復をはかる治療が行われる。また，退院後の療養生活でも必要となるインスリン注射，血糖測定，低血糖時の対処などが実施できるように，1 型糖尿病に関する基本的な知識や手技の習得を目ざして，通常は 1〜2 週間の入院となる。

小学校高学年の子どもの場合は子ども中心にインスリン注射・血糖測定の手技の指導を行い，年少児の場合は親にそれらの指導を行う。また，適切な食生活が送れるように，食事づくりをおもに担っている母親を中心として，栄養士より栄養指導が実施される。

このような初期教育は，病気に対する考え方やその後の療養行動に大きな影響を与えるので大切である。一方で，この時期は患児や家族の精神的動揺が大きいので，初期教育は対象者の状況に合わせて進めていく必要がある。

◆ 症状の観察

入院時は，ケトアシドーシスに陥っていることが多いので，吐きけ・嘔吐，腹痛，倦怠感，呼気のケトン臭，意識障害などの症状を観察し，尿ケトン体および電解質バランスを確認する。また，脱水状態の観察として，口唇の乾燥，皮膚の状態，口渇，尿量・尿回数などを観察する。

インスリン療法の開始に伴い，**低血糖**症状をおこすことがある。低血糖症状は，手指の振戦，冷汗，顔面蒼白(そうはく)，倦怠感，あくび，空腹感などがあり，重症低血糖に陥ると意識障害や痙攣が出現する。患児によって特有な症状があるので，これらの症状の早期発見に努め，血糖測定を実施して血糖値を確認する。また，年少児では急に元気がなくなったり，眠くなったりした場合に低血糖であることがあるので，患児の活動状態にも注意をはらう。使用しているインスリン製剤の種類によって，低血糖症状をおこしやすい時間帯があり，また食事摂取量が少なかったときは，その後に低血糖症状をおこしやすいので注意する。

高血糖時は，口渇・頭痛・倦怠感などの症状が出現することがあるが，低血糖症状よりも高血糖症状は自覚しにくい。

◆ 血糖測定

血糖測定は，現在の自分の状態(低血糖・高血糖)を知り，適切な対処をするために必要となる。血糖値は，インスリン量，食事摂取量・内容，活動量，体調などさまざまな要因によって変動する。小学生以上であれば，自分にとっての適切な血糖値の理解や，どのような症状が低血糖であるかがわかるように，自分の体調と血糖値とを結びつけられるようにする。日々の血糖値でも血糖コントロール状態は把握できるが，HbA1c 値は過去 1～2 か月の血糖値の平均を示しているので，血糖コントロール状態の指標として用いられている。

血糖測定には大きく分けて 2 つの方法がある。1 つは手指を穿刺し，簡易血糖測定器を用いて朝食前・夕食前・就寝前などに血糖値を測定する血糖自己測定 self-monitoring of blood glucose(SMBG)である。微量の血液から数秒で測定でき，操作は簡便で，幼稚園の年長児ぐらいであれば手技的には自分で測定可能である(▶図 3-3)。

もう 1 つは，持続グルコースモニタリング continuous glucose monitoring (CGM)もしくはフラッシュグルコースモニタリング flash glucose monitoring (FGM)を用いて持続的に血糖をモニターする方法である。CGM は皮下に刺した細いセンサーによって，皮下の間質液中のグルコース値を測定することにより，血糖値の変動を確認することができる。

フラッシュグルコースモニタリングでは，グルコース値を持続的に 14 日間測定できるセンサーを上腕に留置し，IC カードのようにセンサーにリーダーをかざすことで，その値を確認できる(▶図 3-4)。センサーは入浴・水泳・運動中も装着することができ，衣服の上からでも値を読みとることがで

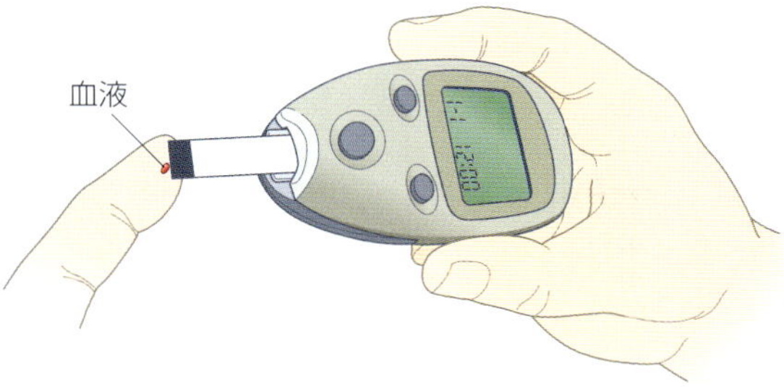

▶図 3-3　血糖測定
穿刺は指の腹の中央よりもやや側方で行う。

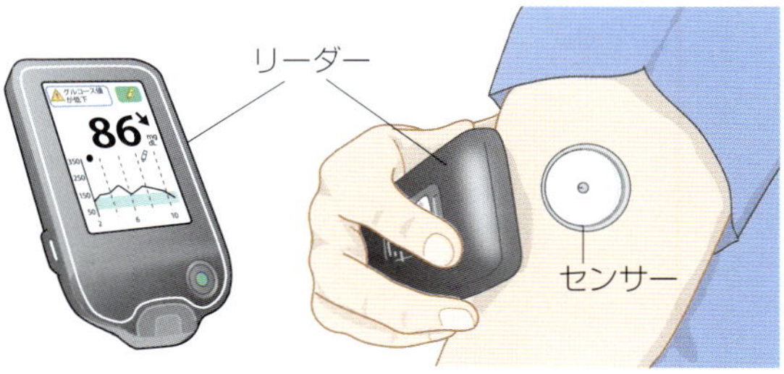

▶図 3-4　フラッシュグルコースモニタリング
上腕に留置したセンサーにリーダーをかざす。

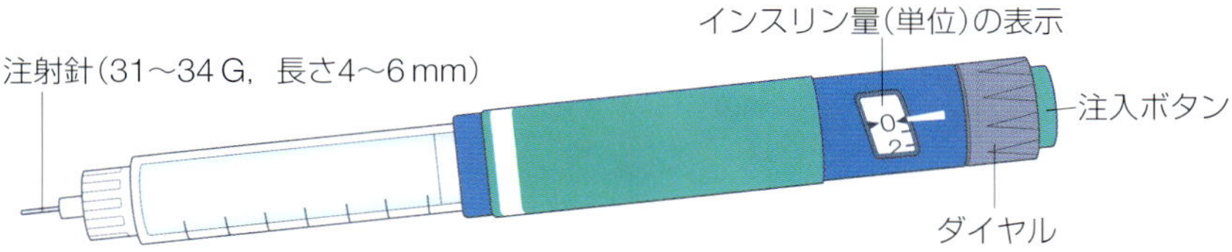

▶図 3-5　ペン型注入器

きる。食事の前後や運動時，就寝前など日常生活のさまざまな状況において，リーダーをかざすだけで現在の間質液中のグルコース値やその変動傾向(上昇傾向なのか下降傾向なのか)を知ることができ，対処しやすくなる。

◆ インスリン療法

インスリン療法には，**ペン型注入器**を用いてインスリン製剤を食事前や就寝前に皮下注射する方法と，近年普及している**インスリンポンプ**を用いて持続的にインスリン製剤を皮下注入する方法がある❶。

ペン型注入器

ペン型注入器(▶図 3-5)を用いたインスリン療法では，患児の発達段階や生活様式によって，インスリン製剤の種類(超速効型・速効型・中間型・持効型溶解インスリン製剤)と注射回数が処方される。1 日に 4 回注射する頻回注射法では毎食前の超速効型インスリンの注射と，1 日 1 回の持効型溶解インスリンの注射を行う。インスリン注入量(単位)はペン型注入器のダイヤルで設定するので，複雑な操作を要することなく注射を打つことができる。ペン型注入器に装着する針は細くて短いものが開発され，注射時の痛みは改善されている。

注射部位としては，上腕部・大腿部・腹部(臍部周辺は避ける)・殿部が適当である(▶図 3-6)。同一部位に注射を繰り返すと皮膚が変色したり，硬結(インスリンボール)ができてインスリン製剤の吸収がわるくなったり，液もれする場合があるので，できるだけ部位をかえて注射するように指導する。腹部だけなど 1 つの部位にしか注射できない場合は，注射部位を少しずつずらして打つように指導する(年少児では 1.5～2 cm，年長児では 3 cm)。

個人差はあるが，小学校低学年くらいから自己注射は可能であるので，子

NOTE

❶20 歳未満であれば小児慢性特定疾病医療費助成を利用できるが，それ以降は医療費負担が発生する。ペン型注入器と新たなデバイスでは負担額が異なるので，経済状況も考慮したうえで，デバイスを選択する必要も生じる。

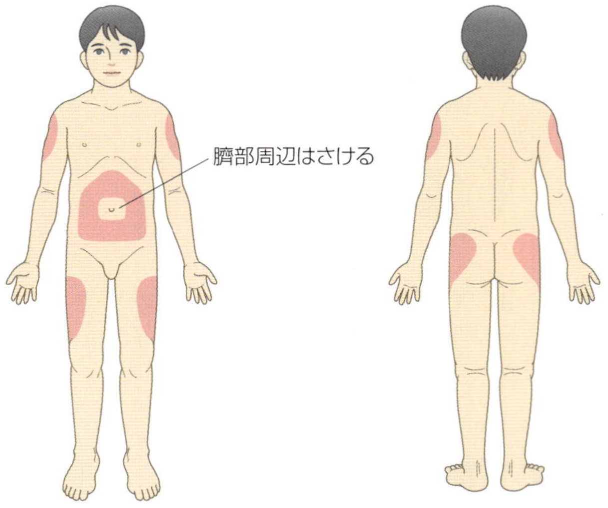

図 3-6　インスリンの注射部位

（日本糖尿病学会・日本小児内分泌学会編：小児・思春期糖尿病管理の手びき，第 3 版．p. 103，南江堂，2011 をもとに作成）

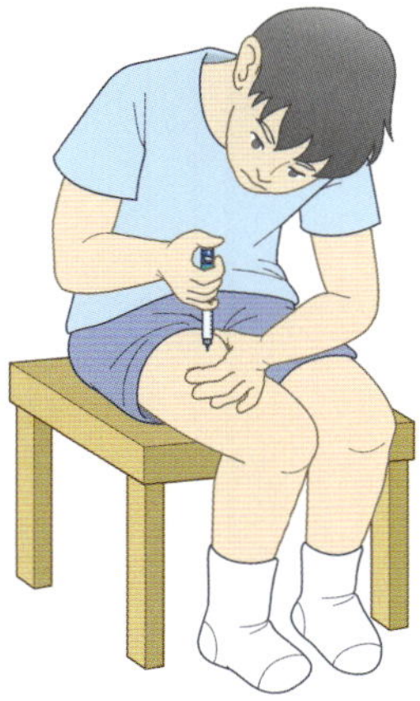

図 3-7　ペン型注入器を用いた自己注射

①カートリッジのゴム栓をアルコール綿で消毒して注射針を接続する。
②気泡を抜くこと，およびインスリン液が出ることの確認のため，空打ち（2 単位）を行う。
③単位合わせダイヤルをまわして，必要なインスリン量（単位）を設定する。
④注射部位を消毒し，皮膚をつまんで注射針を刺す。
注）注射部位のアルコール消毒の必要性は医学的根拠に乏しく，消毒は不要であると指導している施設もある。
⑤注入ボタンを押してインスリンを注入し，その状態で 6 秒以上針を抜かないでおく。
⑥ゆっくりと針を抜き，注射部位はもまず軽くアルコール綿で押さえる。

どもの意欲や状況に合わせながら，子どもに自己注射の指導を行う（図 3-7）。子どもが自己注射できたときは，子どものがんばりを認め，ほめることで次の実施の意欲へとつなげる。

持続皮下インスリン注入療法
continuous subcutaneous insulin infusion（CSII）

留置針を腹部あるいは殿部（上半分外側部）に穿刺し，インスリンポンプ（図 3-8）を用いて超速効型インスリンを持続注入する方法である（以下，インスリンポンプ療法とする）。あらかじめ設定した微量の基礎インスリン（ベーサル）を持続して注入し，食事や間食時に追加インスリン（ボーラス）をボタン操作して注入する。

ペン型注入器では 0.5 単位ごとのインスリン量調節しかできないが，インスリンポンプは微量調節（追加インスリンでは 0.1 単位ごと）が可能であり，インスリン投与量の少ない乳幼児でも血糖コントロールがしやすい。また，いつでもボタン操作により，追加インスリンの注入が可能であるため，食生

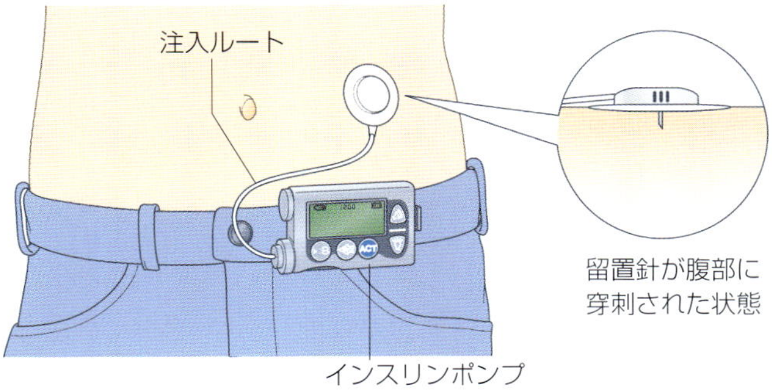

▶図 3-8　インスリンポンプ

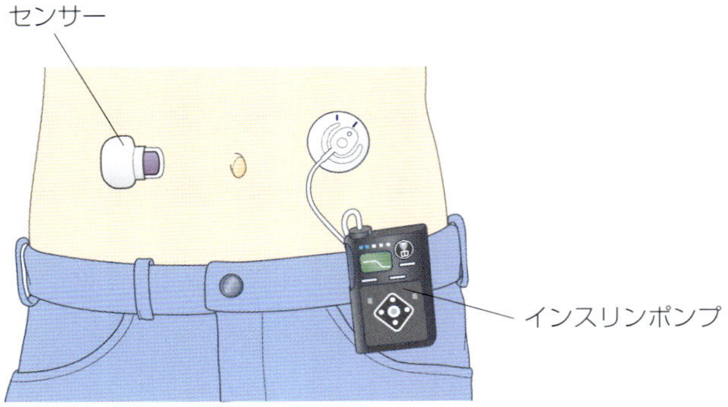

a. 持続グルコース測定機能搭載のインスリンポンプ
腹部に装着したセンサーで持続的に間質液中のグルコース値を測定し，リアルタイムでインスリンポンプのモニター画面に表示される。

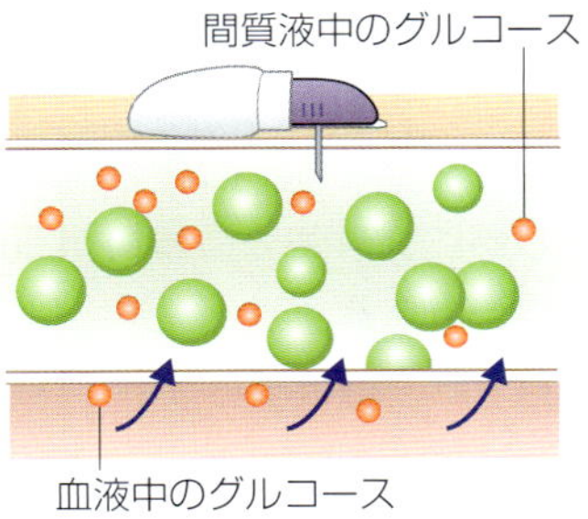

b. 間質液中のグルコース

▶図 3-9　SAP 療法

活の自由度が高くなる。

SAP 療法

CGM とインスリンポンプを組み合わせた治療法を **SAP❶療法**という。これは測定されたグルコース値がリアルタイムでインスリンポンプのモニター画面に表示されるので，適宜，血糖の変動を把握することができる。また，音やバイブレーションで知らせるアラート機能により，低血糖・高血糖時に早期に対応することができる(▶図 3-9)。グルコース値が設定した下限値に達すると，自動的にインスリン注入を中断し，グルコース値が回復するとインスリン注入を再開するシステムを備えたものもある。これによって，重症

NOTE
❶SAP
sensor augmented pump の略。

plus　パッチ式インスリンポンプ

近年，インスリン注入のためのチューブがないパッチ式インスリンポンプが開発されている。スマートフォンタイプの専用リモコンで操作するシステムであり，チューブがないため身軽に動け(ポンプは約 34 g で軽量)，周囲の目を気にすることなく操作が可能である。

低血糖や夜間の低血糖の回避がしやすくなっている。

CGMのセンサーが測定している間質液中のグルコース値は，血糖値とまったく同じではない。とくに血糖の変動が激しい場合は値にズレが生じ，血糖値の変化より約5～10分遅れて変化する。1日最低2回は実測の血糖値をポンプに入力(較正)する必要がある。

◆ 低血糖時の対処法

血糖値が70 mg/dL程度に下がると低血糖症状が出現することがある(▶69ページ，図3-2)。低血糖症状の自覚は個人差が大きく，年少児でも「ふらふらする」「おなかすいた」などの表現で低血糖であることを訴えられる場合もあれば，年長児でも無自覚なこともある。入院中は，血糖値を参考にしながらどのような症状が低血糖であるかを理解できるように援助する。

低血糖時の対処は，糖質を供給する食品を摂取することであり，すばやく吸収してすぐに血糖値を上昇させるブドウ糖錠などを10 g程度摂取する。摂取する内容や量は，低血糖症状や血糖値，次の食事までの時間などによって異なるが，食事までの時間が30分以上ある場合には，ゆるやかに吸収して血糖値を上昇させるクッキー・ビスケット類などを追加する。

年少児では，低血糖により不きげんであったり，眠かったりするので，食べると元気になることを伝え，患児を励ましながら摂取させる。

従来，重症低血糖時(意識障害や痙攣がみられる場合)は，グルカゴンの筋肉内注射が行われていたが，2020年にグルカゴン点鼻粉末剤が救急治療薬として承認され，鼻腔内へ噴霧することによる対処が可能になった。

◆ 食事

超速効型インスリン製剤やインスリンポンプ療法によって，食事に関する自由度は広がったが，1型糖尿病の食事の基本は，同年代の健康な子どもと同じ摂取エネルギー，各栄養素をバランスよく摂取することである。摂取してはならない食品があるわけではないが，糖質を多く含む菓子類は，血糖値の上昇をきたすので，これまでの間食の内容・習慣については見直す必要がある。

食事づくりをおもに担うことの多い母親に対して，入院中に栄養士より各食品をバランスよく，適切な量を摂取できるように，栄養指導が実施される。この時期の母親は，子どもの病気を受け入れられず，混乱している状況であることも多いので，指導内容の理解度を確認したり，入院中の食事内容や量を退院後の食事づくりの参考にできるようにする。

◆ カーボカウント

食後の血糖値の上昇は，摂取した食事のエネルギー量ではなく，おもに炭水化物量に影響されるので，食事中の炭水化物量を計算することで血糖値を調整しようという考え方である。1カーボ＝炭水化物10 gとして食事に含まれるカーボを計算する。1カーボあたりに必要な超速効型インスリン量

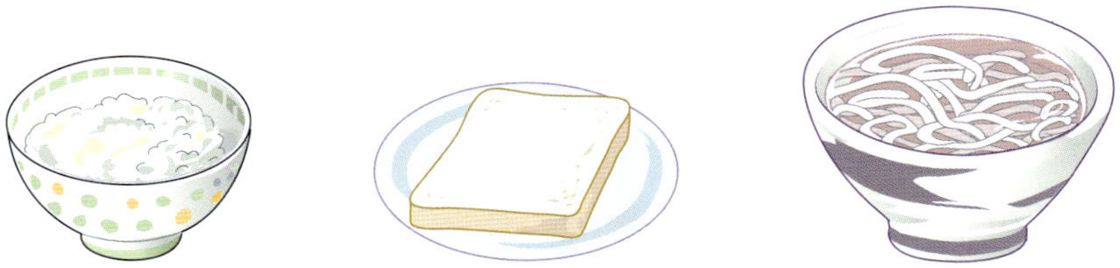
5.5カーボ
ご飯茶碗１杯（150 g）
3カーボ
6枚切り食パン１枚
4.5カーボ
うどん１玉（200 g）

図 3-10　主食のカーボ量

（インスリン/カーボ比）と，食前血糖値を補正するためのインスリン量（1 単位のインスリンで低下する血糖値から計算）によって，必要なインスリン量を計算する。食事中のカーボ量の多くは主食（ご飯・パン・麺類）なので，ふだんよく食べる主食のカーボ量を把握しておく（図 3-10）。

カーボカウントによってインスリン量を調整すれば，タンパク質・脂肪を多く含む食品を好きなだけ摂取してもよいわけではなく，肥満にならないように適量でバランスのよい食事を心がけるように伝える。

運動

病気のために制限される運動はなく，野球・サッカー・水泳など，どのような競技でも実施できる。ただし，運動は血糖値を下げるので，低血糖予防のために，補食をしたうえでの参加が大切であることを理解してもらう。

学校において運動系のクラブや部活に所属して運動することは，良好な血糖コントロールを保つうえでも大切である。運動が苦手な子どもでは，なるべく歩く機会を増やしたり，エレベーターを使用しないなど，子どもが実施可能な運動を一緒に考える。また，家族と一緒に運動することも 1 つの方法である。

年少児では，できるだけ外遊びをするようにしてからだを動かす。スイミングスクールや体操クラブなどへの参加は，低血糖予防のために補食を摂取したうえで活動することを伝える。

学校との連携

できるだけ早く復学できるように，担任・養護教諭・校長など学校関係者と医療従事者・家族が話し合える機会を調整する。入院中に学校関係者に来院してもらい，主治医から 1 型糖尿病について，低血糖症状とその対処法，運動前の補食の必要性などを説明してもらう。また，補食の保管場所，インスリン注射の実施場所，体育の際にインスリンポンプを外した場合の取り扱い，緊急時の連絡方法などについても相談しておく。このような機会を設定するのがむずかしい場合は，疾患の説明や学校生活における留意事項をまとめたパンフレットを活用しながら，家族が学校側と調整できるように支援する。

クラスの友だちに病気のことを話すかどうかは，患児の気持ちを優先することが大切であるが，友だちに病気のことを理解してもらったほうが，低血糖時にたすけてくれたり，教室で補食しやすいことなどを伝え，患児とよく話し合う。

◆ 幼稚園・保育園との連携

幼稚園・保育園に通園している子どもの場合は，自分でインスリン注射を打てないので，昼食前の注射を必要としない注射法(1日2～3回注射法)か，インスリンポンプ療法が行われることが多い。年少児の場合，低血糖症状がわからなかったり，周囲にうまく伝えられない場合がある。園側に病気を理解してもらい，子どもの低血糖時の対処や，ポンプトラブル時などの対応方法を関係者と話し合えるように，家族を支援する。

◆ 患児と家族への精神的援助

1型糖尿病の発症は突然のことであり，生涯，インスリン療法を必要とし，低血糖症状に注意をはらわなくてはいけないことから，患児も家族も病気を受け入れられなかったり，精神的ショックが大きい。また，血糖測定，インスリン注射あるいはインスリンポンプの管理，カーボカウントを行うなど，療養行動に対する負担感も大きい。

親は合併症に対する不安もあり，それに加えて進学・就職・結婚など，子どもの将来についても不安をいだいている。そのため，できるだけ患児や家族の気持ちを聞き，不安や負担感が軽減されるように支援する。

2 退院後の療養生活

退院後は定期的に外来を受診し(およそ1か月に1回)，血糖値の変動や発育の状況によってインスリン量や注射法の調整が行われる。また，血糖コントロール状況(HbA1c値)などの把握のために採血が行われ，合併症の早期発見のために定期的に眼底検査や腎機能検査が実施される。

外来では，療養行動を含めた日常生活の様子を聞き，子どもや親が困っていること，不安に思っていることに対してアドバイスしたり，解決策を一緒に考える。また，身長・体重測定を実施し，順調に成長しているか，急激な体重増加はないかを確認する。

◆ インスリン療法

ペン型注入器を用いる場合は，種類の異なるインスリン製剤を用いるので，注射を実施するときに製剤の種類や量(単位)を間違えないように注意する。間違えて注射してしまったときは，主治医に連絡するように伝えておく。塾や部活で疲れて帰ってきたときは，就寝前の注射を忘れることがあるので，そのような打ち忘れがないかを確認する。また，外来受診時は注射部位を観察して腫脹や硬結がないかを確認し，もしある場合は部位をずらして注射することを伝える。

インスリンポンプ療法の場合は，注入用の留置針を3日に1回交換するので，何度も針を刺す痛みはないが，注入ルートとポンプをつねに装着しているわずらわしさがある。留置針を固定するテープによる皮膚の発赤やかぶれなどの皮膚トラブルを生じやすい。また，ルートトラブル(針が抜ける，ルートの閉塞など)がおきると，インスリン注入が中断され，容易に高血糖に陥ることがあるので注意を要する。

インスリンポンプは，ズボンのベルト部に装着したり，ポケットやポシェットに入れたりして，携帯方法を子どもの体格や生活スタイルに合わせて工夫する。体育や水泳の授業のときは，一時的に留置針のみを残して注入ルートとポンプを取り外すことができる。

◆ 血糖測定と低血糖の予防・対処

退院後の血糖自己測定は，朝食前・夕食前・就寝前の測定のほか，必要に応じて測定する。また，低血糖かもしれないと感じたときには，できるだけ測定し，低血糖症状が体感できるようにする。低血糖時の対処のために，つねにブドウ糖錠とビスケット類の2種類の補食を携帯する。

低血糖の要因として，インスリン量が多いこと，食事摂取量が少ないこと，活動量が多いことなどがある。学校での体育の授業や活動量の多い行事(遠足やマラソン大会など)に参加するときは，低血糖の予防として，クッキーやビスケット類を補食する。

外出先で重症低血糖をおこし，緊急の処置が必要となった場合に備え，1型糖尿病であること，氏名・連絡先・病院の電話番号などを記載したカード，あるいは「糖尿病カード」を携帯する。

◆ 食事

年少児の場合，食事摂取量にむらがあったり，少食・偏食などにより，つねに一定量の食事を摂取することはむずかしい。しかし，幼児期は食生活習慣の基盤をつくる時期でもあり，好き嫌いなく，よく食べることは健康な子どもであっても大切なことである。家族(とくに母親)が幼児期の食行動の特徴をふまえたうえで，食事摂取量に神経質になりすぎずに子どもにかかわれるように支援する。

学童期以降の子どもでは，学校給食は友だちと同じように摂取してよいことを伝える。カーボカウントを実施している場合は，あらかじめ給食献立表からカーボを計算しておき，追加インスリン量を決めておく。

◆ シックデイ対策

シックデイとは，上気道感染症や胃腸炎などの疾患にかかったときのことをいう。とくに問題となるのは食欲不振や，嘔吐・下痢を伴い，食事摂取量が低下するときである。

食欲がないからといってインスリンを注射しないと，ケトアシドーシスに陥るので，インスリンは中断せず，糖質を含むものを少量ずつでも摂取できるように工夫し，血糖値に注意する。嘔吐や下痢が激しく，経口摂取がむずかしいときは早めに受診する。

◆ 家庭・学校生活

規則正しい生活が大切であり，感染症にかかると血糖コントロールがわるくなるので，ふだんから手洗い・うがいなどを習慣とし，感染予防に努めるようにする。また，深爪をしないように注意し，足をきれいに洗うことも習慣づけるようにする。

担任の先生，養護教諭，友だちのサポートを得ながら，安全に学校生活を送れるように環境を整えることが大切である。特別扱いは必要ないが，低血糖症状に注意してもらうこと，補食の摂取や，インスリン注射あるいはインスリンポンプの管理を気がねなく行えるように学校側と調整を行う。また，遠足や宿泊行事に参加するときは，主治医と事前に相談しておき，学校側とも調整する。

◆ サマーキャンプ

1型糖尿病をもつ子どもを対象とした**サマーキャンプ**が各地で開催されている。サマーキャンプは，自己管理に必要な知識や技術を得るだけではなく，同じ疾患をもつ子どもどうしが交流することを通して，情緒的サポートを得たり，学校生活での対処法を知ったり，将来について考えたりする場になる。

このようなサマーキャンプに参加する機会があれば，子どもに参加をよびかけ，同じ疾患をもつ仲間どうしでサポートできるように調整する。

◆ 子どもと家族への援助

インスリン注射，血糖測定，低血糖時の対処，カーボカウントなどの療養行動は，子どもが成長するに伴い，親から子どもへと療養行動の責任が移行していく。発達段階に応じて，子どもができそうなことを促し，親はその実施を見まもりながら，子どもに過剰な負担がかからないように，療養行動の自立を促していけるように支援する。

1型糖尿病の血糖コントロール状態は，日々の血糖値やHbA1c値などの数値で明らかとなるので，親が過剰に血糖コントロール状態を気にしたり，血糖コントロールを良好に保つために，子どもに制限の多い生活をしいる状況に陥ることがある。血糖コントロールを悪化させない範囲で，疾患管理だけに重きをおかずに，健康な子どもと同じような日常生活を子どもが送れることに，親が目を向けられるように支援する❶。

◆ 成人への移行期における支援

1型糖尿病は小児期の発症がほとんどのため，小児科にて医療を受けているが，子どもが成長して成人期を迎えるにあたり，内科にて成人にふさわしい医療・看護を受けられるように支援していく必要がある。

小児期医療から成人期医療への移行(トランジション)にあたっては，医療側と患者側の双方に課題があり，1人の患者が切れ目なく適切な医療・看護

NOTE

❶デバイスの進歩により，夜間を含め24時間の血糖値の変動を確認できるようになった。そのため，血糖コントロールの指標として血糖変動を視野に入れたTime in Range(TIR)の概念が提唱されている。これは目標血糖域にある時間的割合(%)として示され，小児では個別化した指標の設定が必要とされている。

を受けられるような支援体制が必要である。そのため,「成人期医療移行チェックリスト」が活用されたり,日本糖尿病協会による移行期医療コーディネーター制度によって,コーディネーターが患者と受け入れ医療機関の調整を行う役割を担っている。

2　2型糖尿病の子どもの看護

2型糖尿病は進行がゆるやかであり,症状の自覚もないので,学校検尿によって発見されることが多い。学童期以降の発症がほとんどであり,子どもの70～80%は肥満があり,食事療法と運動療法が基本となる。子どもによっては経口血糖降下薬やインスリン療法を要することもある。

◆ 食事療法

食事療法においては,子どもだけの食事内容・量をかえるのではなく,家族にも協力してもらい,家族全体で食生活習慣の改善に取り組んでいくことが重要である。まずは,これまでの食生活の状況を把握し,どのように改善できるかを子どもや家族と一緒に考え,実施できそうなことから始めていく。肥満を伴っていることもあるので,適正体重に近づけるには,3食を規則正しく摂取する,よくかんでゆっくり食べる,給食のおかわりは控える,夜食は避けるなどの食生活を心がける。

◆ 運動療法

運動療法でのエネルギー消費の目安は,1日の摂取エネルギー量の5～10%とされるが,肥満を伴っていることもあり,運動があまり好きでない場合も多い。子どもが興味・関心のもてる運動を一緒に考えたり,日常生活で身体活動量の増加がはかれるように,できるだけ階段を利用する,歩ける距離ならば歩く,ゲーム機を使用した室内での運動などを提案してみる。また,適正体重に近づけていく過程が本人の励みにつながるように支援する。

◆ 療養生活

1型糖尿病と異なり,薬物療法を実施していない限り低血糖に陥ることはなく,症状の自覚もないことから,疾患の理解や病気を受けとめることがむずかしい。多くの場合,数か月に1回の外来受診となり,子どもががんばったことと,血糖コントロール状態(HbA1c値)との関連をタイムリーには考えにくいため,達成感をもちにくい。

また,インスリン療法を実施していない場合は,血糖測定を実施しないので,体調と血糖値を結びつけて考えることがむずかしい。体重が増加した場合や,血糖コントロール状態がさらに悪化している場合は,受診することが苦痛となり,外来受診を継続することを妨げる要因にもなる。できるだけ,治療が中断されないように,子どもや家族に対し,少しでも努力したことやがんばったことを認め,改善できそうなことを子どもと一緒に考えながら支援していく。

また，食事療法に関しては家族全体の食生活習慣にも強く影響されるため，家族にも２型糖尿病についての適切な理解や，食事療法・運動療法の大切さを理解してもらい，家族全体で生活習慣の改善に取り組めるように支援する。

work　復習と課題

❶ １型糖尿病と２型糖尿病の治療・管理上の相違点について整理してみよう。
❷ 低血糖症状および低血糖時の対処方法について整理してみよう。
❸ インスリンポンプ療法のメリットとデメリットについて考えてみよう。
❹ １型糖尿病を発症した子どもが学校生活を送るうえで，どのような事項を学校側と調整したらよいかを考えてみよう。
❺ 療養行動の自立に向けての支援について考えてみよう。

参考文献

1. 荒木栄一編：小児・思春期糖尿病の対応マニュアル．中山書店，2012.
2. 鈴木潤一：1 型糖尿病．小児科診療，86(13)：599-601，2023.
3. 髙池浩子・内潟安子：小児科から内科，子どもから大人へのトランジションの課題．プラクティス，34(2)：154-159，2017.
4. 高橋孝雄ほか編：標準小児科学，第 9 版．医学書院，2022.
5. 中村伸枝：小児期・思春期における糖尿病セルフケアの看護指針・評価指標．小児看護，44(10)：1266-1272，2021.
6. 中村伸枝編：小児における糖尿病看護．小児看護，35(2)，2012.
7. 日本小児内分泌学会編：小児内分泌学，第 3 版．診断と治療社，2022.
8. 日本先天代謝異常学会編：新生児マススクリーニング対象疾患等診療ガイドライン 2019.(https://jsimd.net/pdf/newborn-mass-screening-disease-practice-guideline2019.pdf)(参照 2024-11-01).
9. 日本糖尿病学会編：カーボカウントの手引き．文光堂，2017.
10. 日本糖尿病学会・日本小児内分泌学会編：小児・思春期糖尿病コンセンサス・ガイドライン 2024．南江堂，2024.
11. 平井洋生：成人科への移行期医療の実際．月刊糖尿病，13(2)：81-86，2021.

第4章

内分泌疾患と看護

A 看護総論

内分泌系は，①生命活動に必要なエネルギーの生産，②体液の電解質平衡（へいこう）の調整，③ストレスに対する反応，④成長，⑤性腺機能などに関するはたらきをしている。内分泌疾患の多くは発症頻度は低いものの，内分泌機能の亢進あるいは低下に伴ってさまざまな症状が出現し，治療せずに放置しておくと生命の危機に陥るものもある。また，子どもの成長・発達は内分泌系により調整されており，たとえば乳幼児期・学童期には甲状腺ホルモンと成長ホルモンが関与しており，思春期ではさらに性ホルモンの影響が加わってくる。ホルモンを分泌する臓器は，下垂体（かすいたい），甲状腺，副甲状腺，副腎，膵臓（すいぞう），精巣，卵巣などがあり，そのほかに消化管や脂肪組織などでもホルモンが分泌されている。

● 検査時の看護　内分泌機能の評価のために，血中・尿中ホルモン量の測定，代謝産物の測定，負荷試験，画像診断などが行われ，病名の確定や治療方針が決定される。これらの検査は，食事制限や水分摂取制限，一定時間ごとに採血や採尿を繰り返すもの，体動制限を要するものなどがあり，検査に伴う苦痛が患児に生じることとなる。

したがって，正確に診断がなされるように，検査時の条件や環境を整えるとともに，患児の苦痛を最小限にする配慮を行い，患児・家族ができるだけ安心して検査を受けられるようにすることが重要である。主治医からの検査の説明内容を家族が理解しているかを判断し，必要時は補足の説明を行って不安が軽減されるように支援する。また，患児の発達段階に合わせて，なぜ検査が必要か，協力してもらいたい内容などを患児にわかりやすく説明する。

● 外来での看護　内分泌疾患をもつ子どもは，急性期の症状安定のためや，検査のために入院することはあるが，治療方針が決定すると，自宅で薬物療法を行いながら，定期的に受診することが多く，外来での継続的な看護が中心となる。定期的な受診が中断されないように，また，薬物療法によってうまくコントロールしながら日常生活が送れるように支援することが大切である。

● 遺伝　疾患の原因が遺伝子の変異に関係している場合，家族が遺伝子や遺伝に関する正しい知識をもつことは重要であるが，これらは複雑であり，1回の説明だけでは十分に理解できないこともある。遺伝に関する専門の相談室を設けている病院もあり，家族が疾患に対する誤解や偏見をもつことがないように，遺伝に関する正しい情報を得たり，疑問が解決できるように，他職種と連携しながら支援する。

● 医療費助成　子どもの内分泌疾患は，放置すれば成長・発達に障害をきたしたり，生命の危機にさらされるものもあり，生涯にわたって治療を要するものが多いので，ほとんどの疾患が小児慢性特定疾病の対象となっている。医療費の自己負担分の一部が助成される医療費助成の制度があることを説明し，必要な申請を家族が行えるようにする。

B おもな疾患

1 下垂体疾患

1 中枢性尿崩症 central diabetes insipidus（CDI）

下垂体後葉から分泌される抗利尿ホルモン（ADH[1]）の分泌不全により多尿となる疾患である。

● **診断**　口渇・多飲・多尿がおもな症状であり，小児の場合は尿量が2,000 mL/m²/日をこえることが多い。本疾患では尿量が増加しており，尿回数の増加（頻尿）のみではない。多尿をきたす疾患で，低張尿（尿浸透圧300 mOsm/kg以下）となる疾患を鑑別することとなる。

まず水制限試験（小児では通常4～6時間）を行う。本試験で尿の濃縮がみとめられれば，心因性多飲と診断される。次に水制限試験で尿の濃縮がみとめられなかった場合は，AVPを投与し，尿の濃縮を調べる（バソプレシン感受性試験）。尿の濃縮がみとめられれば，腎性尿崩症[2]は否定され，**中枢性尿崩症**（にょうほう）と診断される。

● **治療**　AVPアナログであるデスモプレシン点鼻スプレーまたは口腔内崩壊錠を投与する。ただし，経口投与は微妙な量の調整が困難であり，点鼻投与では鼻炎の存在で吸収がわるくなると効果が減弱することがある。有害事象は，習慣的な多飲による水中毒である。

> **NOTE**
> **[1] ADH**
> ヒトのADHはアルギニンバソプレシンであるのでAVPとも略す。

> **NOTE**
> **[2] 腎性尿崩症**
> 腎集合管に異常があり，ADHが作用しないため尿が濃縮できない疾患（▶328ページ）。

2 成長ホルモン分泌不全性低身長症 growth hormone deficiency（GHD）

下垂体前葉から分泌される成長ホルモン（GH）の分泌不全により**低身長**となる疾患である（▶図4-1）。GHDのうち約10％は頭蓋咽頭腫などの器質的な原因によるもので，残りの大部分は原因がはっきりせず，特発性とよばれる。

● **診断**　標準身長の－2標準偏差（SD）以下の低身長か，2年以上にわたって著明な成長率の低下があり，2つ以上の成長ホルモン分泌負荷試験（インスリン，アルギニンなど）で成長ホルモンの分泌不全をみとめた場合にGHDと診断される（▶表4-1）。

● **治療**　成長ホルモンを投与する。家庭で自己注射，または保護者が皮下注射する。

3 複合型下垂体ホルモン欠損症 combined pituitary hormone deficiency

下垂体前葉から分泌される成長ホルモン（GH），甲状腺刺激ホルモン（TSH），性腺刺激ホルモン（LH，FSH），副腎皮質刺激ホルモン（ACTH）の

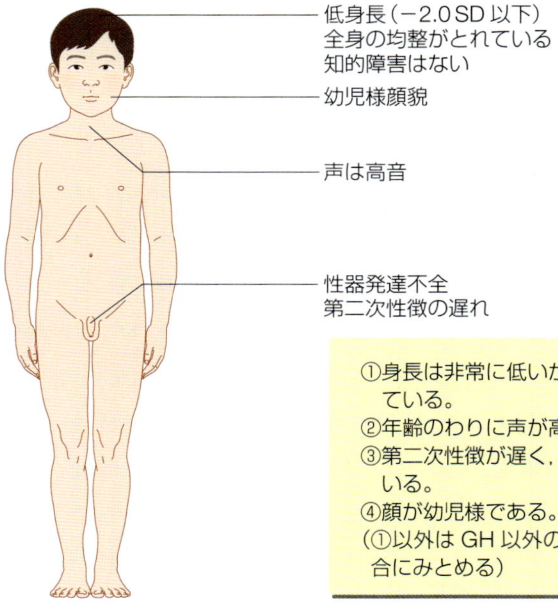

①身長は非常に低いが，プロポーションは保たれている。
②年齢のわりに声が高い。
③第二次性徴が遅く，精巣や卵巣の発達が遅れている。
④顔が幼児様である。
(①以外は GH 以外のホルモン分泌不全を伴う場合にみとめる)

図 4-1　成長ホルモン分泌不全性低身長症の身体的な特徴

いくつかまたはすべての分泌不全を伴う。欠損するホルモンに従って身長増加不良，甲状腺機能低下・性腺機能低下・副腎不全を呈する。表 4-2 に下垂体前葉ホルモンとその標的ホルモンを示す。

● **診断**　血中ホルモン基礎値，負荷試験頂値をみて診断する。

● **治療**　不足しているホルモンを補充する。すなわち，成長ホルモン・甲状腺ホルモン(サイロキシン〔チロキシン〕)・副腎皮質ホルモン(コルチゾール〔コルチゾル〕)・性ホルモンを投与する。

2　甲状腺疾患

1　先天性甲状腺機能低下症 congenital hypothyroidism

出生前に原因がある甲状腺の機能低下であり，**クレチン症**ともよぶ。甲状腺自体に原因のある甲状腺性(原発性)が最も頻度が高い。

● **診断**　新生児マススクリーニングにより濾紙(ろし)血 TSH 高値で発見されることが多い。したがって，症状はみとめないことが多い。大腿(だいたい)骨遠位端骨核が未出現であることが多い。

● **治療**　合成 L-サイロキシン(甲状腺ホルモン製剤)を内服する。

● **予後**　新生児マススクリーニングにより，早期に治療が開始されるようになって知能予後は改善した。

表 4-1 成長ホルモン分泌不全性低身長症の診断の手引き

Ⅰ．主症候

1. 成長障害があること
 通常は，身体のつりあいはとれていて，身長は標準身長の−2.0 SD 以下，あるいは身長が基準範囲であっても，成長速度が 2 年以上にわたって標準値の−1.5 SD 以下であること。ただし，頭蓋内器質性疾患や他の下垂体ホルモン分泌不全がある場合は，成長速度の観察期間は 2 年未満でもよい。
2. 乳幼児で，低身長をみとめない場合であっても，成長ホルモン分泌不全が原因と考えられる症候性低血糖がある場合。
3. 頭蓋内器質性疾患やほかの下垂体ホルモン分泌不全がある場合。

Ⅱ．検査所見

成長ホルモン(GH)分泌刺激試験として，インスリン負荷，アルギニン負荷，L-DOPA 負荷，クロニジン負荷，グルカゴン負荷，または GHRP-2 負荷試験を行い，下記の値が得られること：インスリン負荷，アルギニン負荷，L-DOPA 負荷，クロニジン負荷，またはグルカゴン負荷試験において，原則として負荷前および負荷後 120 分間(グルカゴン負荷では 180 分間)にわたり，30 分ごとに測定した血清(血漿)中 GH 濃度の頂値が 6 ng/mL 以下であること。GHRP-2 負荷試験で，負荷前および負荷後 60 分にわたり，15 分ごとに測定した血清(血漿)GH 頂値が 16 ng/mL 以下であること。

Ⅲ．参考所見

1. あきらかな周産期障害がある。
2. 24 時間あるいは夜間入眠後 3〜4 時間にわたって 20 分ごとに測定した血清(血漿)GH 濃度の平均値が正常値に比べ低値である。
3. 血清(血漿)IGF-1 値が正常値に比べ低値である。
4. 骨年齢が暦年齢の 80% 以下である。

[診断基準]

確実例

1. 主症候がⅠの 1 を満たし，かつⅡの 2 種類以上の分泌刺激試験において，検査所見を満たすもの。
2. 主症候がⅠの 2 あるいは，Ⅰの 1 と 3 を満たし，Ⅱの 1 種類の分泌刺激試験において検査所見を満たすもの。

疑い例

1. 主症候がⅠの 1 または 2 を満たし，かつⅢの参考所見の 4 項目のうち 3 項目以上を満たすもの。
2. 主症候がⅠの 1 を満たし，Ⅱの 1 種類の分泌刺激試験において検査所見を満たし，かつⅢの参考所見のうち 2 項目を満たすもの。
3. 主症候がⅠの 1 と 3 を満たし，かつⅢの参考所見のうち 2 項目以上を満たすもの。

[病型分類]

成長ホルモン分泌不全性低身長症は，分泌不全の程度により次のように分類する。

重症成長ホルモン分泌不全性低身長症

1. 主症候がⅠの 1 を満たし，かつⅡの 2 種以上の分泌刺激試験における GH 頂値がすべて 3 ng/mL 以下(GHRP-2 負荷試験では 10 ng/mL 以下)のもの。
2. 主症候がⅠの 2 または，Ⅰの 1 と 3 を満たし，かつⅡの 1 種類の分泌刺激試験における GH 頂値が 3 ng/mL 以下(GHRP-2 負荷試験では 10 ng/mL 以下)のもの。

中等症成長ホルモン分泌不全性低身長症

「重症成長ホルモン分泌不全性低身長症」を除く成長ホルモン分泌不全性低身長症のうち，すべての GH 頂値が 6 ng/mL 以下(GHRP-2 負荷試験では 16 ng/mL 以下)のもの。

軽症成長ホルモン分泌不全性低身長症

成長ホルモン分泌不全性低身長症のうち，「重症成長ホルモン分泌不全性低身長症」と「中等症成長ホルモン分泌不全性低身長症」を除いたもの。

(厚生労働科学研究費補助金難治性疾患等政策研究事業「間脳下垂体機能障害に関する調査研究」班：間脳下垂体機能障害の診断と治療の手引き(平成 30 年度改訂)．日本内分泌学会雑誌，95(Suppl.)：31-32，2019)

2 慢性甲状腺炎(橋本病) chronic thyroiditis(Hashimoto thyroiditis)

1912 年に橋本策(はかる)が特有な病理組織を有する甲状腺腫を報告した。現在では自己免疫による甲状腺の慢性炎症を**慢性甲状腺炎**(**橋本病**)とよぶ。

● **診断** 小児では成長障害・甲状腺腫で発見されることが多い。甲状腺自己抗体が陽性で，甲状腺機能が正常か機能低下があるかで診断と治療方針が

表4-2　下垂体前葉ホルモンとその標的ホルモン

下垂体前葉ホルモン	標的ホルモン
成長ホルモン(GH)	インスリン様成長因子-Ⅰ(IGF-Ⅰ)
副腎皮質刺激ホルモン(ACTH)	コルチゾール(副腎皮質ホルモン)
甲状腺刺激ホルモン(TSH)	トリヨードサイロニン(T_3)，サイロキシン(T_4)(甲状腺ホルモン)
黄体形成ホルモン(LH)，卵胞刺激ホルモン(FSH)	テストステロン(男性ホルモン)，エストロゲン(女性ホルモン)

＊GHは直接的にも骨に作用するが，IGF-Ⅰを介して骨に作用する。

決定される。

● **治療**　機能低下が認められれば，合成L-サイロキシンを内服する。

3 甲状腺機能亢進症 hyperthyroidism

最も頻度が高いのは**バセドウ病**である。自己免疫疾患の1つで，抗TSH(甲状腺刺激ホルモン)受容体抗体が甲状腺を刺激することで発症する。

● **症状**　びまん性甲状腺腫，多汗，眼球突出，動悸，手指振戦，食欲亢進，体重減少，落ち着きがない，学業成績の低下などである。

● **診断**　上記症状に加え，血中甲状腺ホルモン(遊離トリヨードサイロニン：FT_3，遊離サイロキシン：FT_4)値の上昇，TSH低値，抗TSH受容体抗体(TRAb)または抗甲状腺刺激抗体(TSAb)陽性で診断される。

● **治療**　抗甲状腺薬による薬物療法が一般的である。薬物による有害事象(顆粒球減少症など)などにより，外科治療，アイソトープ治療(5歳未満は禁忌)を行うこともある。

● **予後**　小児における薬物療法での寛解率は30～40％と報告されている。

3 副甲状腺疾患

1 副甲状腺機能低下症 hypoparathyroidism

副甲状腺ホルモン(PTH)の合成・分泌の低下，または標的臓器でのPTH不応により低カルシウム血症となる疾患である。前者を**PTH分泌不全性副甲状腺機能低下症**，後者を**偽性副甲状腺機能低下症**とよぶ。

● **症状・診断**　症状は低カルシウム血症による振戦・痙攣(けいれん)などである。低カルシウム血症と，そのときの血中PTHを測定することで診断される。PTH分泌不全性副甲状腺機能低下症では血中PTHが低値である一方，偽性副甲状腺機能低下症では高値となる。低カルシウム血症の原因を表4-3に示す。

● **治療**　症状を伴う低カルシウム血症に対しては，カルシウム製剤を投与する。その後，ビタミンD製剤を投与する。

表 4-3　低カルシウム血症の原因

- 副甲状腺ホルモン(PTH)の作用不全
  - ・PTH 分泌不全性副甲状腺機能低下症
  - ・偽性副甲状腺機能低下症
- 新生児低カルシウム血症
- ビタミン D の欠乏・不応
- マグネシウムの不足
- 慢性腎臓病

表 4-4　高カルシウム血症の原因

- 副甲状腺ホルモン(PTH)の作用過剰
  - ・原発性副甲状腺機能亢進症
- ビタミン D の作用過剰
  - ・ビタミン D の過剰摂取
- 骨吸収の亢進
  - ・悪性腫瘍に伴う高カルシウム血症

2 副甲状腺機能亢進症 hyperparathyroidism

副甲状腺の腺腫，過形成，がんなどによる副甲状腺ホルモン(PTH)の過剰分泌によっておこる**原発性副甲状腺機能亢進症**と，慢性腎臓病などによる**二次性副甲状腺機能亢進症**とがある。

● 診断・症状　原発性副甲状腺機能亢進症の診断は，高カルシウム血症があるにもかかわらず，PTH が高値であることによる。症状は高カルシウム血症によるもので，吐きけ・嘔吐・多飲・全身倦怠(けんたい)感などをみとめる。高カルシウム血症の原因を表 4-4 に示す。

● 治療　原因副甲状腺を摘出する。著しい高カルシウム血症を呈している場合は，まず生理的食塩水の輸液による脱水の補正，利尿薬やビスホスホネート製剤の投与を行う。

4 副腎疾患

1 先天性副腎過形成症 congenital adrenal hyperplasia (CAH)

副腎皮質でのコルチゾールあるいはアルドステロンの合成に関与する酵素の先天性欠損や，機能低下により副腎皮質刺激ホルモン(ACTH)の過剰状態を生じ，このため副腎皮質の過形成を生じたものをいう。なお，CAH で最も頻度の高い **21 水酸化酵素欠損症**は，新生児マススクリーニングの対象疾患である(65 ページ，表 3-2)。

● 症状　新生児マススクリーニングで 17 ヒドロキシプロゲステロン(17-OHP)の高値のみで発見される場合が多い。一方，男性ホルモン過剰による男性性早熟症状，女性の男性化症状，塩喪失症状(脱水・低ナトリウム血症・高カリウム血症)，哺乳(ほにゅう)不良，体重増加不良からショックにいたる場合もある。

● 診断　血中・尿中ホルモン値を測定する。塩喪失型では，治療を優先する。

● 治療　コルチゾールなどの副腎皮質ホルモンの補充と，食塩の投与を行う。ストレス時には投与量を増量するなどの指導をしておくことが大切である。

2 副腎クリーゼ(急性副腎不全) adrenal crisis

コルチゾールなどの副腎皮質ホルモンの分泌が生体の需要に応じきれなくなったものをいう。感染に引きつづいて生ずる場合が多い。とくに敗血症に合併する急性副腎不全を**ウォーターハウス-フリーデリクセン** Waterhouse-Friderichsen **症候群**とよぶ。その他，先天性副腎過形成症，ステロイド薬の長期内服中止後(グルココルチコイド離脱症候群)に注意する必要がある。

● **診断**　上記病歴のある患者が急激にショック状態になれば，本症を疑い対処する。確定診断をしている余裕はない。

● **治療**　大量のコルチゾールの静脈内投与と輸液(ナトリウムとブドウ糖)を行う。

3 アジソン病 Addison's disease

後天性原発性副腎皮質機能低下症である。自己免疫性，結核性などがある。

● **診断**　不活発・易疲労性・食欲不振・色素沈着などの副腎不全症状，ACTH の高値，コルチゾール・アルドステロンなどの低値により診断される。

● **治療**　急性副腎不全で発症した場合は，ただちに輸液を行い，ステロイド薬を投与する。急性期を脱したら補充療法を行っていく。

4 クッシング症候群 Cushing syndrome

コルチゾールの慢性過剰状態をいう。成人では下垂体性(下垂体からの ACTH 分泌過剰によるもので，**クッシング**病とよぶ)が多いが，小児では副腎性が多く，がんが多い。

● **症状**　二次性肥満の1つであり，単純性肥満と異なって成長障害をみとめる。多毛・男性化を伴うことが多い。

● **診断**　上記症状をみとめた場合は，まず糖質コルチコイド過剰の有無(尿中・血中コルチゾール値の上昇)を調べる。クッシング症候群であれば，下垂体性か副腎性かの鑑別，さらに画像検査などにより原疾患の検索を行う。

● **治療**　腫瘍を摘出する。術後，副腎皮質ホルモンの補充が必要となる場合がある。

---

plus　**副腎髄質の疾患**

褐色細胞腫はクロム親和性細胞由来の腫瘍である。カテコールアミン(アドレナリン・ノルアドレナリン)の大量分泌により高血圧となる。症状としては，頭痛・発汗・視力障害などがある。

5 性腺の異常

1 思春期早発症 precocious puberty

視床下部-下垂体-性腺系が早期に成熟し，思春期にみられる身体的変化(第二次性徴)が異常に早期にみられる疾患である。脳腫瘍や水頭症など中枢神経系の病変を伴う器質性と，病変をみとめない特発性とに分けられる。本疾患は女児に多く，女児では大部分が特発性である。一方，男児では器質性の頻度が高い。また，成人身長の低減化が問題となる。

● **診断** 第二次性徴の早発が診断に大切である。加えて，身長増加の促進，骨年齢の促進，性ホルモンの上昇などから診断する。さらに器質性の原因を合わせて検索する(▶表 4-5)。

● **治療** 器質性の場合は原疾患を治療する。特発性の場合は持続的なGnRH アナログ(性腺刺激ホルモン放出ホルモン誘導体，リュープロレリン酢酸塩〔リュープリン®〕)を 4 週間に 1 回投与する。

2 性分化疾患 disorders of sex development(DSD)

精巣・卵巣や性器の発育が非定型的である状態をいう。性分化疾患では，染色体構成をもとにした分類が広く用いられており，46, XY の核型をもつ **46, XY DSD**，46, XX の核型をもつ **46, XX DSD**，その他の性染色体異常による性分化疾患がある。性染色体異常に伴う性分化疾患は，染色体自体の異常により発生するターナー Turner 症候群，クラインフェルター Klinefelter 症候群などがその代表である(▶10 ページ)。

46, XY DSD は，精巣の分化異常や，精巣形成は正常だがアンドロゲンの作用異常のために幅広い男性化障害を生じる病態である。そのほか，尿道下裂など男性化の段階で障害を受けた外性器異常も含まれる。

一方，46, XX DSD は，卵巣の分化異常や，卵巣形成は正常だが子宮内アンドロゲンの過剰により女児の外性器にさまざまな程度の男性化を生じる病態である。アンドロゲンの過剰は，胎児副腎由来と胎盤由来に分類され，母体からの過剰な男性ホルモンが胎児へ移行することやホルモン製剤の服用によっても生じうる。

46, XY DSD，46, XX DSD に共通しておこりうる性分化疾患としては，性腺無形成症，泌尿生殖系分化異常のほか，視床下部-下垂体-性腺系の異常などがある。

◆ 女性化乳房

男性に発生する良性の乳房腫大である。新生児期・思春期にみとめるものは生理的なものである。必ずしも両側性ではなく，片側のみのことも多い。

表 4-5　中枢性思春期早発症の診断の手引き

Ⅰ．主症候

1．男児の主症候
　1) 9 歳未満で精巣，陰茎，陰囊の明らかな発育がおこる。
　2) 10 歳未満で陰毛発生をみる。
　3) 11 歳未満で腋毛，ひげの発生や声変わりをみる。

2．女児の主症候
　1) 7 歳 6 か月未満で乳房発育がおこる。
　2) 8 歳未満で陰毛発生，または小陰唇色素沈着等の外陰部成熟，あるいは腋毛発生がおこる。
　3) 10 歳 6 か月未満で初経をみる。

Ⅱ．副症候　発育途上で次の所見をみる[1)]。

1．身長促進現象：身長が標準身長の 2.0 SD 以上。または年間成長速度が標準値の 1.5 SD 以上。
2．骨成熟促進現象：骨年齢－暦年齢≧2 歳 6 か月を満たす場合。または暦年齢 5 歳未満は骨年齢/暦年齢≧1.6 を満たす場合。
3．骨年齢/身長年齢≧1.5 を満たす場合。

Ⅲ．検査所見

下垂体性ゴナドトロピン分泌亢進と性ステロイドホルモン分泌亢進の両者が明らかにみとめられる[2)]。

Ⅳ．除外規定[3)]

副腎性アンドロゲン過剰分泌状態(未治療の先天性副腎皮質過形成[4)]，副腎腫瘍など)，性ステロイドホルモン分泌性の性腺腫瘍，McCune-Albright 症候群，テストトキシコーシス，hCG 産生腫瘍，性ステロイドホルモン(タンパク同化ステロイドを含む)や性腺刺激ホルモン(LHRH，hCG，hMG，rFSH を含む)の長期投与中(注射，内服，外用[5)]，性ステロイドホルモン含有量の多い食品の大量長期摂取中の全てを否定する。

Ⅴ．参考所見

中枢性思春期早発症をきたす，特定の責任遺伝子の変異(*GPR54*，*KISS-1*，*MKRN3*，*DLK1*)が報告されている。

[診断基準]

確実例

1．Ⅰの 2 項目以上とⅢ，Ⅳを満たすもの。
2．Ⅰの 1 項目およびⅡの 1 項目以上とⅢ，Ⅳを満たすもの。

疑い例

Ⅰの年齢基準を 1 歳高くした条件で，その確実例の基準に該当するもの。なお疑い例のうちで，主症状発現以前の身長が標準身長の－1 SD 以下のものは，治療上は確実例と同等に扱うことができる。

[病型分類]

中枢性思春期早発症が診断されたら，脳の器質的疾患の有無を画像診断などで検査し，器質性，遺伝子異常に起因する，特発性の病型分類をする。

1) 発病初期には，必ずしもこのような所見をみとめるとは限らない。
2) 各施設における思春期の正常値を基準として判定する。
3) 除外規定に示すような状態や疾患が現在は存在しないが，過去に存在した場合には中枢性思春期早発症をきたしやすいので注意する。
4) 先天性副腎皮質過形成の未治療例でも，年齢によっては中枢性思春期早発症をすでに併発している場合もある。
5) 湿疹用軟膏や養毛剤等の化粧品にも性ステロイドホルモン含有のものがあるので注意する。

(厚生労働科学研究費補助金難治性疾患等政策研究事業「間脳下垂体機能障害に関する調査研究」班：間脳下垂体機能障害の診断と治療の手引き(平成 30 年度改訂)．日本内分泌学会雑誌，95(Suppl.)：25-26，2019)

plus　性腺機能低下症 hypogonadism

第二次性徴の出現が明らかに遅れている場合，あるいは出現しても一定期間以内(5〜7 年)に完成しない場合を性腺機能低下症という。男児 14 歳(精巣容積 3〜4 mL 以上)，女児 13 歳(乳房発育)になっても第二次性徴の出現しない場合は思春期遅発と考える。

①高ゴナドトロピン性性腺機能低下症　女子ではターナー症候群が，男子ではクラインフェルター症候群などがある(▶10 ページ)。LH・FSH の高値，染色体の異常などにより診断する。治療は性ホルモン補充療法を行う。

②低ゴナドトロピン性性腺機能低下症　下垂体性(LH，FSH 分泌不全)と視床下部性(GnRH 分泌不全)とがある。治療は性ホルモン補充療法などを行う。

③体質性思春期遅発症　永続的思春期遅発である前記の性腺機能低下症を鑑別する。

C　疾患をもった子どもの看護

1　下垂体疾患の子どもの看護

1　成長ホルモン分泌不全性低身長症の子どもの看護

低身長には，家族性や生育環境，脳腫瘍，染色体異常など多岐にわたる原因がある。成長ホルモン分泌不全性低身長症は，成長ホルモンの分泌不足により，幼児期以降の身長ののびが低下する。

◆ 入院中の看護

● **検査**　成長ホルモン分泌不全性低身長症が疑われると，検査のために短期入院し，成長ホルモン分泌負荷試験によって確定診断が行われる。これは数種類の成長ホルモンの分泌を刺激する薬剤を用い，一定時間ごとに採血をして血液中の成長ホルモンを検査するものである。検査中はそれぞれの薬剤の副作用（血圧低下・吐きけ・低血糖症状など）が出現することがあるので，バイタルサインを測定し，顔色・口唇色や表情の観察を行い，患児の訴えにも注意をはらう必要がある。

外見上小さかったり，顔貌（がんぼう）が幼かったりすることにより，年齢より小さい子どもに見られがちであるが，年齢相応の接し方をするように注意し，患児の発達段階に応じて検査の目的や内容について理解できるように説明する。また，入院生活において同室児と年齢相応の交流ができるように配慮する。

● **注射療法**　確定診断がなされると，成長ホルモン補充療法が開始され，子どもあるいは家族が在宅で成長ホルモンを皮下注射することになる。従来はペン型注射器を用いてほぼ1日に1回の注射が必要であったが，長期作用型の成長ホルモン製剤が承認され，週1回の注射で治療効果が期待できるようになった（▶plus）。ペン型注射器の使用方法は簡便ではあるが，注射の必要性を子どもと家族が納得し，注射方法を習得できるように支援する。成長ホルモンは夜間に多く分泌されるので，注射は就寝前に行うように指導する。

plus　新たな治療薬の登場

2022（令和4）年に長時間作用型の成長ホルモン製剤ソムアトロゴンが承認され，週1回の注射ですむようになり，子どもや家族の負担が軽減されている。しかし，注射は長期にわたって必要となるため，その必要性を子どもが十分に理解できるように説明し，注射を打つ曜日を子どもの生活スタイルに合わせて決めるなど，継続できるように支援する。

◆ 外来での継続看護

● 発育評価　退院後は，1か月〜数か月に1回の外来受診となり，身長・体重を測定して発育の評価を行う。男女別に，年齢ごとの身長・体重の平均値，標準偏差を示した成長曲線に，身長・体重の測定値をプロットすると視覚的に把握しやすい。成長ホルモン補充療法開始後，最初の1年間は効果が高いが，2年目以降は身長の増加率は一定してくる。子どもや家族が身長ののびがわるいと感じている場合には，短期的に標準の身長に追いつくわけではなく，成長ホルモンの注射は高校生ぐらいまで継続することを納得できるように支援する。また，家族が注射を実施している場合，子どもの発達段階に応じて，子どもが自分で注射ができるように指導していく。

● 疼痛　成長ホルモン投与中に膝関節周辺や下肢の痛みが出現することがあり，これは治療効果が高く，身長増加が顕著な場合にみられる。しかし，股関節の疼痛は，大腿骨頭壊死(えし)や大腿骨すべり症の可能性があるので注意して観察する。外来受診時は，子どもや家族に学校生活の状況を聞きながら，困っていること，悩んでいることを把握する。

● 日常生活　治療の効果があらわれても，幼児期から学童期にかけて，友だちと比べて自分の身長が低いことにより，引け目を感じたり，仲間外れにされる場合がある。低身長は本人の責任ではないこと，現在は治療を行っている段階であることを説明し，できるだけ子どもが低身長を気にしないように配慮する。運動に制限はなく，学校での宿泊行事に参加する場合は，数日間注射をしなくても大きな影響はないので，無理に注射をする必要はないことを説明する。

また，身長・体重ともにバランスよく成長するためには，適切なエネルギー量で栄養バランスのよい食事を規則正しく摂取すること，適度な運動を行うこと，生活リズムを整え，十分な睡眠をとることが大切である。このような健康的な日常生活のなかで成長ホルモン補充療法を継続していけるように支援していく。

親が低身長による影響(子どもの積極性，学校での友人関係，将来の就職など)を心配したり，子どもが外見上幼かったりすることにより，過保護・過干渉になる場合がある。親が年齢相応の子どもへのかかわり方をしているかを観察し，子どもの発達段階に合ったかかわり方ができるようにすることも大切である。

2　中枢性尿崩症の子どもの看護

中枢性尿崩症は，下垂体後葉から分泌される抗利尿ホルモン(ADH)の分泌が不足し，腎臓での尿の濃縮が正常に行われないため，尿が大量に排出される。

症状は，口渇・多飲・多尿であり，これらの症状は徐々にあるいは突然発症する。激しい口渇がおこり，唾液(だえき)も出にくくなり，つねに大量の水分を摂取するようになるが，水分補給ができないと脱水症に陥る。また，大量の水分摂取のために食欲が低下し，成長に影響を及ぼすこともある。薄い尿の大量放出はとくに夜間に著しくなり，子どもの場合，夜尿によって気づくことがある。

検査　診断のために水制限試験などが行われ，子どもの場合は早朝から約4時間にわたって水分摂取を制限された状態で尿検査や血液検査，体重測定が一定時間ごとに繰り返される。患児の発達段階に応じてどのような検査を実施するのか説明し，協力が得られるようにする。検査中はバイタルサインの測定を行い，とくに血圧の低下や心拍数の増加には注意する。また，過度の飲水制限はショックの危険性があり，体重が3% 減少したときは検査終了となる。

薬物療法　治療は，抗利尿ホルモン製剤(デスモプレシン)の点鼻あるいは口腔内崩壊錠によって，尿量を調整することである。点鼻の場合は，点鼻薬が確実に鼻粘膜から吸収されるように液もれに注意し，鼻汁がみられるときは，よく鼻をかんでから点鼻を行う。患児の発達段階によっては点鼻方法を指導し，確実に点鼻できているかの確認は毎回行う。口腔内崩壊錠は食事の影響を受けるので，原則として食前30分，食後2時間は服用を避ける。

薬剤の副作用に注意し，とくに投与開始後に，多飲習慣が残っていたり，薬剤の効果がありすぎると水中毒になる可能性があるので，初期症状としての頭痛，吐きけ・嘔吐，倦怠感などを観察して早期発見に努め，重症化による意識障害や痙攣の出現を防ぐ。また，水分摂取量が不足したり，逆に多量に摂取しすぎないように注意し，水分摂取量と尿量・尿回数を正確に測定して，水分出納のバランスに注意する。体重測定は毎日一定の条件で行い，急激な体重増加がないことを確認する。夜間の排泄状況を観察して，睡眠不足にならないように日常生活を調整したり，トイレの近くに位置する病室(ベッド)になるように配慮する。

日常生活　抗利尿ホルモン製剤によって，尿量をうまく調整できれば日常生活に支障をきたすことはほとんどないことを，子どもと家族に説明する。日常生活においては，子どもが口渇を訴えたときには水分を摂取させる。退院後も確実に薬剤を点鼻あるいは服用できるように指導し，処方された用法・用量をまもることが大切である。また，アレルギー性鼻炎や副鼻腔炎などによって，薬剤の効果が不安定になる場合は，使用量の調整が必要となるので主治医に相談すること，および水中毒の症状が出現した場合は，主治医に連絡することを説明しておく。

2　先天性副腎過形成症の子どもの看護

先天性副腎過形成症は，新生児マススクリーニングにより，軽症な状態で発見されるようになっている。常染色体潜性遺伝によるステロイドホルモン合成酵素(21 水酸化酵素)の欠損症のために，コルチゾール・アルドステロンの分泌不全とアンドロゲンの過剰分泌があり，副腎不全症状や男性化症状，皮膚の色素沈着がみられる。

◆ 入院中の看護

● **症状の観察**　副腎不全症状として，哺乳力低下，体重増加不良，嘔吐，脱水，意識障害，ショック状態などがみられるため，これらの観察を行う。男性化症状としては，女児では陰核肥大・陰唇癒合などがあり，男児では陰茎長の増大がみられる。また，皮膚の色素沈着は全身，あるいは口腔粘膜，乳輪，外陰部に強くみられる。

● **薬物療法**　治療として，副腎皮質ホルモン製剤が投与され，電解質の異常がある場合は，補正のために輸液療法が行われる。薬剤の投与量は微量なため，授乳前の空腹時に確実に与薬し，すぐに嘔吐した場合は再与薬する。また，嘔吐しやすいので，授乳後は十分に排気を行う。母乳や人工乳はナトリウム含有量が少ないため，1歳ごろまでは食塩の補充が必要となることがある。

症状の変化および薬剤の副作用の出現を観察し，症状悪化の早期発見に努める。また，体重測定は毎日一定の条件で行い，体重の増減を観察する。急激な寒冷刺激を避けるために保温に努めるなど，できるだけ患児にとってストレスになる要因は避けるようにする。

● **採尿**　尿検査や蓄尿があるので，採尿バッグを用いて尿を採取することになる。尿もれがないように採尿バッグを陰部に貼付して，できるだけ正確に尿検査が実施できるようにする。また，採尿バッグによる陰部の発赤などを観察し，沐浴や必要に応じて殿部浴を行い，陰殿部の清潔を保つ。

● **日常生活**　新生児期に入院となることが多く，患児の症状が落ち着いていれば，母親が授乳，おむつ交換，沐浴などの日常の世話を看護師と一緒に行えるように調整し，退院後の育児における不安が軽減されるように配慮する。また，退院後も薬剤の内服は継続するため，確実に与薬できるように与薬方法を指導しておく。

外性器の異常がある場合には，家族の不安や悩みは大きく，今後の治療方針を両親そろって医師から十分に説明が受けられるように配慮し，必要時は遺伝に関する相談ができるようにカウンセラーとの調整を行う。

◆ 退院後の看護

● **外来診療**　定期的に外来を受診し，診察や検査を受けることが必要であること，副腎皮質ホルモン製剤の内服は生涯にわたって必要となること，内服の中断は症状の悪化につながることを家族が理解しているかを把握する。また，確実に内服できるように，授乳前の空腹時に与薬し，授乳後は排気を十分に行うこと，与薬後すぐに嘔吐してしまった場合は再度与薬することを指導する。

成長・発達が順調であることも，治療の目安となるため，身長・体重の増加率，骨成熟，性発育などが標準範囲内であるかは大切な指標となる。外来受診時は身長・体重を正確に測定し，発育の状態を評価する。また，糖質コルチコイドの過剰によって，満月様顔貌・食欲亢進・肥満が出現するので，これらの観察を行う。

● **日常生活** 日常生活に制限はないが，できるだけストレスになることは避けるようにする。高熱を伴う感冒などの感染症，大きな外傷，抜歯，手術などでストレスにさらされた場合は，コルチゾールの増量が必要となるので，増加投与法を確認しておくとともに，主治医に連絡するように伝えておく。また，嘔吐や下痢などで経口摂取ができなくなった場合も，早めに主治医に連絡する。感染症予防のために手洗い・うがいを習慣化し，必要時はマスクを装着し，バランスのよい食事と十分な睡眠をとることが大切であることを説明する。

● **予防接種** 水痘・麻疹・流行性耳下腺炎・インフルエンザなどの感染症に対しては，予防接種を受けておくことが望ましい。主治医と相談したうえで適切な時期に予防接種を受けることを説明しておく。しかし，予防接種そのものがストレスになることもあるので，接種後の子どもの状態をよく観察し，発熱・倦怠感・食欲低下などがみられたときは，主治医に連絡することも伝える。

3 甲状腺疾患の子どもの看護

1 甲状腺機能亢進症の子どもの看護

甲状腺機能亢進症は，甲状腺ホルモンが過剰に分泌される疾患であり，思春期以降の女性に多く，大半はバセドウ病である。

● **症状** 甲状腺腫，多汗，易疲労感，落ち着きのなさ，手指の振戦，眼球突出，体重減少，頻脈などの症状がみられる。甲状腺腫や眼球突出を学校検診で指摘されて受診することもある。また，落ち着きがなくなり，集中力が低下するために学業成績が低下したり，精神状態が不安定になるため，学校において問題行動があると誤解されることがある。

● **薬物療法** 治療は抗甲状腺薬の内服であり，外来治療が可能であるが，治療期間が長期にわたるので，内服や定期的受診の必要性を子どもと家族によく理解してもらう。また，放置すると甲状腺クリーゼ(発熱，脱力感，筋力低下，心不全，意識障害など)をおこすことがある。

抗甲状腺薬の副作用として，発疹，皮膚瘙痒(そうよう)感，肝機能障害などが出現することがある。とくに重篤な副作用は内服開始後 4～8 週間後におこる顆粒(かりゅう)球減少症であり，この初期症状は高熱と咽頭痛であるため，単なる感冒として放置せずに，これらの症状が出現したら受診することを説明しておく。通常 2～3 か月で甲状腺機能は安定するので，それまでは体育や運動系の部活は控える。また，喫煙は抗甲状腺薬の治療効果を減弱させるので，20 歳未満の場合に喫煙しないことはもちろんのこと，家族に喫煙者がいる場合は受動喫煙とならないように協力してもらう。

2 先天性甲状腺機能低下症の子どもの看護

先天性甲状腺機能低下症は，新生児マススクリーニングによって早期に適切な薬物治療が行われるようになったため，知的障害や発育不良などはみられなくなっている。症状によっては入院を必要とせず，外来診療での対応となる場合がある。

◆ 入院中の看護

● 観察　甲状腺機能低下のため，哺乳力の低下や低体温になる可能性がある。哺乳量，哺乳に要する時間，吸啜(きゅうてつ)の状態を観察し，授乳中に眠ってしまった場合は，口周囲を刺激しながら授乳し，授乳後は排気を十分に行う。

バイタルサインの測定とともに，四肢冷感やチアノーゼの有無の観察を行い，必要な場合は靴下や手袋を着用し，上掛けや室温の調整を行う。また，泣き声の強さや体動の程度，活気の有無，皮膚の状態，黄疸の有無や程度，排便状態などを観察し，体重測定は毎日，一定の条件で行う。

● 薬物療法　治療として甲状腺ホルモン製剤(チラーヂン®S)の内服を開始する。これは，もともと人間のからだに存在する甲状腺ホルモンの不足を補うことなので，副作用はほとんどおこらない。しかし，投与量が多すぎる場合は，甲状腺機能亢進症状がおこるので，それらの観察を行う。内服開始前と開始後の患児の病状の変化を観察することは大切である。また，甲状腺ホルモン製剤の投与量は微量であるため確実に与薬し，与薬後30分以内に嘔吐した場合は再与薬する。

● 家族への支援　疾患や入院に関する医師からの説明を家族が理解できているかを確認し，家族が不安に思っていることについては，それらが軽減できるようにする。また，内服によって症状が改善されていくことを説明し，面会時間外の患児の様子を家族に伝える。

新生児期の入院が多く，育児そのものにもまだ慣れていない場合があるので，授乳，おむつ交換，沐浴などの日常の世話はできるだけ家族と一緒に行い，退院後の育児において不安が少なくなるように配慮する。退院後も内服は継続するので，家族が確実に与薬できるように，与薬方法についても指導する。通常は1日1回朝食前の空腹時に内服させる場合が多く，ミルクにまぜずに少量の水でといて内服させるように説明する。内服は必ずしも空腹時である必要はないが，一定の時間に内服させ，与薬後30分以内に嘔吐してしまった場合は，再度与薬することを指導しておく。

◆ 外来での継続看護

甲状腺ホルモン製剤の内服によって，健康な子どもと同じ日常生活を送ることができる。しかし，外見上，健康な子どもとかわらないことによって，「治ったのでは？」などと自己判断して，内服を中止してしまうことがないようにする。定期的に受診して，甲状腺機能検査で安定した数値を維持することが大切であり，処方された薬剤を確実に内服させること，および子どもの成長に伴い薬剤の投与量が変更になることを家族に理解してもらう。

生涯にわたり治療を必要とするので，子どもが疾患についてある程度理解できるようになったら，毎日内服が必要であること，定期的に受診し採血検査を行うことは，自分の健康にとって大切であることがわかるように説明を行う。外来受診時には身長・体重測定を行い，順調に発育しているかを観察する。また，家族が甲状腺機能検査などの結果について理解しているかを確認する。

work 復習と課題

❶ 新生児マススクリーニングを行う意義について整理してみよう。
❷ 成長曲線を活用する意義について考えてみよう。
❸ 低身長症の子どもへのかかわり方について考えてみよう。
❹ 副腎皮質ホルモン製剤の服用を突然中止した場合におこりうる症状について整理してみよう。
❺ 先天性副腎過形成症の子どもが発熱した際の注意点について整理してみよう。

参考文献

1. 桑野タイ子・本間昭子編：新看護観察のキーポイントシリーズ 小児Ⅱ．中央法規出版，2011.
2. 伊達木澄人：成長ホルモン分泌不全性低身長症の原因と治療．小児科，63(7)：728-733，2022.
3. 日本小児内分泌学会編：小児内分泌学，第3版．診断と治療社，2022.
4. 日本小児内分泌学会編：小児内分泌疾患の治療．診断と治療社，2022.
5. 日本内分泌学会ウェブサイト．（https://www.j-endo.jp/）（参照 2024-11-01）．
6. 萩原大輔・有馬寛：多飲・多尿と内分泌疾患．診断と治療，111(3)：309-313，2023.
7. 水口雅ほか編：今日の小児治療指針，第17版．医学書院，2020.

第 5 章

免疫疾患・アレルギー疾患・リウマチ性疾患と看護

A 看護総論

アレルギー allergy は，ギリシア語の allos（変じた）と ergo（作用・能力）に由来する。ヒトには自分の身体の成分と異なる物質（細菌・ウイルス・食物・ダニ・花粉など）が体内に入ると異物として認識し，攻撃・排除するしくみがあり，これを**免疫**とよんでいる。アレルギー反応も広くは免疫反応の一部であるが，異物に対して反応する際に自己の身体を傷つけてしまう場合をいう[1)]。

アレルギー疾患は，環境に広く存在する本来反応してほしくないさまざまな抗原（ダニ・花粉・食物など）に対する過敏反応であり，気管支でおこれば気管支喘息（ぜんそく），鼻粘膜でおこればアレルギー性鼻炎となり，多くは IgE 抗体が関与している。乳児期に食物アレルギー・アトピー性皮膚炎として発症し，年齢とともに喘息・アレルギー性鼻炎・結膜炎などの症状がつぎつぎと出現することが多く，**アレルギーマーチ**とよばれる。

● 小児気管支喘息　喘息の有病率は，世界的に依然として増加している地域が多いが，日本では横ばいから低下傾向にかわった。わが国の子どもの喘息死亡率は「小児気管支喘息治療・管理ガイドライン」に基づく治療の進歩により低率で安定し，大発作や呼吸不全による入院も激減している。

喘息は乳幼児期に発症することが多く，2～3 歳がピークであると報告されてきたが，近年は発症の低年齢化がみられる。小学生の有病率は 2000 年ごろまで増加の一途であったが，最近は減少傾向にある。2015 年の ISAAC（International Study of Asthma and Allergies in Childhood）質問票を用いた全国学校調査の有病率は，6～8 歳で 10.2%，13～15 歳で 8.2% であった[2)]。また，日本学校保健会による 2022 年度調査の有病率は，小学生 5.2%，中学生 3.8%，高校生 3.4%，平均 4.5% といずれも減少している[3)]。

● 食物アレルギー　食物アレルギーは「食物によって引き起こされる抗原特異的な免疫学的機序を介して生体にとって不利益な症状が惹起（じゃっき）される現象」と定義され，先進国を中心に世界的に大きな問題となっている。子どもでは卵・牛乳などアレルゲンによっては年齢とともに寛解する例も多いが，近年はナッツ類によるアナフィラキシーが注目されている。

2020 年の即時型食物アレルギー全国モニタリング調査によると，原因食物は鶏卵・牛乳・木の実・小麦で約 75% を占める。木の実類の増加が目だち，小麦をこえて 3 番目に多い[4)]。ただし，年齢により原因食物の頻度は異なる。

食物アレルギーは子どもの社会生活，保育所・学校における給食や活動に

1）日本アレルギー学会ウェブサイト：一般の皆様へ「アレルギーを知ろう」．(https://www.jsa-pr.jp/html/knowledge.html)（参照 2024-01-14）．
2）日本小児アレルギー学会：小児気管支喘息治療・管理ガイドライン 2023．pp. 30-37，協和企画，2023．
3）日本学校保健会：令和 4 年度アレルギー疾患に関する調査報告書．pp. 15-16，2023．(https://www.gakkohoken.jp/books/archives/265)（参照 2024-01-14）．
4）「食物アレルギーの診療の手引き 2023」検討委員会：食物アレルギーの診療の手引き 2023．p. 10，2024．

も影響するため，適切な対応が求められる。2012 年に東京都の小学校給食で誤食によるアナフィラキシーショック死が発生したこともあり，保育所・学校現場でのアレルギー疾患への関心は非常に高まっている。日本学校保健会による 2022 年度調査の有病率は，小学生・中学生・高校生すべてで 6% 台であり，2013 年度調査の 4.5% より増えている[1)]。

● 保育所・学校でのアレルギー対応　厚生労働省から「保育所におけるアレルギー対応ガイドライン 2019 年改訂版」が，日本学校保健会から「学校のアレルギー疾患に対する取り組みガイドライン（令和元年度改訂）」が発行されている。このほかにも，さまざまなガイドラインや手引きなどで，子ども・保護者の教育や指導に必要と思われる事項が示されている。

● 子ども・家族の看護　アレルギー疾患による子どもの日常生活・学校生活への影響という QOL の観点からも，また子どもの長期予後の観点からも，近年のガイドラインでは治療の現状把握に基づく医療側の的確な治療・管理の具体的方策を示すだけでなく，子ども・家族のアドヒアランスの向上を重視するようになってきた。経過が長いというアレルギー疾患の特徴から，子どもと家族が可能な限りふつうの生活を地域で送れることを保障するための，パートナーシップの確立とその信頼関係に基づくセルフケア確立への支援，子どもと家族の発達段階や家族全体の QOL を尊重した看護が重要である。

plus　日本のアレルギー疾患対策

わが国では，現在は乳幼児から高齢者まで国民の約 2 人に 1 人がなんらかのアレルギー疾患を有しているといわれている。長期にわたり生活の質を著しくそこなうことがあることから，アレルギー疾患を有する者が安心して生活できる社会の構築を目ざし，国や地方公共団体が取り組むべき方向性を示し，アレルギー疾患対策の総合的な推進をはかることを目的として，2014（平成 26）年に「アレルギー疾患対策基本法」が成立した。

現状ではアレルギー専門医の地域偏在や地域格差があり[2)]，アレルギー医療均てん化の実現に向けて，厚生労働省や学会を中心に予防と治療法の普及・啓発活動が進められている。2009（平成 21）年から小児アレルギーエデュケーター Pediatric Allergy Educator（PAE）の認定（日本小児臨床アレルギー学会）が，2021（令和 3）年からアレルギー疾患療養指導士 Clinical Allergy Instructor（CAI）の認定（日本アレルギー疾患療養指導士認定機構）が開始された。

2017（平成 29）年には厚生労働省から「アレルギー疾患対策の推進に関する基本的な指針」が告示され，アレルギー疾患は「気管支ぜん息，アトピー性皮膚炎，アレルギー性鼻炎，アレルギー性結膜炎，花粉症，食物アレルギーその他アレルゲンに起因する免疫反応による人の生体に有害な局所的又は全身的反応に係る疾患であって政令で定めるもの」とされている。アレルギー疾患の増加の背景には環境因子が大きくかかわっており，化学物質などによる大気汚染，密閉性の高い住宅，環境衛生向上に伴う寄生虫の駆除，食生活の変化（欧米化），ストレスフルな社会生活など，現代的な生活様式への変化とともに増加してきたと考えられ，地域差も指摘されている。

1）日本学校保健会：前掲書．p. 15.
2）日本アレルギー疾患療養指導士認定機構ウェブサイト：CAI（アレルギー疾患療養指導士）について．（https://caiweb.jp/what_cai/）（参照 2024-01-14）．

B　おもな疾患

1　アレルギー学総論

体内に侵入した病原体や異物を**抗原**として免疫学的に記憶した個体は，抗原の再度の侵入に対して免疫機能を動員し，排除・無毒化することで生体を防御する(**抗原特異的な免疫反応**)。しかし，食物・花粉・室内塵(じん)のように，有害ではないと思われる外来性の抗原に対して過剰に免疫機能が動員されると，生体に不利益な反応を引きおこすことがある。これを**アレルギー**という。

免疫系には，みずからの構成成分に対して免疫反応がおきないよう，幾重(いくえ)にも安全装置がはりめぐらされている(**自己免疫寛容**)。しかし，そのしくみが破綻(はたん)すると自己と非自己を区別できなくなり，免疫系がみずからを攻撃して**自己免疫疾患**を引きおこす。これもアレルギーに分類される。

ゲル Gell, P. G. とクームス Coombs, P. R. によって提唱された古典的なアレルギー分類を，最新の知見を加えて解説する。

1　I型アレルギー(即時型アレルギー)

◆ I型アレルギーのしくみ

免疫グロブリン immunoglobulin(Ig)は，**抗体**として免疫反応にかかわるタンパク質であり，G・A・M・D・Eの5つのクラスに分けることができる。I型アレルギーでは，IgE抗体が重要な役割を担っている。皮膚や粘膜の表層に密集する**マスト細胞**と血液中の**好塩基球**の細胞表面には多数の**IgE受容体**が発現しており，IgE抗体と結合している。IgE抗体に**アレルゲン**(IgE抗体と特異的に結合する抗原)が結合すると，急性炎症を惹起するヒスタミンなどの化学伝達物質と炎症細胞動員因子がすみやかに遊離され，多様なアレルギー症状を引きおこす(▶図5-1-a)。I型アレルギーの代表的なアレルギー疾患は，花粉症・ダニアレルギー・食物アレルギー・ペットアレルギーなどである。

◆ T細胞とB細胞のはたらき

リンパ球の一種である**ヘルパーT細胞**(以下，T細胞)は，皮膚・粘膜・リンパ節・血液中などに分布する**抗原提示細胞**との相互作用により活性化される。抗原提示細胞は体内に侵入した病原体や異物を貪食(どんしょく)し，消化産物であるペプチド断片❶を細胞表面に提示する。T細胞は受容体を介して提示されたペプチド断片と特異的に結合し，その後，急速に分化・増殖して免疫機能を発揮する。T細胞は**Th1細胞**(IFN-γ・IL-2などの**Th1サイトカイン**を産生)・**Th2細胞**(IL-4・IL-5・IL-9・IL-13などの**Th2サイトカイン**を産生)など，異なった機能をもつエフェクター細胞群に分化する。Th1サイ

NOTE

❶ペプチド断片

10〜20個のアミノ酸からなるタンパク質の断片。

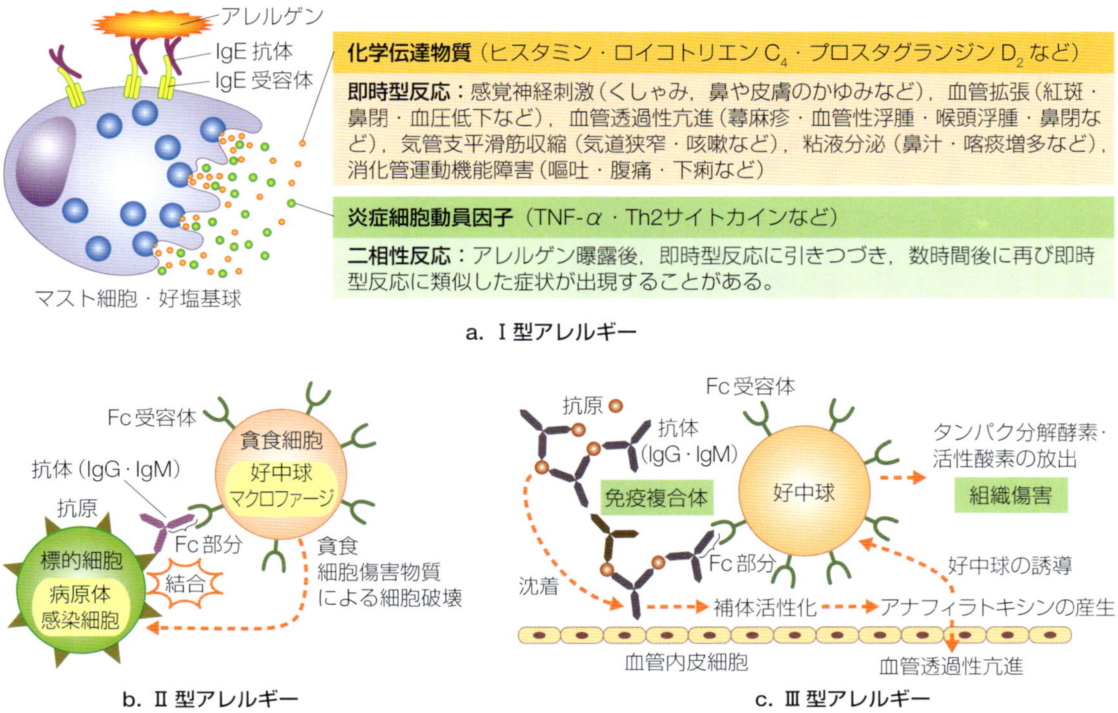

図 5-1　Ⅰ型・Ⅱ型・Ⅲ型アレルギーのしくみ

トカインと Th2 サイトカインは互いに拮抗し合って作用する。**制御性 T 細胞**は Th1 細胞と Th2 細胞の過剰なサイトカイン産生を抑制している。リンパ球の一種である **B 細胞**は，おもに活性化した T 細胞の作用を受け，5 種類の免疫グロブリンを産生する。

◆ IgE 抗体産生と 2 型炎症

Th2 サイトカインは Th2 細胞だけでなく，**2 型濾胞ヘルパー T 細胞**（Tfh2 細胞，おもに IL-4 を産生）・**2 型自然リンパ球**（ILC2，おもに IL-5・IL-13 を産生）からも産生される。IL-4 は B 細胞に作用して IgE 抗体産生を促進し，Ⅰ型アレルギーの発症・悪化に関与する。IL-5・IL-9・IL-13 はマスト細胞・好塩基球・**好酸球**などの炎症細胞を活性化するとともに，構成細胞の上皮細胞・線維芽細胞・平滑筋細胞にも作用し，総和として気道や皮膚に慢性炎症を引きおこす（**2 型炎症**）。アレルゲン曝露やウイルス感染などは気道上皮や表皮細胞を刺激し，TSLP・IL-25・IL-33 を産生させることで，2 型炎症の発症・悪化に関与している。2 型炎症は気管支喘息・アレルギー性鼻炎・アトピー性皮膚炎の基本病態となっている。IgE 抗体産生や 2 型炎症がおきやすい体質と遺伝的背景を**アトピー素因**という。

2 Ⅱ型アレルギー（細胞融解型アレルギー）

細胞表面に付着した抗原や細胞の表面抗原に対する特異的抗体（IgG・IgM）は，これらの抗原と直接結合すると，**補体系**❶を活性化し，標的細胞

NOTE

❶補体系

補体系は C1〜C9 の 9 つのタンパク質からなり，抗体や好中球・マクロファージなどの貪食細胞と連携して，病原体や感染細胞の排除にあたる。

を破壊する(**オプソニン効果**)。あるいは，その抗体のFc部分が好中球やマクロファージのFc受容体と結合すると，標的細胞はこれらの貪食細胞によって破壊される(**抗体依存性細胞性細胞傷害** antibody-dependent cellular cytotoxicity〔ADCC〕)(▶105ページ，図5-1-b)。Ⅱ型アレルギーにより，みずからの構成細胞を標的とする疾患には，自己免疫性溶血性貧血・免疫性血小板減少性紫斑(しはん)病・顆粒(かりゅう)球減少症などがある。

3　Ⅲ型アレルギー(免疫複合体型アレルギー)

抗原と抗体(IgG・IgM)が結合し，組織内に**免疫複合体**が形成されると，補体系が活性化されて**アナフィラトキシン**(C3a・C5a)が産生される。アナフィラトキシンは血管透過性を亢進させるとともに，局所に好中球を引き寄せる。好中球は免疫複合体を貪食し，この刺激によりタンパク分解酵素や活性酸素を放出して組織を傷害する(▶105ページ，図5-1-c)。アナフィラトキシンにはマスト細胞や好塩基球から化学伝達物質を放出させる作用もある。Ⅲ型アレルギーによる疾患には，血清病・全身性エリテマトーデス(SLE)・急性糸球体腎炎などがある。

4　Ⅳ型アレルギー(遅延型アレルギー)

抗原刺激を反復すると，感作(かんさ)されたTh1細胞が過剰にIFN-γ・IL-2・TNF-αなどのサイトカインを産生し，抗体によらずに炎症を引きおこすことがある。これらのサイトカインはマクロファージや**細胞傷害性T細胞**(**キラーT細胞**)を活性化し，組織傷害を進展させる。この反応は抗原刺激48時間以降にピークを迎えることから**遅延型アレルギー**ともよばれる。Ⅳ型アレルギーによる疾患には，接触皮膚炎，結核の空洞形成，臓器移植時の拒絶反応などがある。

2　アレルギー疾患

1　食物アレルギー food allergy

食物アレルギーとは，食物によって引きおこされる，抗原特異的な免疫学的機序を介して，生体にとって不利益な症状が惹起される現象をいう[1)]。免疫学的に**IgE依存性食物アレルギー**と**非IgE依存性食物アレルギー**に分類される。食物に含まれる毒性や薬理活性を有する物質(カフェイン・ヒスタミンなど)や，代謝性疾患(乳糖不耐(ふたい)症など)などによる，免疫学的機序を介さない食物による不利益な反応を**食物不耐症**という。なお，食物アレルギーには，経口摂取に限らず，吸入や接触によるアレルギー症状も含まれる。

1）日本小児アレルギー学会：食物アレルギー診療ガイドライン2021. p.16，協和企画，2021.

原因食物と有病率

IgE 依存性食物アレルギーの有病率は，近年，性別・年代にかかわらず増加しており，乳幼児期が5～10% で最も高く，その後，わずかに減少する。主要な原因食物は，乳児期では鶏卵・牛乳・小麦であり，多くは学童期までに軽症化ないしは治癒する(**耐性獲得**)。一方，幼児期以降，木の実類・ピーナッツ・魚介類(魚卵・甲殻(こうかく)類・魚肉)・果物類・ソバなどのアレルギーが増加する。これらの食物アレルギーは耐性獲得が得られにくい。

IgE 依存性食物アレルギーの症状

通常は原因食物を摂取して 2 時間以内に症状が出現する。多くは摂取後数分～30 分に症状が出現し，その数分～30 分後にピークに達する。これを**即時型反応**という。皮膚症状(蕁麻疹(じんましん)・紅斑・かゆみ・血管性浮腫)の頻度が最も高く，呼吸器症状(喉頭(こうとう)浮腫や気管支狭窄による咳嗽(がいそう)・喘鳴・呼吸困難)，消化器症状(吐きけ・嘔吐・腹痛・下痢)と続く。ほかに鼻炎・結膜炎症状，神経症状(不きげん・活気の低下・意識障害・失禁)などがある。

食物摂取直後から，口腔や咽頭・喉頭，舌・口唇にかゆみや刺激感が出現し，浮腫を生じることがある。これを**口腔アレルギー症候群** oral allergy syndrome(OAS)という。OAS は IgE 依存性食物アレルギーに分類されており，粘膜から局所的に吸収された微量の原因食物による局所反応である。

アナフィラキシーの定義と診断基準

アナフィラキシーは重篤な全身性のアレルギー反応であり，通常は急速に発現し，初期対応が遅れると，まれではあるが死にいたることがある。診断基準は以下のとおりである[1)]。

(1) 皮膚・粘膜またはその両方の症状が急速に発症(数分～数時間)した場合，重度の呼吸器症状(呼吸困難・喘鳴・低酸素血症など)，血圧低下または臓器不全に伴う症状(虚脱・失神など)，重度の消化器症状(重度の腹痛，反復性嘔吐など)のいずれか 1 つを伴う場合をいう。

(2) 典型的な皮膚・粘膜症状を伴わなくても，当該患者にとって既知のアレルゲンまたはアレルゲンの可能性がきわめて高いものに曝露されたあと，血圧低下，気管支狭窄または喉頭症状が急速に発症した場合をいう。

非 IgE 依存性食物アレルギーと関連疾患

新生児・乳児食物蛋白誘発胃腸症は，新生児期から乳児期にかけて，おもに牛乳が原因で嘔吐・血便・下痢などの消化器症状により発症する。食物除去・負荷試験により診断し，原因食物の除去が基本治療となる(▶111 ページ，plus)。食物アレルギー関連疾患として**好酸球性消化管疾患**❶や**セリアック病**❷が知られており，食物に対する非 IgE 依存性反応が関与している。

NOTE

❶好酸球性消化管疾患
食道・胃・小腸・大腸に集積した好酸球により慢性炎症が生じ，機能不全を引きおこす。

❷セリアック病
小麦に含まれるグルテンの摂取により，小腸に慢性炎症を生じる。

1）日本アレルギー学会：アナフィラキシーガイドライン 2022. p.2. 2022.

◆ 診断

食物アレルギーの診断手順を▶図5-2にまとめた。診断を確定するためには，食物摂取によりアレルギー症状が引きおこされることが必要条件となる。

抗原特異的 IgE 抗体の診断方法

● **皮膚テスト**　IgE 依存性食物アレルギーの診断には**プリックテスト**が用いられる。抗原エキスを皮膚に1滴たらし，その箇所をプリック針で小さく穿刺する。15～20分後に，膨疹と紅斑のサイズを計測して判定する。**皮内テスト**はアナフィラキシーを誘発する危険性があるため用いない。**パッチテスト**はおもに遅延型アレルギーの診断に用いられる。

● **血液検査**　抗原特異的 IgE 抗体検査と好塩基球活性化試験がある。前者は，酵素や蛍光色素などを標識した抗ヒト IgE 抗体を用いて，固相化した抗原に結合した血清中の IgE 抗体量を測定する方法である。後者は，好塩基球に抗原を反応させ，細胞表面の活性化マーカーの発現量を測定して，IgE 依存性の抗原特異的な好塩基球活性化能の有無を判定する。

食物経口負荷試験 oral food challenge（OFC）

食物経口負荷試験は，食物アレルギーの最も確実な診断方法であり，原因食物の確定診断と安全摂取可能量の決定（耐性獲得の評価）をおもな目的として実施する。少量の負荷試験食を与え，症状が誘発されなければ30～60分間隔で徐々に増量する。症状が誘発されたら検査を中止し，陽性と判定する。検者も被験者も負荷試験食を確認しながら検査を行う**オープン法**と，心因反応などのバイアスによる偽陽性を避けるため，プラセボ❶をあわせて用いる**ブラインド法**がある。食物経口負荷試験はアナフィラキシーを誘発する危険性があり，アレルギー専門医のもとで実施することが望ましい。

NOTE

❶プラセボ
試験対象の食物を含まない負荷試験食に擬したもの。

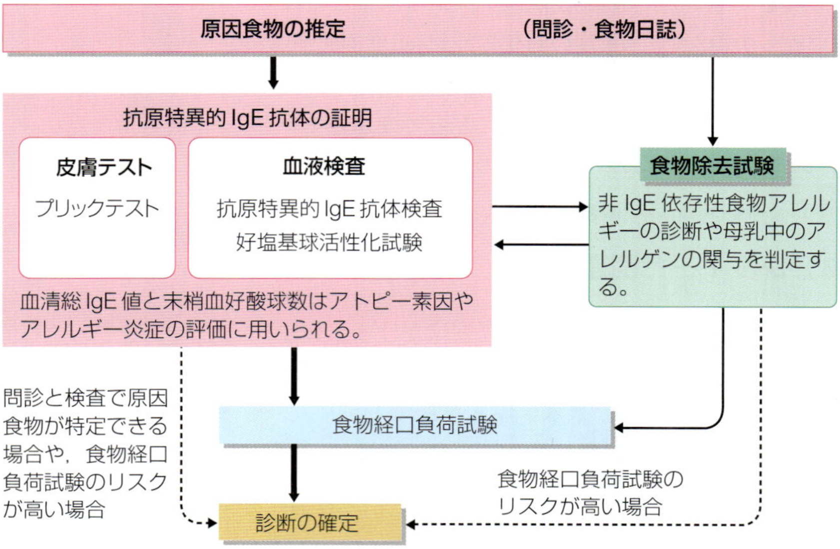

▶図5-2　食物アレルギーの診断手順

◆ 治療・予防

● **栄養食事指導** 適切に安全摂取可能量を決定し，食物除去を必要最小限にすべきである。そうすることで，栄養障害を回避し，健全で安全な食生活を実践することができる。そのためには，管理栄養士による栄養食事指導が不可欠である。

● **即時型アレルギー症状の治療** 皮膚・粘膜症状には**抗ヒスタミン薬**(経口・静注・筋注)が有効である。アナフィラキシーに対してはすみやかにアドレナリンを筋注する。プレホスピタルケアとして，**携帯用アドレナリン自己注射器〔エピペン®〕**が用いられる。アドレナリンの筋注は，アナフィラキシーへの進行が予想される場合にも使用される。その際，ショック体位を保持して安静を促し，経皮的動脈血酸素飽和度(Spo_2)やバイタルサインを測定しながら，必要に応じて補液・酸素投与・副腎皮質ステロイドの全身投与などを行う。ショック時には心肺蘇生の適否をすみやかに判断する。

● **耐性獲得の試み** **経口免疫療法** oral immunotherapy(OIT)は，自然経過では早期に耐性獲得が期待できない症例において，安全摂取可能量をこえない範囲で原因食物をとりつづけることで脱感作状態とし，究極的には耐性獲得を目ざす治療法である。OIT の有効性はすでに実証されている。しかし，脱感作状態は耐性獲得状態とは違って，運動や体調変化，治療の中断などにより，予期せずアレルギー症状が引きおこされる危険性をはらんでいる。現在，安全性向上に向けた臨床研究が進められている。

● **発症予防の試み** 食物アレルギー発症のリスク因子として，家族歴，乳児期の湿疹による皮膚バリア機能の低下，食物アレルゲンによる室内環境汚染，離乳食の開始を遅らせること，短い日光照射があげられている。現在，発症予防につながる対策として，①生後早期から予防的に保湿剤を用いるなど適切なスキンケアを行うこと，②湿疹に対して積極的な抗炎症療法を行い，寛解状態を維持すること，③室内環境整備を心がけること，④離乳食の開始を遅らせないことが試されている。なお，妊娠中・授乳中に，母児がアレルギーの原因になりやすい食物を完全除去しても，発症予防効果は得られない。

plus **花粉・食物アレルギー症候群 pollen-food allergy syndrome(PFAS)**

シラカンバやハンノキなどのカバノキ科の花粉症患者の３人に１人は，果物アレルギーを有している。カバノキ科花粉に反応する特異的 IgE 抗体が果肉に含まれる抗原と結合することで，食物アレルギー症状が引きおこされる(交差反応)。カバノキ科花粉特異的 IgE 抗体は果物類だけでなく，大豆・ピーナッツ・クルミなどに含まれる抗原とも交差反応する。イネ科花粉や雑草花粉もカバノキ科花粉と同様に，種々の食物アレルギーの発症に関与している。このような，花粉感作が発症の契機となった食物アレルギーを花粉・食物アレルギー症候群(PFAS)とよぶ。口腔・咽頭症状がおもな症状である。

2 気管支喘息 bronchial asthma

小児の気管支喘息(喘息)は，発作性におこる気道狭窄により，咳嗽・呼気性喘鳴・呼吸困難を繰り返す疾患である。これらの臨床症状は自然ないし治療により軽快・消失するが，ごくまれには致死的となる[1)]。

◆ 病態

● **慢性炎症性疾患としての側面**　小児喘息の基本病態は気道の慢性炎症であり，**気道炎症**は**気道過敏性**を亢進させる。過敏性が亢進した気道に誘発・悪化因子が作用すると，気道平滑筋の収縮，気道粘膜の浮腫，気道分泌の亢進が引きおこされ，気道内腔が狭くなる。これが**急性増悪**(**発作**)である。気道炎症が悪化すると気道過敏性はさらに亢進し，重症度が引き上げられる。誘発・悪化因子はアレルゲンだけでなく，運動・気道感染・刺激ガス・天候の変化・精神的ストレスなど多様である。病理的な特徴を▶図 5-3 に示す。気道炎症とそれに伴う組織構造の器質的変化(**リモデリング**)は，喘息症状が軽快したあとも長期間持続することが多い。

● **アレルギー疾患としての側面**　喘息児の 90% 以上が**チリダニ**(ヤケヒョ

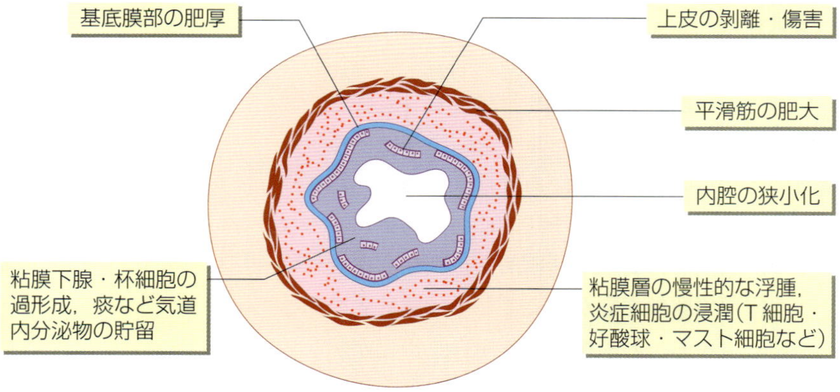

▶図 5-3　小児の喘息気道の病理学的変化(非発作時)
喘息気道の炎症が悪化すると喘息の重症度が引き上げられる。したがって，急性増悪(発作)を予防するためには，重症度に応じた十分な抗炎症治療が必要である。

plus

食物依存性運動誘発アナフィラキシー
food-dependent exercise induced anaphylaxis(FDEIA)

原因食物を摂取し，2 時間以内に比較的激しい運動をすることによりアナフィラキシーが誘発される。しかし，単独に原因食物や運動を負荷してもアナフィラキシーは誘発されない。FDEIA は IgE 依存性食物アレルギーの特殊型である。原因食物として小麦・甲殻類・果物類などが知られている。発症年齢のピークは 10〜20 歳代である。発症時の対応は通常のアナフィラキシーと同様である。

1）日本小児アレルギー学会：小児気管支喘息治療・管理ガイドライン 2023．p.16，協和企画，2023．

ウヒダニ，コナヒョウヒダニ）に対する特異的IgE抗体を有しており，花粉・ペット・真菌などの**吸入抗原**にも高率に感作されている。血清総IgE値は高値を示す傾向にある。また，喘息，アレルギー性鼻炎，アレルギー性結膜炎，アトピー性皮膚炎，食物アレルギーなどのアレルギー疾患の病歴や家族歴を有することが多い。アトピー素因の有無は，喘息の診断や発症リスク評価に役だつ。

● **有病率と好発年齢**　小学児童の喘息有病率は4～10%と推定されている。世界的には依然として増加しつづけているが，わが国では横ばいから低下傾向となった。小児期は男子に多く，思春期以降は男女差がなくなる。多くが2～3歳をピークに発症し，思春期から青年期にかけておよそ半数が寛解・治癒する。喘息死亡率は低く，2010年以降の0～14歳の喘息死者数は年間1桁（けた）である。

診断

診断のポイント

(1) **呼気延長**を特徴とする**呼気性**の**呼吸困難**を観察する。症状が悪化すると呼吸数の増加・**陥没呼吸**・**起座呼吸**・チアノーゼがみられる。
(2) 呼気性の**高音性喘鳴**❶（ゼーゼー，ヒューヒュー）を聴取する。
(3) 聴診上，呼気に優位な，笛が鳴るような連続性副雑音（ラ音）を両肺野に聴取する。
(4) 既往歴として，反復して喘息様症状がみられることを確認する。初回時や長期間持続する場合は慎重な鑑別診断を要する。
(5) 喘息様症状に対して**β_2刺激薬吸入**（気管支拡張薬）が著効することを確認する。

気道炎症の評価

(1) 喘息の重症度（▶表5-1）の悪化。評価するにあたり，治療ステップを考慮する。
(2) **スパイロメーター**による**フローボリューム曲線**の1秒量・1秒率・最大呼気流量・$\dot{V}_{50}$・$\dot{V}_{25}$の低下。
(3) **ピークフロー（PEF）メーター**による**ピークフロー値**の日内変動の増幅

> **NOTE**
> ❶**喘鳴**
> 耳で聞きとることができる気道由来の雑音をいう。

> **plus　食物蛋白誘発胃腸炎症候群 food protein-induced enterocolitis syndrome（FPIES）**
>
> 食物蛋白誘発胃腸炎症候群（FPIES）は，最近急増している非IgE依存性消化管アレルギーであり，わが国では新生児・乳児食物蛋白誘発胃腸症に分類される。離乳期に卵黄により発症することが最も多く，加熱卵黄を与えたあと，2～6時間後に嘔吐を繰り返すことで気づく。その後，下痢や微熱を伴うこともある。卵黄以外にも牛乳・大豆・小麦・魚介類などによるFPIESが報告されている。幼児期以降の発症もまれではない。
>
> FPIESの発症メカニズムはわかっておらず，「体調が良好にもかかわらず，食物摂取後2～6時間して嘔吐を繰り返す」というエピソードを2～3回確認してFPIESと診断する。多くは数年以内に治癒するとされており，この間は原因食物の摂取を控える。

表 5-1　症状による小児喘息の重症度の分類と目安(治療ステップは不問)

重症度	症状の程度と頻度
間欠型	• 年に数回，急性増悪(発作)が出現する。 • 発作強度は小発作で，短時間作用性 β_2 刺激薬の吸入で改善する。 • 持続せず，日常生活はほとんど障害されない。
軽症持続型	• 月に 1 回以上，急性増悪(発作)が出現する。 • 発作強度は小発作で，多くは短時間作用性 β_2 刺激薬の吸入で改善する。 • ときに持続するが，日常生活が障害されることは少ない。
中等度持続型	• 週に 1 回以上，急性増悪(発作)が出現する。 • ときに発作強度が中・大発作となる。 • 日常生活が障害されることがある。
重症持続型	• 毎日のように，急性増悪(発作)が出現する。 • 週に 1〜2 回以上，発作強度が中・大発作となる。 • 日常生活が著しく障害される。

(20% 以上)と自己最良値の低下。

(4) **気道過敏性試験**(ヒスタミンやメタコリンを用いた吸入刺激)の反応閾値(いきち)の低下，運動負荷による運動誘発気管支収縮 exercise-induced bronchoconstriction(EIB)の誘発。

(5) **呼気中一酸化窒素濃度**(FeNO)の上昇。

(6) 喀痰中の好酸球数の増加。

乳幼児期の喘鳴の特殊性

乳幼児喘息とは，5 歳以下の反復性喘鳴のうち，24 時間以上続く明らかな呼気性喘鳴を 3 エピソード以上繰り返し，β_2 刺激薬吸入後に呼気性喘鳴や努力性呼吸・Spo_2 の改善がみとめられる場合をいう[1)]。年長児に比して乳幼児の気道は脆弱(ぜいじゃく)で狭く，粘液腺や杯(さかずき)細胞の過形成のため，容易に喘鳴や呼吸障害を生じる。したがって，この時期の反復性喘鳴の原因は多様であり，気道感染症に基づく喘鳴，先天・発達異常に基づく喘鳴，気道内異物に基づく喘鳴など，慎重な鑑別診断を要する。

◆ 治療：急性増悪(発作)への対応

発作強度(小発作・中発作・大発作・呼吸不全)を判定し(▶表 5-2)，迅速に治療を開始する。治療の第一選択薬は，強力な気管支拡張作用を有し，即効性の**短時間作用性 β_2 刺激薬** short-acting β_2 agonist(SABA)の吸入である。上体を起こして安静を保つとともに，酸素吸入(Spo_2 95% 以上を保持)，補液，腹式呼吸や排痰の介助などの理学療法，気道感染症などの合併症の治療を適宜組み合わせる。

● **小発作**　SABA 吸入(20〜30 分間隔で 3 回まで反復可能)。

● **中発作**　SABA 吸入を反復しつつ，十分に改善しない場合は副腎皮質ス

1）日本小児アレルギー学会：小児気管支喘息治療・管理ガイドライン 2023. p.166，協和企画，2023.

表 5-2 急性増悪(発作)治療のための発作強度判定

			小発作	中発作	大発作	呼吸不全
主要所見	症状	興奮状況	平静		興奮	錯乱
		意識	清明		やや低下	低下
		会話	文で話す	句で区切る	一語区切り～不能	不能
		起座呼吸	横になれる	座位を好む	前かがみになる	
	身体所見	喘鳴	軽度		著明	減少または消失
		陥没呼吸	なし～軽度		著明	
		チアノーゼ	なし		あり	
	SpO_2(室内気)*1		≧96%	92～95%	≦91%	
参考所見	身体所見	呼気延長	呼気時間が吸気の 2 倍未満		呼気時間が吸気の 2 倍以上	
		呼吸数*2	正常～軽度増加		増加	不定
	PEF	(吸入前)	＞60%	30～60%	＜30%	測定不能
		(吸入後)	＞80%	50～80%	＜50%	測定不能
	$PaCO_2$		＜41 mmHg		41～60 mmHg	＞60 mmHg

主要所見のうち最も重度のもので発作強度を判定する。
＊1：SpO_2 の判定にあたっては，肺炎など他に SpO_2 低下を来す疾患の合併に注意する。
＊2：年齢別標準呼吸数(回/分)
0～1 歳：30～60，1～3 歳：20～40，3～6 歳：20～30，6～15 歳：15～30，15 歳～：10～30
(日本小児アレルギー学会：小児気管支喘息治療・管理ガイドライン 2023．p.148，協和企画，2023)

テロイドの全身投与(内服，静注)を追加する。また，気管支拡張作用を有するアミノフィリンの点滴静注を考慮する。アミノフィリンは安全に使用できる有効血中濃度域が狭く，使用時は血中濃度をモニタリングするなど，副作用(嘔吐・全身痙攣(けいれん)など)の防止に努める。

● **大発作** 入院加療を原則とし，早急に強力な治療を開始すべきである。SABA 吸入を反復しつつ，副腎皮質ステロイドの全身投与とアミノフィリンの持続点滴を行う。改善が不十分な場合はイソプロテレノール持続吸入療法を開始する。呼吸不全の場合は人工呼吸管理の適応を検討する。

◆ 治療：長期管理

治療目標

急性増悪(発作)の治療後は長期管理に移行して，良好な喘息コントロールを目ざす。治療目標は，急性増悪(発作)がない，SABA の頓用(とんよう)が必要ない，昼夜を通じて症状がない，運動による症状誘発がないの 4 点である[1)]。治療目標を達成し，同時に呼吸機能と気道過敏性を正常化するためには，基本病態である気道の慢性炎症を有効に抑制することが求められる。抗炎症薬を中心とした薬物療法が長期管理の中軸となる。

1）日本小児アレルギー学会：小児気管支喘息治療・管理ガイドライン 2023．p.71，協和企画，2023．

長期管理薬の種類

● **吸入ステロイド薬**　気道に直接到達して気道炎症を強力に抑制することから，症状発現を予防するための長期管理薬(**コントローラー**)として，基本治療に用いられる。気道に到達した薬剤量で抗炎症効果が決まるため，薬剤の選択と吸入量の設定とともに，適切な吸入方法の選択と定期的な吸入指導が必要である。吸入ステロイド薬は，通常量では全身性の副作用(最終身長の低下，副腎皮質機能抑制，骨代謝障害など)の発現はきわめてまれである。しかし，使用が長期に及ぶため，症状のコントロール状態を把握し，必要最少量の使用を心がける。

● **ロイコトリエン受容体拮抗薬**　システイニルロイコトリエンタイプ1受容体(CysLT1受容体)の拮抗薬であり，炎症細胞の好酸球・好塩基球・マスト細胞が遊離するシステイニルロイコトリエンによる，気道の平滑筋収縮・血管透過性亢進・分泌亢進と，炎症細胞の活性化を抑制する。おもに軽症例の基本治療に用いられるとともに，吸入ステロイド薬の併用薬の適用がある。

● **長時間作用性 β_2 刺激薬 long-acting β_2 agonist(LABA)**　吸入・経口・貼付に対応した剤形があり，12時間以上の気管支拡張作用を有する。単独では抗炎症作用をみとめないため，原則として抗炎症薬と併用する。小児の喘息治療においても，吸入ステロイド薬/LABA配合剤が積極的に用いられている。吸入ステロイド薬とLABAを同時に吸入することで，相互に薬効を増強し合い，その効果は吸入ステロイド薬の2倍量に匹敵(ひってき)すると報告されている。長時間作用性の気管支拡張薬としてテオフィリン徐放薬がある。抗炎症作用を有しており，追加治療に用いられる。アミノフィリンと同様の副作用を有しており，安全有効血中濃度域をこえないことを確認する必要がある。

● **生物学的製剤**❶　重症度が重症持続型に相当する場合の追加治療に用いられる。抗IgE抗体は，IgE抗体を介したアレルギー反応を抑制する。抗IL-5抗体は，IL-5を介した気道の好酸球性炎症を抑制する。抗IL-4/IL-13受容体抗体は，IL-4とIL-13のシグナル伝達を阻害し，2型炎症を抑制する。抗TSLP抗体は，ウイルス感染やアレルゲン刺激などにより気道上皮から産生されるTSLPの作用を阻害することで，2型炎症を抑制する。

> **NOTE**
> **❶生物学的製剤**
> 最新のバイオテクノロジーを用いて製造された薬剤で，標的とする生体内の分子と特異的に結合することで，その分子の作用を阻害する。

薬物療法の進め方

治療前の重症度に基づく薬物療法の長期管理プランの流れを▶図5-4に示す。喘息の重症度を臨床症状に基づいて判定し(▶112ページ，表5-1)，現行の治療ステップを考慮して，ステップアップや追加治療を決定する。

増悪の危険因子とその対策

● **室内環境因子**　チリダニ・ペット・真菌などの吸入アレルゲンと，タバコ煙・ホルムアルデヒドなどの化学汚染物質を除去するよう努める。

● **ライフスタイルの充実**　心身の活動性を向上させるため，学校や地域の行事に積極的に参加する。運動は急性増悪(発作)の誘因になるが，喘息治療薬の活用，運動の種類(水泳は急性増悪〔発作〕がおこりにくい)や進め方(ウォームアップやマスクの着用など)を工夫して取り組む。

● **その他**　気道感染症の予防，アレルギー性鼻炎・慢性副鼻腔炎・胃食道

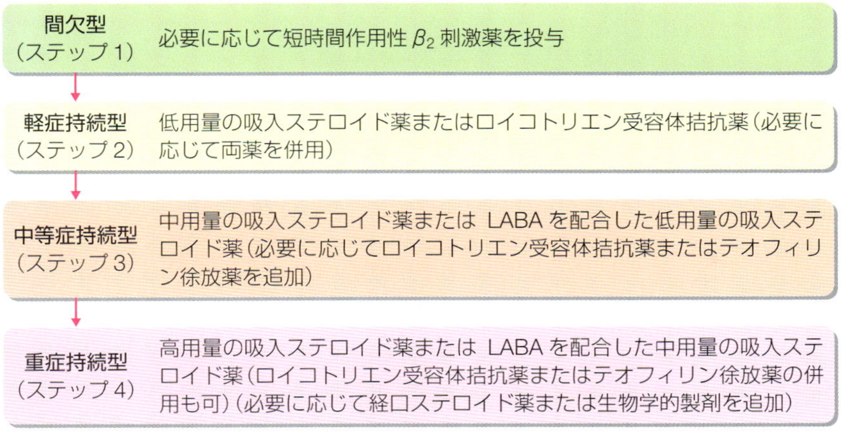

間欠型
（ステップ 1）
必要に応じて短時間作用性 β_2 刺激薬を投与
軽症持続型
（ステップ 2）
低用量の吸入ステロイド薬またはロイコトリエン受容体拮抗薬（必要に応じて両薬を併用）
中等症持続型
（ステップ 3）
中用量の吸入ステロイド薬または LABA を配合した低用量の吸入ステロイド薬（必要に応じてロイコトリエン受容体拮抗薬またはテオフィリン徐放薬を追加）
重症持続型
（ステップ 4）
高用量の吸入ステロイド薬または LABA を配合した中用量の吸入ステロイド薬（ロイコトリエン受容体拮抗薬またはテオフィリン徐放薬の併用も可）（必要に応じて経口ステロイド薬または生物学的製剤を追加）

図 5-4　治療前の重症度に基づく薬物療法の段階的長期管理プラン
良好なコントロールとは，3 か月間以上，急性増悪（発作）がなく，日常生活の制限をみとめない状態をいう。目標に達したら追加治療の中止や，ステップダウンを検討する。
重症度に応じて基本治療を開始し，良好なコントロールが得られなければ追加治療を行う。それでも良好なコントロールが得られなければステップアップする。

逆流・肥満などの合併症・併存症の治療・管理に努める。また，不安や抑圧などの心理的ストレスが喘息の悪化因子になることに留意する。

患者教育とパートナーシップ

喘息の治療・管理において，医師が適切に治療方針を示しても，患者側がそれを理解して受容しなければ十分な効果は得られない。その意味で，患者教育では，とくに患者・家族とのパートナーシップを確立することが重要である[1)]。

3　原発性免疫不全症候群
primary immunodeficiency syndrome（PID）

原発性免疫不全症候群（PID）とは，免疫系の発生や成熟過程のどこかに先天的な欠陥をもつ，400 以上の疾患を含む症候群である。多くは免疫系に関与するタンパク質の遺伝子異常によるものであり，原因遺伝子の解明が進められている。免疫系に先天的な障害があると，多くの場合，細菌・ウイルス・真菌・原虫などの感染に対する抵抗力が低下する（**易感染性**）。PID を疑う 10 の徴候を▶表 5-3 に示す。免疫系の障害は易感染性だけでなく，自己免疫疾患・自己炎症性疾患・アレルギー疾患・リウマチ性疾患・悪性腫瘍（しゅよう）の原因になることがある。発症率は 10 万人あたり数人といわれている。

1）日本小児アレルギー学会：小児気管支喘息治療・管理ガイドライン 2023. p. 116，協和企画，2023.

表5-3　原発性免疫不全症候群を疑う10の徴候

1. 乳児で呼吸器・消化器感染症を繰り返し，体重増加不良や発育不良がみられる。
2. 1年に2回以上肺炎にかかる。
3. 気管支拡張症を発症する。
4. 2回以上，髄膜炎，骨髄炎，蜂窩織炎（ほうかしきえん），敗血症や，皮下膿瘍，臓器内膿瘍などの深部感染症にかかる。
5. 抗菌薬を服用しても2か月以上感染症が治癒しない。
6. 重症副鼻腔炎を繰り返す。
7. 1年に4回以上，中耳炎にかかる。
8. 1歳以降に，持続性の鵞口瘡（がこうそう），皮膚真菌症，重度・広範な疣贅（ゆうぜい）（いぼ）がみられる。
9. BCGによる重症副反応（骨髄炎など），単純ヘルペスウイルスによる脳炎，髄膜炎菌による髄膜炎，EBウイルスによる重症血球貪食症候群に罹患したことがある。
10. 家族が乳幼児期に感染症で死亡するなど，原発性免疫不全症候群を疑う家族歴がある。

（難病情報センター：原発性免疫不全症候群．＜https://www.nanbyou.or.jp/entry/254＞＜参照 2024-02-01＞）

1　代表的な原発性免疫不全症候群（PID）

◆ 複合免疫不全症 combined immunodeficiency（CID）

先天的にT細胞機能とB細胞機能の両方が障害される。したがって，**細胞性免疫**（T細胞を介する好中球・マクロファージなどの食細胞による免疫反応や，キラーT細胞による異常細胞の破壊）と**液性免疫**（B細胞が産生する抗体による免疫反応）がともに機能不全をきたす。T細胞機能が欠損または著しく低下したCIDが**重症複合免疫不全症** severe combined immunodeficiency（SCID）である。生後数か月以内に日和見（ひよりみ）感染を含むさまざまな重症感染症を発症し，根治療法である**造血幹細胞移植**を行わなければ生後1年以内に死亡する。

● **病因**　T細胞とB細胞の発生・分化・増殖は厳密に制御されており，それに関与する遺伝子群のうち1つでも異常をきたせば，T細胞やB細胞の正常な機能が障害されてCIDを発症する。

● **診断**　原因遺伝子にかかわらず末梢血T細胞数は著明に減少し，その機能が著しく障害される。また，血清IgG・IgA・IgMがともに著減する。近年，T-cell receptor excision circle（TREC）をマーカーとしたSCIDの新生

plus　続発性免疫不全症候群

続発性免疫不全症候群とは，なんらかの外因により一過性または永続的な免疫不全状態をきたすことをいう。**ヒト免疫不全ウイルス**（HIV）感染による**後天性免疫不全症候群**（AIDS）はその代表であるが，未熟児や新生児，栄養障害・重症感染症・悪性腫瘍などに伴うことがあり，免疫抑制薬や放射線治療などによる医原性のものもある。

児スクリーニングの利用が拡大している。

●**治療**　造血幹細胞移植が絶対適応である。アデノシンデアミナーゼ(ADA)欠損に起因するSCIDについては，遺伝子治療やADAの酵素補充療法が試みられている。

◆ B細胞欠損症 B cell defect

液性免疫不全を主とする疾患の代表疾患である。

●**病因・診断**　B細胞は抗体を産生するだけでなく，抗原提示などを介してT細胞の活性化に重要な役割を有する。B細胞欠損症の約85%はX連鎖の遺伝形式をとる**無ガンマグロブリン血症**で，*BTK*(Bruton's tyrosine kinase)がその原因遺伝子である。乳幼児期から肺炎や中耳炎などの細菌感染症を反復する。末梢血リンパ球数は正常だがB細胞を欠き，血清中のIgG・IgA・IgMが著減する。T細胞機能は正常である。

●**治療**　早期発見・早期治療が重要である。定期的(1〜2回/月)に静注用γグロブリンを投与し，血清IgGを500 mg/dL以上に保つ。

◆ 慢性肉芽腫症 chronic granulomatous disease (CGD)

食細胞機能不全症の代表疾患である。

●**病因**　NADPHオキシダーゼ系の酵素異常により活性酸素が産生できず，好中球の殺菌能が障害される。

●**診断**　乳幼児期から重症細菌感染を反復し，年長期では真菌感染も反復する。また，リンパ節・肝・肺などに肉芽腫を形成し，臓器の機能障害を引きおこす。末梢血を用いたNBT還元能やDHR123(活性酸素により蛍光を発する色素)を用いたフローサイトメトリーなどで診断する。

●**治療**　重症感染症の予防のため，抗菌薬・抗真菌薬・IFN-γが用いられる。深在性真菌症や肉芽腫形成など重大な合併症を併発する前に，造血幹細胞移植で根治を目ざすことが提唱されている。

◆ 補体欠損症 complement deficiencies

補体系は，生体内に侵入した病原体に対する初期の生体防御機構のみならず，免疫複合体の除去にも重要な役割を果たしている。したがって補体欠損に関連する臨床所見は，易感染性とリウマチ性・自己免疫疾患の2つに分けられる。C1・C2・C4の欠損では免疫複合体の除去が障害されるため，おもにリウマチ性・自己免疫疾患の頻度が高くなる。C3は補体系の活性化に中心的な役割を有しており，C3欠損症では易感染性とリウマチ性・自己免疫疾患が高率にみられる。C5〜C9に関係する異常ではナイセリア感染症がおこりやすく，わが国ではとくにC7・C9欠損に伴う髄膜炎菌性髄膜炎の頻度が高い。

2 免疫機能検査法

免疫機能検査法を▶表5-4に示す。PIDのほとんどが単一遺伝子疾患であ

表 5-4　免疫機能検査法

種類	項目	内容
リンパ球系の検査	血清免疫グロブリン値	2歳以降でIgGが200 mg/dL以下なら免疫不全症候群が強く疑われる。
	IgGサブクラス（IgG1～IgG4）	中耳炎や肺炎を反復する児などにIgG2欠損症がみられることがある。IgG3，IgG4低下の病的意義は明確ではない。
	抗原特異的抗体価	抗A抗体，抗B抗体などの自然抗体価の低下はIgM産生能の低下を示唆する。感染後やワクチン接種後に抗体価が上昇しなければ，特異的抗体産生の障害が疑われる。
	リンパ球サブセット	蛍光免疫法により，リンパ球表面抗原（CD抗原）に基づいて，T細胞，B細胞などのリンパ球サブセット（リンパ球を機能面から分類した細胞集団）を測定する。
	リンパ球幼若化能	リンパ球活性化物質（マイトージェン）あるいは特異抗原による刺激後のリンパ球の増殖能を測定する。
	サイトカイン産生能	診断や病態の把握のため，特定の免疫反応系を刺激して産生されるサイトカインの種類や量を測定する。
	NK細胞機能	NK細胞は末梢血リンパ球の10%を占め，感作を必要とせずにウイルス感染細胞やがん細胞を傷害する。
	in vitro 抗体産生能	*in vitro* でマイトージェンを用いてB細胞を活性化し，抗体産生を誘導する。B細胞分化の障害箇所の推測に用いられる。
好中球系の検査	遊走能	白血球を実際に遊走させて測定する。
	殺菌能	貪食した微生物の細胞内殺菌に重要な活性酸素の産生能を測定する。
補体の検査	補体価（CH50）	補体系の各コンポーネントの欠損でCH50が大幅に低下する。ただし，C9欠損では低下は軽度である。

り，原因遺伝子の多くが同定されていることから，遺伝子診断は確定診断のために不可欠である。

4　リウマチ性疾患

リウマチ性疾患は病因論的には自己免疫疾患の枠組みのなかにあり，また，病理学的には結合織を中心とした慢性炎症性疾患としてとらえられる。頻度が高く，病態を理解すべき小児のリウマチ性疾患として，若年性特発性関節炎・全身性エリテマトーデス・若年性皮膚筋炎があげられる。

1　若年性特発性関節炎 juvenile idiopathic arthritis（JIA）

若年性特発性関節炎（JIA）とは，16歳未満に発症し，少なくとも6週間以上持続する原因不明の慢性関節炎をいう。小児リウマチ性疾患のなかで最も頻度が高く，わが国の有病率は小児人口10万人対10～15人である。

◆ 全身型 JIA

● **病態**　2週間以上続く発熱（弛張（しちょう）熱または間欠（かんけつ）熱），発熱時に生じるサーモンピンクの紅斑（リウマトイド疹），関節炎をおもな症状とする。しばしば，肝脾腫・リンパ節腫脹・心膜炎・胸膜炎を伴う。**炎症性サイトカイン**(IL-1・IL-6・IL-18 など)の過剰産生により全身性の炎症を繰り返す。発症頻度は JIA の約 40% を占める。性差はなく，好発年齢は 1〜5 歳である。

● **診断** 全身性の炎症レベルを把握し，敗血症などの感染症・自己炎症性疾患・悪性腫瘍などを除外したうえで診断する。血液検査では，好中球優位の著明な白血球増加・血小板増加・赤沈亢進・急性期タンパク質(CRP・血清アミロイド A など)の高値がみられる。通常，抗核抗体やリウマトイド因子は陰性である。

● **経過** ウイルス感染などが引きがねになって病勢が進行すると，**サイトカインストーム**❶とよばれる病態から，**マクロファージ活性化症候群** macrophage activation syndrome(MAS)を発症することがある(5〜10%)。治療が遅れると，播種(はしゅ)性血管内凝固症候群(DIC)や多臓器不全が引きおこされ，生命の危機をもたらす。したがって，MAS の早期発見(急激な血小板減少・フェリチン値上昇・凝固異常など)と早期治療が予後を左右する。全身型の半数はおよそ 1 年で終息し，80% が最終的に完治するといわれている。しかし，関節炎が持続する場合は，完治率が低下し関節予後が不良となる。

● **治療** 寛解導入療法として**非ステロイド性抗炎症薬**(NSAIDs)が用いられる。しかし，有効例は少なく，多くの症例で**メチルプレドニゾロンパルス療**

NOTE

❶サイトカインストーム
炎症をおこす免疫細胞のはたらきがコントロールできなくなり，大量の炎症性サイトカインが産生される状態をいう。

plus

自己炎症性疾患 autoinflammatory disorders

PID の 1 つに分類され，主として自然免疫系❷の異常により発症する。現在，約 40 疾患の自己炎症性疾患が知られているが，単一遺伝子疾患から，多因子遺伝性または非遺伝性の疾患まで多彩である。過剰な炎症反応が基本病態であり，周期性の発熱や不明熱から診断にいたることが多い。代表的な 2 つの自己炎症性疾患を紹介する。

①家族性地中海熱 familial Mediterranean fever(FMF) 多くが *MEFV* 遺伝子の常染色体潜性遺伝形式で発症する。38 度以上の発熱が 12〜72 時間続き，自然に解熱する。これを 4〜6 週間ごとに繰り返す。発熱時の随伴症状として漿膜(しょうまく)炎(腹膜炎・胸膜炎・心膜炎など)や関節炎がよくみられる。発熱時には CRP や血清アミロイドなどの急性期タンパク質が著明に上昇する。副腎皮質ステロイド薬は効果がなく，痛風発作治療に用いられるコルヒチンの内服が予防治療に有用である。60〜70% が 10 歳以下で発症し，わが国でも 1,000 人ほどの患者がいるといわれている。

②PFAPA 症候群 アフタ性口内炎・咽頭炎・頸部リンパ節炎を伴う周期熱症候群である。まれではあるが，日常診療で遭遇する。発熱期間は 3〜6 日間，発熱周期は 3〜8 週間であり，CRP や血清アミロイドなどの急性期タンパク質が著明に上昇する。遺伝性はなく，病因として，自然免疫系にかかわるサイトカイン調節機構の異常が示唆されている。好発年齢は 3〜4 歳であり，成長とともに発熱頻度が減少し，自然治癒する。発熱は数日間で自然に消退するが，プレドニゾロン内服で発熱期間が短縮される。予防治療は確立されていないが，シメチジン(ヒスタミン H_2 受容体拮抗薬)が用いられることがあり，ときに扁桃摘出が検討される。

NOTE

❷自然免疫系
感染防御の最前線を担っており，病原体が侵入すると，貪食細胞や補体系などがまっ先に動員される。T 細胞や B 細胞が主役となる獲得免疫系と区別されるが，相互に補完して感染防御にあたっている。

法と，後療法としてプレドニゾロン内服を行う。その後，病勢を判断しながらプレドニゾロンの投与量を増減する。全身性の炎症が消退し，全身症状の寛解が確認されたら治療薬の漸減・中止を目ざす。難治症例に対しては，生物学的製剤である IL-6 受容体抗体や抗 IL-1 β 抗体の導入を検討する。

◆ 関節型 JIA

● **病態**　関節炎症状(腫脹・疼痛・熱感・発赤・可動域制限・こわばり)をおもな症状とし，関節炎が長期に及ぶと関節の変形や成長障害が引きおこされる。関節局所では，炎症細胞の浸潤と，滑膜組織の増殖による関節軟骨と骨組織の破壊をみとめ，TNF-α や IL-1, IL-6 などの炎症性サイトカインが関与している。また，発症には *HLA-DRB1* アリルや免疫関連遺伝子の多型などの遺伝的要因が関係する。

関節型は，発症から 6 か月以内に炎症関節が 1〜4 か所に限局する少関節炎と，関節炎が 5 か所以上におよぶ多関節炎に分類される。少関節炎は JIA の約 20% を占め，男女比は 1：3，好発年齢は 3〜5 歳である。多関節炎は JIA の約 30% を占め，男女比は 1：4，好発年齢は 8〜10 歳である。多関節炎は**リウマトイド因子**の有無によりさらに 2 つの病型に分けられる。

● **診断**　単純 X 線・MRI・超音波検査などを用いて，骨病変や関節と関節周囲組織の炎症・傷害の有無を評価する。少関節炎では，片側性に下肢の大関節，とりわけ膝関節に発症することが多い。一方，リウマトイド因子陽性の多関節炎では，病初期に手指や足趾などの小関節が左右対称性におかされる。リウマトイド因子陰性の多関節炎の関節の障害部位は多様である。

血液検査により，全身と関節の炎症レベル(白血球数・CRP・赤沈・血清アミロイド A・MMP-3 など)と病型(リウマトイド因子・抗核抗体・抗 CCP 抗体など)を把握する。関節外症状として**ぶどう膜炎**の有無が予後を左右するが，抗核抗体はぶどう膜炎の重要な発症リスク因子であり，陽性率は約 30% と高い(少関節炎＞多関節炎)。いずれの病型も白血球数・CRP・赤沈などの炎症マーカーの上昇は軽度であり，少関節炎では正常例も多い。リウマトイド因子・抗 CCP 抗体の陽性者は多関節炎に多い。なお，血液中の MMP-3 は増殖滑膜細胞から産生されるタンパク質分解酵素であり，疾患活動性や関節破壊との相関が示されている。

● **予後**　少関節炎は数年の経過で寛解するものが多い。リウマトイド因子陽性の多関節型は慢性の経過をとり，関節予後は必ずしもよくない。生物学的製剤が普及する以前は，5 年以内に約半数が関節機能障害に陥っていた。ぶどう膜炎は適切な治療がなされないと重症な視力障害を残すことがある。

● **治療**　**メトトレキサート**は関節型 JIA に対して有効性と安全性が確立しており，国際的にも標準治療薬と位置づけられている。最初に，関節症状の改善に向けて NSAIDs が用いられることが多いが，診断が確定しだい，メトトレキサート経口療法に移行する。難治症例に対しては，生物学的製剤の抗 TNF-α 抗体・TNF-α/リンフォトキシン-α 受容体・抗 IL-6 受容体抗体・抗 IL-1 β 抗体・抗 CD80/86 抗体が有効である。また，関節拘縮・変形を予防するために，病初期からリハビリテーションを行う。

2 全身性エリテマトーデス systemic lupus erythematosus (SLE)

SLEは自己免疫疾患に分類され，寛解と再燃を繰り返し，全身性に臓器障害が蓄積されていく慢性炎症性疾患である。16歳未満で発症する小児SLEは，成人SLEと比べてより急性で重篤な経過をとるといわれている。20～30歳代の女性に多く発症し，小児期では思春期に発症のピークがある。発症率は女児が男児の数倍に及ぶ。有病率は小児人口10万人あたり数人で，JIAについで多い小児リウマチ性疾患である。

● **診断**　初期症状として多いのは発熱と**蝶形紅斑**(ちょうけい)(▶図5-5)であり，関節症状やタンパク尿を伴うことが多い。血液学的異常として，白血球減少(とくにリンパ球)・溶血性貧血・血小板減少，自己抗体検査では**抗核抗体**，とりわけ**抗dsDNA抗体**の陽性率は90％以上であり，抗Sm抗体・抗リン脂質抗体なども検出される。その他，赤沈の亢進，CRPの陰性～軽度上昇，血清補体価(CH50・C3)の低下，高γグロブリン血症などをみとめる。

臓器障害性を評価するため，中枢神経系・腎・呼吸器・循環器・視覚器・末梢循環系・腹腔内臓器に関する画像・機能診断を行う。

● **治療**　診断確定後，疾患活動性と腎の病理組織所見から重症度を評価し，それに基づいて治療方針を決定する。治療の基本は，炎症と異常な免疫反応を徹底的に抑制することであり，病初期から強力な治療を行う。そのため，メチルプレドニゾロンパルス療法とプレドニゾロンを用いた後療法，必要に応じてこれにシクロホスファミドやミコフェノール酸モフェチルなどの免疫抑制薬を併用する。寛解導入後は注意深く治療をステップダウンする。日常生活においては，感染予防とともに，日光過敏症への対応として紫外線曝露を極力避ける。

● **予後**　10年生存率は90％以上と改善してきている。しかし，そのうちの30％以上が永続的な機能障害を残すといわれている。

3 若年性皮膚筋炎 juvenile dermatomyositis (JDM)

若年性皮膚筋炎(JDM)は，16歳未満で発症する，左右対称性に進行する近位筋の筋力低下と，眼瞼や関節伸側の皮疹を特徴とする炎症性筋疾患である。好発年齢は5～10歳であり，女児が70％を占める。有病率は小児人口10万人対1～2人であり，JIAとSLEにつぐ。

● **症状**　特徴的な皮膚症状として，**ヘリオトロープ疹**❶(▶図5-6)，**ゴットロン丘疹**❷，**ゴットロン徴候**❸などがみられる。筋症状としては左右対称性の筋力低下・筋肉痛・筋萎縮がみられ，四肢の近位筋群，とくに下肢筋群がおかされやすい。進行すると仰臥位から直接起立できないため，腹臥位になって両腕と膝を使って起き上がろうとする(**ガワーズ徴候**)。喉頭周囲や食道上部の筋肉がおかされると嚥下障害や発声障害が出現する。

● **診断**　血中の筋原性酵素(クレアチンキナーゼ・アルドラーゼ)が上昇す

NOTE

❶ヘリオトロープ疹
両側または片側の上眼瞼にみられる紫紅色の浮腫性紅斑で，半数以上の症例に観察される。

❷ゴットロン丘疹
手指関節背面にみられ，半米粒大の敷石状を呈する角化性丘疹。

❸ゴットロン徴候
手指関節背面・肘頭・膝蓋部にみられる角化性紅斑。

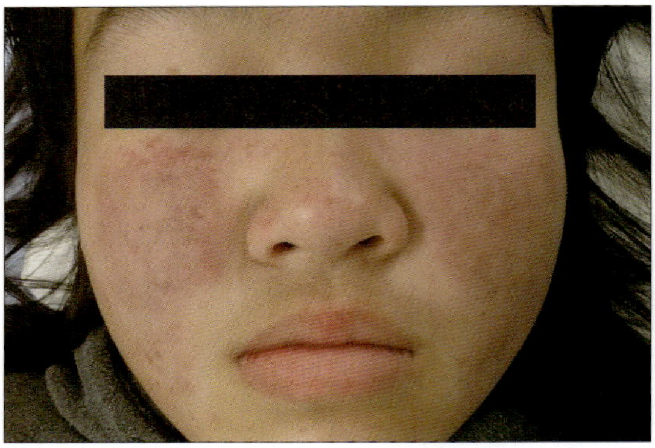

図 5-5　蝶形紅斑
鼻根部をまたいで両頬部に広がる浮腫性紅斑がみられる。SLE の代表的な発疹であるが，JDM でもみられる。
（写真提供：大阪医科薬科大学　森脇真一氏）

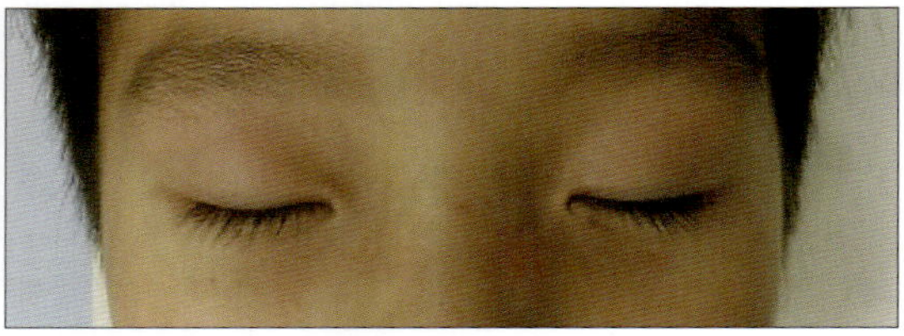

図 5-6　ヘリオトロープ疹
両側または片側の上眼瞼に紫紅色の浮腫性紅斑がみられる。JDM の代表的な発疹である。
（写真提供：大阪医科薬科大学　森脇真一氏）

る。この所見は筋損傷の程度をよく反映する。白血球数や CRP などの急性炎症マーカーの上昇は軽度である。抗 Jo-1 抗体を含む抗 ARS 抗体などの筋炎特異的自己抗体は，疾患特異性は高いが陽性率が低い。筋電図では筋原性パターンを示すが，最近は筋 MRI の普及によりあまり行われなくなっている。筋生検では筋線維の変性壊死と小血管炎が観察される。

● 治療・予後　診断確定後，疾患活動性と臓器障害性（とりわけ間質性肺炎の有無）から重症度を評価し，それに基づいて治療を選択する。メチルプレドニゾロンパルス療法から治療を開始し，プレドニゾロンを用いた後療法に，メトトレキサートなどの免疫抑制薬を積極的に併用する。筋力維持・関節拘縮の予防や運動機能評価のためにリハビリテーションを継続し，感染予防，紫外線曝露の回避にも取り組む。JDM 患者の 65〜80% は寛解するが，筋萎縮とそれに伴う関節拘縮や皮下石灰化による機能障害を残すことがある。

C　疾患をもった子どもの看護

1　食物アレルギーの子どもの看護

食物は，成長・発達の途上にある子どもにとって，本来は大切な栄養源であり，楽しみでもある。それがアレルゲンとなり，ときにはアナフィラキシーショックを引きおこし，生命すらおびやかす原因になる。これは，子どもと家族の日常生活・社会生活において，誤食の危険などの大きな不安をもたらす。

食物アレルゲンとは，食物中のタンパク質である。この原則を理解することが適切な食事指導を行うために重要な点である。症状を誘発するタンパク質の量は子どもによって大きく異なり，最重症の場合には食品 1 g あたり原

表 5-5　食物アレルギーの栄養食事指導の原則

医師・医療従事者が指導するタイミング	指導のポイント
診断後(完全除去，部分解除，完全解除時)	• 必要最小限の除去の考え方
患児・保護者から食事に関する相談を受けたとき	• アレルゲン性について(加熱・発酵による変化)
定期的な食事指導(除去解除できるまで)	• アレルギー物質を含む食事表示について • 栄養面での代替のための具体的な食品(とくに牛乳アレルギーの場合のカルシウム補給) • 調理上の注意

(日本アレルギー学会：わかりやすいアレルギーの手引き 2024 年版．pp. 72-73．2024 をもとに作成)

因タンパク質数μgの含有であっても症状が誘発されることがある。食物アレルギーの治療・管理の原則は，正しい診断に基づいた必要最小限の原因食物の除去である。食べると症状が誘発される食物だけを除去し，原因食物でも症状が誘発されない食べられる範囲までは食べるようにすることが望ましい。除去の程度は**食物経口負荷試験**(OFC)などに基づいて，医師により子どもごとに指示される[1)]。

食物アレルギーの診療はチーム医療である。医師の診断・指示に基づいて「健康的な」「安心できる」「楽しい」食生活を営むための支援をすることである[2)]。毎日欠かせない食事の管理が予防や治療そのものであり，治療方針の理解不足やケアに伴う負担が大きなストレスとなり，育児不安の誘因となることがある。また，自己判断による過剰な除去食の実施は，子どもの発育・成長・発達を阻害するおそれがある。タイミングのよい具体性に富んだ相談・指導を管理栄養士と連携して行うことが重要である。乳幼児ではとくにアトピー性皮膚炎を合併することが多いため，スキンケアや環境整備もあわせて必要となる場合が多く，育児に伴う負担が大きくなりやすい(表 5-5)。

1　アレルギー症状に対する看護

即時型食物アレルギーの原因食品は年齢によって異なる傾向があり，乳幼児では鶏卵，乳製品，魚卵類，木の実類，小麦などが多く，学童以降ではエビなどの甲殻類，果物類，小麦，木の実類などが多い。また，誤食の原因物質では鶏卵，牛乳，小麦，ソバ，木の実類などが多い。食物アレルギーの確定診断や治療方針(耐性獲得の確認)の決定には，病歴の把握とともに，OFC は必須である。近年 OFC は小児アレルギー専門医を有する病院や個人クリニックでも広く実施されるようになった。子ども・家族の安全・安心のためには，検査の意味，進め方や症状誘発の可能性など，リアルタイムの適

1）日本アレルギー学会：わかりやすいアレルギーの手引き 2024 年版．p. 70．2024.
2）日本アレルギー学会：上掲書．p. 72.

表 5-6　食物アレルギーにより引きおこされる症状

部位		症状
皮膚		紅斑，蕁麻疹，血管浮腫，瘙痒，灼熱感，湿疹
粘膜	眼症状	結膜充血・浮腫，瘙痒，流涙，眼瞼浮腫
	鼻症状	鼻汁，鼻閉，くしゃみ
	口腔咽頭症状	口腔・咽頭・口唇・舌の違和感・腫脹
呼吸器		咽頭違和感・瘙痒感・絞扼感，嗄声，嚥下困難，咳嗽，喘鳴，陥没呼吸，胸部圧迫感，呼吸困難，チアノーゼ
消化器		吐きけ，嘔吐，腹痛，下痢，血便
神経		頭痛，活気の低下，不穏，意識障害，失禁
循環器		血圧低下，頻脈，徐脈，不整脈，四肢冷感，蒼白(末梢循環不全)

(「食物アレルギーの診療の手引き 2023」検討委員会：食物アレルギーの診療の手引き 2023. p.9, 2023, 一部改変)

切な説明，きめ細かい観察とバイタルサインの確認，緊急時の準備と対応などの予防的看護が求められる。

アナフィラキシーショック

即時型食物アレルギーの症状は，蕁麻疹などの皮膚症状，まぶたがはれるなどの粘膜症状，腹痛，嘔吐などの消化器症状，咳や息がしづらいなどの呼吸器症状など多岐にわたる(表 5-6)。また，複数の臓器に症状が出現して急速に症状が進行するアナフィラキシー，血圧が低下して意識がもうろうとするアナフィラキシーショックがある。

緊急性の判断，発現部位と程度について，注意深いアセスメントと継続的観察が必要であり，とくにアナフィラキシーショックが疑われる場合には，症状の進行が速く，生命をおびやかす危険性が高いため，迅速な対応が必須である。バイタルサインをすばやく確認し，仰臥位で下肢を 30 cm 程度高くしたショック体位をとり，安静を保つとともに，吐物による誤嚥や窒息を防ぐため，顔を横に向ける。子どもが「だいじょうぶ」と言っても安易にトイレなどに歩行させることは急変につながり危険なため，避けるべきである。

プレホスピタルケア

アナフィラキシーでは，早期のアドレナリンによる治療が死亡率や入院率の改善につながる[1]。ハイリスク児には，登録医によって適切な指導を行い，アドレナリン自己注射薬(エピペン® 0.3 mg：体重 30 kg 以上，0.15 mg: 体重 15～30 kg 未満)を処方できる。アドレナリン自己注射(エピペン®)は，医療機関以外で食物アレルギー症状がおこった際の救急処置(プレホスピタルケア)として重要である。効果は 1～2 分後に発現するが，15～20 分で切れるため，使用後はただちに医療機関を受診する必要がある。

1)「食物アレルギーの診療の手引き 2023」検討委員会：食物アレルギーの診療の手引き 2023. p.28, 2023.

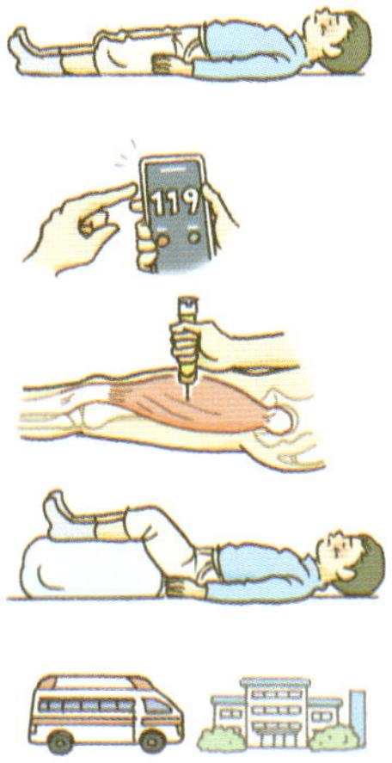

1. バイタルサイン（呼吸や循環など）を確認する。
2. 救急車を要請する。
3. アドレナリン自己注射（エピペン®）を準備して，大腿外側広筋にただちに注射する。
4. 仰向けにして足を30 cm程度挙上する。
   ＊呼吸困難時は上体を少し起こす。
   ＊嘔吐時は顔を横に向ける。
5. 救急車で医療機関を受診する。

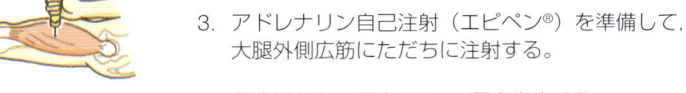

図 5-7　医療機関以外でのアナフィラキシー症状出現時の対応（プレホスピタルケア）

アナフィラキシーにおける対応（エピペン® 使用の実際）

エピペン® は，大腿部前外側部分の筋肉に垂直に注射する。大腿動・静脈や神経は大腿の内側を走行しているので，傷つけないようにするためである。エピペン® は衣服の上から投与可能である。まず，①エピペン® 本体を利き手で，親指が先端部にかからないようにしっかり握る（誤射の予防）。②大腿前外側部に先端部を軽くあて，大腿部の中心に向けて押し込む。すると，エピペン® 容器内のロックが外れ，バネの力で針が伸張して筋肉に注射される。③エピペン® を大腿に押しあてたまま2～3秒間保持し，垂直に注射部位から抜く[1]（図 5-7）。

子どもが自己注射できる場合は座位で実施可能だが，意識低下・消失などにより他者が注射する場合は，子どもを仰臥位にして，補助者が膝関節と股関節（直近2関節）を固定して大腿部前外側に安全かつ確実に実施する。意識低下しているようにみえても痛みに反応し，子どもが激しく動くことを想定したうえで，安全を担保して実施する。

また，緊急時の安全な実施に向けて，エピペン® 練習用トレーナーを用いて日ごろから練習しておくこと，外来受診時には定期的に手技を確認しておくことが大切である。

2 予防と日常生活における注意点（誤食防止）

原因食物の除去は，個別に医師の指示に基づいて実施される。必要に応じて食物日誌を活用し，成長曲線の経過観察・評価を行いながら実施する。

従来，アレルギー表示は食品衛生法に規定されていたが，2015（平成27）年に食品表示法が新設されて関連法が集約された。消費者の健康被害を防ぐために，アレルギー物質の表示を義務づけている。アレルギー物質のうち表

1）日本小児臨床アレルギー学会編：小児アレルギーエデュケーターテキスト，第4版．診断と治療社，2023.

示義務のある特定原材料は，従来の7品目(卵・乳・小麦・ソバ・落花生〔ピーナッツ〕・えび・かに)にくるみが追加されて8品目となった❶。また，それに準ずる20品目(いか・いくら・ゼラチン・りんご・くるみ・ゴマなど)が推奨表示とされている(2024年1月現在)。しかし，アレルギー表示の対象は容器包装された加工食品や添加物であり，対面販売や店舗内で製造販売されるものは表示範疇(はんちゅう)に入らないため，重篤な子どもではとくに外食時などに誤食が生じないよう注意が必要である。

NOTE

❶2023(令和5)年3月に食品表示基準の一部改正が公表された。2025(令和7)年3月末までは表示猶予となっている。

食物アレルギーの子どもにとって，原因物質の誤食を防ぐことが家庭内・家庭外を問わず最も重要である。子どもが安全に社会生活を送るうえで，家族だけでなく保育所や学校，地域の人々の理解や協力も不可欠である。家族の負担は除去すべき原因食物の内容や除去品目数，家族の状況などそれぞれ異なることを理解し，誤食をおそれるあまり行動範囲が必要以上に狭くならないように支援する。一方で，誤食事故やヒヤリハット事例の分析では，誤食の場所として家庭内も少なくない。食事指導にあたっては，(医師の指示によるが)管理栄養士とも積極的に連携・協働することが子ども・家族にとってはより望ましい。

保育所や学校給食における対応では，対象となる子どもの増加傾向に加えて，原因食物の個別性と多様性から完全に対応することはいまだ困難な現状にあり，学校による対応の差も存在する。日本学校保健会「学校生活管理指導表(アレルギー疾患用)令和元年度改訂」「学校のアレルギー疾患に対する取り組みガイドライン令和元年度改訂」や，厚生労働省「保育所におけるアレルギー対応ガイドライン2019年改訂版」に基づく対応の充実をはかり，誤食を回避する。

また，クラスメイトと同じ給食が食べられないことに精神的負担を感じる子どももいるため，教師の理解と協力は不可欠である。さらに，食物依存性運動誘発アナフィラキシーショック(▶110ページ，plus)が注目されている。運動前は原因食物を摂取しない，原因食物摂取から最低でも2時間(可能なら4時間)は運動を控えるなどの対応が必要な場合がある。

アレルギーをもつ子どもが，安心・安全で円滑な学校生活を送るためには，教師やクラスメイトの理解と協力が不可欠であり，家族と学校との連携を促進する支援が重要となる。

予防接種への配慮について，インフルエンザワクチン(鶏卵を用いた従来の製法による国産ワクチン)でも，卵加工品などを食べている子どもでは重篤な副反応の報告はなく，安全に接種できている。しかし，医学的に卵アレルギーと診断され，卵完全除去中の子どもや重篤なアナフィラキシーをおこした子どもなどの場合は，主治医や専門医とよく相談して進める。

2　気管支喘息の子どもの看護

治療および看護の目標は，発作のない状態を持続し，子どもと家族の日常生活上のQOLを保障すること，つまり学校生活を含めて喘息のない子ども

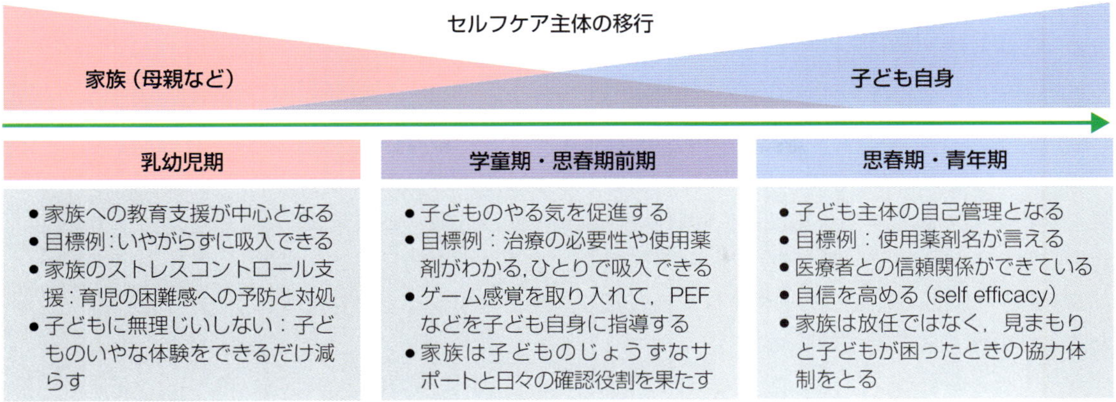
セルフケア主体の移行
家族（母親など）
子ども自身
乳幼児期
●家族への教育支援が中心となる
●目標例：いやがらずに吸入できる
●家族のストレスコントロール支援：育児の困難感への予防と対処
●子どもに無理じいしない：子どものいやな体験をできるだけ減らす
学童期・思春期前期
●子どものやる気を促進する
●目標例：治療の必要性や使用薬剤がわかる，ひとりで吸入できる
●ゲーム感覚を取り入れて，PEFなどを子ども自身に指導する
●家族は子どものじょうずなサポートと日々の確認役割を果たす
思春期・青年期
●子ども主体の自己管理となる
●目標例：使用薬剤名が言える
●医療者との信頼関係ができている
●自信を高める（self efficacy）
●家族は放任ではなく，見まもりと子どもが困ったときの協力体制をとる

図 5-8　発達段階に応じた小児アレルギーケアのポイント

と同じような生活が送れることである。日常の治療目標は，症状のコントロール，呼吸機能の正常化，管理目標は最適な管理薬での治療（過少治療・過剰治療を避け，副作用がない）であり，最終的に寛解・治癒を目ざす[1]。

小児気管支喘息は乳幼児期の発症が著明であり，約 80％ が 3 歳未満で，約 90％ が 6 歳までに発症し[2]，長期的な管理を必要とする。外来診療が中心になってきたとはいえ，致死的な重篤発作がおこりうることを忘れてはならない。

治療・管理にあたっては，①アレルゲンおよび増悪因子を排除する環境整備，②薬物による抗炎症治療，③それらを支える教育・啓発が重要である。③については看護の果たす役割がたいへん大きく，薬物による長期管理の成功には，子どもと家族のアドヒアランスを高める支援が大切である。ガイドラインには子ども・家族とのパートナーシップの確立，治療目標の設定と共有，アドヒアランスの向上の重要性が明記されている[3]。セルフケア確立に向けた子ども・家族への発達段階別指導内容のポイントを示す（図 5-8）。

長期管理においては，喘息の重症度判定だけでなく，喘息症状のコントロール状態が重要であり，これらに応じて治療のステップアップ・ステップダウンが決定される。喘息コントロール状況と子ども・家族の状況や特性に応じた予防も視野においた看護が求められる。ライフサイクルを通した長期的目標を見すえ，その時点での目標や具体的対処（セルフモニタリングとアクションプラン）を子ども・家族とともに考え，みずから目標を明確にできるよう継続的に支援する。

急性増悪（発作）時と長期管理（非発作時）では，看護のアプローチが異なるため，発達段階による特徴をふまえながら看護のポイントを詳述する。なお，ガイドラインでは 5 歳以下の気管支喘息を乳幼児喘息と規定している。

1）日本小児アレルギー学会：小児気管支喘息治療・管理ガイドライン 2023．p. 71，協和企画，2023．
2）日本小児臨床アレルギー学会編：小児アレルギーエデュケーターテキスト基礎篇，第 3 版．p. 12，診断と治療社，2018．
3）日本小児アレルギー学会：前掲書．pp. 117-120．

1 急性増悪(発作)に対する看護

急性増悪(発作)による呼吸困難の状態を適切にアセスメントし，急性増悪(発作)による心身の苦痛を緩和し，安全を確保することが最も重要である(▶表5-7)。その前提として，発作強度・増悪因子と基本的な治療に対する理解が不可欠である。発作強度は，呼吸状態(喘鳴・陥没呼吸・呼気延長・起座呼吸・チアノーゼ・呼吸数)と生活状態(睡眠・食事・話し方・遊び・動作)の障害の程度，意識，ピークフロー値(PEF)，酸素飽和度などで判断される(▶113ページ，表5-2)。

ガイドラインには，急性増悪(発作)時の家庭での対応(家族への伝え方)が明示されており，これに基づく子ども・家族への教育が重要である。とくにただちに医療機関を受診すべきタイミングである「強い喘息急性増悪(発作)のサイン」の理解は重要である(▶図5-9)。このような状態のときに子どもを歩かせると，呼吸困難が急激に悪化することがあるため，歩かせてはならない。重積発作により呼吸困難が著しい場合には，酸素療法，呼吸・心電図モニター，人工呼吸器が必要となることもある。

乳幼児では，解剖学的・生理学的特徴[1]から気道の狭窄が強く，急速に症状が生じやすい。さらに，みずから症状を訴えることができず，呼吸困難や不安から啼泣することでさらに発作が増強するという悪循環が生じやすい。急激な悪化が考えられるため，迅速な対応と一層注意深い観察が求められる。

医療機関での対応として，外来で治療可能な場合と入院を必要とする場合がある。迅速に発作を軽減するためには，医師の指示に応じて吸入や輸液などの薬物療法を確実に実施する。発作時の初期対応として短時間作用性β_2刺激薬(SABA)の吸入(または内服)を行い，その反応(効果)を確認する。効

NOTE

[1] 気道内径が狭い，肺弾性収縮力が低い，気管支平滑筋が少ない，横隔膜が水平に付着して呼吸運動が少ないことが特徴である。

表5-7　急性増悪(発作時)に対する看護のポイント

項目	内容
発作強度・現在の重症度の把握(アセスメント)	・発作強度(小発作・中発作・大発作・呼吸不全)の的確な判断と適切な対処
症状・苦痛の緩和	・悪化兆候の早期発見 ・指示薬物(吸入や点滴)の確実な与薬，治療(与薬)効果・副作用の把握 ・気道内分泌物の喀出援助(スクイージングなど)，安楽な呼吸のための体位の工夫 ・緊急時対応の準備，必要に応じて酸素吸入
脱水の予防(呼吸困難持続に伴う)	・脱水症状の観察と水分出納の把握，確実な輸液管理 ・水分摂取への支援，(咳や嘔吐に伴う)誤嚥の防止
発作による影響・苦痛(睡眠障害，疲労感，日常生活上の制限)の緩和	・安楽な体位と安静保持への援助，睡眠への援助 ・処置時の配慮(最小限・短時間にとどめる)
発作や入院に伴うストレスに対する援助	・子どもが安心できる落ち着いた対応(表情・態度) ・子ども・家族の表情や態度のこまやかな観察 ・ニーズの的確な把握(訴えをていねいに聴く) ・子どもの理解度に応じたわかりやすい説明 ・心身がリラックスできる環境の整備

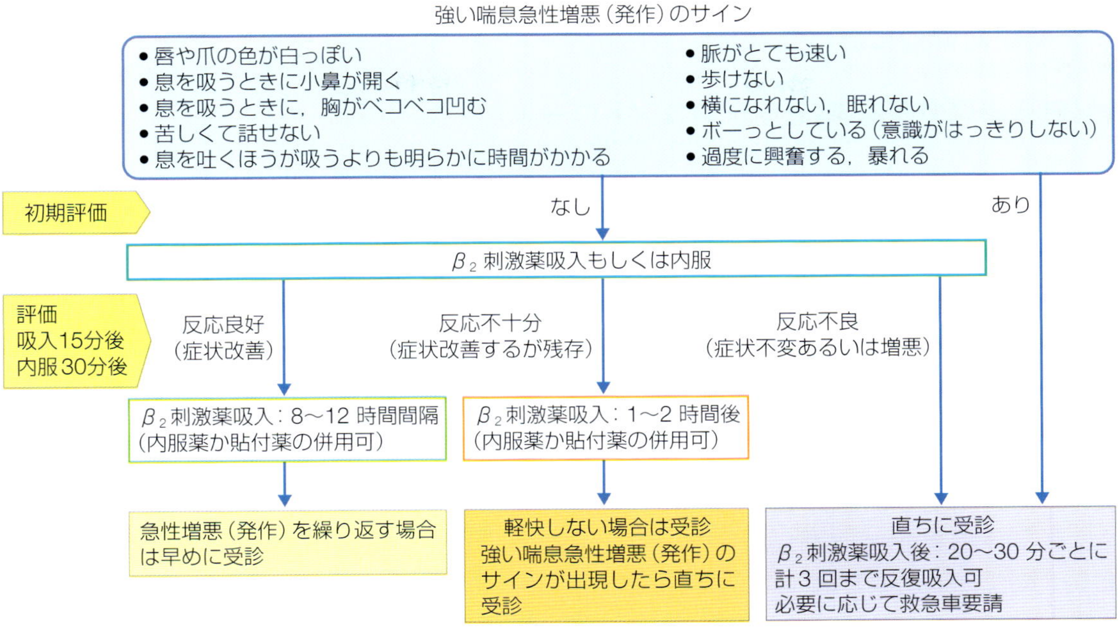

図 5-9　強い喘息急性増悪（発作）のサインと家庭での対応
（日本小児アレルギー学会：小児気管支喘息治療・管理ガイドライン 2023．p. 159，協和企画，2023）

果的な吸入のためには座位で安静呼吸の状態でマウスピースを口にくわえて行う必要があるが，乳幼児では困難なためマスクを使用する。また，子どもは吸入をこわがることがある。効果的な吸入のためにはモーター音の静かな吸入器や傾けても使用可能なタイプを用いるなど，子どもに応じた工夫が必要となる。

重症例では，SABA の反復吸入のかわりにイソプロテレノール持続吸入療法を行うことがあり，この場合は循環系の副作用に注意し，心電図，Spo_2，血圧，呼吸数，血液電解質（とくにカリウム）をモニターする必要がある。近年，アミノフィリン（体内でテオフィリンに変換される）持続輸液の使用頻度は，副作用の懸念もあり減っている。アミノフィリン持続輸液を行う場合は，輸液ポンプを用いて正確な容量で輸液するとともに，副作用に注意して観察する。テオフィリン（血中濃度 8〜15 μg/mL が有効濃度域）の代謝は個人差が大きく，中毒症状を引きおこすことがある。2 歳未満，とくに痙攣性疾患のある乳幼児の場合，発熱時の使用は推奨されていない。

一方，年長児は発作時に呼吸困難から不安を強く感じたり，緊張したりすることがあるため，リラックスできる体位や環境の工夫，状況が把握できるような説明など，かかわり方に配慮する。なお，大発作の場合，中発作であっても SABA 吸入を行っても改善しない場合は，迅速な医療機関の受診が必須であり，急性増悪（発作）時の家庭での対応（家族への伝え方）が示されている（図 5-9）。

2 長期的管理における看護

◆ 自己管理の促進(喘息症状のコントロール)

気管支喘息管理の目標は，気道の炎症を抑制し，完全コントロールの状態を持続させることである。長期管理薬(吸入ステロイド薬・抗アレルギー薬〔ロイコトリエン受容体拮抗薬〕など)の適切な使用により喘息症状をコントロールすることは，気道のリモデリング(▶110ページ，図5-3)を回避し，重症化・難治化を予防する(▶表5-8)。

寛解・治癒に向け，発作や自覚症状のないときの服薬，ピークフロー測定，喘息日誌の記入，環境整備の継続といった，非発作時のセルフケアの実行・継続が重要である。しかし，自覚症状のないときには，発作時のSABA吸入のような目に見える効果が乏しい長期管理薬の継続や，定期受診は怠りがちになる。慢性疾患である喘息の特徴を理解し，療養行動の主体であることに気づき，治療に納得することで，子ども自身のアドヒアランスが向上し，主体的に取り組めるようになる。ステレオタイプの指導ではなく，子どもや家族と積極的にコミュニケーションをはかり，共有した目標 shared decision making に基づく協働が求められている。具体的には，子どもと家族の望んでいる生活や生活背景を把握しながら，子どものセルフケアの現状に応じてスモールステップ small step で具体的な目標を設定し，達成感を体験して自信がもてるような支援が重要である。子どものコントロール状態の判定，長期管理薬の簡便な判定法の評価ツールとして，JPAC(Japanese pediatric asthma control program，▶図5-10)，小児喘息コントロールテスト(C-ACT)などの質問用紙が活用できる。

▶表5-8 長期的管理(非発作時)における看護のポイント

項目	内容
発作の予防(気道のリモデリングの予防)	• 長期管理薬(吸入ステロイド薬・ロイコトリエン受容体拮抗薬など)の適切な実施，怠薬防止 • 悪化因子への対策(アレルゲンやタバコの煙などの回避，ウイルス感染予防) • 発作前駆症状の早期発見と適切な対処
セルフケア促進に向けたスキル獲得への支援	• 病態生理と治療の必要性の基本的理解の促進(非発作時にも気道の炎症があり，非発作時に長期管理薬を継続することの重要性など) • 定期受診の必要性の理解 • 正しい吸入手技の獲得(吸入デバイスの使用方法，ステロイド薬吸入後の含嗽) • セルフモニタリング(PEFの測定と安全域の理解，喘息日誌の記録，発作コントロール状況の把握，JPACやC-ACTなどによる評価) • アクションプランの共有(家族との調整を含む)
アドヒアランスの促進(主体的治療意欲・姿勢の維持・向上への支援)	• 医療者との信頼関係の構築 • 子ども・家族と医療チームにおける目標の共有 • ストレス緩和と自己効力感の向上(スモールステップでの目標達成を心がけたかかわり，できていることをほめる) • 学校生活を含めた問題の把握，QOLの継続的モニタリングによる継続的支援 • 家族サポートの充実

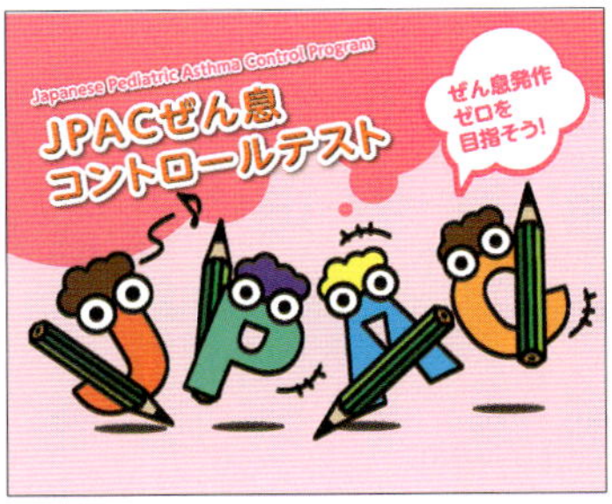

図 5-10　JPAC
JPAC のテストは，独立行政法人環境再生保全機構のウェブサイト上で実施できる。
（環境再生保全機構：ぜん息コントロールテスト．<https://www.erca.go.jp/yobou/zensoku/kids/jpac/index.html><参照 2024-06-01>）

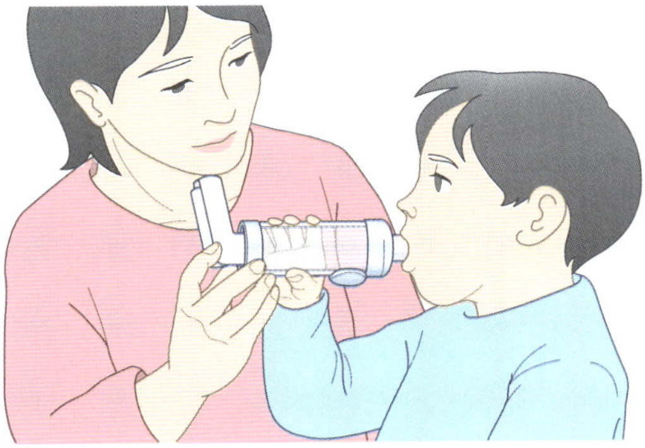

図 5-11　スペーサーの使い方
マウスピースをくわえ，水平にしてゆっくりと息を吸いこみ，できるだけ 5 秒程度(3 秒以上)の息こらえ(息どめ)を行う。子どもでは 1 噴霧に対して 2〜4 回の吸気を行うことが推奨されている。

長期管理薬の第 1 選択は吸入ステロイド薬である。効果的な吸入には，子どもの年齢や吸入の能力に見合った吸入器と吸入補助具の使用が大切である。吸入器には，ネブライザーと定量吸入器(pMDI〔加圧噴霧式吸入器〕，DPI〔ドライパウダー定量噴霧器〕)がある。ネブライザーは乳幼児に適しているが，動力を必要とし，時間もかかる。pMDI や DPI は簡便でどこでも使用できるが，幼児から学童前期では吸入能力と吸入のタイミングのむずかしさが問題となる。その場合は，薬剤の気管支や肺への吸着率を上げるため，pMDI にスペーサー(吸入補助具)を連結して実施する方法が適している(図 5-11)。器具の適切な使い方や吸入ステロイド薬の副作用である口腔内の真菌感染を予防するため，吸入後は含嗽が必要であることを具体的に指導する。

◆ アドヒアランス向上への支援

コントロール不良の要因がアドヒアランスの低さにある場合，治療行動を阻害している要因のアセスメントと対策が必要となる。医療者や薬物に対する不信感など心理社会的問題による意図的なノンアドヒアランスなのか，知識不足などによる故意でないノンアドヒアランスかによって対応策は異なる。子ども・家族が自分の思いを表出できるように，オープンコミュニケーションで情報を得る必要がある。

乳幼児期

母親が服薬管理やアレルゲン除去の環境整備などケアの中心となる場合が多い。家族(とくに父親)の協力が得られずに孤軍奮闘となる場合，ケアの重圧によって母親が育児困難を感じ，さらに子どもの成長・発達および疾患・治療に対する知識不足も加わり，医療的ネグレクトに陥ることもある。外来での治療が主流となっている昨今，家族のストレスサインに敏感かつタイムリーに対応するためには，外来において日ごろから生活の様子や幼稚園・保育所での様子を具体的にたずねること，家族が話しかけやすい態度(笑顔でにこやかに，なるべく忙しそうなそぶりをみせない)で聴く姿勢を示すこと，看護相談の場を積極的に提供することが求められる。問題が生じてから対応するのではなく，日ごろから予防的かかわりを継続することが重要である。

学童・思春期

学校生活の状況や家族との関係がQOLの良否や治療に対する納得や意欲に影響しやすい。発作コントロールの良否だけに注目するのではなく，ちょっとした子どもの変化を見逃さない，継続的なアセスメントが大切である。さらに，子どもができているセルフケアについては家族もほめることを忘れがちになる。看護師は喘息日誌(セルフモニタリング)を積極的に活用し，小さな変化にも気づいてほめる姿勢をもち，子どもの意欲と主体性を促進するようにはたらきかけるとよい[1)]。子どもとの協働には対話が不可欠であり，医療者との信頼関係を基盤として子ども自身が責任感をもてるようエンパワメントしていく必要がある[2)]。

長期間にわたる管理ができるだけ負担なく円滑に行えるように，具体的な方法を子どもや家族と一緒に考え，支援することが看護師の役割であり，このことを子どもや家族に十分認識してもらえるようにはたらきかける。

3　若年性特発性関節炎の子どもの看護

若年性特発性関節炎(JIA)は，子ども1万人あたり1人程度とみられる。成人期になっても約6割の患者は通院・治療が必要な状態である[3)]。そのため，移行期支援が重要視されてきており，中学生用・小学生用移行チェックリストも示されている[4)]。わが国ではJIA全体の約30〜40%が全身型で最も多い病型，ついで少関節炎が約20〜30%である。リウマチは早期診断が可能になってきており，メトトレキサートや生物学的製剤などの有効性の高い治療法の進歩により，疾患活動性の低い状態を保てるようになってきた。リウマチ対策の全体目標は，「疾患活動性を適切な治療によりコントロールし，長期的な生活の質を最大限まで改善し，職場や学校での生活や妊娠・出産等のライフイベントに対応したきめ細やかな支援を行う」ことと設定された[5)]。

1）Midori, A. et al.: Reliability and Validity of the Self-report Quality of Life Questionnaire for Japanese School-aged Children with Asthma (JSCA-QOL v. 3). *Allergology International*, 55(1) : 59-65, 2006.
2）山田知子：アドヒアランスを促進する介入．小児看護，42(3)：301-305，へるす出版，2019.
3）難病情報センター：若年性特発性関節炎(指定難病107)．(https://www.nanbyou.or.jp/entry/3946)(参照2024-01-20).
4）日本小児リウマチ学会：小児リウマチ性疾患版移行チェックリスト．(http://www.praj.jp/activities/acrivities01.html)(参照2024-01-20).
5）厚生科学審議会疾病対策部会リウマチ等対策委員会：厚生科学審議会疾病対策部会リウマチ等対策委員会報告書．p. 8，2018. (https://www.mhlw.go.jp/stf/shingi2/0000172968_00003.html)(参照2024-01-20).

JIA の子どもは，炎症の進展が関節予後・生命予後に強くかかわるが，生物学的製剤の開発により，近年では治癒に導くことができる疾患になった。しかし，炎症を強力に抑制する薬剤であることは，同時に生理的な炎症反応も抑制してしまうことになり，生物学的製剤特有の副作用に注意しなければならない。

この病気は単一疾患ではなく，免疫反応，環境曝露(感染症など)，遺伝的因子により発症すると考えられているが，原因は不明である。治療法として，関節の疼痛や腫脹に対しては非ステロイド性抗炎症薬(NSAIDs)が用いられる。全身型ではステロイド薬が治療の中心で，ステロイド薬の副作用などによる困難例や関節炎が長引く例では生物学的製剤のトシリズマブ(抗 IL-6 受容体抗体製剤)やカナキヌマブ(抗 IL-1 抗体製剤)が使われる。また，関節型では抗リウマチ薬であるメトトレキサートが治療の中心であるが，困難例では生物学的製剤のトシリズマブ，エタネルセプト(TNF 受容体製剤)，アダリムマブ(抗 TNF 抗体製剤)などが使われる。

病気の経過は関節障害をほとんど残さず寛解し，そのまま治癒する場合と，寛解・再燃を繰り返し関節障害がおこり，長期的な経過をとる場合がある。全身型では約 20% が再燃・再発をみとめ，成人期までもちこすといわれているが，近年ではステロイド薬を中止できる例も増えており，関節炎が続いている患者においても関節破壊の進行を阻止できるようになってきた。関節型では関節変形をおこしてしまうと日常生活が困難になるが，関節破壊の進行や眼の合併症(ぶどう膜炎)を最小限に抑制できるようになってきた。

本疾患は，関節障害以外にも，貧血，発育不良，肝機能障害などの合併症の早期発見と予防，リハビリテーションの継続や学校生活などを中心とした社会生活の援助，急性・慢性疼痛による苦痛緩和など，さまざまな方面から包括的看護が必要となる。

また，急性期には炎症による関節の腫脹と疼痛，全身型にみられる発熱など，身体的苦痛の緩和が看護の中心となるが，寛解期には関節障害を最小限にし，ADL の拡大と自立を目標とした看護が求められる。

1 急性期の看護

◆ 症状の観察

全身型 JIA は，関節炎(関節の腫脹と痛み)を伴って高熱が続き，80% 以上で発疹がみられる。発熱は一日中続くわけではなく，40℃ をこえる高熱が突然出現し，解熱薬を使わなくても短時間で自然に下がる弛張熱が特徴である。その他のタイプでは微熱を伴うことがあるため，発熱の有無，熱型について観察するとともに，体幹や四肢の発疹および瘙痒感など，皮膚のアセスメントを行う。また，幼児では午前中のきげんがわるい，抱っこをせがむ，触られるのをいやがるなどの様子がみられる。

全身の関節症状として，関節の腫脹・疼痛・熱感の関節炎の症状および運動制限の有無や変化についてアセスメントする。さらに，関節症状以外の合併症として，心膜炎・胸膜炎・虹彩炎・貧血・白血球増多症などがあるので，血圧，呼吸症状，倦怠感，羞明感にも注意する。

◆ 薬物療法に対する看護

非ステロイド性抗炎症薬の単独，あるいは抗リウマチ薬，免疫抑制薬，少量のステロイド薬などを併用する。重症では，少量のメトトレキサート(小児白血病治療の1/1,000程度)や免疫抑制薬を用いられる。薬物療法が治療の中心であり，副作用も考えられることから，指示された薬剤を正確に投与し，症状の変化や薬物による副作用をふまえて観察する。とくに感染予防対策は重要である。とりわけ，生物学的製剤の使用にあたっては，注意深い観察が不可欠である。

◆ 関節所見の観察・アセスメント

肩・肘・手関節などの各関節に，熱感，腫脹，疼痛，可動域，外見上の左右差を観察することは，関節の炎症症状をアセスメントするために重要である。炎症を伴う関節は触れてみることにより，熱感や腫脹(厚み)を感じとることができる。日々の触診により変化を知ることは，異常の早期発見にもつながり重要である。

◆ 身体的苦痛の緩和と局所の安静

関節の腫脹・熱感・疼痛などの関節炎症状が著明なときには，炎症悪化を防ぐために，局部の安静が必要となる。しかし，筋力の低下や関節の拘縮を予防し，ADLに支障をきたさないように，急性期であっても良肢位保持，他動等張運動および関節を動かさずに筋肉を収縮させる運動(等尺運動)を，できるだけ早期から行うことが望ましい。

たとえば，患部が手関節であれば，手関節を動かさずに強く手を握ることによって前腕の筋群を収縮させることができる。医師や理学療法士と連携・協働し，全身の関節運動を1日数回実施する。関節の熱感を伴う疼痛時には湿布薬や鎮痛作用のある軟膏を貼用する。関節運動前の温罨法，または手浴・足浴は朝のこわばり，疼痛緩和や可動域の拡大に有効である。

2 寛解期の看護

◆ 日常生活管理への援助

● **症状・薬物療法の理解**　長期間の薬物療法を必要とする疾患であるため，それぞれの薬剤の効果や副作用を理解したうえで退院後も継続できるように，子どもと家族に入院中から計画的な支援が必要である。症状に対するモニタリング方法や定期受診の必要性についても教育的支援を行う。

● **食事**　慢性の炎症により体力消耗や貧血をきたしやすいことから，基本的にはカロリーの高い食事が必要であり，タンパク質・ビタミン・カルシウムが豊富な食事がよい。ステロイド薬を内服している場合は，減量を必要とすることもある。

関節の負担軽減　膝関節が患部である場合は洋式便器を使用するなど，日ごろから関節に負担のかからない生活を行えるように，具体的な生活の方法を子ども・家族とともに考え，退院後に困らないよう配慮する。

活動と休息のバランス　睡眠や運動と休息のバランスも重要である。痛みやだるさは時間帯や天候によってもかわることがある。無理にがまんさせることなく，調子のわるいときには無理をせず，休ませることが必要である。

復学支援　疾患に関する学校への説明や通学方法，体育や行事への参加方法など，学校生活でおこりやすい問題について計画的に介入し，可能な限り友だちと同じ活動に参加できる方策を検討することは，退院後の学校生活を円滑に進めることにつながる。

運動療法（理学療法）に対する援助

筋力を維持し，関節の可動域を保ち，関節拘縮や変形を予防できるか否かは，今後の生活の質を大きく左右する。看護の役割として，理学療法士のリハビリテーション計画や内容をよく理解し，子ども自身ができるだけ楽しく，主体的に取り組めるように協働し，目標を共有して支援することが大切である。

運動前には温罨法や部分浴を用いて患部をあたためて疼痛緩和をはかることや，遊びを取り入れた運動，チェック表や高すぎない目標設定（small step）で達成感を得られること，がんばりを認めてほめることは，子ども自身の意欲を促進できる。さらに，退院後も家庭で遊びを兼ねた運動を継続することは，心身両面によい効果をもたらす。通常歩行は膝関節に体重の約3倍の力がかかるが，自転車では1/2〜1/5の負荷であるため適切な運動である。温水プールでの運動療法はよい結果が得られている。

work　復習と課題

1. 気管支喘息のコントロール状態の評価方法と判断基準について述べなさい。
2. 喘息の急性増悪（発作）の症状と所見（観察項目）を述べなさい。
3. 若年性特発性関節炎（JIA）の急性期の看護と，寛解期の看護のポイントの違いについて述べなさい。
4. アドヒアランスへの支援として，子ども自身がセルフケアに主体的に取り組み，円滑な学校生活を送れるために家族ができること，看護師ができることを考えてみよう。

参考文献

1. 厚生科学審議会疾病対策部会リウマチ等対策委員会：厚生科学審議会疾病対策部会リウマチ等対策委員会報告書．2018．
2. 難病情報センター：若年性特発性関節炎（指定難病107）．（https://www.nanbyou.or.jp/entry/3946）（参照2024-06-01）．
3. 日本小児リウマチ学会：移行支援ツール．（http://www.praj.jp/activities/acrivities01.html）（参照2024-06-01）．

4. 日本小児臨床アレルギー学会編：小児アレルギーエデュケーターテキスト，第4版．診断と治療社，2023.

第6章

感染症と看護

A 看護総論

1 子どもの感染に関する基本的知識

1 感染の基本的知識

感染とは病原微生物がなんらかの経路で生体宿主(しゅくしゅ)に侵入し，組織・細胞・体液・表皮などに定着して増殖することをいう。感染が成立したために宿主のもつ正常な組織や生理機能に異常をきたし，臨床症状としてとらえられる場合を**発症**といい，この状態を**感染症**(**顕**(けん)**性感染**)という。また，感染したが臨床症状として出現するにいたらない状態を**不顕性感染**という。

2 子どもの免疫の特徴

新生児期には母親から経胎盤(たいばん)的に得たIgG抗体や，初乳に含まれるIgA抗体による**受動免疫**により粘膜での感染に対する免疫を得ており，感染症に比較的かかりにくいと考えられている。しかし，この効果は生後半年ごろまでなので，以後は**獲得免疫**により抵抗力をつくらなければならない。したがって，年少児ほど免疫の獲得が不十分であり，感染に対する抵抗力も弱いことになる。

小児期によくみられる感染症の多くは，**予防接種**により予防可能である❶。

NOTE

❶予防接種の詳細は，厚生労働省予防接種情報ウェブサイトや『系統看護学講座 小児看護学①』小児看護学概論第7章を参照。

2 病期別の一般的看護

1 潜伏期(観察)

感染の機会から発症までの期間は，原因菌やウイルスによって異なる。潜伏期の最短から最長に該当する期間には，バイタルサインや一般状態，年少幼児では顔色やきげんの変化を観察する。とくに炎症反応である発熱や起因菌・ウイルスなどの侵入経路に応じた症状の発現に注意する。

全身感染をおこすウイルスの場合においても，おもな侵入経路に症状が先行することが多い。たとえば麻疹ウイルスは呼吸器がおもな侵入経路であるので，呼吸器症状から発現し，全身症状を呈する。

2 急性期(症状コントロール)

急性期のおもな症状は，発熱，呼吸器症状(咽頭痛・浮腫(ふしゅ)，咳嗽(がいそう)，鼻汁など)，消化器症状(腹痛，吐きけ・嘔吐，下痢など)である。発熱時は，バイタルサインや一般状態の観察を適宜行う。体温の変動は計測以外にも，悪寒・体熱感の出現や，顔色・きげんの変化で観察が可能である。必要に応じて，保温または冷罨法の実施，医師の指示により解熱薬を使用するなどして症状の緩和をはかり，症状の推移と影響を把握できるよう経過観察する。呼吸器症状と消化器症状についても同様に，それぞれ適切な症状の緩和と安静をはかり，経過観察する❶。

潜伏期の終わりごろから急性期にかけて，感染力をもつことが多いので，痰・鼻汁や排泄物(吐物・便など)の性状の変化を観察し，これらの取り扱いに注意して他者への感染防止に努める。

NOTE

❶具体的な方法は，本章C「疾患をもった子どもの看護」を参照(▶162ページ)。

3 回復期(離床，生活活動促進)

症状が落ち着いたら，室内遊びから始め，徐々に通常の生活に戻していく。このときには，バイタルサインや一般状態，とくに食欲や疲労度などを観察する。また，感染を受けたあとは易感染状態にあるので，新たな感染徴候の有無を観察する。

3 感染症をもつ子どもの看護のポイント

1 初期アセスメント

原因不明の発熱や発疹がある子どもが来院した場合は，感染力のある感染症を念頭におき，観察および診療介助を行う。外来の場合は隔離診察室で診察し，入院の場合は原因がわかるまで隔離病床などの個室に入院とする。

既往歴では，とくに保育園・幼稚園や学校など，子どもが集団でいる場での感染症流行はなかったか，家族内で感染症症状のある者はいないか，海外渡航歴や環境(海や山)への曝露歴などを確認する。現症歴では，発熱の経過，発疹の状態や発現部位と経過，日常生活状況(きげんや遊べているか，食欲や食事内容，排泄状況など)を確認する。

また，診察やケアの機会を活用し，可能な限り全身の観察を行い(head-to-toe approach など)，子どものその時点での症状をとらえるようにする。

2 隔離の考え方

原因菌・ウイルスによって隔離の程度は異なる。また，新興感染症等では感染症対策の法律によって対応が定められているものがあるので，それに従う。医療施設によってはアメリカ疾病対策センター Centers for Disease Control and Prevention(CDC)による「CDC ガイドライン」の隔離予防策に準じて対策を講じている。具体的な隔離基準は成書を参考にされたい。

感染症状のある患者やハイリスク患者を隔離する目的は，感染経路を遮断して新たな感染を成立させないことである。したがって，患者自身を隔離環境におくのみならず，医療者による媒介を防ぐよう，ケア前後の手洗いを徹底すること，病原微生物が存在していると考えられる体液や排泄物を適切に処理することなどの感染経路別の予防策を合わせて行う。

3 感染症の子どもの基本的看護

◆ 観察

観察は，全身状態のアセスメント，治療効果や症状緩和の評価などを目的に行う。現症状の状態とその変化を継続的に観察し，観察結果のアセスメントから今後の状態を予測して看護問題を具体化し，必要な援助を計画・実施する。疾患により可能性のある合併症を考えて，おこりうる症状を観察し，早期に対処できるようにする。

◆ 急性期の症状緩和

感染症急性期のおもな症状は**発熱**である。感染症の発熱に対しては，熱の高さで解熱を試みるかどうか判断せず，全身の**重症度**で判断する。たとえば，発熱で痛みを伴う，呼吸苦や倦怠感が強い，40℃ 以上の高熱，熱性痙攣の既往などの場合には，医師の指示に基づき解熱薬を使用する。

一般状態が比較的よい場合には，薬剤を使用せずに解熱を試みる。悪寒や手足の冷感があるときはあたため，悪寒や手足の冷感がなくなれば薄着にし，頸部や腋窩など太い動脈が走っている部位を冷やす(冷罨法)。発熱時は代謝亢進や食欲不振に伴い脱水となりやすい。激しい下痢や嘔吐がなければ，こまめに少量ずつの水分摂取を促し，脱水防止に努める。いずれも本人がいやがるときは，無理じいせずに様子をみる。

その他，炎症反応として，粘膜の腫脹・発赤や関節痛，下痢や嘔吐などの消化器症状，咳や鼻汁などの呼吸器症状などを伴うことが多い。安静に努めながら，できるだけ各症状の緩和を試み，安楽をはかる。

◆ 生活の援助と配慮

全身状態を観察し，二次感染を予防するため，解熱時など体調を見はからい，清拭やシャワー浴などの保清を行う。保清は保温に努めて短時間で行い，体力の消耗を最小限にする。このほか，子どもと家族の希望を考慮し，症状に合わせた衣類・リネンの調節，食事内容や形態の変更，体位や遊びの工夫などを行う。

手洗いやうがい，隔離などの感染防止対策は，その意義を子どもなりに理解しても，年齢やそれまでの生活体験により，確実に行うことは困難なことがある。子どもに禁止事項を伝えるのではなく，子ども自身が納得して行える方法を，子どもとともに行うよう心がける。また，感染防止対策のために接する人がガウンやマスクなどの個人用防護具を着用していると，恐怖を感じ不安になりやすい。とくにマスクの着用は表情がわかりにくいことを考慮し，明瞭な言葉を使い，ていねいにやりとりを行うなど受容的態度で接し，子どもと家族の不安を解消できるように努める。個室隔離の場合は，子どもがひとりでいる時間が長くなると孤独をより感じやすくなるため，子どもと家族と相談し，家族の付き添いや面会の方法を検討する。

環境整備

子どもの安楽をはかり，二次感染の予防と他者への感染を防止するために，病床環境を整えることは重要である。症状や輸液などの治療のために，子どもはいつものように動けないことがあり，事故防止の観点からも環境を整えることは優先して行う。

具体的には，換気や室温の調整，寝衣・リネン交換，ベッドや床頭台など周囲の設備の清掃と整理整頓などである。

感染防止対策

わが国では1999年に「感染症の予防及び感染症の患者に対する医療に関する法律」(感染症法)が制定された。この法律では，感染症の感染力や罹患した場合の重篤性などから総合的に判断し，対象とする感染症を類型化して，医療体制を整備することで，感染症発生前の予防策が規定されている❶。

子どもは幼稚園・保育園や学校に在籍していることが多く，感染力のある間は自宅や入院施設などで安静とし，他者との接触を避ける必要がある❷。

NOTE

❶感染症法の詳細は，消毒・滅菌法など基本的な感染防止対策と合わせて成書を参照。

❷「学校保健安全法」による学校感染症と出席停止期間の基準の詳細は，『系統看護学講座 小児看護学①』小児看護学概論第7章を参照。

B　おもな疾患

1　微生物総論

感染性疾患を引きおこす微生物には，寄生虫・真菌・細菌・ウイルスなどがある。また，厳密には微生物ではないが，感染性疾患を引きおこす因子として感染性タンパク質のプリオンがある。これらのおもな特徴を▶表6-1に示した。

微生物の種類は多数あるが，その違いは大きさ(▶表6-2)と形態にあり，それにより分類される。おもな細菌の形態による分類を▶表6-3に示した。

▶表6-1　微生物などの特徴

微生物など	特徴
寄生虫	真核生物：虫卵，幼虫，成虫からなる
真菌	真核生物：胞子と菌糸よりなる
細菌	原核生物：2分裂で増殖する
リケッチア	原核生物：生細胞内でのみ増殖する(合成培地上では増殖しない)
クラミジア	原核生物：生細胞内でのみ増殖する(エネルギー産生系なし)
ウイルス	DNAまたはRNAの核酸とこれを包むタンパク質からなる
プリオン	感染性タンパク質

表 6-2　微生物などの大きさ

微生物など	大きさ
寄生虫	10 μm 以上
真菌	3～5 μm
細菌	0.5～10 μm
リケッチア	0.3～2 μm
クラミジア	0.3～2 μm
ウイルス	0.02～0.3 μm
プリオン	<0.02 μm （分子量３万前後で測定困難）

表 6-3　細菌の形態による分類

形	名称
球状	ブドウ球菌：ブドウの房状につながる レンサ球菌：鎖状につながる 双球菌：一対で球状になる
桿状	レンサ桿菌：鎖状につながる 短桿菌：桿状で，つながっていない
らせん状	トレポネーマ コレラ菌：コンマ状

表 6-4　麻疹の経過

	カタル期	発疹期	回復期
期間	3～4 日(1～4 病日)	4～5 日(4～7 病日)	3～4 日(8 病日以降)
発熱	38～39℃	一時解熱し再発熱 (高熱)	37℃ 台～平熱
鼻汁	＋	⧺～⧻	＋
咳嗽	＋	⧺～⧻	＋
結膜炎・眼脂	＋	⧺～⧻	＋
コプリック斑	＋	－	－
発疹	なし	バラ色(→暗赤色)	暗赤色→色素沈着

2　ウイルス感染症

1　麻疹 measles

● **原因**　麻疹ウイルスの飛沫感染・空気感染による。潜伏期は 9～11 日であり，好発年齢は 1～5 歳である。感染力は**カタル期**に最も強く，発疹期に入ると急速に弱まる。およそ発疹の出る 4 日前から 5 日後まで感染力がある。

● **症状**　一般に決まった経過をとり，主要症状から，カタル期・発疹期・回復期の 3 期に分けられる。おもな経過を表 6-4 に示した。合併症がなければ対症療法のみで回復する。

1 **カタル期**　3～4 日。初期症状は発熱・鼻水・咳嗽・眼脂・羞明などである。麻疹特有の症状として，口腔の頬粘膜の臼歯に相対する部分に，**コプリック斑**とよばれる粟粒大の白斑をみとめる(図 6-1)。また，皮膚の発疹に 1～2 日先だち，軟口蓋に皮膚の発疹に似た斑点があらわれる(粘膜疹)。

2 **発疹期**　4～5 日。カタル期の発熱が 3～4 日続き，一時解熱し，再び発熱すると同時に皮膚の発疹があらわれる。眼脂や鼻汁などのカタル症状はますます著明になる。発疹は耳の後ろ，顔面・項部から始まり体幹・四肢に及ぶ。

3 **回復期**　3～4 日。解熱とともにカタル症状は軽快するが，咳嗽のみ数

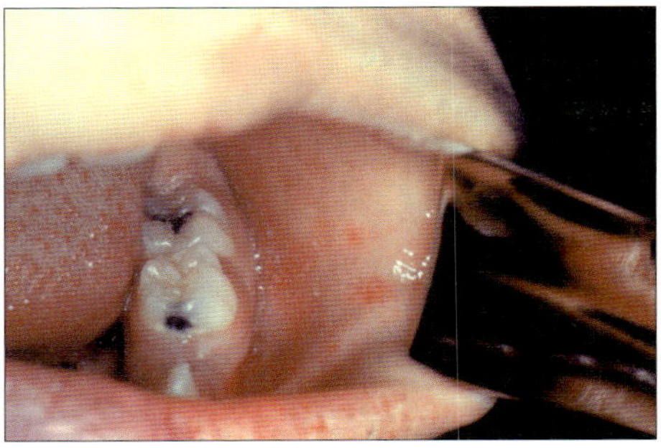

▶図 6-1　麻疹の症例
頬粘膜の臼歯に相対する部分にあざやかな赤い斑点とコプリック斑がみられる。
（CDC：Public Health Image Library）

日続く。発疹はバラ色から暗赤色〜色素沈着へと変化する。

● **合併症**　脳炎は 1,000 人に 1 人程度にみられ，麻疹そのものの重症度と関係なく，発疹出現後 2〜6 日に発症することが多い。亜急性硬化性全脳炎(SSPE，▶153 ページ)は麻疹罹患(りかん)後，数年たって発症する。肺炎は麻疹ウイルスによるものと細菌の二次感染によるものがある。その他，中耳炎，クループ❶croup，心筋炎などがある。脳炎と肺炎は麻疹の二大死因といわれ，注意が必要である。

● **治療**　合併症がなければ特別な治療を要さず，対症療法と安静で軽快する。

● **予防**　麻疹生ワクチンによる能動免疫が可能である。感染者との接触後 72 時間以内であれば麻疹ワクチン接種が有効と考えられ，接触後 6 日以内であればγグロブリン投与による緊急予防措置が可能である。麻疹生ワクチンの接種年齢は 2 歳前後が適当といわれるが，自然感染による集団発症もあるので，予防接種は 1 歳以降の早期に 1 回目，就学前に 2 回目を受けることが望ましい。

入院中の子どもが発症した場合は，発疹が出て 5 日目までは確実に厳重隔離し，同室児についても潜伏期間が過ぎるまでその病室を閉鎖して観察する。易感染患者には，麻疹高力価のγグロブリンを投与する。

学校など集団の場で麻疹患者が発生したときは，発疹 1 日目を確認し，その日を接触していた他児の感染 4 日目とする。潜伏期は 9〜11 日であるので，感染 8 日目ごろまで登校させ，9〜14 日目ごろまでは欠席させて，15 日目ごろから通学を再開させる。感染していれば欠席している間に発症するので，感染の拡大を防げる。

NOTE

❶クループ
喉頭部の狭窄や閉塞による吸気性呼吸困難をいう。

2 風疹 rubella

● **原因**　風疹ウイルスの飛沫感染による。潜伏期は 2〜3 週間であり，好発年齢は 5〜14 歳で乳幼児には少ない。風疹は冬から初夏にかけ，幼児から小学校低学年を中心に流行する。4〜6 年周期で大流行し，最好発年齢は 5 歳である。局地的な流行や小流行もみられる。発疹が出る 7 日前からおよそ 5 日後まで感染力がある。

● **症状**　発疹が急性に出現し，癒合(ゆごう)傾向の少ない紅色斑丘疹，発熱，頸部リンパ節腫脹，結膜の充血などを主徴とする(▶図 6-2)。おもな経過を表 6-

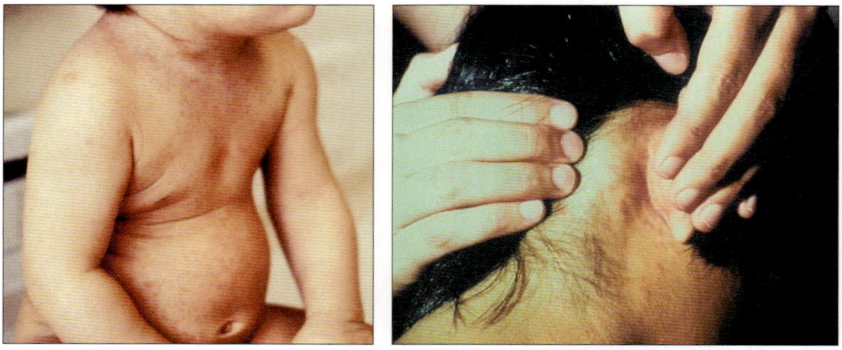

a. 体幹部の発疹　　b. 耳介後部のリンパ節腫脹

図6-2　風疹の症例

(CDC：Public Health Image Library)

表6-5　風疹の経過

	急性期	発疹期	回復期
期間	1〜3日(1〜3病日)	1〜3日(2〜6病日)	1〜3日(7病日以降)
発熱	37.0℃台〜平熱	38.5〜39.0℃	37.0℃台〜平熱
発疹 リンパ節腫脹	−〜± ＋	＋ ⧺	−(色素沈着はまれ) ＋(3〜6週間持続する)

5に示す。

発疹は顔→体幹→四肢の順に発現する。一般に軽症とみなされ，合併症がなければ発疹が発現してから数日の経過で軽快する。

● **合併症**　血小板減少性紫斑病が3,000人に1人，脳炎が6,000人に1人みられ，まれに溶血性貧血もみられる。年長児・成人例では関節炎の頻度が上昇する。妊娠初期妊婦の初感染による**先天性風疹症候群** congenital rubella syndrome(CRS，難聴・先天性心疾患・白内障・網膜症)が問題となっている。成人前のワクチン接種で予防可能である。

● **治療**　咽頭痛などの上気道症状や，頭痛，発熱に対する対症療法を行う。

● **予防**　風疹生ワクチンによる能動免疫が可能である。

3　伝染性紅斑 erythema infectiosum

● **原因**　ヒトパルボウイルスB19による感染症で，学童期前後の子どもにおこる流行性発疹症である。経気道感染で潜伏期は4〜28日(平均16日前後)である。感染力は発疹出現前の潜伏期に強く，発疹出現後は低下する。顔がリンゴのように赤くなるので，俗にリンゴ病ともいう。

● **症状**　微熱，頭痛，軽度の上気道症状を前駆症状とし，頰部に少し隆起した蕁麻疹(じんましん)のような蝶(ちょうけい)形紅斑があらわれる(図6-3)。その後，四肢に多型性紅斑がみられ，しだいに癒合して網状・レース状紅斑となり，1〜2日で消退する。

● **合併症**　おもに以下の合併症がある。

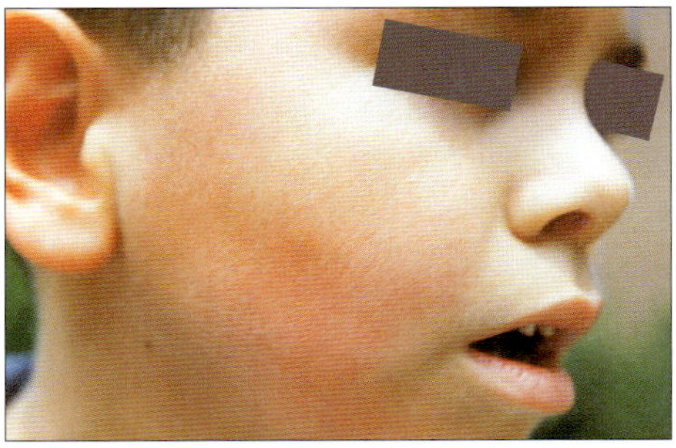

図 6-3　伝染性紅斑の症例
顔面頬部に蝶形の紅斑がみられる。
（CDC：Public Health Image Library）

1 **関節炎**　手関節・肘関節・足関節などで両側対称性におこる。年長児以降に多く，女性に多い。一過性で2～4週のうちに軽快する。

2 **一過性の血液再生不良発作** aplastic crisis　一過性に血液再生不良をみとめるが，貧血症状を示さず，通常1～2週間で自然治癒する。しかし，慢性溶血性貧血患者では，発熱・倦怠感・顔面蒼白など急性貧血の症状を呈する重篤な合併症となる。

3 **紫斑病**　発症機序は不明であるが，点状出血・斑状出血をみとめ，血小板は正常あるいは減少する。

4 **胎児水腫**　経胎盤感染により，ウイルスが肝臓で増殖し，肝臓内の造血抑制がおこる。このため，重症貧血・心不全に伴う水腫状態がみられ，流産・死産を合併する。

● **治療**　対症療法を行う。

● **予防**　入院の場合は隔離を必要とする。上気道症状があるときは感染力があるとみなし，他者との接触をできるだけ避ける。妊婦が感染すると胎児水腫を合併することがあるので，接触しないようとくに注意する。症状が出たあとは感染力が弱いので，通学や外出は症状に応じて判断する。

4 突発性発疹症 exanthema subitum

● **原因**　ヒトヘルペスウイルス6型(HHV-6)により，母親からの移行抗体が消失する生後5か月以降，6～12か月の乳児に感染する。

● **症状**　突然発熱し，弛張型または稽留型の高熱が数日間続いたあと，解熱とともに全身に発疹があらわれる。発疹は，麻疹や風疹に似た小さい紅斑で，体幹・頸部・項部にあらわれる。瘙痒感はなく，2，3日で消退する。高熱のわりに全身状態がよいことが多い。大泉門膨隆，リンパ節腫脹や下痢などもみられる。

● **治療**　対症療法を行う。

5 単純ヘルペスウイルス感染症 herpes simplex virus infection

初感染後，潜伏感染の状態が続き，ウイルスの再活性化に伴って，しばしば再発(回帰発症)を繰り返す。

◆ 新生児ヘルペス neonatal herpes

● **原因**　単純ヘルペスウイルス1型の感染による。分娩時，産道通過の際に母子垂直感染する。母親が無症候性の場合もある。発症は生後14日以内の場合が多い。

● **治療**　アシクロビルを投与する。

◆ ヘルペス脳炎 herpes simplex encephalitis

● **原因**　おもに単純ヘルペスウイルス1型の感染による。子どもでは初感染が多い。

● **症状**　発熱，活動性の低下などの症状が出たあと，意識障害や痙攣などの中枢神経症状が出現する。無治療では致死率が高い。

● **治療**　アシクロビルの投与と脳炎に対する対症療法を行う。

◆ ヘルペス性口内炎 herpetic stomatitis

● **原因**　母親からの移行抗体がなくなる6か月～3歳の乳幼児における，単純ヘルペスウイルス1型の初感染による。潜伏期は2～3日である。

● **症状**　高熱が3～4日持続したのち，歯肉口内炎をおこし，疼痛のために水分や食事の摂取が困難となる。症状は4～5日持続し，その後1週間ほどで回復する。

● **治療**　アシクロビルの投与，口内痛にはステロイド薬の口腔内噴霧を行う。

◆ カポジ水痘様発疹 Kaposi varicelliform eruption

● **原因**　乳児，とくにアトピー性皮膚炎のある乳児が単純ヘルペスウイルス1型に感染したことによる。

● **症状**　紅斑を伴った小水疱が顔面・上半身を中心に全身に生じる。

● **合併症**　高熱を伴うこともあり，約2週間の経過であるが，脱水や二次感染などで容易に重篤化するので注意する。

● **治療**　アシクロビルの投与，アシクロビル軟膏の塗布を行う。

6 水痘 varicella

● **原因**　水痘-帯状疱疹ウイルスの初感染により，飛沫感染・接触感染・空気感染でおこる。潜伏期は14～21日(通常14～16日)である。発疹のあらわれる1日前から，すべての皮疹が痂皮となるまでの期間，感染する可能性がある。感染様式は飛沫・接触感染であり，非常に感染力が強く，発疹が出る前から感染力があるため，容易に多くの子どもが感染する。

● **症状**　軽い発熱とともに発疹があらわれる。小さく赤い紅斑で，まもなく丘疹になり水疱ができる。水疱の内容は水のように澄んでおり，あとで多少にごる。大きさは粟粒大からアズキ大，2～3日で乾燥し，黒褐色の痂皮をつくり，2週間前後で脱落する。おもな経過を▶表6-6に示した。

表 6-6　水痘の経過

	急性期	回復期
期間	3〜5 日(1〜5 病日)	4〜6 日(6 病日以降)
発熱	38.0〜39℃	37℃ 台前半〜平熱
発疹	＋	−

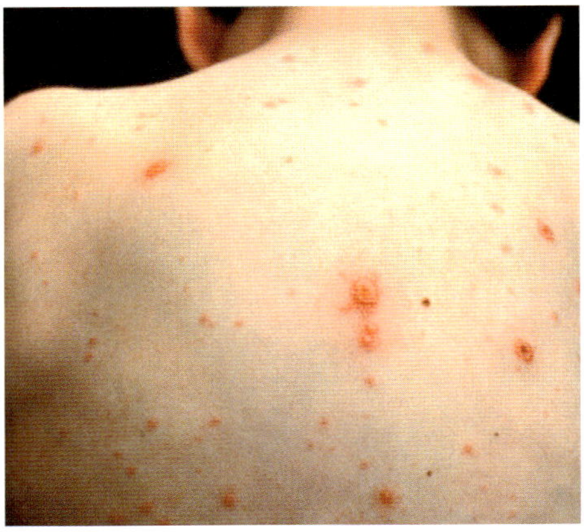

図 6-4　水痘の症例
紅斑・丘疹・水疱・痂皮それぞれの発疹が混在している。
(CDC：Public Health Image Library)

瘢痕(はんこん)は残らないが，爪でかき破ると黄色ブドウ球菌などの化膿をおこす細菌に感染して瘢痕を残す。発疹は漸進(ぜんしん)的にあらわれ，痂皮のあるもの，水疱のあるものといろいろな発疹が混在するのが特徴である(図 6-4)。発疹は全身にあらわれ，頭髪部・陰部などにもみられる。口腔・舌・結膜などにも出る。

● **合併症**　水疱をかき破った部位からの二次的感染症，脳炎，肺炎などがある。

● **治療**　アシクロビルが有効であり，発症後早期の投与(水疱出現後 3 日以内)がすすめられている。皮膚のかゆみが強いときには，鎮痒(ちんよう)薬(かゆみどめ)の軟膏やフェノール・亜鉛華(あえんか)リニメント(カチリ❶)などを発疹にのせるように塗布する。

● **予防**　水痘生ワクチンによる予防接種が可能である。接種年齢は 2 歳前後が適当である。入院中の場合は，発症した子どもを隔離し，同室児は潜伏期が過ぎるまでその病室を閉鎖して観察をする。易感染患者の場合には，水痘高力価の γ グロブリンやアシクロビルを投与する。

NOTE
❶カチリ
カルボール(石炭酸：フェノール)-チンク(亜鉛華)-リニメント(塗布薬)の略。

7　帯状疱疹 herpes zoster

● **原因**　水痘-帯状疱疹ウイルスの回帰発症による。

● **症状**　神経の走行に沿って小丘疹や小水疱が群生する。発疹は胸部・顔面・腰部・仙骨部の片側にあらわれ，激しい神経痛を伴う。5〜10 日で軽快する。

● **治療**　新生児，ステロイド療法中の子ども，がん罹患患児には，水痘高力価の免疫グロブリンやアシクロビルを投与する。

8　手足口病 hand, foot and mouth disease

● **原因**　原因ウイルスは，コクサッキーウイルス A(CA)16 が大多数で，ほかにはエンテロウイルス(EV)71，CA10，CA5などがみとめられる。潜伏期は3～6日間で，飛沫・経口感染でおこる。症状消失後3～4週は，糞便中にウイルスが排泄され感染源となる。乳幼児に多くみられ，夏季の発生が多く，流行することもある。

● **症状**　微熱程度の発熱が罹患者の1/2～1/3にみられる。発熱・口内痛や咽頭痛ののち，手背・手掌・指間・趾間・足背・足底・膝関節・口腔粘膜に水疱性丘疹がみられる。丘疹の出現部位は多様で，手・足・口の3か所にそろって出現しない例もある。口腔粘膜の水疱はアフタ様病変を生じ，疼痛を伴う。2～4日で水疱は乾燥して飴色になり，丘疹は痂皮を形成し，7～10日で瘢痕を残さず治癒する。

● **合併症**　下痢を伴うことがある。ごくまれに髄膜炎があり，流行時には死亡例の報告もある。

● **治療**　自然治癒するので特異的な治療はないが，咽頭炎・上気道炎と同様の対症療法を行う。皮膚の水疱に対する治療は必要ない。口腔内病変に対しては口腔内用ステロイド，また口腔内疼痛緩和のためにリドカイン塩酸塩ゼリーを使用することもある。

9　ヘルパンギーナ herpangina

● **原因**　流行例では，コクサッキーウイルスA群ウイルス(CA)1～6，8，コクサッキーウイルスB群ウイルス(CB)1，エコーウイルス16，25など，孤発例では，CA7，9，16，CB1～5などがみられる。潜伏期は2～4日で，乳幼児に多く，夏季の発生が多い。

● **症状**　39℃以上の突然の発熱で発症し，典型的な症状が始まる。おもな症状は発熱・咽頭痛，ときに頭痛・腹痛・嘔吐がみられる。咽頭の口蓋弓部の口腔粘膜に水疱や潰瘍をきたす。

● **治療**　口腔内の痛み，脱水や摂食困難に対する対症療法を行う。

10　咽頭結膜熱 pharyngeal conjunctival fever (PCF，プール熱)

● **原因**　病原体はアデノウイルス(Ad)3，4，7で，潜伏期は5～7日である。夏季に流行することがあり，プールの水を介して感染するので，俗にプール熱といわれる。プール以外では飛沫感染が主で，結膜への直接感染の可能性は低い。

● **症状**　発熱・咽頭炎・結膜炎が三主徴である。そのほか，咽頭痛・咳嗽・眼痛・頭痛・食欲不振・下痢などがある。

● **治療**　発熱に対する解熱薬，結膜炎に対する点眼薬などの対症療法を行う。

11　流行性耳下腺炎 mumps

● **原因**　ムンプスウイルスによる感染症で，飛沫感染により鼻咽頭から侵入する。30～40%は不顕性感染で，潜伏期は2～3週である。侵入したウイ

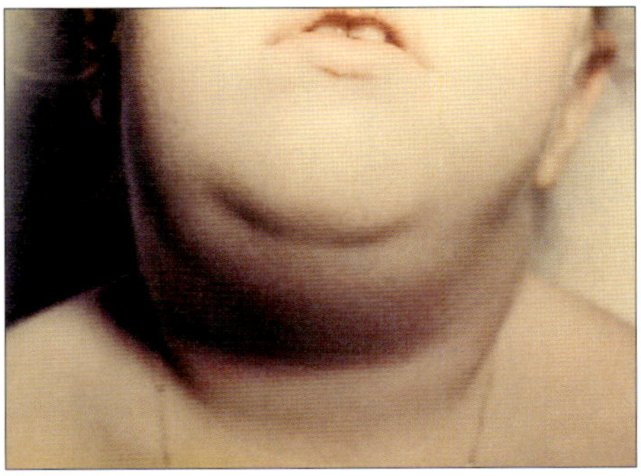

図 6-5　流行性耳下腺炎の症例
唾液腺（耳下腺）肥大による頸部腫脹がみられる。
（CDC：Public Health Image Library）

ルスは鼻腔・上気道粘膜で増殖したのち，所属リンパ節に広がり，ウイルス血症をきたす。全身感染により終生免疫を獲得する。好発年齢は 3～6 歳である。

● **症状**　咀嚼（そしゃく）すると悪化する耳痛に続いて，発熱・頭痛・食欲不振がおこる。その後 1～2 日で耳下腺が腫脹する（両側性の腫脹は 75% 程度）。腫脹は耳介周囲で，境界は不明瞭である（図 6-5）。無症状から耳下腺の腫脹・疼痛が出現することもある。腫脹はしだいに増大し，圧痛と開口時の疼痛があり，38～39℃ の発熱を伴う。多くは 3～7 日で腫脹が消失し，数日後に治癒する。耳下腺が腫脹する前 7 日から腫脹後 9 日の間に感染力がある。

● **合併症**　おもに以下の合併症がある。

1. **無菌性髄膜炎・脳炎**　10 歳以下の子ども，男児に多い。耳下腺炎症状を伴わないことも多い。
2. **感音性難聴**　好発年齢は 5～9 歳といわれ，一側性に急性発症し，高度のことが多い。
3. **精巣上体炎・精巣炎または卵巣炎**　小児期の罹患による発症はまれで，思春期以降の男性の罹患では 10～30% に精巣上体（副睾丸（こうがん））炎・精巣（睾丸）炎を発症する。この場合，不妊となるのはまれである。女性の罹患では卵巣炎はまれで 5% 程度，その後の不妊との関連は不明である。

● **治療**　対症療法を行う。

● **予防**　弱毒生ワクチンを接種する。

12 かぜ症候群 common cold syndrome

第 7 章を参照のこと（173 ページ）。

13 伝染性単核球症 infectious mononucleosis

● **原因**　EB ウイルスの感染による。潜伏期は 2～6 週と考えられる。ウイルスは唾液に存在し，経口・経気道的に伝播（でんぱ）して，B 細胞で増殖する。わが国では 2～3 歳までにほとんどが感染し，抗体保有率は 70% 程度である。欧米では思春期に初感染することが多いので俗にキス病 kissing disease，大学病 college disease などとよばれる。

● **症状**　1～2 週間持続する発熱，咽頭痛，頸部リンパ節腫脹を三主徴とする。その他，全身倦怠感，偽膜を付着する扁桃炎，肝脾腫などをみとめる。2～3週で自然治癒する。

● **合併症**　まれに間質性肺炎，ギラン-バレー症候群，小脳性失調症を合併することがある。

● **治療**　対症療法を行う。二次感染を合併しない限り抗菌薬は不要であり，発疹を誘発させるというペニシリン系抗菌薬を避ける。

14 インフルエンザ influenza(流行性感冒)

● **原因**　インフルエンザウイルスA，B，C型の飛沫感染により，鼻腔・咽頭から侵入し，上気道の粘膜上皮細胞で増殖する。また，呼吸器症状のある患者からの気道分泌物により接触感染もおこる。潜伏期間は1～3日である。発症前日から発症後7日間は感染する可能性があり，とくに発症後3～4日間は高い感染力がある。

A型はさまざまな動物に感染し，多くの亜型に分けられるが，B型・C型はおもにヒトに感染し，亜型はそれぞれ1つである。また，新しい亜型の出現により，世界的な大規模流行(パンデミック pandemic)となることがある。

● **症状**　悪寒・発熱・頭痛・関節痛・筋肉痛が突然あらわれ，続いて咳嗽・鼻汁などの上気道炎症状があらわれる。消化器症状を伴うこともある。合併症がなければ2～4日で解熱し，軽快する。

● **合併症**　細菌感染を重複すると重篤化しやすい。また，学童では50万～100万人が罹患し，インフルエンザ脳炎・脳症を合併するのは100～300人で，その場合の死亡率は30％前後とされている。

● **治療**　保温・安静のほか，上気道症状に対して対症療法を行う。初発症状発来後48時間以内であれば抗ウイルス薬が有効である。一般にはA・B型に有効なオセルタミビル(タミフル®)の服用，ザナミビル(リレンザ®)の吸入が行われ，ほかにラニナミビル(イナビル®)の吸入，ペラミビル(ラピアクタ®)の点滴静注が行われることもある。

インフルエンザの発熱に対し，解熱薬としてジクロフェナクナトリウム(ボルタレン®など)の使用は禁忌であり，メフェナム酸(ポンタール®など)のほか非ステロイド性抗炎症薬(NSAIDs)の使用は要注意である。これは，インフルエンザ脳炎・脳症による死亡率が有意に高まるためであり，発熱に対しては，アセトアミノフェン10 mg/kg/回，またはイブプロフェン3～6 mg/kg/回や，その他の代替処置で対応する。

● **予防**　不活化ワクチンを接種する。ワクチンの使用ウイルスは，前年の流行株を参考に検討されてつくられるが，より効果的なワクチンの開発が期待されている。ハイリスク者である子どもへのワクチン接種の推奨が重要である。流行期には，混雑した場所への外出を避け，うがい・手洗いの励行，いわゆる咳エチケット(マスク着用など)による飛沫感染予防の励行が望ましい。発症者は感染拡大を避けるため，発症後5日間は外出を避け，易感染者との濃厚接触を避ける。

15 新型コロナウイルス感染症 coronavirus disease-19 (COVID-19)

● **原因**　重症急性呼吸器症候群 severe acute respiratory syndrome ウイルス-2(SARS-Cov-2)の飛沫感染であり，接触感染も考えられる。COVID-19とは，2019(令和元)年末から発生した新型コロナウイルスによる肺炎であり，WHOにより命名された。COVID-19の病原体であるSARS-Cov-2が実際にどのような経緯で人類に感染するようになったかは明らかになっていない。潜伏期間はウイルス曝露後2〜14日間である。

● **症状**　発熱，咳嗽・息切れ・呼吸困難などの呼吸器症状，下痢などの消化器症状，咽頭痛，頭痛などである。

● **治療**　対症療法を行う。症状に応じて，抗ウイルス薬(レムデシビル)やステロイド薬(デキサメタゾン)などが用いられる。

● **予防**　いわゆる密閉・密集・密接(三密)の空間での感染拡大がみとめられ，飛沫感染予防が推奨される。2024(令和6)年3月まではmRNAワクチンの特例臨時接種が行われた。

16 急性灰白髄炎 acute anterior poliomyelitis (ポリオ)

● **原因**　エンテロウイルス属のポリオウイルスの経口感染による。ポリオウイルスにはⅠ型，Ⅱ型，Ⅲ型の3種類の血清型があり，90%以上は不顕性感染か不全型感染である。糞便中ウイルスが経口感染により侵入し，咽頭・小腸粘膜で増殖し，リンパ節を経由して血流に入り，中枢神経系に感染する。発症までの潜伏期間はおよそ1〜2週であり，糞便中のウイルス排泄は発症から1か月ほどである。急性期には飛沫感染もある。感染症法の2類感染症である。近年は予防接種の普及により発症はほとんどみられなくなっている。

● **症状**　典型的なポリオは1〜2日のかぜ症状のあと，解熱に相前後して**急性弛**(しかん)**緩性麻痺** acute flaccid paralysis (AFP)が突然あらわれる。麻痺部は疼痛を伴うことが多い。おもな症候と麻痺型を▶表6-7，6-8にまとめた。

● **合併症**　球麻痺を合併して嚥下障害・発語障害・呼吸障害を生じることがある。

● **予後**　麻痺は1〜2日で回復に向かい，はじめの2か月間はすみやかに，以後1〜2年徐々に回復する。完全に回復することもあるが，麻痺が多少残ることが多い。

● **治療**　特異的治療はないが，初期は床上安静にし，疼痛には温湿布を行うなどの対症療法を行う。急性期を過ぎたら，マッサージや機能訓練などのリハビリテーションを開始する。

● **予防**　不活化ワクチンを接種する[1]。

17 ギランバレー症候群 Guillain-Barré syndrome

第13章を参照のこと(▶369ページ)。

NOTE

[1] ワクチンには不活化ポリオワクチン inactivated poliomyelitis vaccine (IPV)と経口生ポリオワクチン oral poliomyelitis vaccine (OPV)があり，わが国ではOPVの定期接種が従来行われてきた。しかし，まれにワクチン株由来のポリオウイルスによる患者報告(ワクチン関連麻痺)があることから，2012年9月よりOPVは任意接種となり，四種混合(DPT-IPV)としてIPVが定期接種となった。2024年4月より五種混合(DPT-IPV-Hib)となっている。

表 6-7　ポリオのおもな症候

分類	症候
不顕性感染	無症状。
不全型	1〜2日の発熱，下痢・便秘などの消化器症状，咽頭痛・咳嗽などの呼吸器症状。
非麻痺型	不全型の症状に，髄膜刺激症状が加わり，無菌性髄膜炎となるが麻痺はない。
麻痺型	不全型の症状，非麻痺型の症状に続いて，解熱と同時あるいは少し遅れて急性の弛緩性麻痺をあらわす。有熱期に四肢の疼痛を訴えることが多い。
その他	多発性神経炎型や脳炎型など。

表 6-8　ポリオの麻痺型

分類	特徴
脊髄型	麻痺型の約80％を占める。非対称性で筋は弛緩，罹患部位の腱反射は消失する。麻痺は一側下肢が多く，ついで両側上肢が多い。
ランドリー型	左右対称性・上行性に進行する。呼吸筋に麻痺が及ぶと死にいたる。
球・橋型	延髄・橋運動核の麻痺をおこす。呼吸・循環中枢がおかされると死にいたる。
その他	髄膜・脳炎型，運動失調型，末梢神経炎型など。

18 日本脳炎 encephalitis japonica

● **原因**　日本脳炎ウイルスがコガタアカイエカを媒介して感染する❶。潜伏期間は7〜10日である。不顕性感染が多く，発症率は1,000〜2,000に1人とされる。

● **症状**　発熱・頭痛・嘔吐によって発症し，項部硬直・ケルニッヒ徴候・腱反射亢進・病的反射などの症状が加わる。発症後数日で意識障害があらわれることが多い。

● **治療**　対症療法を行う。

● **予防**　不活化ワクチンを接種する。その他，カの駆除，日本脳炎ウイルスの増幅動物であるブタへのワクチン接種も試みられている。

NOTE

❶ウイルス保有のカに刺されてウイルス血症をおこす。

19 無菌性髄膜炎 aseptic meningitis

● **原因**　ムンプスウイルス，エコーウイルス，コクサッキーウイルス，ヘルペスウイルスなどのウイルス感染による。原因不明のことも多い。

● **症状**　軽症の髄膜炎であり，発熱・感冒様症状のほか，頭痛，嘔吐，項部硬直，ケルニッヒ徴候などの症状があらわれる。治療が適切に行われると経過は良好である。

● **治療**　対症療法を行う。対症療法と安静臥床により1週間から10日ぐらいで軽快する。

● **予後**　大部分は後遺症を残さない。

20 急性出血性結膜炎 acute hemorrhagic conjunctivitis

● **原因**　エンテロウイルス70型，コクサッキーウイルスA-24，アデノウイルス11型の感染による。汚染された手指を介して眼から眼へ伝播する。家族内や病院内での感染が多い。潜伏期は24時間前後である。

● **症状**　両眼結膜の充血をきたし，眼痛や異物感と流涙がある。急性に経過し，自覚症状は発病後数時間が最も強く，翌日には軽減する。約90％は

7日以内に軽快する。

● **合併症** 脊髄神経根炎や脳神経障害などがある。

● **治療** 対症療法を行う。

21 先天性サイトメガロウイルス感染症（巨細胞封入体症 cytomegalic inclusion disease）

● **原因** 妊娠中のサイトメガロウイルス初感染によって，胎児に経胎盤感染する。ウイルスは唾液腺・尿・体液のほか，肝臓などの臓器から分離される。感染臓器では，核内で細胞質内封入体を有する巨大細胞をみとめる。

● **症状** 妊娠中の母親は無症状であるが，子どもに低出生体重児，肝脾腫，黄疸，血小板減少性紫斑病，脳質周囲の石灰化，小頭症，網脈絡膜炎，心奇形などをみとめる。

● **治療** 対症療法と，ガンシクロビル・γグロブリン製剤を用いて治療が行われる。ワクチンは実用化されていない。

22 遅発性ウイルス感染症 slow virus infection

ヒトの遅発性ウイルス感染症と病原因子を▶表6-9に示す。

◆ 亜急性硬化性全脳炎 subacute sclerosing panencephalitis（SSPE）

● **原因** 麻疹罹患後6〜8年で発症する。患者の脳から麻疹様のウイルス（SSPEウイルス）が分離され，これは不完全なウイルス粒子として細胞内に集積してSSPEを発症させると考えられている。

● **症状・予後** 7〜8歳の学童に好発する。全経過は1〜2年で，以下の4期に分類される。

1. **第1期** イライラ，おこりっぽいなど行動異常・知能の退行現象。
2. **第2期** 痙攣・運動障害・アテトーゼ様運動・知能面の退行。
3. **第3期** 昏睡，後弓反張（こうきゅうはんちょう），刺激に対して無反応。
4. **第4期** 無言症，脳皮質機能の喪失，筋緊張低下，脳機能を完全に喪失して死亡する。

● **治療・予防** 対症療法のみで有効な治療はない。生ワクチン接種は，自然罹患よりも発症頻度が低下するという。麻疹ワクチンの接種を積極的にすすめる。

▶表6-9 ヒトの遅発性ウイルス感染症

感染症	病原因子
亜急性硬化性全脳炎（SSPE）	麻疹ウイルス
進行性多巣性白質脳症（PML）	ヒトポリオーマウイルス（JCウイルス）
後天性免疫不全症候群（AIDS）	ヒト免疫不全ウイルス
成人T細胞白血病（ATL）	ヒトTリンパ球向性ウイルス

23 後天性免疫不全症候群 acquired immunodeficiency syndrome(AIDS)

● **原因**　ヒト免疫不全ウイルス human immunodeficiency virus(HIV)の感染によるもので，長い経過をたどり発症する。子どもへの主要な感染経路は母子感染(垂直感染)である。1985年以前には，血友病や新生児ビタミンK欠乏性出血症の治療のために使用された血液製剤からの感染があった。1985年以後は，ドナースクリーニングとウイルス不活化処理が行われ，この成因による新たな感染者は出ていない。

母子感染の感染経路として，経胎盤・分娩周辺期・産道・経母乳が考えられる。選択的帝王切開❶の感染抑制効果や，感染児の症状発現時期からみて，分娩周辺期の母児間輸血や母体血による汚染が主経路と考えられている。

● **症状**　感染1～2週後に感冒症状をみとめるが，これは2～3週で消失し，4～5年は無症状に経過する。HIV抗体は6～8週後にみとめられる。抗体陽性で無症状の感染者は**無症候性キャリア**という。4～5年後には，全身のリンパ節腫脹，発熱，下痢，倦怠感などがみられ，これらはAIDS関連症状という。さらに進行し，CD4陽性T細胞の減少❷，ニューモシスチス肺炎・カンジダ症などの日和見感染，カポジ肉腫などの腫瘍が併発するとAIDSと診断される。

母子感染による潜伏期は4～6か月の短い期間で，1歳に満たないうちに80％近くの子どもがAIDS関連症状をみとめる。成人でもみられるニューモシスチス肺炎，リンパ性間質性肺炎，再発性細菌性肺炎のほか，体重増加不良，下痢，脳症，食道・気管支の侵襲性カンジダ症などがみられる。

● **予後**　HIV感染者で未治療の場合，3年後の発症リスクはCD4陽性T細胞数が少ないほど，血中HIV/RNA量が多いほど高い。早期治療開始により，生命予後は飛躍的に改善している。

● **治療・予防**　HIV伝播を予防する教育広報活動が世界的に行われている。予防ワクチンはまだ開発されていない。治療はAIDS関連症状に対する対症療法，逆転写酵素阻害薬のジドブジンやジダノシンなどのHIV感染症治療薬の多剤併用療法 combination anti-retroviral therapy(cART)を行う。

> **NOTE**
> ❶**選択的帝王切開**
> 母子感染のリスクを下げる目的で，分娩予定日前に帝王切開とすること。

> **NOTE**
> ❷子どもでは年齢によって免疫抑制の程度が異なる。

3 細菌感染症

1 百日咳 pertussis

● **原因**　グラム陰性好気性桿菌である百日咳菌(ひゃくにちぜき)の飛沫感染で，上気道より菌が侵入する。感染力は強く，患者から感染し，潜伏期は1～2週である。

● **症状**　百日咳の病態には3つの段階があり，全経過は1か月半から2か月と長い。発症から2～3週間は排菌の可能性がある。

1 **カタル期**　感冒様症状が1～2週ほど続く。この時期は最も感染力が強い。

[2] **痙咳期** 連続性の短い咳嗽が発作性におこり(**痙咳** staccato), 息を吸う間がないため, 静脈圧の亢進によって顔面の紅潮, 眼瞼浮腫, 顔面の点状出血, 眼球結膜の出血などがあらわれる。この短い咳嗽のあとに, 急に深く息を吸うので, 吸気性の笛声が聞かれ, 咳嗽と笛声の咳嗽発作が繰り返される(**レプリーゼ** reprise)。咳嗽発作以外のときはまったく正常の状態であることで, ほかの気道疾患と異なる。乳児の場合には, 無呼吸発作や痙攣をおこすことがある。痙咳期は4週間ほどで, 咳嗽発作はしだいに軽快するが, 2か月くらい残る。

[3] **回復期** 発作回数は減少するが, この間, 感冒などに罹患すると再び咳嗽発作がおこることがある。約2週間で軽快する。

● **合併症** 混合感染による肺炎をおこすことがある。

● **治療** 早期にアジスロマイシンなどのマクロライド系抗菌薬を投与する。咳嗽発作には, 場合により鎮咳・去痰薬の投与など対症療法を行う。初期から治療開始した場合, カタル期を過ぎれば入院中でも隔離の必要はない。

● **予防** 百日咳ワクチンの接種が有効であり, わが国ではDPT-IPV-Hib(ジフテリア・百日咳・破傷風・ポリオ・Hib感染症)の五種混合ワクチンの接種を行っている。

2 ジフテリア diphtheria

● **原因** グラム陽性無芽胞桿菌であるジフテリア菌の飛沫感染による急性伝染病であり, 鼻咽頭から菌が侵入する。健康保菌者からの感染が多く, 潜伏期は2〜7日である。

● **症状** 菌が侵入した局所の偽膜病変と, ジフテリア毒素によって生じる病変に大別される。

[1] **咽頭ジフテリア** 症状は発熱・嘔吐・頭痛・咳嗽であり, 扁桃に偽膜をみとめる。特徴は嗄声と犬吠様咳嗽である。

[2] **鼻ジフテリア** 症状は鼻炎とともに鼻汁に血液がまじり, 鼻孔周囲にびらん・血痂をみる。鼻中隔に灰白色の偽膜をみとめる。

[3] **心筋炎** 心筋, 心臓の伝導系および血管運動神経がジフテリア毒素におかされ, 多くは発病2〜3週間後に発症し, 突然心筋障害で死亡することがある。

[4] **神経麻痺** ジフテリア毒素が末梢神経に作用するためにおこり, 軟口蓋・眼筋・呼吸筋・四肢筋などの麻痺がおこる。

● **治療** 抗毒素療法が最も有効であり, できる限り早期にジフテリア抗毒素血清(ウマ抗血清)を大量投与する。この治療用抗毒素はトキソイドおよび毒素をウマに注射し, 得られた高度免疫血清を材料としたもので, 投与の際にはウマ血清にアレルギーのないことを確認し, 投与後は血清病に注意する。ペニシリン系・テトラサイクリン系・マクロライド系の抗菌薬による化学療法を併用する。

● **予防** ジフテリアワクチン(トキソイド)の接種であり, わが国では通常DPT-IPV-Hib(ジフテリア・百日咳・破傷風・ポリオ・Hib感染症)の五種混合ワクチンを接種する。

3 ブドウ球菌感染症 staphylococcosis

● **原因**　グラム陽性通性嫌気性菌であるスタフィロコッカス属の菌による感染症である。以下の3種が重要である。

1 **黄色ブドウ球菌**　皮膚に癤，癰，膿痂疹(とびひ)，蜂巣炎(蜂窩織炎)，毛嚢炎をおこす。また，結膜炎・乳房炎・肺炎・骨髄炎など，全身の臓器に化膿巣をつくり，敗血症をおこすこともある。耐熱性の腸管毒素 enterotoxin によって，食中毒をおこすことがある。この中毒症状は，潜伏期が短く，食品摂取後1～6時間後に吐きけ・嘔吐などの症状がおこる。

また，TSST-1毒素によって発熱・発疹・低血圧・臓器不全などのショック症状を示すものを，高熱毒素性ショック症候群 toxic shock syndrome という。近年は，多剤耐性のメチシリン耐性黄色ブドウ球菌(MRSA)による院内感染に注意が必要である。

2 **表皮ブドウ球菌**　表皮常在菌で，日和見感染をおこす。

3 **腐生ブドウ球菌**　外界に存在し，膀胱炎などをおこす。

● **治療**　対症療法のほか，ペニシリン系・マクロライド系など，ブドウ球菌に感受性のある抗菌薬を投与する。MRSAにはバンコマイシンが有効である。

4 ブドウ球菌性熱傷様皮膚症候群 staphylococcal scalded skin syndrome (SSSS)

● **原因**　皮膚剝脱毒素 exfoliative toxin を産生する黄色ブドウ球菌の感染により，5歳以下の乳幼児に好発する。治療を行い，二次感染がなければ1週間～10日で軽快する。

● **症状**　はじめは軽度の発熱と眼・口周囲の発赤，頸部や腋窩の紅斑から始まり，しだいに膜様落屑や，口周囲の放射状亀裂がおこる。扁桃炎や**ニコルスキー現象**❶をみとめることもある。

生後1～2週ごろの新生児がこの菌に感染すると，表皮に熱傷のような剝離が広範囲におこり，高熱を伴って全身状態に影響する(リッター Ritter 病)。

● **治療**　黄色ブドウ球菌に感受性のある抗菌薬を投与し，外用薬を塗布する。

> **NOTE**
> ❶ **ニコルスキー現象**
> 剝離していない皮膚面をこすると，表皮が剝脱する。

5 溶血性レンサ球菌感染症 infectious disease due to hemolytic streptococcus

● **原因**　グラム陽性通性嫌気性菌であるレンサ球菌属の菌による感染症である。レンサ球菌を培養すると，集落周囲に特有の溶血環 hemolysis をつくり，その性状によって不完全溶血を α，鮮明に溶血環をつくるものを β，非溶血性のものを γ という。細胞壁の糖質に基づくランスフィールド Lancefield 分類によりA～H，K～Tに分類される。おもなレンサ球菌の分類を▶表6-10に示した。

表 6-10 おもなレンサ球菌属の分類

ランスフィールド血清型	溶血性	菌種
A 群	β	*S. pyogenes*(化膿レンサ球菌)
B 群	β	*S. agalactiae*(GBS)
	α	*S. pneumoniae*(肺炎レンサ球菌)

化膿レンサ球菌

レンサ球菌属には多数の菌が含まれているが，通常「溶レン菌」といわれるのは，A 群溶血性レンサ球菌(化膿レンサ球菌)である。咽頭炎・扁桃炎・髄膜炎・皮膚化膿性疾患や，菌が血中に入って敗血症をおこすことがある。

● **病態・症状** おもに以下の病態・症状がある。

[1] 猩紅熱(しょうこう) 化膿レンサ球菌による咽頭炎のあとに発症する。症状は悪寒・発熱・咽頭痛・頭痛・嘔吐・下痢などである。この菌が産生する溶血毒素や発熱毒素が血行性に伝播し，皮膚の末梢血管を拡張させて発疹を生じさせる。発疹は発熱 1〜2 日目にあらわれ，鮮紅色粟粒大の小斑点で互いに融合し，一面に鮮紅色を呈して健康な皮膚を残さない。近年，典型例は少なく，軽症での経過が多くなり，合併症の発生率も減っている。

[2] 丹毒(たんどく) 真皮をおもな病変の場とする炎症性疾患である。皮膚の小さな損傷から感染する。症状は感染部位の浮腫，境界鮮明な発赤紅斑，痛みであり，発熱やリンパ節炎を伴う。

[3] 劇症型 A 群レンサ球菌感染症 レンサ球菌性毒素性ショック症候群 streptococcal toxic shock syndrome(STSS)ともよばれ，軟部組織の壊死(えし)を伴い，発症すると全身状態が急激に悪化して多臓器不全に陥いる。死亡率の高い疾患である。

● **合併症** 数週間後にリウマチ熱(発熱，心筋炎・関節炎)や，糸球体腎炎(血尿・浮腫・高血圧，324 ページ)を発症することがある。

● **治療** ペニシリン系抗菌薬を投与する。

B 群レンサ球菌(GBS)

咽頭や腟に常在しており，女性では尿路感染症のほか，産道感染により新生児に敗血症や髄膜炎をきたす。

● **治療** ペニシリン系抗菌薬を投与する。

6 細菌性赤痢 shigellosis

● **原因** グラム陰性桿菌の赤痢(せきり)菌属による偽膜性・潰瘍性大腸炎であり，経口的に食物を介しておこる。赤痢菌は A 亜群(志賀赤痢菌)，B 亜群(フレクスナー菌)，C 亜群(ボイド菌)，D 亜群(ソンネ菌)の 4 菌種に分類される。わが国では B，D 群によるものが多い。

● **症状** 潜伏期は 1〜4 日で，症状は発熱，下痢，腹痛，膿・粘血便，しぶり腹などである。D 群によるものは比較的軽症である。

● **治療** 下痢の対症療法と，ホスホマイシン系・ニューキノロン系(ノルフロキサシン)などの抗菌薬を投与する。多剤耐性菌があるので，抗菌薬の選択には薬剤感受性試験が重要である。

7 病原性大腸菌感染症 pathogenic esherichia coli infection

● **原因**　グラム陰性通性嫌気性桿菌の大腸菌のうち，病原性の強い菌群による感染症である。これらは下痢原性(病原性)大腸菌とよばれ，その分類と疾病を▶表6-11に示した。

腸管出血性大腸菌による下痢症は，**溶血性尿毒症症候群** hemolytic uremic syndrome(HUS，▶331ページ)を続発することがあり，3類感染症である。これらの大腸菌は，小腸・大腸の上皮細胞に特異的に結合できる定着因子をもち，下痢や細胞障害をきたす毒素を産生する。

● **治療**　ホスホマイシン系・ニューキノロン系などの抗菌薬を投与する。

8 敗血症 sepsis

敗血症は臓器に病原体の感染巣があり，ここから血液中に病原体および代謝産物・毒素などが侵入し，全身症状を呈するものである。

● **原因**　病原菌は，グラム陽性菌では黄色ブドウ球菌・表皮ブドウ球菌・α溶血性レンサ球菌が，グラム陰性菌では大腸菌・肺炎桿菌・緑膿菌などが多く，カンジダを主体とした真菌も多い。

● **症状**　悪寒戦慄を伴う高熱，倦怠感，呼吸促迫，消化器症状，黄疸，皮

▶**表6-11　病原性大腸菌の分類とその疾病**

病原菌	罹患年齢	分布	潜伏期間	罹患病日	おもな増殖の場	主要症状	毒素	類似した感染様式の菌
腸管病原性大腸菌(狭義)(EPEC)	幼小児，学童(成人)	世界各地	2〜6日	1〜3週間	小腸	下痢(水様)，腹痛		サルモネラ(局所型)
腸管毒素原性大腸菌(ETEC)	幼小児，成人(おもに旅行者)	世界各地(とくに発展途上国)	12〜72時間	2〜5日	小腸	下痢(米のとぎ汁様)，嘔吐	LT，ST	コレラ
腸管凝集付着性大腸菌(EAggEC)	乳幼児	世界各地(とくに発展途上国)	2〜6日	1〜3週間	小腸	EPECの症状に類似(遅延性下痢が多い)		サルモネラ(局所型)
腸管組織侵入性大腸菌(EIEC)	全年齢層	世界各地	2〜3日	1〜2週間	大腸	赤痢，発熱，嘔吐，腹痛		赤痢
腸管出血性大腸菌(EHEC)	全年齢層	世界各地(とくに先進国)	1〜十数日	7〜10日	大腸	下痢(はじめ水様，のちに血性)，腹痛，HUS(小児や高齢者)	stx	

HUS：溶血性尿毒症症候群　LT：易熱性毒素　ST：耐熱性毒素　stx：志賀毒素(様毒素)，ベロ毒素ともいう。
(「林俊治：細菌，コンパクト微生物学(小熊惠二・堀田博監修，林俊治・石戸聡編集)，改訂第5版，p.36，2021，南江堂」により許諾を得て抜粋し転載)

下出血，肝臓・脾臓の腫大などがおこる。

● **治療** 感受性のある抗菌薬の多剤併用を行う。

9 破傷風 tetanus

● **原因** グラム陽性桿菌である破傷風菌による感染症であり，この菌の産生する神経毒素(テタノスパミン〔破傷風毒素〕)によりおこる。創傷部から菌が侵入して増殖する。潜伏期は 14 日以内である。

● **症状** 運動系の神経活動が亢進し，硬直性痙攣がおこる。咬筋の硬直による開口障害(牙関緊急〔がかんきんきゅう〕)がおこり，嚥下・言語・歩行障害となる。しだいに全身の筋肉の痙攣(反弓緊張)へと進展する。経過中を通して意識は清明で，筋収縮に伴う疼痛は激しい。臨床症状による早期診断により，できるだけ早期に治療することが重要である。

● **治療** 早期に抗毒素(破傷風免疫ヒトグロブリン)を投与し，筋弛緩薬・抗痙攣薬などの対症療法を行う。また，ペニシリン系抗菌薬を投与する。

● **予防** ワクチン(沈降破傷風トキソイド)が有効であり，小児期に五種混合ワクチン(DPT-IPV-Hib：ジフテリア・百日咳・破傷風・ポリオ・Hib 感染症)の接種により基礎免疫を獲得させる。以後 10 年に 1 回，二種混合ワクチン(DT：ジフテリア・破傷風)の追加接種が望ましい。

10 細菌性髄膜炎 bacterial meningitis

● **原因** 起炎菌として，新生児から生後 3 か月以内の乳児では B 群レンサ球菌・大腸菌を主とするグラム陰性桿菌が，生後 3 か月以降の乳児・幼児ではインフルエンザ菌・肺炎レンサ球菌が多い。年長児ではグラム陰性好気性球菌である髄膜炎菌によるものをみとめる。

また，免疫能低下の状態では，肺炎球菌・緑膿菌などのグラム陰性桿菌，リステリア菌，黄色ブドウ球菌(MRSA)などがみられ，脳室シャント後であれば，黄色ブドウ球菌・表皮ブドウ球菌などが多くみられる。感染経路はおもに飛沫感染であり，健康保菌者(鼻咽頭)から子どもに感染し，鼻咽頭粘膜で増殖後，血中に入り脳脊髄膜炎をおこす。死亡率は約 10%，難聴やてんかんなどの後遺症率は約 25% と重篤である。

● **症状** 発熱・頭痛・嘔吐・項部硬直・ケルニッヒ徴候がみられる。後遺症として水頭症や知的障害を残すこともある。腰椎穿刺を行い，髄液圧の亢進，細胞数・タンパク含量の増加などの髄液所見により診断する。

● **治療** セフォタキシムやパニペネムを投与する。初期治療が予後を左右するので早期に診断し，治療を開始することが重要である。

● **予防** 感染者からの伝播を避ける。細菌性髄膜炎の原因菌に対しては肺炎球菌ワクチンがあり，インフルエンザ菌 b 型(Hib)と髄膜炎菌のワクチンも認可されている。

11 結核 tuberculosis

● **原因** グラム陽性好気性桿菌の結核菌による感染症である。気道から感染し，全身の臓器に結核病変をおこしうる。初感染では，患者からの飛沫感染・空気感染によって肺に感染巣をつくり，所属リンパ節に結核性病変がおこる(初期変化群)。80% はこの段階で初感染巣が石灰化し，発病せず治癒する。

初感染はツベルクリン反応(ツ反)陽性により確認することができる。しかし，結核菌が血行性・リンパ行性，あるいは管内性に広がると，肺結核，結核性髄膜炎，粟粒(ぞくりゅう)結核❶，胸膜炎，骨・関節結核，腎結核をおこす。

● **症状**　発病は初感染後1年以内のことが多いが，10〜20年後に発病することもある。発病者の多くは高齢者であるが，近年は子どもや若年者も少なくない。子どもの結核は病初期には無症状のことが多い。年少児ほど家族内感染が多く，接触者健診で発見されることが多く，重要な感染経路である。母親が活動性結核である子どもの約50% は，予防的化学療法をしないと生後1年以内に発病する。また，易感染性宿主 compromised host では，初感染で全身に急性粟粒結核を発症して死にいたることがある。結核は HIV 陽性者の主要な死亡原因であり，世界的な課題となっている。

● **検査**　以下の2つの検査がある❷。

1 ツベルクリン反応(ツ反)検査　結核菌感染の有無を検査する皮内反応で，結核診断の際の補助的手段として使われる。一般診断用精製ツベルクリン(タンパク分画 PPD，purified protein derivative 0.05 μg/0.1 mL)0.1 mL を前腕屈側の皮内に注射し，48時間後に注射部位の反応を紅斑と硬結の状態から判定する。発赤の長径(最大径)で10 mm 以上が陽性である。

2 インターフェロン-γ遊離試験(IGRA)　血液検査で結核菌特異的タンパク質を抗原として，感染者の抗原特異的T細胞の免疫反応を測定する。

● **治療**　対症療法のほか，イソニアジド(INH)，リファンピシン(REP)，ピラジナミド(PZA)，ストレプトマイシン(SM)またはエタンブトール(EB)などの抗結核薬による三剤あるいは四剤併用療法を行う。

● **予防**　患者からの感染予防と BCG❸の投与である。BCG は結核の発症予防に使われる弱毒生菌ワクチンである。接種方法は上腕外側中央部(三角筋下端部)をアルコール消毒し，乾燥させたあとにワクチンを滴下，管針を用いて経皮接種する。BCG 接種は1歳にいたるまで(標準期間5〜8か月未満)に行う。

NOTE

❶粟粒結核

結核菌がリンパ節病変から上行性に血流に入り，肺循環によって菌が肺全体に広がり，無数の小病巣をつくる。

NOTE

❷0〜5歳で BCG 未接種の場合は，ツ反を優先する(IGRA を参考)。0〜5歳で BCG 既接種もしくは6〜12歳の場合は，IGRA とツ反を併用する。中学生以上(12歳以上)の場合は，IGRA を優先する[1]。

NOTE

❸BCG

カルメット-ゲラン菌 Bacille de Calmette et Guérin の略。

4 真菌感染症

1 カンジダ症 candidiasis

● **原因**　カンジダ-アルビカンスなどカンジダ属の真菌による感染症である。菌はヒトの口腔・腸管・腟などに常在し，菌交代症や日和見感染をきたす。表在性と深在性に大別される。

1）結核予防会結核研究所：小児結核診療のてびき(改訂版)．p. 38，2021.

[1] **表在性カンジダ症** 鵞口瘡(がこうそう)❶，外陰部腟炎，皮膚炎などがある。細胞性免疫能の低下している子どもでは，慢性粘膜皮膚カンジダ症 chronic mucocutaneous candidiasis (CMCC) をきたす。

[2] **深在性カンジダ症** 栄養障害，慢性呼吸器感染症，ステロイド薬や抗菌薬の長期投与などが誘因となり，腸管(消化器型カンジダ症)や，肺(呼吸器型カンジダ症)に発症することが多い。易感染宿主では，血行性に伝播し全身感染となる(汎発性カンジダ症)。

● **診断** サブロー Sabouraud ブドウ糖寒天培地を用い，37℃ で培養するとクリーム色のコロニーを形成する。

● **治療** 表在性には外用薬としてイミダゾール剤やナイスタチンの投与，アムホテリシン B のシロップの内服，深在性にはフルシトシン(5-FC)またはアムホテリシン B の投与を行う。

NOTE

❶鵞口瘡

口腔粘膜に白色の小斑点を生じ，のちに融合して広がる。この症状による苦痛はないが，高度の場合は哺乳障害になることがある。

2 アスペルギルス症 aspergillosis

● **原因** アスペルギルス-フミガーツスなどアスペルギルス属の真菌による感染症である。土壌・空中・穀物などの自然界に広く分布している菌で，日和見感染をきたす。アスペルギルス-フミガーツスは肺結核の空洞中で増殖し，菌塊(きんかい) fungus ball を形成したり(**アスペルギローマ** aspergilloma)，肺実質に炎症をおこす。アレルギー性喘息や角膜炎となることもある。

● **診断** サブローブドウ糖寒天培地を用いて 25℃ で培養すると，白色のコロニーを形成する。

● **治療** フルシトシン(5-FC)またはアムホテリシン B を投与する。

3 クリプトコッカス症 cryptococcosis

● **原因** 起因菌はクリプトコッカス-ネオフォルマンスと考えられていたが，近年この菌は担子(たんし)菌類のフィロバシディエラ属に分類された。したがって，フィロバシディエラ-ネオフォルマンスによる感染症である。菌は広く世界中に分布するが，トリ(の糞)などを介し，経気道で肺に感染，肉芽腫様病巣をつくる(肺クリプトコッカス症)。さらに血行性に移行し，髄膜炎をおこす(クリプトコッカス髄膜炎)。

● **診断** サブローブドウ糖寒天培地を用い，25～27℃ で培養すると，クリーム様のコロニーを形成する。

● **治療** フルシトシン(5-FC)またはアムホテリシン B を投与する。

5 その他の病原体による感染症

リケッチア感染症・スピロヘータ感染症・原虫感染症について，▶表 6-12 にまとめた。このほか，マイコプラズマ感染による肺炎，オウム病クラミジアや肺炎クラミジア感染による肺炎，トラコーマクラミジア感染による慢性角結膜炎などがある。

表 6-12　リケッチア感染症・スピロヘータ感染症・原虫感染症

分類	感染症	起炎菌・感染経路・症状	診断・治療・予防
リケッチア感染症	ツツガムシ病	• オリエンティア-ツツガムシの感染症である。ツツガムシ(ダニの幼虫)に吸血され感染する。 • 潜伏期は 1〜2 週間で，発熱・発疹・リンパ節腫脹が出現する。放置すると播種性血管内凝固症候群(DIC)により死亡することもある。	• 診断：血清学的診断による。 • 治療：テトラサイクリン系抗菌薬が有効である。年少児にはクロラムフェニコールを用いる。
スピロヘータ感染症	先天梅毒	• 梅毒トレポネーマの経胎盤感染による。 • 妊娠初期では流産・死産となる。 • 出生した場合，生後 2〜6 週に体重増加不良や発熱などの全身症状，斑状丘疹性梅毒，手掌・足底の浸潤，鼻炎，皮膚粘膜境界部の亀裂など皮膚粘膜の局所症状を示す(乳児梅毒)。 • 生後の症状は未治療でも一時軽快するが，治療が不完全だと 2〜4 歳で再発する(再発梅毒)。 • 学童期には，実質性角膜炎，内耳性難聴，永久歯のエナメル質減形成(歯の先端部がへこみ歯間が離れる。上顎切歯ではハッチンソン歯型，第一大臼歯では桑実(そうじつ)歯)などの症状をみとめる(遅発梅毒)。	• 診断：臨床症状と梅毒血清反応による。 • 治療・予防：ペニシリン系やマクロライド系の抗菌薬を投与する。梅毒反応陽性の妊婦はただちに治療を開始し，出生後の児にはペニシリン系抗菌薬を予防投与する。
原虫感染症	トキソプラズマ症	• トキソプラズマ-ゴンディイの経皮あるいは経口感染による。ネコやブタなどの家畜から検出され，人獣共通感染症である。 • 感染したペットとの密な接触や排泄物が感染源とされ，ほとんどすべての体細胞に寄生する。 • 後天性と先天性がある。先天性トキソプラズマ症では，妊婦の感染あるいは慢性感染の妊婦から胎児が経胎盤感染する。 • 妊娠初期では流産・死産となる。出生した場合，新生児期には黄疸・紫斑・肝脾腫・リンパ節腫脹・浮腫・発疹などがあらわれ，乳児期には網脈絡膜炎，水頭症，脳内石灰化，精神運動障害・中枢神経障害があらわれる。	• 診断：原虫の検出，感染者血清の免疫学的検査による。 • 治療：ピリメタミン・スルファジアジン・アセチルスピラマイシンを投与し，葉酸を併用する。

C　疾患をもった子どもの看護

1　麻疹の子どもの看護

1　カタル期の看護

おもな症状は発熱と鼻汁・眼脂などのカタル症状である。発熱時は安静臥床とし，薄着にする。結膜炎による羞明があるときは部屋の明るさを調節する。この時期は最も感染力が強く，抵抗力は低下しているので，他者との接触を避ける。入院の場合は個室隔離とする。

2 発疹期の看護

いったん解熱し，再び発熱するときに発疹が出現する。およそ同じ時期に(第4～第5病日の間)最も熱が上昇する。それに伴いカタル症状も強くなるので，解熱傾向にあるときを見はからい，手ばやく保清を行う。保清ケアの方法を以下にまとめた。

● **スキンケア**　発疹部位はやわらかいタオルを使用して清拭し，適宜，陰部洗浄を行う。

● **眼のケア**　かゆみや炎症を予防するため，体温程度にあたためた生理食塩水で眼洗浄をして，分泌物は湿らせたガーゼや綿花などでこまめにふきとる。

● **口腔ケア**　発熱やカタル症状に伴い，口腔粘膜も軽い炎症をおこすことがある。うがいを励行し，やわらかい歯ブラシで歯みがきし，清潔を保つ。

発熱やカタル症状に伴い，消化管粘膜にも軽い炎症をおこしているので，嘔吐・下痢をしやすくなっている。少量ずつ頻回の水分摂取をすすめ，口あたりがよく，消化・吸収のよい食物の摂取を促す。

3 回復期の看護

解熱後も3～4日は安静臥床とし，その後3～4日は床上座位で過ごす，あるいは室内で静かに遊ばせる。完全に回復するまでは，登園・登校を控え，人込みや集団の場には出かけないようにする。

4 合併症の予防

初期症状は上気道の感染症状であり，悪化すると肺炎をおこすこともある。肺炎を予防するために，口腔の清潔とうがいを励行し，全身の安静をはかり，症状を増悪させないように努める。

また，発疹部位や皮膚粘膜は傷つきやすくなっており，細菌感染をおこしやすい。過剰な刺激を与えず，清潔保持に努める。

2 風疹の子どもの看護

1 急性期の看護

麻疹によく似た経過であるが軽症である。適宜，発熱や頭痛などの苦痛の緩和をはかる。

上気道症状が強いときには，うがいを励行して二次感染を予防し，口あたりのよい食事をすすめる。

2 回復期の看護

発疹が出現して数日後には全身状態は軽快する。しかし，発疹が出て7日後ごろまでは，感染防止のために，他者との接触を避け，室内での遊びや学習を促す。先天性風疹症候群を避けるために，妊婦と接触しないよう注意する。

3 水痘の子どもの看護

1 急性期の看護

発熱時の解熱薬は慎重投与されるが，アスピリン，サリチル酸系製剤はライ Reye 症候群❶との因果関係が指摘されているので注意する。

2 発疹期の看護

発疹ははじめ小さく赤い紅斑で，まもなく丘疹になり水疱ができる。その後2～3日で乾燥して痂皮をつくり，2～3週間後に脱落する。

水疱や痂皮は強い瘙痒感が伴うので，全身の清潔を保ち，清拭後などに適宜，フェノール・亜鉛華リニメント（カチリ）を塗布し，軽快をはかる。瘙痒感が強いときは，薄着にして体温が上がりすぎないようにする。とくにかゆみの強い部位は，急激に冷やさないようにクーリングするなどの対処とともに，絵本の読みきかせや静かな遊びを子どもと一緒に楽しみ，気分転換をはかる。また，子どもが水疱をかきこわさないように，爪を短く切り，必要に応じて手袋をはめる。

3 回復期の看護

発疹は漸進的に出現するので，水疱と痂皮が混在するのが特徴である。すべての発疹が痂皮化するまで，他者との接触を避け，室内で遊ぶなど静かに過ごさせる。

4 合併症の予防

水疱をかきこわした部位からの二次的細菌感染を予防するため，発疹期の看護で述べた方法で保清に努める。

NOTE

❶ライ症候群

乳幼児期に発症し，全身臓器（とくに肝臓）の脂肪変性やミトコンドリアの変化などが生じる急性脳症をいう。

4 流行性耳下腺炎（ムンプス）の子どもの看護

1 急性期の看護

耳痛などの前駆症状のあるときは床上安静とする。耳下腺の痛みがある場合，食事はよくかむものを避け，液体ややわらかいもの，口あたりのよいものとし，経口与薬は剤形変更などにより工夫する。耳下腺の腫脹・痛みには，温枕（ホットパック）または冷枕（コールドパック）のいずれか快適な方法で対処する。精巣炎を併発して痛みのあるときは，あたたかく，かつほどよくフィットする下着を着用する。伸縮性のある水着のような素材のものがよい。

2 回復期の看護

耳下腺の疼痛がおさまったら，徐々にかむ食事を取り入れる。疼痛による開口制限があった場合には，口腔内の清潔が保たれていないことがあるので，うがいや歯みがきをすすめる。また，二次感染予防のためにも身体の清潔を促す。耳下腺の腫脹がおさまるまでは室内での遊びや学習を促す。

5 急性灰白髄炎(ポリオ)の子どもの看護

1 急性期の看護

症状のはっきりしない不全型のときは，一般のウイルス感染症の看護と同様に症状の緩和をはかり，他者への感染予防に努める。上気道症状のあるときは飛沫感染もあり，糞便中のウイルス排泄は1か月くらい続くので，厳重に隔離し，排泄物の取り扱いに注意する。麻痺型の場合は疼痛を伴うことが多いので，温枕(ホットパック)や鎮静など状態に合わせた疼痛緩和をはかり，苦痛を最小限にする。拘縮予防のために良肢位を保ち，体位変換を行う。

2 慢性期の看護

麻痺に伴い，言語障害や嚥下困難，呼吸困難などが続くときには，意思疎通をはかる工夫，誤嚥予防や排痰などの呼吸ケアを継続する。麻痺は発症から2か月後ごろまではすみやかに回復するが，それ以後は1〜2年かけて徐々に回復に向かう。長い期間を要するので，心理的な支援も重要である。

6 髄膜炎(ウイルス性または細菌性)の子どもの看護

1 急性期の看護

おもな症状は発熱・頭痛・嘔吐であり，病状が進行すると意識障害や痙攣をみとめる場合がある。しかし，年少児ほど不きげんや傾眠などの非特異的な症状のみをみとめる場合があり，病状の進行を見きわめる観点から，意識レベルとその変化の観察は重要となる。

また，対症療法により，頭痛などの苦痛緩和をはかる。髄膜刺激症状があるときは安静臥床とし，室内は明かりを最小にして刺激を避ける。発熱や頭痛に対して冷罨法をする場合にも，頭部や後頸部の刺激を最小にするように行う。吐きけ・嘔吐があるときは，誤嚥しないように側臥位で休ませる。

2 回復期の看護

症状が軽快したあと，はじめは床上座位で過ごし，徐々に離床をはかる。

7 百日咳の子どもの看護

1 カタル期の看護

おもな症状は鼻汁や眼脂などのカタル症状で，1〜2 週間続く。二次感染をおこさないよう全身の清潔に努める。カタル期は最も感染力が強いので，入院中は厳重に個室隔離し，他者との接触を避ける。

2 痙咳期の看護

咳嗽発作がおこると，呼吸ができなくなり苦悶(くもん)状態となる。乳児では無呼吸発作や痙攣をおこすことがあるので注意する。咳嗽により嘔吐が誘発されることもあるので，食事は一度に多量に摂取しないようにし，発作時には背中を軽くたたくようにして気分をやわらげ，誤嚥を防ぐ。咳嗽発作で食後に嘔吐した場合は，できるだけ栄養を補給するために，咳嗽がおさまり気分が落ち着いたら，もう一度食事をさせる。

咳嗽発作以外のときはまったく正常であるので，咳嗽を誘発させないようにする。たとえば，室内のほこりやタバコの煙を避け，よく換気する，口あたりのよい食事や体位を工夫する，冷気や寒暖差を避け，加湿により湿度を適切に保つ，興奮する遊びを避けるなどであり，刺激を最小限にするとよい。

3 回復期の看護

経過が長く，咳嗽発作による体力の消耗もあるので，栄養バランスのよい食事を与え，ビタミンの補給を心がける。発病後 4 週間を過ぎれば感染力はなくなるので，ほかの子どもと濃厚接触をしないようにすれば，日中の戸外での遊びも可能であり，多少の咳嗽であれば自由に遊ばせる。この時期に感冒に罹患すると咳嗽発作が再発することがあるので，上気道感染の予防に努める。

4 合併症の予防

混合感染による肺炎をおこすことがあるので，発症初期の観察をていねいに行い，早期対処できるようにする。また経過が長いので，回復期に無理をさせないようにし，二次感染予防に努める。

8 ブドウ球菌性熱傷様皮膚症候群の子どもの看護

1 急性期の看護

初期は皮膚の刺激症状があるので，子どもに触れるときはそっと触れるようにし，衣類はやわらかく刺激とならない素材のものを選ぶ。皮膚の混合感染や二次感染をおこすと回復に時間がかかるので，全身の清潔を保ち，外用薬の塗布で回復を促す。

清拭が困難な場合は，寒くない程度のぬるま湯でのシャワー浴，あるいは薬浴を行う。口腔内の清潔にも留意する。

2 回復期の看護

皮膚の膜様落屑部位は，乾燥しやすく自浄作用も低下しているので，保清や更衣で清潔に努める。

9 結核の子どもの看護

1 入院中の看護

一般病棟の場合は厳重に隔離し，肺炎と同様の治療と看護を行う。検査結果により菌が陰性となっても隔離を継続する。結核病棟の場合は，菌が陰性になったら隔離を解除する。この時期は安静と確実な内服治療が重要である。しかし，多くは身体的苦痛がないので，隔離や安静が大きなストレスとなることも少なくない。1日の日課を決め，適度な運動や自由に遊べる機会をつくるとよい。

2 回復期の看護

初期治療が終了し，排菌をみとめなければ退院となる。多くは発病後1年間くらい内服を継続する必要があり，退院後も内服は継続となる。内服を正しく継続し，定期的な検診をすることで再発を予防し，早期発見することが可能となる。また，退院直後は過激な運動や過度の疲労を避ける生活を心がけることが大切である。以上のことを，子どもと家族が十分に理解して納得できるようにはたらきかける。

work 復習と課題

❶ 予防接種法によって標準接種が小児期となっている予防接種の種類と，その接種方法および接種後の反応について整理してみよう。
❷ 発疹を伴う子どもの感染症について，病原体・侵入経路・潜伏期・病状，および看護上の問題点をまとめてみよう。
❸ 麻疹は子どもにとって重大な疾患の1つであるが，その理由を考えてみよう。
❹ 隔離中の子どもの看護についてまとめてみよう。
❺ 予防接種の重要性を親に理解させる説明を具体的に考えてみよう。

参考文献

1. 神谷茂監修：標準微生物学，第14版．医学書院，2021.
2. 国立感染症研究所：新型コロナウイルス感染症（COVID-19）関連情報．（https://www.niid.go.jp/niid/ja/diseases/ka/corona-virus/covid-19.html）（参照 2024-02-01）．
3. 国立感染症研究所感染症疫学センター：学校における麻しん対策ガイドライン，第2版．2018.

(https://www.niid.go.jp/niid/images/idsc/disease/measles/guideline/school_201802.pdf)(参照 2024-02-01).
4. 国立感染症研究所感染症疫学センター：感染症情報感染源や特徴で探す小児感染症.（https://www.niid.go.jp/niid/ja/route/child.html)(参照 2024-02-01).
5. Marilyn, J. et al.: *Wong's Nursing Care of Infants and Children, 12th ed.* Mosby, 2023.

第 7 章

呼吸器疾患と看護

A 看護総論

● 子どもの呼吸器の特徴　子どもの呼吸器官は成人に比べて未熟で脆弱(ぜいじゃく)であるため[1]，分泌物や出血，浮腫(ふしゅ)などで上気道閉塞をおこしやすい。とくに新生児・乳児は鼻呼吸が主体であるため，鼻腔(びくう)が閉塞することで容易に呼吸困難に陥りやすく，後頭部が大きいため，仰臥位(ぎょうがい)では頸部(けいぶ)が前屈して上気道が閉塞しやすい。肋骨および横隔膜はほぼ水平に走行しているため，1回換気量は成人に比べて少なく，それらを補うために呼吸数は多くなる。

子どもの胸郭は成長とともに拡大していくが，成長するまでは胸郭はやわらかく筋骨格が未熟なため，呼吸によるエネルギー消費は大きい。さらに，酸素消費量が多いものの，酸素予備量は少なく，肺や気道は小さく容易に虚脱しやすいため，成人に比べて短時間で低酸素血症に陥る。

また，子どもは免疫機能や感染防御機能の未熟性から成人よりも上気道感染をおこしやすいため，疾患をもつ子どもだけでなく健康な子どもであっても呼吸器疾患にかかり重篤(じゅうとく)化することが多い。呼吸器症状が悪化する前に，子どもの状態変化をとらえ，予測的に治療やケア介入を行うことが重要である。

● 呼吸器疾患に伴うおもな症状　呼吸器疾患そのものから生じる症状として，鼻閉・咳嗽(がいそう)・分泌物過多・咽頭痛(いんとう)・呼吸困難がある。これらに付随して発熱・嘔吐・下痢・倦怠感(けんたい)が生じる場合もある。このような症状が起因となり，食欲不振・入眠困難・活気不良・不きげんといった症状につながり，生活リズムの乱れや体重減少をおこすこともある。呼吸器疾患は上気道症状のみならず，子どもの全身状態へ影響を及ぼしやすいため，必要時は医療者が迅速に状態を判断し，検査や治療につなげる必要がある。

● 呼吸器症状に伴う検査や処置　呼吸器疾患の原因検索のために，採血や胸部X線・胸部CT・鼻咽頭検査・聴診などが行われる。採血や鼻咽頭検査では痛みや苦痛が伴う。さらに胸部X線や胸部CTでは身体的痛みは伴わないものの，子どもにとっては年齢問わず恐怖心をいだきやすいため，過度な抑制を行わないよう，年齢に合わせた説明を実施することで安全・安楽に検査を実施できるようにする。

呼吸器症状に対しては，内服や吸入・静脈内持続点滴・吸引などが行われる。これらの処置は症状が軽減するまで継続的に行われることが多く，子どもが苦痛に感じることで処置への拒否やストレス反応を示すことがあるため，発達段階や子どもの性格に合わせて不安や恐怖を軽減させながら行うことが重要である。

● 子どもと家族へのケア　子どもは呼吸苦に伴う身体的苦痛のみならず，急な環境の変化や処置，検査などさまざまな要因から心理的苦痛も生じている。とくに呼吸苦は精神的恐怖も大きいため，全身状態の回復を促進していくだけでなく，どの発達段階においても子どもの感覚や思いをくみとりケアにいかしていくことが重要である。子どものがんばりを認め，全身状態の回

NOTE

[1] 子どもの呼吸器の特徴は，『系統看護学講座 小児看護学①』小児臨床看護総論第4章を参照。

復を子どもや家族と共有していくことで，心身のケアを促進させることができる。

家族にとっても子どもの苦しむ姿を見ることは不安や苦痛につながる。子どもの苦痛を改善するために，家族へ呼吸器症状に対するケア方法を詳細に伝えるとともに，家族がとらえた子どもの症状や状態変化などを共有し，治療方針や今後の見通しなどを伝えることで，適切な治療やケアへつなげていく。

B おもな疾患

1 呼吸器疾患の診断の手順

小児科に呼吸器症状を呈して受診する患者のほとんどは呼吸器感染症である。発熱に加えて，気道症状として，鼻症状(鼻汁・鼻閉)，喉症状(咽頭痛)，下気道症状(咳嗽・喘鳴(ぜんめい)❶)を伴う場合に，呼吸器感染症を疑う。乳幼児では呼吸機能が未熟であり，容易に呼吸障害が進行しやすいが，みずから呼吸困難を訴えることができないため，呼吸困難徴候(鼻翼(びよく)呼吸，呻吟(しんぎん)，肩呼吸，多呼吸，チアノーゼ，陥没呼吸，▶図 7-1)を観察することが重要である(▶plus)。

▶図 7-2 に呼吸器疾患の病変部位とおもな病原体を，▶図 7-3 に症状に基づく呼吸器感染症の病変推定を示す。鼻症状が強ければかぜ症候群，咽頭症状が強ければ咽頭炎と推定でき，下気道炎については，喘鳴，呼吸音の特徴から病変を推定する。

> **NOTE**
> ❶喘鳴
> 上気道狭窄で生じる吸気性喘鳴(喉頭軟化症，クループ症候群など)と，下気道狭窄で生じる呼気性喘鳴(気管支喘息，細気管支炎など)に分類される。

2 先天性喘鳴

生後まもなくから上気道狭窄による吸気性喘鳴や呼吸困難をみとめる病気

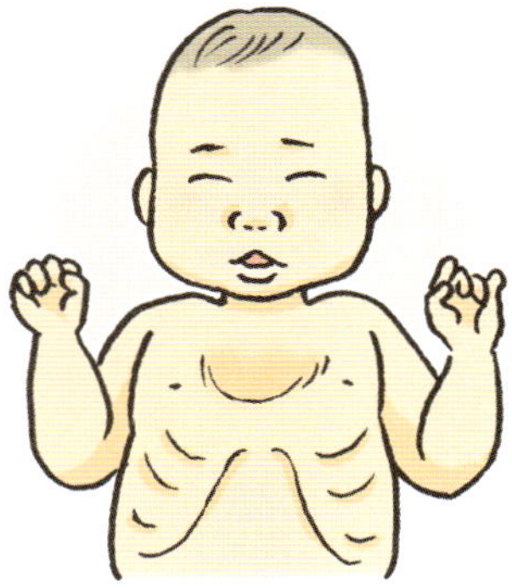

・鼻翼呼吸
・呻吟
・肩呼吸
・多呼吸(1 歳未満：50 回/分以上，1〜4 歳：40 回/分以上)
・チアノーゼ
・陥没呼吸(鎖骨上窩，肋間，季肋部)

▶図 7-1　呼吸困難徴候

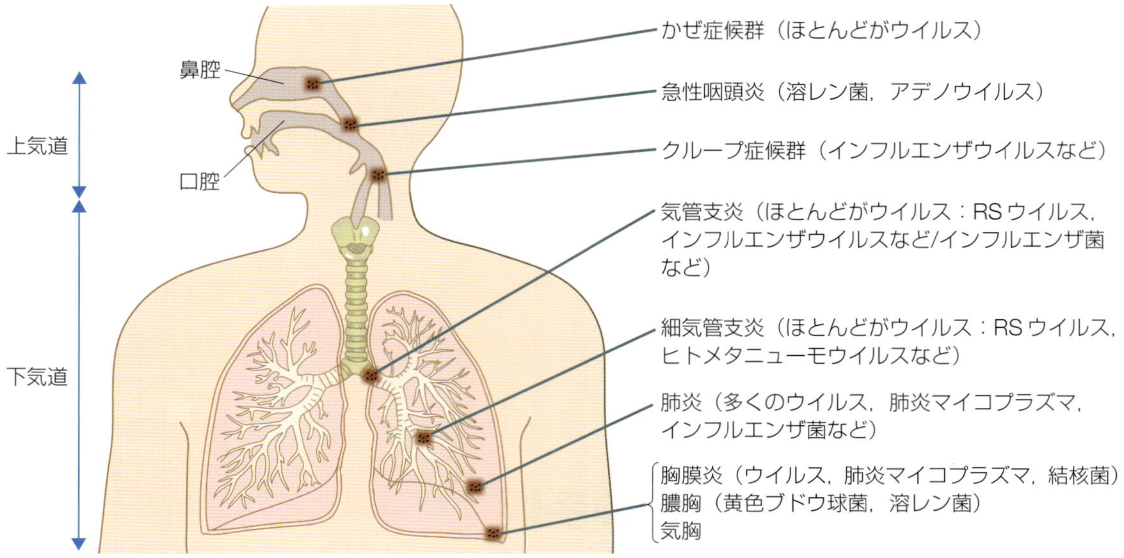

図 7-2　呼吸器疾患の病変部位とおもな病原体

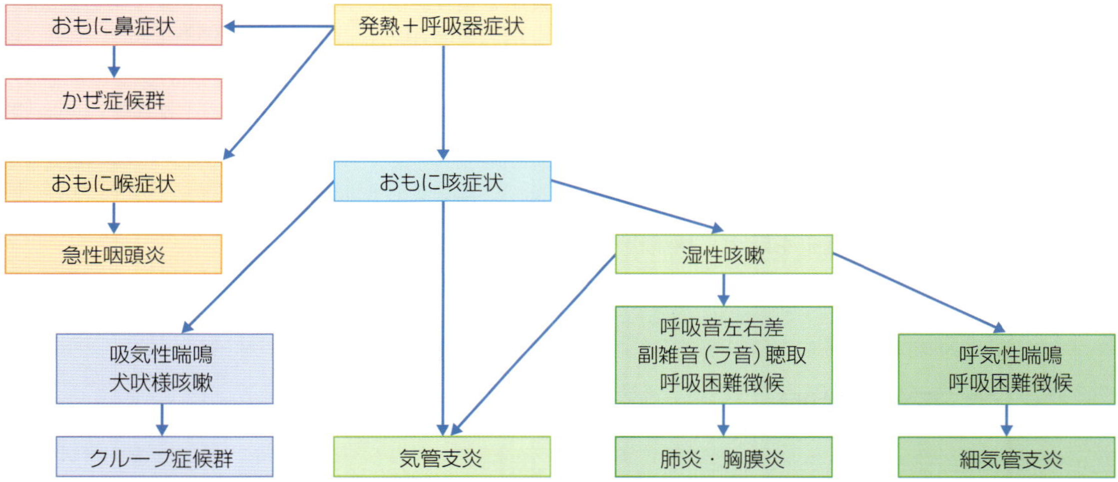

図 7-3　症状に基づく呼吸器感染症の病変推定

plus

呼吸困難徴候の病態

①鼻翼呼吸　気流を最大化するため，吸気時に鼻腔を広げる。

②呻吟　肺の虚脱を防ぐため，声門を部分的に閉鎖することで，うなるような低い声を出す。

③肩呼吸　呼吸補助筋を使用するため，肩を上げ下げして呼吸する。

④多呼吸　十分な換気量を確保するため，呼吸数が増加する。

⑤チアノーゼ　酸素飽和度が低下するため，皮膚や粘膜が青紫色に変化する（動脈血酸素飽和度 80％ 以下）。

⑥陥没呼吸　胸腔内圧を陰圧にして肺を拡張させるため，胸壁のやわらかい部分（肋間・季肋下・胸骨・鎖骨上窩など）が陥没する。

である。喉頭や気管軟骨の脆弱性により，吸気時に気道の内腔が狭窄することが原因である。病変のほとんどは喉頭軟化症である。生後1～2か月ごろに換気量の増加に伴って喘鳴が目だつようになるが，成長とともに軽快していくことが多い。鑑別として，乳児期の喘息(呼気性喘鳴を呈す)，血管輪❶などがあげられる。

NOTE

❶血管輪

胎児期に大動脈弓の発生過程で生じる血管奇形。大動脈が気管と食道を取り囲んで圧迫し，気道狭窄や喘鳴などの症状を呈する。

3 上気道の疾患

1 かぜ症候群 common cold syndrome

急性鼻咽頭炎，感冒，急性上気道炎は同じ疾患概念をさす。鼻腔粘膜の急性感染症で，鼻汁・鼻閉・くしゃみなどの鼻症状が主である。鼻汁が咽頭後壁に流れ込む(後鼻漏)ことによる咳嗽や喘鳴が聞かれることがあるが，呼吸困難徴候を呈することはない。解熱薬屯用，安静，水分摂取などの対症療法を行う。インフルエンザウイルス，ライノウイルスなどのウイルス感染症によるものが大部分であり，抗菌薬は不要である。ウイルス性のかぜ症候群から急性中耳炎，気管支炎，肺炎などを併発することがあり，一部では細菌による二次感染も合併する。

2 急性咽頭炎 acute pharyngitis

咽頭炎は咽頭粘膜，粘膜下組織の炎症である。扁桃も同時におかされる場合，咽頭扁桃炎となる。起炎微生物の多くはアデノウイルスなどのウイルス❷であるが，A群溶血性レンサ球菌(A群溶レン菌，一般に溶レン菌とよばれる)によるものは検査と抗菌薬治療の対象となる。診断には咽頭ぬぐい液を用いた迅速診断キットが有用である。溶レン菌性咽頭扁桃炎の発症は急激で，咽頭痛，発熱で始まり，咽頭発赤，扁桃腫大，軟口蓋の発赤，苺舌，発疹などの所見をみとめる❸。二次症としてリウマチ熱，急性糸球体腎炎がある。対症療法に加え，ペニシリン系抗菌薬を10日間内服する。

3 クループ症候群 croup syndrome

喉頭を中心とした上気道狭窄による吸気性喘鳴，犬吠様咳嗽❹，呼吸困難をみとめる病気である❺。おもな原因はウイルス感染で，一般にクループという場合は急性喉頭気管気管支炎のことをさす。鑑別として，ピーナッツなどの異物誤嚥があげられる。原因によって以下のように分類される。

NOTE

❷咽頭炎を示すウイルス感染症として，ヘルパンギーナ・手足口病・咽頭結膜熱・EBウイルス感染症などがある(▶147～149ページ)。

❸類似した症状をみとめる疾患には，EBウイルス感染症，川崎病，エルシニア感染症などがある。

❹犬吠様咳嗽

犬の遠吠えや，オットセイが鳴くような咳と表現される。

❺第17章B-⑥「喉頭の疾患」参照(▶445ページ)。

◆ ウイルス性クループ(急性喉頭気管気管支炎)

乳幼児に好発する。上気道炎に引き続き，喉頭の炎症により，吸気性喘鳴，犬吠様咳嗽，嗄声といった特徴的な症状を呈する。重症例では陥没呼吸，チアノーゼなどの呼吸困難徴候をみとめる。日中よりも夜間に悪化することが多く，救急外来受診を要するが，アドレナリン吸入，ステロイド薬内服などの治療が奏効する。呼吸困難症状が強い場合は入院加療を要する。

◆ 細菌性クループ(急性喉頭蓋炎)

3歳ごろに発症のピークがある。インフルエンザ菌b型(Hib)による全身感染症(血液培養が陽性となる)であり，喉頭蓋がサクランボ状に腫脹(しゅちょう)し，気道狭窄をきたす。発熱，咽頭痛，嚥下痛による流涎(りゅうぜん)，下顎を前方に突き出す姿勢(sniffing position)が特徴的であり，咽頭診察時の啼泣(ていきゅう)から呼吸停止をきたすこともある重篤(じゅうとく)な疾患である。気管挿管や気管切開の準備が必要である。Hib ワクチンの定期接種化により，近年では報告されていない。

◆ 痙性クループ

乳幼児に好発する。なんらかのアレルゲンに反応して発症するとされており，ウイルス感染も契機となる。夜間に突然の吸気性喘鳴，犬吠様咳嗽などが出現する。ウイルス性クループと同様に，救急外来でのアドレナリン吸入，ステロイド薬内服などの治療が奏効する。

4 気管支・肺・胸膜疾患

1 急性気管支炎 acute bronchitis

● **病態**　ウイルス性上気道炎に続発し，気管・気管支粘膜までの炎症の波及により発症する。病原体の感染により，気道上皮の障害，分泌物の増加がおこり，排痰のために咳受容体が刺激され，湿性咳嗽をみとめる。

● **原因**　ウイルス(RSウイルス，アデノウイルス，インフルエンザウイルス，パラインフルエンザウイルス，ライノウイルス，コロナウイルスなど)，細菌(肺炎マイコプラズマ，インフルエンザ菌，肺炎球菌など)が原因となる。このうち，ウイルスが最も多い。

● **症状**　発熱，湿性咳嗽をみとめるが，呼吸音左右差，聴診上の水疱音，呼吸困難徴候はみとめないことが多い。乳幼児では気管支分泌物の喀出が困難なことから，聴診上の低調性喘鳴(グー音)を聴取することがある。胸部単純X線写真で浸潤影をみとめない。

● **治療**　多くがウイルスであるため，解熱薬屯用，安静，水分摂取に加え，鎮咳去痰薬，気管支拡張薬などを用いる。細菌による二次感染を合併している場合は抗菌薬を投与する❶。脱水，経口摂取不良の場合は入院加療を検討する。

2 急性細気管支炎 acute bronchiolitis

● **病態**　2歳未満の乳幼児に好発する細気管支の炎症である。細気管支の粘膜浮腫，分泌物貯留により末梢気道が閉塞し，呼吸困難徴候をきたす。健康な乳幼児も罹患するが，早産児，気管支肺異形成症❷，先天性心疾患，免疫不全，ダウン症候群などの基礎疾患をもつ児において重症化しやすい。鑑別として，乳児期の喘息があげられる。

NOTE

❶抗菌薬の不適切な使用により，薬剤耐性菌による死亡者が増加している。わが国の薬剤耐性(AMR)対策アクションプランでは，抗菌薬の適正使用，すなわちウイルス感染に対しては抗菌薬を使用しないこと，使用する場合は(広域ではなく)狭域抗菌薬を使用することが推奨されている。

❷気管支肺異形成症
早産児の呼吸窮迫症候群に対する長期間の人工換気によって生じる，新生児慢性肺疾患の1つ。生後1か月をこえて多呼吸や陥没呼吸などをみとめる。

● **原因**　RS ウイルスが最も多い。ほかにヒトメタニューモウイルス，インフルエンザウイルス，パラインフルエンザウイルスなども原因となる。RS ウイルスは従来冬季に流行していたが，近年は春から夏に流行のピークを示す年もある。地域によって流行時期が異なることにも留意が必要である。

● **症状**　上気道炎症状(発熱・鼻汁)2～3 日目に，湿性咳嗽・呼気性喘鳴を呈する。哺乳不良，睡眠障害をみとめる場合や，多呼吸，陥没呼吸などの呼吸困難徴候をみとめる場合は入院適応となる。呼吸困難徴候は一時的に増悪するが，4～7 日目を過ぎると軽快していく。細気管支の粘膜浮腫，分泌物貯留，末梢気道狭窄により，聴診上の高調性喘鳴(ヒュー音)を聴取する。胸部単純 X 線写真では肺の過膨張を呈する。無気肺，浸潤影(肺炎合併)をみとめることもある。

● **治療**　対症療法が基本である。呼吸困難徴候，酸素需要，哺乳不良をみとめる場合は入院のうえ，去痰薬投与，排痰促進，分泌物吸引，酸素吸入などを行う。細菌による二次感染を合併している場合は抗菌薬を使用する。呼吸困難症状が強い場合は，高流量鼻カニュラ酸素療法や挿管人工呼吸管理を行う。

RS ウイルス感染症の重症化リスクのある乳幼児に対して，流行期に抗 RS ウイルスヒト化モノクローナル抗体(パリビズマブ)の筋肉内注射が行われており，予防効果が示されている❶。

3 肺炎 pneumonia

● **病態**　ウイルスや細菌などの病原微生物の感染によって生じる肺実質の炎症である。気管支炎と同様，ウイルス性上気道炎に続発し，気管・気管支粘膜，さらに肺胞や周辺組織まで炎症が波及することにより発症する。気道分泌物の貯留による湿性咳嗽，ガス交換障害による低酸素血症(SpO_2 低下)をみとめる。

● **原因**　かぜ症候群や気管支炎の原因と同様，ウイルスのほか，細菌(肺炎マイコプラズマ，インフルエンザ菌，肺炎球菌など)が原因となる。新生児から 3 か月までは，母体由来の B 群溶レン菌(GBS)や大腸菌が原因となる。この年齢層では，百日咳菌や黄色ブドウ球菌も重症肺炎の原因となる。乳幼児期では，RS ウイルスをはじめとしたウイルス，細菌(インフルエンザ菌・肺炎球菌など)が原因となる。学童期以降ではウイルスに加えて肺炎マイコプラズマが原因として多い。感染症以外の原因としては，胃液や化学薬品などの誤嚥による化学性肺炎がある。

● **症状**　ウイルス性上気道炎に引きつづいて，発熱，湿性咳嗽，呼吸困難徴候をみとめる。胸部診察では呼吸音の減弱・左右差，水泡音などをみとめる。胸部単純 X 線写真で確定診断となる。

● **治療**　軽症例では対症療法を行うが，呼吸困難徴候，酸素需要，哺乳不良をみとめる場合は入院のうえ，解熱薬投与，輸液療法，酸素投与，去痰薬投与，体位ドレナージなどを行う。細菌による二次感染の合併が予測されれば，培養結果が出る前に抗菌薬治療を開始する。呼吸困難徴候が強い場合は，

NOTE

❶確実な予防のためには流行初期からの投与が必要であり，保育施設など地域における流行状況の把握が重要である。なお，健康乳幼児も含めたすべての乳幼児への予防法が求められており，近年，新しい抗体製剤や，妊婦に対する RS ウイルスワクチンなどが実用化された。

気管挿管による人工呼吸管理を行う。

◆ 細菌性肺炎 bacterial pneumonia

新生児期はB群溶レン菌や大腸菌，乳児期では百日咳菌や黄色ブドウ球菌，乳幼児期以降ではインフルエンザ菌，肺炎球菌，モラクセラ-カタラーリス，溶レン菌などが主要な原因となる。免疫不全状態の患者においては，緑膿菌（りょくのう），真菌などの日和見（ひよりみ）感染が問題となる。細菌培養検査は，鼻咽頭ぬぐい液・喀痰・血液・胸水など，症例に応じた検体を用いる。血液検査で白血球増多，CRP上昇などをみとめる。

◆ ウイルス性肺炎 viral pneumonia

原因としては，RSウイルス，アデノウイルス，インフルエンザウイルス，パラインフルエンザウイルス，コロナウイルスなど多くのウイルスがあげられる。インフルエンザウイルス，RSウイルスなど一部の病原体の診断に迅速診断キットが活用されており，これらは重症となるだけでなく感染力も強い病原体であるため，経過予測や感染対策❶に有用である。

◆ マイコプラズマ肺炎 mycoplasma pneumonia

家庭内や学校内で流行する。潜伏期は2〜3週間である。発熱，咳嗽をみとめるが，全身状態は比較的良好であり，未治療で自然治癒することもある。通常の抗菌薬治療で軽快せず❷，症状が持続して診断されることがある。迅速診断キットや血清抗体検査で診断される。マクロライド系抗菌薬を使用するが，最近ではマクロライド耐性の肺炎マイコプラズマの増加が問題となっている。重症化したケースではステロイド薬の使用が考慮される。合併症・続発症として，胸膜炎，脳炎，溶血性貧血，ギラン-バレー症候群などが知られている。

4 気管支喘息 bronchial asthma

第5章を参照のこと（▶110ページ）。

5 胸膜炎 pleuritis・膿胸 empyema

● **病態**　胸膜には，肺をおおう臓側胸膜と胸郭内側をおおう壁側胸膜があり，その間の空間である胸膜腔には正常でも少量の胸水が存在している。胸膜に炎症が生じると胸膜腔に胸水が貯留する。胸水の性状❸により，滲出（しんしゅつ）性胸膜炎と化膿（かのう）性胸膜炎（膿胸）に分類される。

● **原因**　マイコプラズマ肺炎，結核などで滲出性胸膜炎を呈する。また，黄色ブドウ球菌や溶レン菌が膿胸の原因となる。感染症以外の原因としては，悪性腫瘍，膠原（こうげん）病などがある。

● **症状**　発熱，咳嗽，呼吸困難徴候のほか，胸痛を訴えることがある。胸部聴診上，患側の呼吸音減弱や胸膜摩擦（まさつ）音をみとめる。胸部単純X線写真の立位正面像での肋骨横隔膜角の鈍化や，患側を下にした側臥位（そくがい）正面像での

NOTE

❶感染対策
小児病棟には重症化リスクのある基礎疾患をもつ患者も入院している。感染症患者の入院時検査で病原体別に病室を分け，感染経路別（空気感染，飛沫感染，接触感染）の対策をとることで，施設内伝播を予防できる。

❷肺炎マイコプラズマは細胞壁をもたないため，ペニシリン系，セフェム系など一般に用いられる抗菌薬は無効である。前投薬が無効であったことをきっかけに肺炎マイコプラズマを疑うことができたケースも遭遇する。

NOTE

❸おもに炎症やがんなどによる滲出性胸水のほか，非炎症性の漏出性胸水の2種類がある。後者は，心不全，肝硬変，ネフローゼ症候群など肺の病気以外が原因であることが多い。

液面形成をみとめる。

● 治療　酸素投与，抗菌薬治療などの肺炎の治療に加え，胸水貯留に伴う呼吸困難が強い場合は胸腔穿刺による排液を行う。繰り返し排液が必要な場合や膿胸の場合は，胸腔ドレーンを留置して持続ドレナージを行う。膿貯留が改善しない場合は，外科的治療の適応となる。

6 気胸 pneumothorax

● 病態　胸膜腔内に空気が貯留した状態を気胸という。原因によって自然気胸(特発性・続発性)，外傷性，医原性などに分類される。

● 原因　特発性の自然気胸は，長身でやせ型の思春期以降の男子に多い。胸膜直下の気腫性嚢胞(ブラ・ブレブ)の破綻により発生する。続発性気胸は，気管支喘息発作時，百日咳，気管支異物などで発生する。新生児期の呼吸障害(胎便吸引症候群，呼吸窮迫症候群，新生児一過性多呼吸など)にも気胸を合併することがある。外傷性気胸は，交通事故などの外傷により発生する。医原性気胸は，胸腔穿刺，中心静脈カテーテル挿入などの医療行為時や，人工呼吸器装着中の高い気道内圧管理時などに発生する。

● 症状　ほぼ無症状から，胸痛，咳嗽，多呼吸，チアノーゼなどの呼吸困難徴候までさまざまである。胸部聴診上では患側の呼吸音減弱を，胸部単純X線写真では肺の虚脱をみとめる。新生児気胸(空気漏出症候群：エアリーク)，気管支喘息発作時に，皮下気腫，縦隔気腫などを同時にみとめることがある。

● 治療　軽症の場合は安静や酸素吸入などで自然に消失する。程度が強い場合は胸腔穿刺による一時的脱気や，胸腔ドレーンの持続吸引による脱気を行う。再発を繰り返す場合や画像検査で気腫性嚢胞が確認された場合は，外科的治療の対象となる。

C 疾患をもった子どもの看護

1 上気道症状をもつ子どもの看護

上気道症状は子どもの既往や年齢にかかわらず多くの子どもが発症する身近な症状である。しかし，発達段階によっては症状や苦痛を表現することがむずかしく，子どもにおきている状況がとらえにくい。さらに身体的特徴から子どもは短時間で急激に呼吸状態が悪化するため，こまかな観察やケアを行いながら呼吸状態の悪化や苦痛を評価していくことが重要となる。呼吸状態やこれに伴う諸症状によっては入院が必要となる場合もある。

観察事項

呼吸器症状としては，鼻汁・鼻閉・咳嗽・咽頭痛・嗄声が出現する。乳児・幼児では食事・水分摂取量や流涎の量によって咽頭痛の有無を判断することができる。さらに呼吸状態が悪化することで努力呼吸が出現する場合もある。とくに気管・気管支軟化症❶などの先天性疾患をもつ子どもは，症状の程度にかかわらず呼吸器症状が短時間で急激に悪化しやすいため，注意が必要である。

全身状態としては発熱・倦怠感・食欲不振などが出現するため，これらの症状の有無・程度を観察する。とくに新生児・乳児は哺乳量・尿量の低下や活気の有無・きげん・啼泣力を，幼児は食欲や水分摂取量・尿量・きげん・活気の有無が観察項目として重要である。その他，消化器症状や発疹・痛みの有無と部位も観察する。

NOTE

❶気管・気管支軟化症

さまざまな原因により呼吸をする際に気管や気管支の内腔が保たれず容易に虚脱し，閉塞症状をきたす疾患。

上気道症状のケア

鼻汁や鼻閉により口呼吸となりやすく，上気道は乾燥しやすい。粘膜が乾燥することで咳嗽や咽頭痛は悪化しやすいため，内服薬や吸入薬を適切に使用し，室内の湿度を保ちこまめな水分摂取を促す。呼吸苦を伴う場合は子どもが呼吸しやすい体位をとらせる。2〜3歳前後になると鼻をかむことができるため，鼻汁や鼻閉がある場合は鼻かみを促して分泌物の除去に努める。鼻かみができない場合は吸引器や綿棒を使用する。吸引の刺激による嘔吐や，食事中に分泌物が増えることでの咳き込みによる嘔吐を引きおこす可能性があるため，吸引は食前に行うことが好ましい。また，経口摂取直後に内服をすることでも嘔吐を引きおこすことがあるため，その場合は経口摂取と内服の時間をずらすことで適切に内服が行えるようにする。上気道症状の悪化がある場合は，早めに受診をするように家族へ説明をする。

水分・栄養補給

鼻汁・咳嗽・咽頭痛・倦怠感によって食欲が低下しやすい。子どもは成人に比べて体内の水分比率が高いため，水分摂取量の低下や発熱による発汗，分泌物の増加により脱水症状がおきやすい。そのため，経口補水液や果実・果汁，ゼリーといった子どもの好むものを少量ずつ与え，水分摂取を促す。咳嗽により腹圧がかかり嘔吐をしやすいため，ミルクや水分，食事は少量ずつ回数を増やして摂取させる。咽頭痛が強い場合は酸味や辛い物など刺激の強い食べ物は避け，のどごしのよい食べ物を摂取させる。経口摂取量が少ない，嘔吐が頻回にある，尿量が少なく尿の色が濃いといった症状がある場合は，輸液が必要となる可能性があるため受診を促す。

症状が改善して経口摂取ができる場合は，油分が少なく消化によいものや，ビタミン・タンパク質の多い食べ物を食べるようにする。

安静・睡眠

発熱や咳嗽によりエネルギーの消費量が多いため，安静を保ち睡眠時間を確保する。上気道症状が強く出ることで睡眠が阻害されやすいため，上気道症状の緩和に努め，子どものタイミングで睡眠をとれるように環境を整える。症状が強い場合は臥床安静が望ましいため，安静を保てる遊びをとり入れる。仰臥位では鼻閉や分泌物の垂れ込みにより咳嗽が出現しやすく，それにより嘔吐も引きおこす可能性があるため，入眠前に分泌物の除去を行い，上体挙上や側臥位にして安静を保てるようにする。

清潔

発熱時は清拭を，発熱がなく活気が出てきたら入浴をして身体の清潔を保つ。発熱時は発汗により皮脂や皮膚の汚れが増加しやすく，湿疹や皮膚発赤が出やすいため，ていねいに，かつ短時間で清拭を行う。

口腔内を清潔に保つことで分泌物の量や粘稠（ねんちゅう）度が減少するため，含嗽を促す。含嗽ができない場合は，経口摂取後に白湯（さゆ）やお茶を与える，もしくは湿らせたガーゼで口腔内の清拭を行う。

家族へのケア

子どもの苦しそうな様子を目の前で見ることによって家族にも不安が生じる。家庭で療養をする場合は，前述の観察すべき症状やケア方法，病院を受診する症状の目安を伝え，家族の不安軽減に努める。

2　肺炎の子どもの看護

肺炎になると入院による治療や経過観察が必須となるため，子どもや家族にとっては心身ともに苦痛を伴うこととなる。とくに呼吸器症状が悪化することで集中治療や生命にかかわる治療の選択が必要になることもあるため，身体症状だけでなく子どもと家族の精神的支援も大切である。

観察事項

肺炎を生じていると呼吸器症状が強く出やすいため，症状の出現や悪化の有無を注意して観察していく必要がある。前述の上気道症状出現時の観察事項と合わせて以下の症状も観察する。

呼吸器症状では，呼吸音や咳嗽の有無，鼻翼呼吸・陥没呼吸・肩呼吸などの努力呼吸の有無，呼吸数の増加の有無，喀痰量やその性状，口唇色，チアノーゼの有無，酸素飽和度の値を観察する。呼吸音では胸部の聴診にて，呼吸音の左右差や減弱の有無，副雑音の有無とその種類，分泌物の貯留部位を確認する。子どもは症状悪化に伴う苦痛や受診・検査による不安・恐怖から啼泣することもあるため，子どもが落ち着けるような環境を整え，平静時や入眠時などに呼吸音を聴取するとよい。

その他に，熱型，末梢冷感や悪寒戦慄の有無，全身倦怠感，意識レベル，子どもの表情，心拍数の増加の有無を観察する。肺炎症状だけでなく，感染により敗血症や髄膜炎などをおこす可能性もあるため，バイタルサインの異常や頭痛，嘔吐，髄膜刺激症状の有無も観察する。

さらに，子どもの呼吸器官および呼吸器症状の増悪因子の特徴から，喘息やその他の呼吸器疾患，小顎症などの先天異常，先天性心疾患といった既往歴についての情報も重要となる。また，肺炎では持続した高熱を伴うため，熱性痙攣（けいれん）の既往の有無や，実際に痙攣がおきていないかの確認も必要である。

呼吸器症状のケア

急性期では呼吸困難を生じることが多いため，吸引・吸入・加湿や体位ドレナージ・スクイージングなどで分泌物の除去に努める。乳幼児は自力での排痰がむずかしいため，加湿や水分摂取，鼻腔・口腔吸引を小まめに行う。

鎮咳薬・去痰薬・吸入薬を適切に使用しながら分泌物の貯留を防ぐ。吸引・吸入を実施する際は，子どもの年齢に合わせた説明を行い，酸素飽和度の値を確認しながら実施する。

仰臥位では呼吸苦が出現しやすいため，肺が拡張しやすいように安楽な体位(ファウラー位・起座位など)をとらせる。乳児や幼児で体位保持がむずかしい場合は，家族に協力を得たり玩具を使用したりすることで，安楽な体位をとれるようにする❶。啼泣することで酸素消費量と分泌物が増加し，そこから呼吸苦が増大し，不安や恐怖が増大，さらに啼泣が強くなっていく，といった悪循環に陥りやすいため，子どもの身体的・心理的苦痛の除去に努め，安心安楽を保てるようにする。

症状の程度によっては酸素吸入や高流量鼻カニューレ❷が必要となるため，子どもの年齢と酸素必要量に適した酸素マスクやカニューレを用いて実施する。マスクやカニューレを装着していることに対して不快感をいだきやすいため，気がまぎれる遊びや気分転換を行いながら適切に酸素吸入が行えるように援助する。学童期以降であれば子どもへ説明を行い，協力を促す。

NOTE

❶具体的には，親が子どもを抱いて座位をとる，絵本を読み聞かせするなど。

❷高流量鼻カニューレ

高流量かつ高濃度の酸素を専用の鼻カニューレから投与する治療方法。

治療に対するケア

肺炎では一般的に薬剤投与が行われるため末梢静脈点滴が必要となる。さらに全身状態のモニタリングのために心電図モニターや経皮的動脈血酸素飽和度(Sp_{O_2})モニターも必要となる。適切な治療やモニタリングを行い異常の早期発見をするだけでなく，医療機器を装着することでのストレスや活動制限(動きづらさ，食事，着がえなど)に対しての援助も必要となる。

さらに治療にあたり，採血やX線検査が複数回行われ，与薬や酸素吸入なども必要となる。子どもにとって侵襲的な処置やケアが多くあるため，これらが安全・安楽に，かつ不安や苦痛を軽減して実施できる準備や支援を行うことが大切である❸。

NOTE

❸これらの準備・支援の詳細は，『系統看護学講座　小児看護学①』小児臨床看護総論第6章を参照。

水分・栄養補給

発熱や分泌物の増加，鼻閉に伴う口呼吸により，体内の水分喪失量は増加する。経口摂取が可能であれば，子どもの好む飲料や水分を多く含む食物を少量ずつ与える。肺炎による発熱や倦怠感により食欲不振が出現しやすいため，食事や水分摂取は子どもの好むものを少量ずつ摂取させる(▶178ページ，「水分・栄養補給」)。無理に経口摂取を行うことはせず，経口摂取ができない場合は末梢静脈内持続点滴により水分・電解質投与を行う。脱水症状がないか観察しながら医師の指示のもと，点滴流量の調節や管理を行う。

安静・睡眠

子どもは発熱や呼吸器症状，経口摂取量の低下により体力の消耗が著しく，啼泣により呼吸状態が悪化しやすいため，安静臥床で過ごせるように促す必要がある。発熱時は衣類や寝具を調節し，必要に応じて冷罨法を行う。悪寒戦慄や末梢冷感がある場合は，保温や末梢部位の温罨法を行う。発熱や呼吸器症状などにより睡眠が十分にとれないため，処置やケアなどはまとめて行い，入眠できるときに静かな環境を整えて入眠できるようにする。とくに乳児・幼児は入院により家族と離れることで不安が生じ，啼泣や不穏につながるため，子どもが落ち着いた環境で過ごせるよう，家族と付き添いや面会について相談や調整が必要となる。また，医療者も子どもへの声かけやタッチングなどをしながら心身の安静を保てるようにする。

発熱や呼吸器症状が落ち着いても，しばらくはベッド上や室内で安楽を保てる環境を整える。玩具や絵本・動画などを使用しながら安静を保ち，体力を回復させる。

清潔

急性期では呼吸器症状や全身状態の悪化が著しいため，治療や安静を優先することを念頭に，清潔ケアは侵襲の少ない方法や程度で実施していく。回復期には体力も戻りはじめるため，子どもの状態に合わせて清潔ケアを行っていく。発熱や倦怠感があるときは体温喪失に注意しながら清拭を行う。乳児・幼児は発汗に伴い皮膚の重なる部分に発赤や汗疹が発生しやすいため，しわの寄る部分はていねいに清拭する。嘔吐を伴う場合は，嘔吐物がついた部分を清拭もしくは洗い流すことで清潔を保つ。また，分泌物の粘稠度を低下させ，排痰しやすくするために口腔ケアをしっかり行う(▶179ページ，「清潔」)。

心理的な支援

肺炎などの呼吸器疾患による症状は呼吸苦のみならず，その他の身体的症状も出やすいため，子どもは不安や苦痛を感じやすい。前述のように，子どもは不安や苦痛が増強することで，さらなる呼吸状態悪化に陥りやすい。目の前の症状に対するケアのみならず，子どもが安楽に過ごせるように，親がそばで支える，子どもが好む遊びや気分転換を行うといった心理的な支援も必要となる。

家族へのケア

家族も同様に，急な入院や子どもが苦しむ姿を目の前で見ることでの不安や恐怖を感じている。ふだんの子どもと目の前にいる子どもの様子の違いから，動揺や混乱が生じることも少なくない。そのため，子どもの様子や，苦痛を軽減するためにどのようなケアができるかを家族にも詳細に伝え，家族と共有しながら治療やケアを進めて不安軽減に努めることが大切である。

さらにきょうだいがいる場合は，子どもの急な入院により親が不在になることできょうだいもさびしさや不安をいだきやすい。そのことで睡眠障害や食欲低下，登校しぶりなどが生じることもある。親がきょうだいに向き合える時間もつくれるよう，調整を行う必要がある。

work　復習と課題

❶ 子どもの呼吸器の特徴と呼吸器疾患への影響を調べてみよう。
❷ 子どもの呼吸器疾患に伴う症状とそれに対する看護ケアをまとめてみよう。
❸ 肺炎の治療に対するケアを行う際に注意すべきことはなにか考えてみよう。

参考文献

1. 臼井智子：小児のかぜ 小児科医への紹介のタイミング．日本耳鼻咽喉科感染症・エアロゾル学会会誌，8(3)：165-171，2020.
2. 小児呼吸器感染症診療ガイドライン作成委員会：小児呼吸器感染症診療ガイドライン 2022．協和企画，2022.
3. 橘一也編：いますぐ知りたい 小児の気道・呼吸管理．克誠堂出版，2023.

第 8 章

循環器疾患と看護

A 看護総論

循環器疾患は心血管系の疾患を総称し，生命維持に重要な臓器である心臓の障害により，子どもの命をおびやかす。子どもの循環器疾患は，先天性心疾患と後天性心疾患に大別され，先天性心疾患とは，胎児期の発生過程において異常が生じ，心血管系の構造異常をもって生まれたものである。一方，後天性心疾患とは，川崎病罹患後の冠動脈(冠状動脈)病変のように成長過程において発生し，後天的な要因によって心血管系の機能異常を生じたものである。

先天性心疾患をもつ子どもと家族

先天性心疾患の病態や臨床経過は，主となる心疾患やあわせもつ心奇形，合併疾患によってさまざまであり，重症度は多岐にわたる。先天性心疾患をもつ子どもは，日常生活にまったく支障のない子どもから，心内修復術(心血管系の解剖学的または機能的修復)に向けて複数回の手術を要する子ども，日常的な制限や治療を余儀なくされる子どもまで多様である。また，心疾患ごとに典型的な発症時期が異なり，年齢によって循環不全の症状が異なるため，看護師には心疾患の病態や症状，治療に関する確実な知識をもち，子どもの成長・発達段階に応じた適切な観察や全身管理を実践していく技術が求められる。

先天性心疾患をもつ子どもの家族は，子どもの心疾患や症状・治療・手術に伴う不安や困難をかかえ，わが子をまもりたいがゆえに庇護的・先導的となるなど，子どもへのかかわりに影響を受けやすい。家族の不安や困難を軽減するとともに，子どもがその子らしく成長・発達して主体的に療養していく過程を，家族が支えられるよう援助することが重要になる。

青年期・成人期の課題と将来を見すえた看護

医療技術の進歩により，近年ではほとんどの先天性心疾患に対する心内修復術が可能となり，成人に達する患者が増加している。しかし，心内修復術のあとでさえ，成長や加齢に伴う心機能の悪化を生じて新たな医療的問題に直面することや，青年期の患者では，就学や就労，結婚など，生涯発達に伴う心理社会的問題をかかえやすいことが指摘されている。小児期は，心疾患の症状が著しく手術や治療が集中しやすい時期でありながら，慢性疾患としての長期的な療養の基盤を築く時期でもある。症状や治療侵襲の著しい急性期を乗りこえることはもちろん，子どもが心疾患とともに生きていく力をはぐくむことも重要といえる。

B おもな疾患

1 総論

小児期の循環器疾患は，**先天性心疾患**と**後天性心疾患**に大別される。先天性心疾患と小児の血管炎である川崎病冠動脈瘤(りゅう)の医療が小児循環器疾患の大きな特徴といえる。

日本において先天性心疾患のサーベイランスが行われており，2022(令和4)年の先天性心疾患は生産児の1.4%の頻度と報告されている[1)]。この頻度は先天性疾患のなかで最も高い。先天性心疾患は遺伝的要因と環境的要因の相互作用によって発症する多因子疾患と考えられているが，近年は原因となる単一遺伝子がつぎつぎに報告され，全体の40%は遺伝子で説明されるようになった。21トリソミー(ダウン症候群)，18トリソミー，22q11.2欠失(けっしつ)症候群に代表される染色体異常だけでなく，単一遺伝子異常でも先天性心疾患が発症しうることがわかってきている。妊娠10～16週に母体血を用いた出生前遺伝学的検査と胎児エコー検査の発達で，染色体疾患や心疾患胎児診断が可能となり，家族のケアは出生前から始まる時代になった。妊娠中から両親に十分なカウンセリングと意思決定に関する多職種による検討が必要である。出生後すぐに治療が必要な小児の場合，治療可能な施設に母体搬送しておく。先天性心疾患は数%に精神疾患を有し，心不全や合併症，長期の入院は発達に影響するため，小児期の成長・発達，社会参加に対してケアが必要になることも多い。

後天性心疾患は，リウマチ性心疾患(心炎・僧帽(そうぼう)弁疾患)が減少し，川崎病による冠動脈瘤が最も多い。新型コロナウイルス感染症(COVID-19)の合併症としてウイルス性心筋炎が注目されたが，急性心筋炎は以前から一定の頻度で小児にも発生し，早期発見が大切で小児救急医療において留意すべき疾患である。感染性心内膜炎は先天性心疾患や弁膜症を基礎疾患にもつ小児で多いことがわかっており，先天性心疾患児に対する予防教育が大切になる。不整脈は小児期にも問題となる疾患である。

現在では小児期心疾患の多くの患者が成人を迎えるが，定期的な検診あるいは残余病変の管理のため，継続的な医療が必要であることが多い。成人科への移行，患者自立支援，就労支援が課題となっている。国は，小児期から成人へのシームレスな支援を目ざして2010年代に「成育過程にある者及びその保護者並びに妊産婦に対し必要な成育医療等を切れ目なく提供するための施策の総合的な推進に関する法律」(成育基本法)や指定難病制度をつくった。医療者は小児期に循環器疾患を有した患者が病態や合併症の年齢変化，

1）日本小児循環器学会：小児期発生心疾患実態調査2022集計結果報告書.(https://jspccs.jp/wp-content/uploads/rare_disease_surveillance_2022.pdf)(参照2024-08-01).

身体的・人格的成熟に即して適切な医療を受けられるように努力する必要がある。

1 主要な病態

◆ 心不全

心臓は，おもに全身に血液を送るポンプのはたらきをしている。肺に血液を送り酸素化する（赤血球ヘモグロビンが酸素と結合する）はたらきと，全身に血液を送る（各臓器で酸素はヘモグロビンと分離し，各組織に酸素が送られる）はたらきを有する。心不全症状とは，このポンプ作用が失調し，さまざまな臓器への血流が保持できなくなることで，十分な酸素を各組織に供給できなくなった結果，出現する。小児の心不全症状は成人と異なり，疾患や年齢によって特徴がある（▶図8-1，8-2）。

胎児では母体からつねに酸素が供給されているが，生直後に臍帯を切断すると小児は自分で呼吸を行い，肺に取り込まれた酸素を肺動脈血が取り込んでいったん心臓に還流し，左心室から全身に拍出されて各臓器に酸素を運搬する。肺循環・体循環の両者の確立が生後短い時間で行われなければならない。新生児期や乳児期早期に発症する心不全は，先天性心疾患によって肺循環や体循環の確立が困難であったり，酸素化血が体循環にうまく還流できずに低酸素血症を生じるものが多い。たとえば肺動脈閉鎖症があると，右心室から肺動脈に血液が拍出できないため，肺動脈へは動脈管を通じて血液を送り込むしかない。したがって，動脈管の開存が生命維持に必須となる。

肺循環・体循環の確立ができても，肺血流量と体血流量のアンバランスに

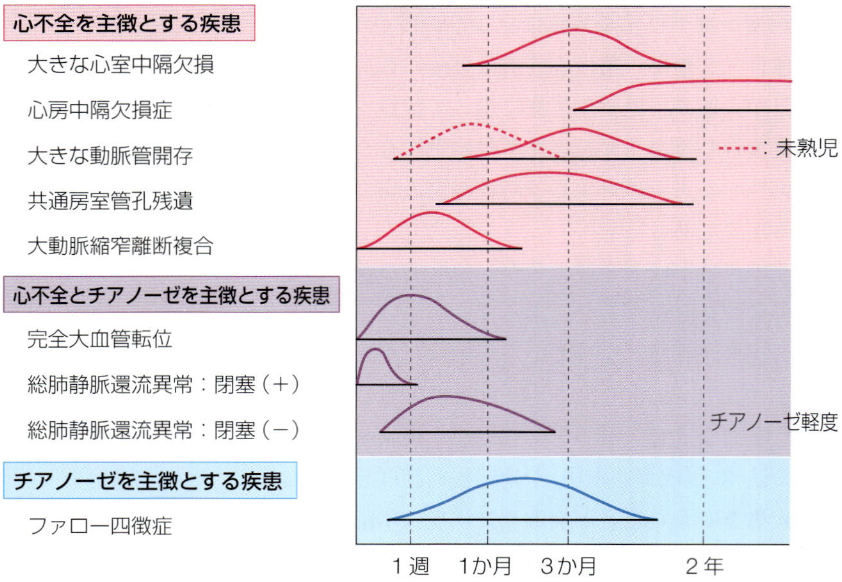

▶図8-1　おもな先天性心疾患の発症時期と初発症状

（高尾篤良ほか編：臨床発達心臓病学，第2版．p.153．中外医学社，1997をもとに作成）

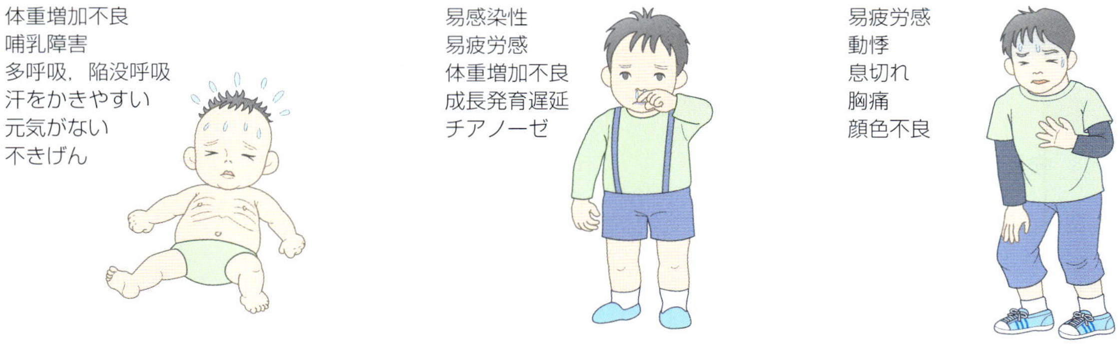

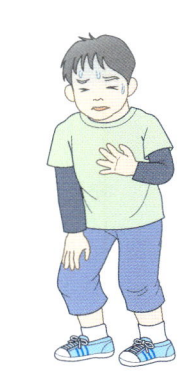

a. 新生児・乳児期　b. 乳幼児期　c. 小児期・成人期

図 8-2　心不全の症状

よって心不全が生じる。乳児期に発症する心不全に多く，頻度も高い。肺血管は胎児期には肺組織が羊水中にあるために血流は少なくその血管抵抗(血管のかたさ)も高い。生直後に呼吸によって肺に空気が入るが肺の柔軟性(コンプライアンス)はいまだ不十分で，肺の血管抵抗も高いままである。生後6か月間にかけて，肺は柔軟になり肺血管抵抗が低下する。たとえば，心室中隔欠損症があると肺から心臓に戻ってきた血液が左心室から心室の欠損孔を通じて右心室に戻り，再び肺血流に加わる。このように肺血流は増加し，体血流は低下する。生後数か月経過すると，肺の柔軟性が高まることで肺血流増加は高度になり，結果，体血流量は低下して心不全症状が顕在化する。逆にファロー四徴症では，肺血流が少なく，肺において酸素を得られる血液量が少ないために，全身臓器への酸素供給量は低下する。このように，肺血流量と体血流量のアンバランスによる諸症状は，小児期に特有の心不全といえる。

乳幼児期(6か月～3歳ごろ)の心不全症状は，易感染性で気管支炎・肺炎を合併しやすく，体重増加不良や成長発育遅延を伴うことが多い。

小児期(3～12歳ごろ)の心不全症状は，易疲労感・動悸・息切れ・胸痛・顔色不良といった，成人と同様の症状がみとめられる。心筋症や，川崎病冠動脈障害で虚血性心疾患を合併した場合も，同様の症状が出現する。

成人期に入った先天性心疾患では，右心室の機能不全や大動脈の拡大，不整脈の発生といった，いろいろな原因で心不全症状をみとめる。また，長期間の低酸素やうっ血(循環障害)による肝臓，腎臓，消化器，血栓症などの障害も考慮する必要がある。

◆ チアノーゼ

チアノーゼとは，皮膚・粘膜の青紫色変化で，毛細血管の脱酸素化ヘモグロビン濃度が5 g/dL 以上になると出現する。異常ヘモグロビン症では心疾患がなくてもチアノーゼを生じる。一方，一酸化炭素中毒や高度貧血では，低酸素血症が生じてもチアノーゼはみられず，チアノーゼは低酸素血症と同義ではない。しかし，先天性心疾患や心不全ではチアノーゼの有無は診断や管理に重要な所見である。肺血流減少型の先天性心疾患や，肺高血圧症を合併したアイゼンメンジャー Eisenmenger 症候群(▶192 ページ)ではチアノーゼが長期間持続し，種々の全身合併症が生じるため，適切な管理が必要となる。

2 検査と診断

現在わが国では，多くの先天性心疾患は胎児エコー検査，新生児期や１歳までの乳児健診時に，哺乳障害，多呼吸，体重増加不良，心雑音などによって診断にいたる。学校心臓検診での心電図検査がきっかけで診断にいたる症例もあり，学校心臓検診および心電図検査で所見をみとめた小児に対する専門医療機関への受診勧奨は重要である。

診断は，問診と診察が最も重要であるが，検査として胸部 X 線検査，心電図検査，心エコー検査が行われる。精密検査として，心臓 CT や心臓 MRI 検査，心臓カテーテル検査，核医学検査などが行われる。精密検査を行うには鎮静・鎮痛が必要であることが多く，安全に配慮するとともに，小児へのプレパレーションなどによる不安の軽減を行う。CT 検査や核医学検査では，必ず被曝(ひばく)量を考慮する。小児の被曝量と発がんには相関があることがわかっている。そのため，患者のメリットが被曝のデメリットを上まわる際にのみ検査の適応があり，診断に必要最低限の線量を設定するなど小児の被曝を減らすために医療者は努力する必要がある。

3 治療

先天性心疾患に対する治療には，薬物治療・手術治療・カテーテル治療がある。

◆ 薬物治療

薬物治療は，抗心不全薬の選択肢が広がっている。強心薬，利尿薬，レニン-アンギオテンシン系阻害薬，β 遮断薬などが使われる。各カテゴリーのなかでも数種類の薬剤がある。小児に適応のない薬剤があること，それぞれの薬剤の副作用を患者に伝えることが重要である。

小児循環器疾患に特有の薬剤として，肺循環あるいは体循環の維持のために動脈管を開けておく必要のある患者に対して，プロスタグランジン製剤を使用する。これによって夜間の緊急手術を避け，全身状態を整え，待機して手術が受けられるようになった。逆に，早産児の動脈管開存症では，心不全や呼吸不全が進行するため，動脈管を閉める効果のあるインドメタシン製剤が投与される。また，ファロー四徴症のチアノーゼ発作(無酸素発作)の予防のために，β 遮断薬が使用される。β 遮断薬は脈や心臓に対する作用のほかに低血糖症の副作用があり，とくに離乳期の患者家族に対する教育は重要である。

◆ 手術治療

手術治療は，**姑息手術**と**心内修復術**に大別される。姑息手術は，チアノー

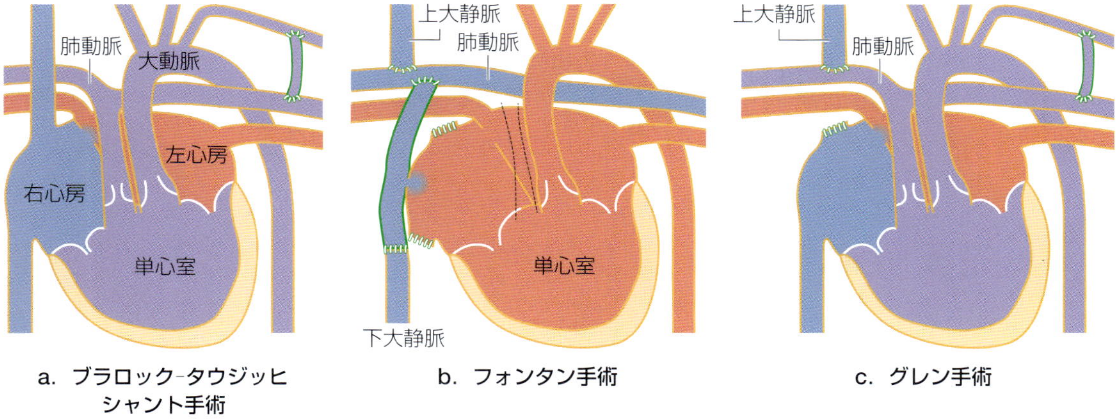

図 8-3　先天性心疾患の手術

ゼや心不全を改善し，小児が成長して心内修復術に必要な条件を満たすために行われる。チアノーゼを改善する手術として，**ブラロック-タウジッヒ** Blalock-Taussig **シャント手術**（BT シャント術）が出生後早期に行われる（図 8-3-a）。鎖骨下動脈と左肺動脈を人工血管でつなぎ肺血流を増加させることでチアノーゼを軽減して肺動脈の成長を促進する。

単心室あるいは，2 心室があっても 1 心室が形態異常や小容積で使えない場合は，**フォンタン** Fontan **手術**が最終手術として行われる（図 8-3-b）。これは静脈血を直接肺動脈に還流させることで右心室をバイパスし，1 つの心室は大動脈への血液駆出に用いる。

フォンタン手術が適応外の場合は，上大静脈血のみを肺動脈に還流させる**グレン** Glenn **手術**を行い（図 8-3-c），フォンタン手術に備えたり，グレン手術のままでチアノーゼを残したまま成人にいたる症例もある。フォンタン手術を行ってチアノーゼがなくなっても種々の晩期合併症に注意が必要で，一生にわたって治療管理が必要となる。

◆ カテーテル治療

カテーテル治療は，狭窄部の改善や側副血管の閉鎖など姑息手術後に心内修復術にいたるまでの治療手段，あるいは心内修復術後の遠隔期における治療手段として広く普及している。近年は肺動脈弁や大動脈弁の置換をカテーテル治療で行うことが可能になった。手術に比べて侵襲が少なく入院期間も短くてすむため，手術とカテーテル治療をライフイベントに応じて組み合わせ，生涯の治療計画をたてる時代になっている。

4　生活管理

気道感染症が重症化しやすく，RS ウイルス感染症の重症化抑制に効果のある抗体やワクチンの投与や，肺炎球菌ワクチンの接種（定期接種のほかに 23 価ワクチンが適応となる）計画が重要である。感染性心内膜炎は多くの先天性心疾患で発生リスクが上昇するので，齲蝕（うしょく）予防などの歯科保健指導が重要である。

入学後は学校生活管理指導表に基づく運動・生活制限を考慮する。かつては厳格な運動・生活制限がなされていたが，現在は小児期心疾患の予後改善，小児の精神発達や生活の質が重視されるに伴って，一部疾患を除いてできる限り運動・生活制限を少なくしている。

2 先天性心疾患

a 左-右短絡群(肺血流増加型先天性心疾患)

1 心房中隔欠損症 atrial septal defect(ASD)

● 原因 胎児期に心房中隔は空いており臍帯静脈から酸素化された血液が右心房から左心房に流入する(胎児循環)。出生時に臍帯は切離され，新生児は肺から酸素を取り込み，酸素化された血液は肺静脈から左心房に流入する。正常であれば心房中隔はすみやかに閉鎖するが，本疾患では生後も心房中隔に交通があり，左心房から右心房へ血液が流入する。左心房の先にある左心室の抵抗より，右心房-右心室の抵抗のほうが低いからである。結果として体血流になるはずの血液の一部が肺血流に戻り(**左**(ひだり)-**右短絡**(みぎたんらく)という)，肺血流量が増加する(▶図8-4)。

● 症状・診断 乳児期に心不全になることは少なく，幼児期・学童期，成人になって症状が出現する。学校心臓検診で見つかることも多い。左-右短絡の血液量が中等度以上になると肺動脈の血流速度が増加し，収縮期駆出性雑音が聴診される。肺動脈弁の閉鎖が遅くなりⅡ音の分裂が聴診される(Ⅱ音の固定性分裂)。また，三尖弁(さんせん)を通過する血流の増加によって拡張期ランブル音(低調な雑音)が聴診される。胸部X線検査では左第2弓の突出や肺血管陰影の増強をみとめる。心電図検査では右軸偏位，不完全右脚ブロック，孤立性陰性T波といった特徴的所見がみられる。学校心臓検診のうち心電図検査で本疾患が見つかる場合も多い。精密検査では心エコー検査や心臓カテーテル検査を行う。

● 治療・予後 自然閉鎖は少なく，肺体血流比(左-右短絡量)によって治療適応を決める。外科的閉鎖術のほかに，カテーテルによる心房中隔欠損閉鎖術が広く普及している。この疾患は洞結節のある右心房に負荷がかかるため，不整脈を合併することがあり注意する。本疾患に不整脈を合併するものの一部は遺伝子異常がわかっている。

2 心室中隔欠損症 ventricular septal defect(VSD)

● 原因 先天性心疾患で最も多い。右心室と左心室の境である心室中隔は3成分からなり，胎児期にそれらが成長・接合して完成するが，それぞれの形成不全や偏位によって欠損孔ができる。したがって，欠損孔の位置や大きさはさまざまであり，それによって症状・臨床所見は異なる。乳児期に心不全

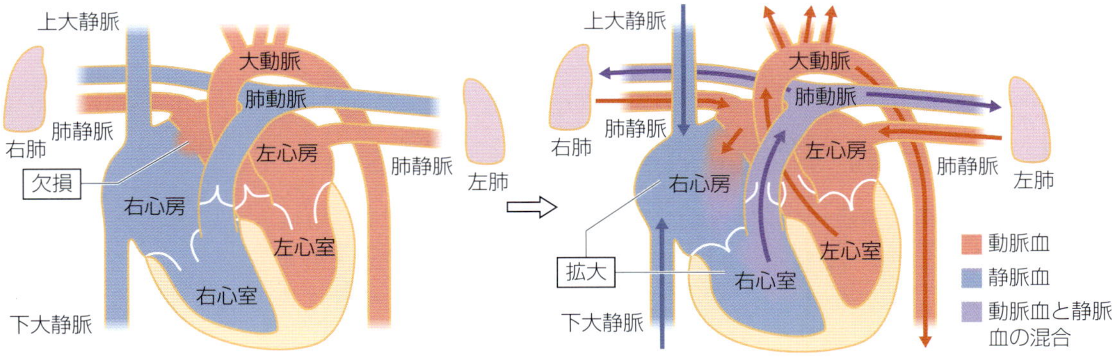

図 8-4　心房中隔欠損症の循環動態
心房中隔が欠損している。右心房に動脈血が流入するため，右心房・右心室は拡大する。

MOVIE

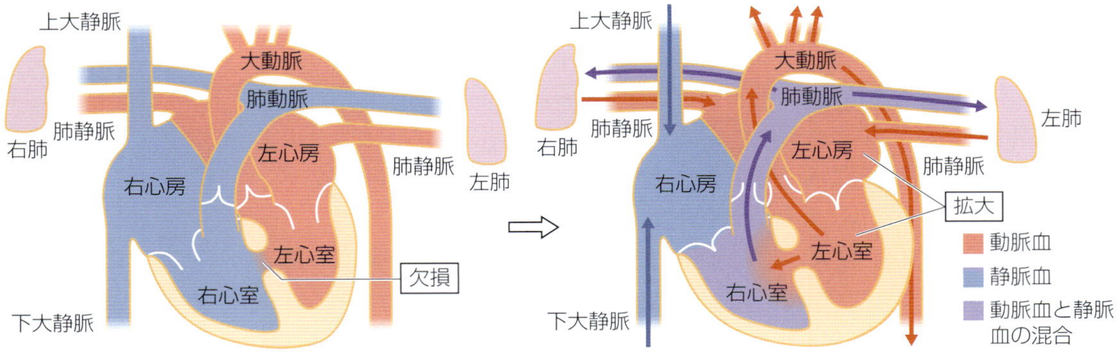

図 8-5　心室中隔欠損症の循環動態
心室中隔が欠損している。左心室から右心室に動脈血が流入する。増加した肺血流が左心房に還流するため，左心房・左心室が拡大する。

MOVIE

によって手術治療を行う患者がいる一方で，乳幼児期に自然閉鎖する患者も多い。心室中隔欠損によって左心室から右心室に左-右短絡が生じ，肺血流が増加する。増加した肺血流は肺静脈から左心房に還流するため，この疾患では左心房・左心室が拡大する（図 8-5）。

症状・診断　小欠損では，ほとんど症状をみとめない。中等度以上の欠損では，乳児期に哺乳障害，体重増加不良といった心不全症状をみとめる。肺炎・気管支炎といった下気道感染症に罹患しやすくなる。とくに RS ウイルス下気道感染症は重症化しやすく，予防が大切である。乳児検診で心雑音によって診断にいたる症例が多い。胸部 X 線検査で心拡大，肺血管陰影の増強をみとめる。心電図検査では中等度以上の欠損で左室肥大や両心室肥大の所見をみとめる。心エコー検査で欠損孔の位置や大きさとともに肺高血圧の有無を検討する。ほかの心疾患，とくに大動脈縮窄症や大動脈弁閉鎖不全症の合併を評価することは重要で，必要に応じて心臓カテーテル検査を行う。

治療・予後　心不全の程度や利尿薬等への反応，無輸血での手術が可能になる体重，欠損孔の場所や大きさによって外科手術を考える。大欠損で肺血流増加が著しく肺高血圧症にいたるとかえって左-右短絡が減少するので注意が必要である。肺高血圧症が進行して右心室から左心室へ右(みぎ)-左(ひだり)短絡となった状態を，**アイゼンメンジャー症候群**という。この状態にいたると手術では改善できない。アイゼンメンジャー症候群では妊娠は禁忌である。

3 房室中隔欠損症 atrioventricular septal defect(AVSD)

● **原因**　**心内膜床欠損症**ともよばれる。房室膜性中隔および房室筋性中隔の欠損，つまり三尖弁，僧帽弁，心房中隔(一次孔とよばれる部位が欠損する)，心室中隔の一部の欠損で生じる。心房・心室中隔欠損症だけでなく，一側または両側の房室弁の異常を伴うのが特徴である。不完全型は心房中隔一次孔欠損のみで心室中隔欠損がないもので，完全型は心房・心室間交通があるものをいう。21トリソミー(ダウン症候群)にしばしば合併する。

● **症状・診断**　心房中隔一次孔欠損単独(不完全型)の場合は，心房中隔欠損症と同様の所見を呈する。心房・心室間交通がある完全型では左-右短絡量は増加する。三尖弁・僧帽弁閉鎖不全が重度の場合は，乳児期早期から哺乳障害・体重増加不良といった心不全症状を呈する。房室弁逆流では胸骨左縁第3，4肋間から心尖部にかけて汎(はん)収縮期雑音を聴取する。心房中隔欠損症と同様にⅡ音は固定性に分裂するが，肺高血圧が高度になると肺血流量が減少して分裂の間隔は短くなり，またⅡ音は亢進する。

胸部X線検査では心拡大，心電図検査では左軸偏位となるのが特徴である。心エコー検査で一次孔欠損，心室中隔欠損と房室弁の形態を精査する。必要に応じて心臓カテーテル検査も行う。

● **治療・予後**　不完全型の場合，自覚症状に乏しく経過観察することも多い。完全型で房室弁の異常が高度の場合は，乳幼児期に手術を行うが心内修復手術の難度は高く，予後不良の症例も多い。新生児期〜乳児期早期では心内修復手術を避け，肺血流量を抑制する肺動脈絞扼(こうやく)術を行う場合もある。

4 動脈管開存症 patent ductus arteriosus(PDA)

● **原因**　胎児循環では，動脈管を通じて肺動脈から大動脈へ血液が供給されるが，出生後数日で動脈管は収縮して血行が途絶し，生後数週で器質的閉鎖をする。動脈管が閉鎖せず開いたままの状態が持続する病態が動脈管開存症であり，左-右短絡が心不全の原因となる(▶図8-6)。新生児呼吸窮迫(きゅうはく)症候群を有する早産児に合併する場合と，早産とは関係なく満期産児に合併する場合がある。

● **症状・検査**　動脈管が太く左-右短絡が多ければ，乳児期早期から心不全症状を呈する。胸骨左縁上部で連続性(収縮期・拡張期にわたる)に心雑音が聴取される。大動脈から肺動脈への左-右短絡は拡張期血圧を低下させ，収縮期血圧との差が増加するため，末梢動脈の脈は触知しやすくなる(反跳脈(はんちょうみゃく) bounding pulseという)。肺動脈血流が増加するため，左心房・左心室が拡大する。胸部X線検査では心拡大，心電図検査では左室肥大を呈する。

● **治療・予後**　心不全症状がある場合は，動脈管結紮(けっさつ)術を行う。近年ではカテーテルによるコイル塞栓術が普及しており，体重700g以上であれば可

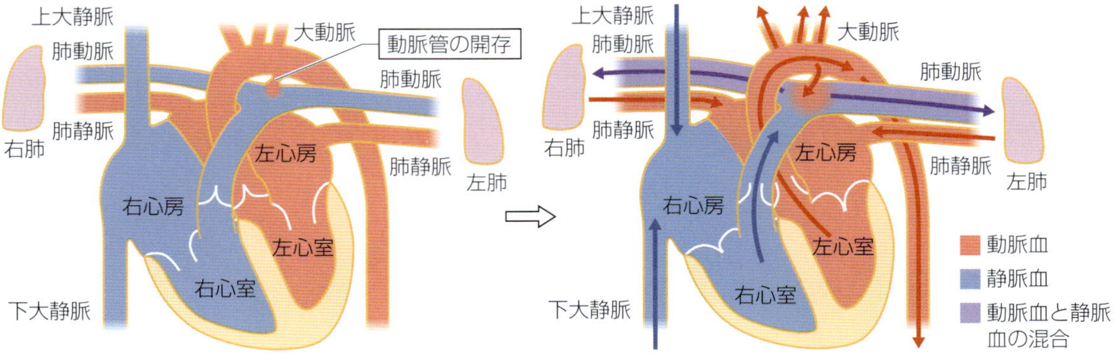

図 8-6　動脈管開存症の循環動態

動脈管が開存している。大動脈から動脈管を経由して肺動脈へ血液が流れる。

MOVIE

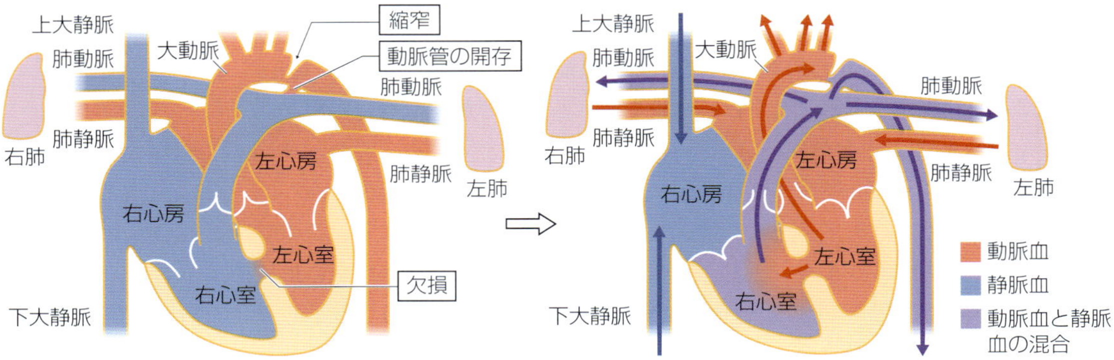

図 8-7　大動脈縮窄複合の循環動態

心室中隔が欠損，大動脈が縮窄，動脈管が開存している。動脈管を経由する血流は基本的に静脈血となる。

MOVIE

能となった。

5 大動脈縮窄症 coarctation of the aorta（CoA）

● **原因**　大動脈弓と下行大動脈の移行部に生じた狭窄を**大動脈狭窄**といい，一部が欠損したものを**大動脈弓離断**（りだん）という。単独例もあるが，多くは心室中隔欠損症などの合併心疾患がある複合型（大動脈縮窄複合）である（図 8-7）。

● **症状・検査**　本疾患がある場合，下半身への血流は動脈管を経由して供給するしかないため，動脈管が開存していないと下半身への血流が保てない。未治療では動脈管が閉鎖する生後数日でショックに陥る。また，動脈管経由の血流は基本的に静脈血であるため，下肢の酸素飽和度の低下をみとめる。このような疾患を早めに見つけるために，すべての出生児に対して上肢・下肢の酸素飽和度を確認することが推奨されている。また，心内修復術後の患児は再狭窄がないかを検診で確認する。再狭窄があると上肢血圧が上がり下肢血圧が低下する。心エコー検査で大動脈弓を観察するが，幼児・学童では描出がむずかしいこともある。造影 CT 検査や MRI 検査が有用である。

● **治療・予後**　新生児期ではプロスタグランジン製剤を投与して動脈管が開存した状態を保ち，大動脈弓の形態の評価を行い，大動脈弓形成術の適応を検討する。心室中隔欠損症など心内奇形を合併する場合は，その後の成長を待って心内修復術を計画することが多い。

b 右-左短絡群

1 ファロー四徴症 tetralogy of Fallot（TOF）

● **原因**　①肺動脈狭窄，②大動脈騎乗（きじょう），③心室中隔欠損，④右室肥大の4徴を有する心疾患である。心臓発生の初期に漏斗（ろうと）部心室中隔が前方に偏位することで4徴が生じる。漏斗部中隔の前方偏位によって右心室流出路が狭くなり①が生じ，漏斗部中隔と入口部中隔がずれて形成され，そのすきまが③となる。結果として大動脈は右心室側にずれて②が生じ，右心室は狭い肺動脈と大動脈両者に血液を駆出することで④を生じる（▶図8-8）。

● **症状・検査**　生直後から肺動脈狭窄による収縮期心雑音を聴取する。肺動脈血流量が減少するため，Ⅱ音は単一になる。右心室静脈血が心室中隔欠損，大動脈騎乗により大動脈に流れ込み，チアノーゼを呈する。興奮・運動・排便などにより右心室流出路狭窄が増悪すると，無酸素発作を生じる。肺動脈血流が途絶え，チアノーゼが増強して意識消失や痙攣を呈する。このとき心雑音は消失する。また，チアノーゼが継続すると指の先端が球状に拡大するばち指を呈する。胸部X線検査では木靴（きぐつ）型の心陰影と肺血管陰影の減弱をみとめる。心電図検査では右室肥大をみとめる。心エコー検査で診断が確定する。

● **治療・予後**　無酸素発作の予防のため，β遮断薬を用いる。発作時は酸素投与と鎮静を行う。発作予防と肺血流安定，肺動脈成長を促すため，鎖骨下動脈と肺動脈を吻合するブラロック-タウジッヒシャント手術（▶189ページ）が考慮される。こうして肺動脈の成長を待って，1～2歳で心内修復手術を行う。成人期になって再度，右心室-肺動脈の再手術を行ったり，大動脈

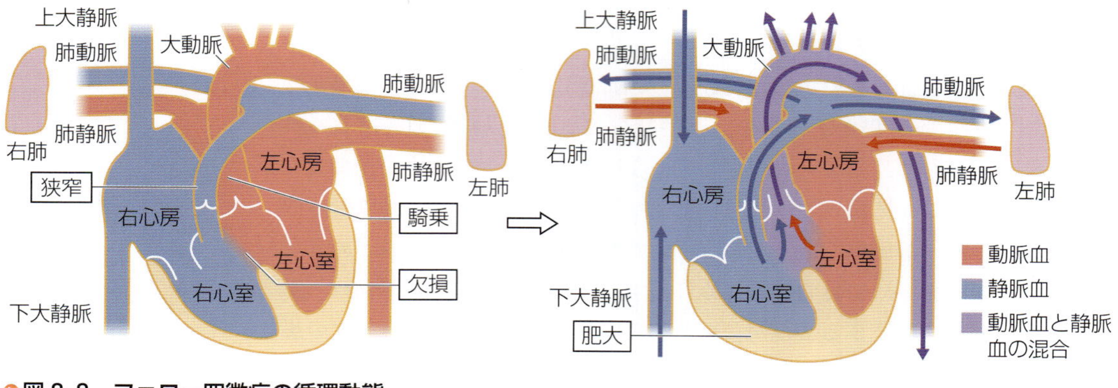

▶図8-8　ファロー四徴症の循環動態
肺動脈が狭窄，心室中隔が欠損，大動脈が右心室側にずれて騎乗している。肺動脈・大動脈ともに血液を駆出するため，右心室は肥大する。右心室から左心室へ血液が流入するため，チアノーゼとなる。

MOVIE

の拡張，心不全，不整脈をおこすことがあり，手術後も生涯にわたって検診が必要である。

2 完全大血管転位症 complete transposition of the great arteries（TGA）

● **原因** 右心室から大動脈が起始し，左心室から肺動脈が起始する心疾患である（▶図 8-9）。上大静脈・下大静脈から還流する静脈血が体循環に流れるため，強いチアノーゼを出生直後からみとめる。心房間交通，心室中隔欠損症，動脈管開存などによる静脈血と動脈血の混合が生命維持に必須となる。

● **症状・診断** 出生直後から強いチアノーゼをみとめる。酸素投与では改善しない。心エコー検査で診断する。心室中隔欠損症の有無，肺動脈狭窄の有無によって3つの型に分類される。これらが合併するとチアノーゼは軽くなるが，肺高血圧症や心不全を合併しやすくなる。詳細な形態評価と血行動態の把握，それに応じた術前管理が必要になる。また，下記に述べるジャテーン Jatene 手術は根治手術に近い手術法であるが，冠動脈走行が手術適応の重要な条件となるため，冠動脈走行の評価も治療選択のために重要である。

● **治療・予後** 大動脈と肺動脈を弁のわずか上でつけかえ，冠動脈も同時につけかえる手術法であるジャテーン手術が行われる。チアノーゼが強い症例は手術待機のために心房間をバルーンで切開するカテーテル治療や，プロスタグランジン製剤によって内科的に動脈管を開ける治療を考慮する。ジャテーン手術が適応にならない症例は必要に応じて待機手術を行い，心内修復手術を目ざす。1980～1990 年代に本疾患の手術治療および内科管理が進歩し，救命できるようになったことは，小児循環器疾患の治療において大きな進歩の1つである。

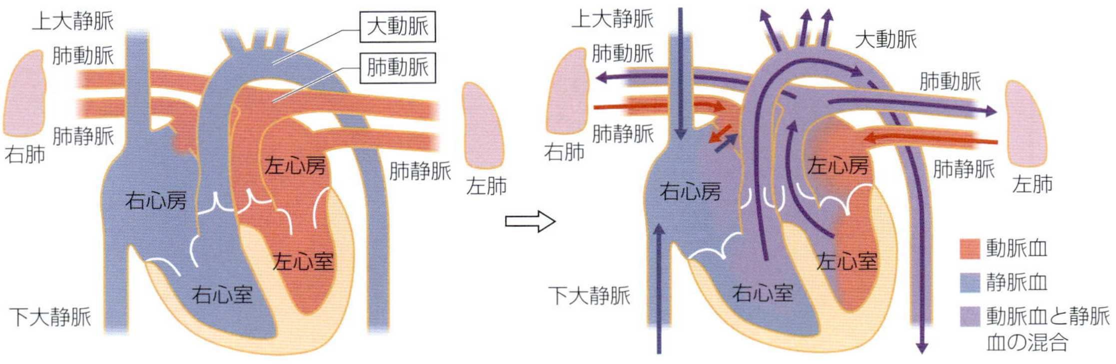

▶図 8-9 完全大血管転位症の循環動態

右心室から大動脈が起始し，左心室から肺動脈が起始している。静脈血は大動脈から全身へ，動脈血は肺動脈から肺へと流れる。本図は心室中隔欠損のないタイプを示した。心房間交通により静脈血と動脈血が混合され，混合血が全身へ駆出される。

MOVIE

3 総肺静脈還流異常症 total anomalous pulmonary venous return (TAPVR)

● **原因**　肺静脈血が左心房に還流せずに，右心房や大静脈に還流する血行動態が主要な病態である(▶図8-10)。左右2本ずつ計4本すべての肺動脈が右心系に還流する場合にこの疾患名になるが，一部が右心系に還流する部分肺静脈還流異常の患者も存在する。総肺静脈還流異常症において大切なことは，肺循環で酸素化された肺静脈血が再び右心房・右心室に戻り肺循環に流れるため，新生児期を過ぎて肺血管抵抗が下がってくると急速に肺うっ血を呈することである。しばしば肺静脈の還流部に狭窄を伴っており，肺うっ血が生後早期に顕在化する症例も多い。

● **症状・診断**　生後早期から1〜2か月の間に呼吸障害とチアノーゼをみとめる。酸素投与を行うと肺血管抵抗が下がり，かえって呼吸障害・肺うっ血が悪化するのが特徴である。心エコー検査による診断が必須となる。4本の肺静脈がまとまって共通肺静脈腔を形成して右心系に還流する場合や別々に還流する場合もあり，還流する場所も上大静脈，右心房，門脈など症例ごとに異なっており，その詳細を手術前に診断する必要がある。心臓カテーテルや造影CT検査は全身状態を悪化させるため，慎重に適応を考える。

● **治療・予後**　肺静脈・共通肺静脈腔と体静脈・右心房の還流経路に狭窄がある場合はすみやかに手術を行う。狭窄がなければ，全身状態によって準緊急で手術を計画する。狭窄が重度の場合は救命できないこともある。手術前は血行動態が急に破綻することがあるのでICU管理が必要である。

C 染色体異常症候群に合併する先天性心疾患

21トリソミー(ダウン症候群)，18トリソミーなどの染色体異常を伴う症候群においては，高率に先天性心疾患を合併する。多くの染色体異常の小児の予後は医療の進歩によってのびている。最も予後不良な18トリソミーに

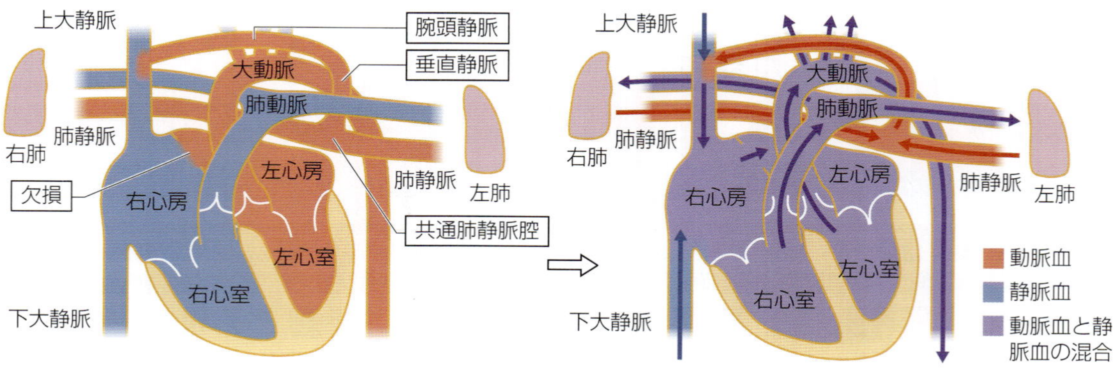

▶**図8-10　総肺静脈還流異常症の循環動態**
肺静脈血が左心房に還流せず大静脈に還流する。肺循環で酸素化された肺静脈血が再び右心房・右心室に戻り肺循環に流れる。右心房の混合血は心房中隔欠損を通じて一部が左心房・左心室そして全身に流れる。

対して，以前は心臓手術を行わなかったが，近年は血行動態を整える姑息手術を行う場合がある。病院と在宅医療の連携で自宅に戻り生活している18トリソミーの小児が増えてきた。

一方，母体血を用いた非侵襲性出生前遺伝学的検査(NIPT)や胎児エコー検査によって，染色体異常や先天性心疾患が胎児期に診断可能となり，保護者へのカウンセリング，意思決定にかかわる時代となった。胎児エコー検査によって最重症の心疾患と診断し，最善の医療を付しても救命がむずかしいと予想される場合は，積極的治療を行わない場合もある。方針決定には家族・医療チーム・臨床遺伝専門医・病院倫理委員会・行政や外部法律家などを含めた慎重な検討が必要である。

3 後天性心疾患

1 川崎病 Kawasaki disease

● 原因　1967(昭和42)年に川崎富作(とみさく)博士によって報告された全身性血管炎である。1～4歳の小児を中心に罹患し，感染症などに対する小児の免疫反応が複合的に疾患の原因となっている。日本での発生頻度が最も高く，年間15,000名前後が罹患する。アジア人に多く，白人には少ない。中型動脈が炎症の中心となり，日本では罹患者の2～3%にあたる年間数百名に心臓冠動脈瘤を残し，狭心症・心筋梗塞を発症する場合がある。現在，多くの国で罹患者数の最も多い後天性心疾患となっている。

● 症状・診断　▶図8-11に示す6つの主要症状のうち5つ以上を満たすと川崎病と診断する。しかし，4症状以下でも川崎病である場合があり，**不全型川崎病**とよばれる。冠動脈病変は診断を強く示唆する(▶図8-12)。特異的な検査はなく，症状と心エコー検査，血液生化学検査(炎症が強い)を総合的に判断する。乳幼児の遷延する発熱をみたら，必ず川崎病を鑑別疾患に入れることが重要である。

● 治療・予後　発熱7日以内に治療を開始することが望ましい。免疫グロブリン大量静注療法とアスピリン内服が標準治療であり，冠動脈瘤も抑制する。この治療に反応しない症例が20%存在するのが課題である。治療不応予測がある程度可能で，ハイリスク症例には最初からステロイド薬や免疫調整薬を併用する。アスピリンは急性期にはその抗炎症効果を目的として中～高用量を用い，回復期以降は抗血小板作用を目的として低用量に減量し，6週から8週間用いる。

冠動脈瘤を残した症例では抗血栓治療を継続する。とくに直径8mm以上にいたった巨大冠動脈瘤においては，心筋梗塞や狭心症の合併が危惧され，一生の管理が必要である。冠動脈の形態と心筋虚血の有無により，冠動脈バイパス手術を行う症例もある。日本ではすでに50万人以上の患者がいるが，冠動脈瘤を合併せず経過した患者の壮老年期の動脈硬化症リスクについては不明である。

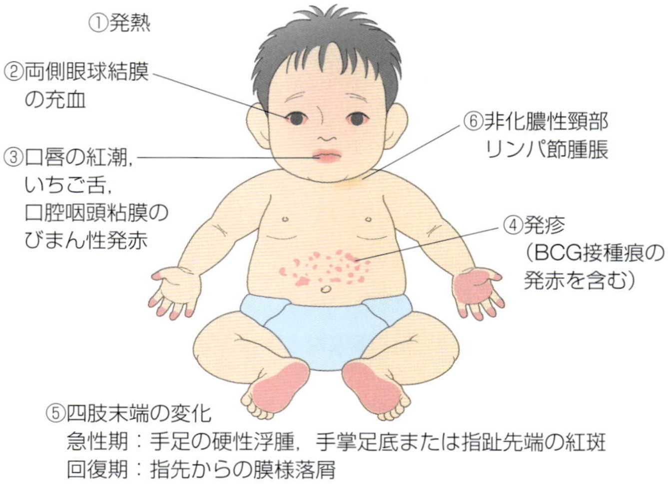

図 8-11　川崎病の診断基準

6つの主要症状のうち5つ以上をみとめた場合に診断される。ただし，4つしかみとめない場合でも，経過中に冠動脈病変が確認され，ほかの疾患が除外されれば本症とする。

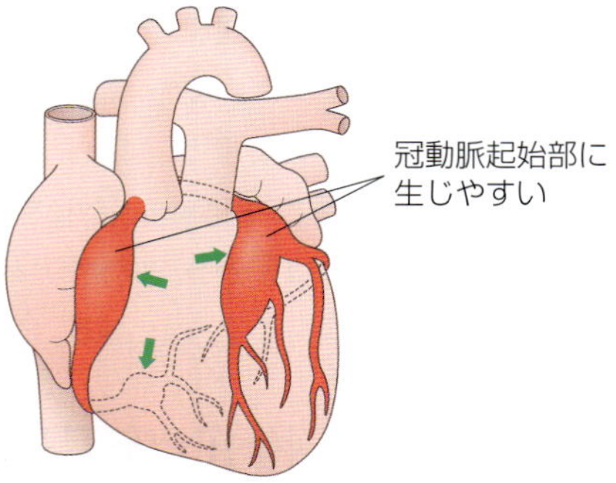

図 8-12　川崎病に合併する冠動脈異常

2　感染性心内膜炎 infective endocarditis（IE）

● **原因**　弁膜や心内膜，大血管内膜に細菌集簇（しゅうぞく）を含む疣贅（ゆうぜい） vegetation を形成し，菌血症，血管塞栓，心障害など多彩な症状を呈する敗血症である。頻度は低いが，発症した場合は多くの合併症を引きおこし，死にいたることもある注意すべき疾患である。小児においては先天性心疾患が発症リスクになることが知られている。感染経路として，歯科処置や心臓外科手術が報告されている。小児は成人に比べて採血回数や採血量に限りがあり，また病初期に抗菌薬が投与されていることも多く，原因菌が血液培養から検出されないことも多い。

● **症状・診断**　発熱はほとんどの症例でみとめられ，寒けや振戦，食欲不振や体重減少，易疲労感などを伴う。歯科治療や外科手術などの誘因が明らかな症例は約25％であり，僧帽弁逸脱を含めた弁膜症や先天性心疾患の症例に発熱がみとめられた際には診断的価値が高いとされ，既往歴の問診が重要である。

肝脾腫，手掌や足底の無痛性紅斑，有痛性皮疹であるオスラー Osler 結節，点状出血斑，爪下出血斑，網膜出血斑をみとめることがあるため，皮膚や四肢の観察を行う。心雑音は多くの症例で聴取できる。多臓器での塞栓症状，細菌性動脈瘤の破裂は致命的になることがある。心不全症状は30～40％でみとめる。急性に心不全が悪化する症例と慢性例がある。

診断はデューク Duke 診断基準によって行うが，血液培養から菌が検出されることがきわめて重要で，原因菌がわかれば適切な抗菌薬の選択につながる。

● **治療・予防**　起因菌に有効な抗菌薬による内科的治療と，疣贅を切除する外科的治療がある。予防のための患者教育は大切である。小児本人に対して先天性心疾患の説明とともに，日常生活における齲蝕の予防，出血を伴う治療の際には歯科医に先天性心疾患の既往があることを告げて予防的抗菌薬服薬を行うことを教育する。

3 心筋炎 myocarditis

● 原因 心筋炎は，心筋にウイルス・細菌などの病原体が感染，あるいは感染による免疫反応によって，心筋組織に炎症が発生して心機能障害に陥る疾患である。多くはウイルス性心筋炎であり，エンテロウイルス，インフルエンザウイルス，近年ではSARSコロナウイルス2（SARS-CoV-2）が心筋炎の原因となる。急激な経過をとることがあり，小児救急医療において注意すべき疾患の1つである

● 症状・診断 症状は，発熱，感冒様症状，不きげん，嘔吐など多彩で非特異的である。突然ショック，致死的不整脈が発生する劇症型や，発症時期が不明瞭で徐々に症状が出現する慢性型など，進行度もまちまちである。先行感染があってその後に不整脈や心不全をみとめる場合，心筋炎を疑う。確定診断には心筋生検によって組織診断することが必要であるが，侵襲的な検査であるため必ずしも全例に行われていない。また，施行時期は小児の状態に合わせて慎重に行う。

血液生化学検査で心筋逸脱酵素（クレアチンキナーゼ〔CK〕，乳酸脱水素酵素〔LDH〕，アスパラギン酸アミノトランスフェラーゼ〔AST〕など）の上昇や，疾患前後で血清ウイルス抗体価の上昇は診断の参考となる。心電図検査では心室頻拍，房室ブロックなどの不整脈をみとめ，胸部X線検査で心拡大，肺うっ血を，心エコー検査で心収縮能低下，心嚢（しんのう）液貯留，房室弁逆流などをみとめる。

● 治療・予後 ICU管理を必要とする。小児期の致命率は10〜15％と低くなく，急性期を脱しても半数以上は心機能がもとどおりに回復しない。投薬や生活制限，通院管理が必要となる。

4 小児の不整脈

● 特徴 胎児期から不整脈を有する小児が存在する。房室ブロック，心室頻拍，上室頻拍など，徐脈性不整脈と頻脈性不整脈の両者が存在し，これらは胎児エコー検査で診断可能である。胎児水腫や死亡の原因となるものもあり，一部の胎児不整脈については母体に抗不整脈薬を投与し，胎内治療が行われている。

新生児期には，基礎疾患がなくても頻脈性不整脈や期外収縮などが発生するが，多くは予後良好で自然治癒する。入院中に看護師のバイタルチェックで判明することも多い。乳幼児期にも新生児期と同様の不整脈はみられる。不きげん，哺乳不良，嘔吐，顔色不良などの症状を主訴に受診することが多い。緊急度は高いが予後は良好であることが多い。学童期では不整脈の頻度

は低下し，無症候性のことも多いが，危険な不整脈疾患はあり適切な診断と治療は求められる。QT 延長症候群やカテコラミン誘発多形性心室頻拍は細胞イオンチャンネルの先天性異常によって発生し，小児の失神の原因となる。

先天性心疾患では不整脈の合併がしばしばみられる。疾患によっては特有な不整脈を合併しやすい場合がある。また，先天性心疾患の治療成績が改善し，多くの小児が成人に達するようになったが，手術瘢痕あるいは手術未施行の慢性的血行動態異常やチアノーゼによる心筋変化が原因となって不整脈をおこすことがある。心内修復術の終了後，不整脈の観点からも術後の定期検診が必要となる。

● **診断・治療** 個々の不整脈の診断と治療は成人循環器と類似しており，そちらを参考とされたい。小児の不整脈疾患の早期発見・予防として，学童期には小学校1年，中学校1年(地域によっては小学校4年も行う)で学校心臓検診が行われ，心疾患・不整脈が心電図検査と内科検診によってスクリーニングされている。不整脈では WPW 症候群や期外収縮，QT 延長症候群，房室ブロックなどが早期発見され，これによって不整脈疾患あるいはその背景になっていることがある心筋症の早期発見が増加し，学校管理下における突然死の減少に貢献している。抗不整脈薬には小児に適応のない薬剤があるので注意が必要である。内服薬だけでなく，カテーテルアブレーション治療が広く普及し，小児に対しても行われるようになっている。

5 起立性調節障害

● **原因** ヒトは，心房と大静脈の低圧系圧受容器と頸動脈洞や大動脈の高圧系圧受容器を介する自律神経調節機構によって，起立動作に伴う血圧が瞬時に調節されている。この調節に異常が生じると，起立時に静脈還流量の低下，心拍出量の低下，末梢血管抵抗の減少による血圧低下が発生し，さまざまな症状が出現する。

● **症状** 立ちくらみ，ふらつき，めまい，頭痛，動悸，乗り物酔い，易疲労感，顔色不良などを訴える。朝起きられないと睡眠障害，昼夜逆転の生活となり，社会生活に障害となる。症状は午前中に強いことが多く，午後から改善し，夜には軽快するといった日内変動がみられる。器質的疾患を鑑別することが重要で，たとえば心筋症や不整脈は朝に訴えが出やすいし，脳腫瘍も疲労感が訴えとなることがある。

● **診断** 診断基準にそって問診で診断されることが多い(▶表 8-1)。検査としては起立(負荷)試験が行われる。患児を仰臥位で約 10 分安静を保ち，心電図検査を確認し，血圧・心拍数が安定してから 10〜15 分間起立させる。血圧・心拍数・症状を経時的に記録する。結果によって 4 つのサブタイプに診断される[1)]。

● **治療・予後** 生活リズムを整えることを中心とした非薬物療法が重要で

1）日本小児心身医学会編：小児心身医学会ガイドライン集，第 2 版．pp. 25-86，南江堂，2015.

表 8-1　起立性調節障害の診断基準

以下の項目のうち３つ以上あてはまるか，２つであっても起立性調節障害が強く疑われる場合には，アルゴリズムにそって診療する。

1. 立ちくらみ，あるいはめまいをおこしやすい	6. 顔色が青白い
2. 立っていると気持ちがわるくなる，ひどくなると倒れる	7. 食欲不振
3. 入浴時あるいはいやなことを見聞きすると気持ちがわるくなる	8. 臍疝痛をときどき訴える
4. 少し動くと動悸あるいは息切れがする	9. 倦怠あるいは疲れやすい
5. 朝なかなか起きられず午前中調子がわるい	10. 頭痛
	11. 乗り物に酔いやすい

（日本小児心身医学会編：小児心身医学会ガイドライン集，第 2 版．p. 31，南江堂，2015 をもとに作成）

ある。早寝早起きの規則正しい生活，十分な睡眠，水分・塩分をしっかり摂取すること，日中はなるべく戸外で運動することを心がける。家族・医療・学校間の環境調整と連携が治療に不可欠である。

6 小児の突然死

一般に発症してから 24 時間以内の内因死（事故などの外因死以外）による急死を突然死という。小児においては，乳児期の突然死，学校管理下における突然死が問題となり，取り組まれてきた。

◆ 乳幼児の突然死

乳幼児突然死症候群 sudden infant death syndrome（SIDS）は，「それまでの健康状態および既往歴から，その死が予測できず，しかも死亡状況調査および解剖検査によってもその原因が同定されない，原則として 1 歳未満の児に死をもたらした症候群」とされるが，死因究明のために多くの研究がなされ，睡眠時無呼吸からの覚醒（かくせい）反応の遅延，不整脈，育児環境など複数の原因が報告されている。うつぶせ寝がリスクとなる，かたいふとんはリスクを減らす，母乳栄養はリスクを減らす，など予防法もわかってきている。

2018（平成 30）年に成立した「成育基本法」，2019（令和元）年に成立した「死因究明等推進基本法」に子どもの死因究明 Child Death Review（CDR）の整備が明記されて法的根拠となり，2023（令和 5）年に開設されたこども家庭庁の成育局において CDR の推進に向けての検討が進められている。現在では乳幼児が心肺停止で救急搬送され蘇生されなかった際に，死亡診断書は記載せず死体検案を行って必要に応じて行政解剖を行い，死因究明に努めている。

◆ 学校管理下における突然死

学校管理下（家を出てから帰宅するまでの間）における死亡は，1995（平成 7）年の学校心臓検診の義務化，2004（平成 16）年の市民による自動体外式除細動器 automated external defibrillator（AED）が使用可能になったこと，学校における AED 設置普及や蘇生教育によって，現在は全国で年間 10 件以下にまで減少している。

QT延長症候群やカテコラミン誘発多形性心室頻拍などの不整脈は，心室細動（心筋がバラバラに興奮して有効な血液駆出ができない）に陥ることで失神につながるが，AEDを使った蘇生成功率が高い。突然死で最も多いのは心筋炎・心筋症で，心臓冠動脈走行異常，大動脈解離といった疾患が原因として報告されている。

C　疾患をもった子どもの看護

1　ファロー四徴症の子どもの看護

ファロー四徴症は，肺動脈狭窄，心室中隔欠損，大動脈騎乗，右室肥大の4徴をもつ代表的なチアノーゼ性先天性心疾患であり，肺動脈狭窄の程度により症状や経過は異なる。

1　出生後から手術前の子どもの看護

ファロー四徴症では，生後予後にかかわる重要な症状として無酸素発作（スペル発作）[1]があり，手術前は無酸素発作の予防および発作時の早期対処が最も重要となる。

全身状態の観察

無酸素発作では，突然の呼吸促迫とチアノーゼの増強があらわれ，重度の場合は意識消失や痙攣，脳血管障害を伴い，処置が遅れることで死にいたることもある。呼吸状態やチアノーゼの観察を行い，きげんや顔色をふだんの状態と比較する。ぐずぐずしているとき，顔色がわるいときなどは注意が必要であり，早期の対処が重要である。

また，低酸素血症を代償するために多血症が進行し，鉄不足による相対的貧血をきたすことで発作の誘因となる。赤血球数・ヘモグロビン・ヘマトクリット値など血液検査データを確認し，離乳食や鉄剤により補完して相対性貧血の改善に努める。

脱水や便秘の予防

脱水による循環血液量の低下は，右-左短絡の増強につながり，肺血流量が減少することで発作を誘発する。また，便秘に伴う排便時の努責は，胸腔内圧が上昇することで発作の誘因になりやすい。水分出納バランスを確認し，水分摂取状況や体重変動，発汗，皮膚状態，大泉門の陥没の有無など，脱水の徴候がないか観察する。また，水分摂取状況に加えて，腹部膨満や腸蠕動（ぜんどう）音，排便状況（回数や便の性状）を観察する。必要時には温罨法や腹部マッサージ，緩下剤の内服により排便コントロールをはかり，便秘を予防する。

啼泣や不きげんへのかかわり

啼泣や不きげんにより低酸素血症の増悪をきたすため，啼泣や不きげんの持続，過度な興奮を避けるようかかわる。一方で，まったく泣かせないよう

NOTE

[1] 無酸素発作（スペル発作）

右室流出路狭窄の一時的な増強や体循環抵抗の低下により肺血流量が減少し，急激な低酸素血症の増悪を生じる。副交感神経から交感神経に切りかわる起床時や冬の朝，哺乳後，排便時などに多く，発熱・運動・入浴・脱水・啼泣・興奮なども誘因となる。

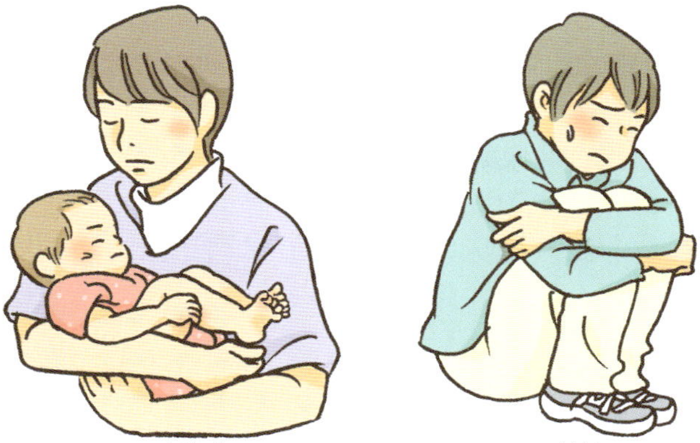

a. 膝胸位　　b. 蹲踞

▶図 8-13　無酸素発作時の対処
歩行できる子どもでは，活動時や運動後，無意識にしゃがみ込む姿勢をとることがある。体血管抵抗を高めることで心内の右-左短絡を減少させる防御反応と考えられている。

にかかわるのではなく，子どもの反応に合わせてかかわることも重要である。啼泣時にはその原因をさぐり，顔色や呼吸状態，循環動態の変化に注意しながら，心身の苦痛を取り除き，安楽な状態を整える。啼泣がおさまらず顔色不良が続くようであれば，医師に相談して鎮静薬の使用を考慮する。

β遮断薬の投与

無酸素発作の予防には，β遮断薬が有用であり，朝起きたらすぐに内服することが望ましい。糖水にとく，ゼリーやアイスクリームにまぜるなど，子どもの嗜好を取り入れて，確実に内服できるよう援助する。

発作への対処

無酸素発作の出現時には，酸素を投与し，膝胸位を保持する(▶図 8-13)。それでも改善しない場合は，医師の指示による積極的な鎮静とアシドーシスの補正，β遮断薬や昇圧薬の投与など薬物療法が行われる。

家族へのかかわり

子どもを養育する家族が，自宅での療養生活のなかでも無酸素発作を予防し，子どもに必要なケアや育児を行えるよう支援していく。無酸素発作に関する具体的な説明が必要であり，発作の症状❶に加えて，発作の予防策や発作時の対処法についても伝え，理解を促す。近年では，多くの先天性心疾患が胎児診断を受けるようになっているが，一方で，出生後に発症してはじめて診断を受ける子どもも少なくない。わが子の生命をおびやかす先天性心疾患の診断は，家族に強い衝撃を与えるものである。療養指導を進めるなかでも，家族の心情・反応を受けとめ，家族に合わせて必要な支援を展開していくことが重要となる。

NOTE
❶発作の症状
「急に呼吸数が増えて息があらくなる」「不きげんに泣きつづける」「皮膚の色が青紫にかわる」など，具体的に説明する。

2 姑息術を受けた子どもの看護

重症例や無酸素発作のコントロールがむずかしい例，著しい肺動脈低形成などがみられる例では，姑息術としてブラロック-タウジッヒシャント手術を行う(▶189 ページ，図 8-3-a)。

シャント合併症の予防

姑息術後は，シャント閉塞の予防と早期発見が重要である。適切なシャント量を保つためには，十分な循環血液量を維持することが不可欠であり，脱水を避ける必要がある。一方，シャント量が多いと肺血流量は増大し，左心房・左心室へ還流する血液量が増大することで心不全となるため，水分管理は医師の指示のもと行う。経皮的酸素飽和度の観測と連続性雑音(シャント音)❶の聴診によりシャント閉塞の徴候を早期発見することに加え，大泉門の膨隆や陥没，発汗，体重の増減について観察し，心不全や脱水の有無を確認する。さらに，シャント部は血栓を形成しやすいため，閉塞予防を目的として抗血小板療法が開始される。アスピリンの副作用により出血しやすくなるため，外傷や打撲に注意する。

NOTE

❶連続性雑音(シャント音)

圧の高い大動脈から圧の低い肺静脈へ，血液が流れ込む際に生じる雑音である。連続した低い音として聴取される。

栄養管理

シャント量が多く肺血流量が増大する場合は，多呼吸や哺乳困難といった心不全の症状から，経口哺乳に影響が生じやすい。子どもの吸啜に合わせた適切な乳首を選択し，哺乳時間を調整するなど工夫する。それでも経口哺乳がむずかしい場合は，経管栄養を併用することで必要量を確保する。

感染の予防

肺血流量の減少・増大を伴うことで呼吸器感染をおこしやすく，呼吸器感染症は低酸素血症を増悪させる。とくにRSウイルスは，先天性心疾患をもつ子どもが罹患すると，気管支炎や肺炎を重症化させやすく致命的な場合もある。感染予防のために混雑した場所への外出を控えることや家族も感染予防に努めること，感染時の対処法について伝え，理解を促す。予防接種や予防注射による感染の予防も重要であるが，検査や手術時期と合わせた日程調整が必要であるため，医師と相談して進めることが望ましい。

3 心内修復術を受ける子どもの看護

心内修復術では，心室中隔欠損のパッチ閉鎖と右心室流出路狭窄の解除を行う(▶図8-14)。

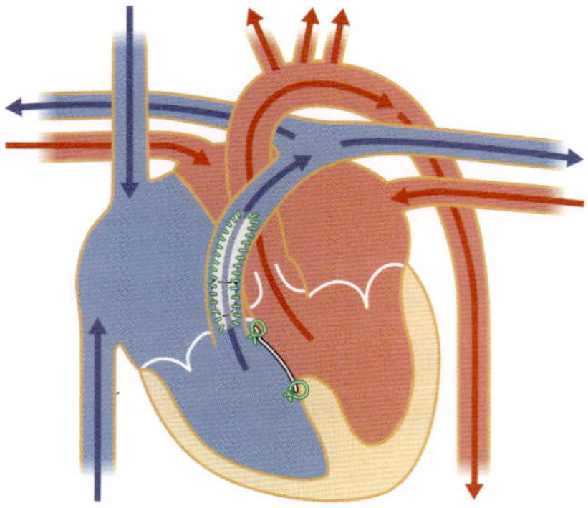

▶図8-14　ファロー四徴症の心内修復術

心室中隔欠損のパッチ閉鎖と右心室流出路狭窄の解除を行う。

手術前の看護

手術に向けた身体管理

手術前においても厳重な全身管理が必要であり，バイタルサイン，呼吸状態，全身状態の把握に加えて，循環動態を管理する。心負荷や血流バランスによる循環動態の変調をおこさないことが目標であり，必要な内服を確実に継続するとともに，入院や処置による啼泣や緊張，身体的負担を最小限にしていく。

また，感染の予防に加えて重要となるのが，転倒・転落の予防である。心内修復術では，手術中に大量のヘパリンを投与することにより，手術前の頭部打撲が脳出血リスクを高め，手術の可否に影響する。もとより抗血小板療法を行っている場合は，医師の指示のもと，抗血小板薬の内服を中止する。

手術に向けた心理的準備

入院して手術を受ける子どもと家族の心理的準備では，入院体験や手術体験に対する準備はもちろん，手術後に入室するICUや手術後の装着物，身体状況についても説明し，心の準備を進めておく。

術後急性期の看護

心負荷の軽減

心内修復術後は心不全症状をきたしやすく，とくに，術前より心機能低下をみとめる場合は重度の心不全に陥る可能性がある(▶表8-2)。ICUにおける急性期の管理では，心仕事量を最小限にし，十分な心拍出量を維持することが重要となる。呼吸仕事量や体温異常，身体的・精神的苦痛は，心仕事量の増大をまねくため，適切に管理し，心負荷を軽減していく。

● **循環管理**　循環動態のモニタリングと確実な薬物投与により，心拍出量の規定因子(前負荷❶・心収縮力・後負荷❷・心拍数)を適切に維持する。

● **呼吸管理**　気道が確保される体位，気道分泌物の除去，安静保持に加え，適切な呼吸サポートを選択する。

● **体温管理**　温毛布や温罨法により低体温を予防するが，体温上昇時は解熱療法(体表クーリングや解熱薬)の適応について慎重に検討する。

● **鎮痛・鎮静管理**　薬理的・非薬理的介入を行い，早期に対応する。

重症化の回避

急性期におこりやすい合併症を念頭に，身体所見の把握，モニターの監視

NOTE

❶**前負荷**
拡張末期の心室の壁応力をさし，主として循環血液量があげられる。

❷**後負荷**
収縮末期の心室の壁応力をさし，主として血管抵抗があげられる。

▶表8-2　ファロー四徴症心内修復術の術後急性期の問題と原因

右心不全	左心不全
• 右心室切開による収縮力低下 • 肺動脈弁下の筋切除による収縮力低下 • 肺動脈弁逆流 • 三尖弁逆流 • 高い右心室圧の残存	• 術前からの狭小な左心室 • 大動脈遮断(心筋虚血)の影響 • 右心不全による左心室への前負荷不足

表 8-3　先天性心疾患手術の急性期合併症

• 心不全	• 不整脈
• 呼吸障害	• 腎障害
• 脳障害	• 肝障害
• 出血	• 消化器障害
• 輸血による合併症	• 低心拍出量症候群
• 感染(心内膜炎・敗血症など)	

を行い，早期発見と早期対応に努める(表8-3)。

◆ 術後回復期の看護

循環不全の予防

一般病棟に転棟したあとに心不全が継続する例もあり，経過はさまざまである。手術によって変化した病態や血行動態，子どもの心機能を把握したうえで観察とケアを行い，循環不全の原因となりうる因子の除去に努める。心不全や不整脈に加え，電解質異常，発熱，脱水，日常生活動作(ADL)の拡大による心負荷増大も循環不全の原因となる。また，呼吸と循環は密接に関連しており，呼吸不全と循環不全は一緒に生じやすいため，なんの要因で悪化が生じているのか，注意深い観察とアセスメントが必要である。先天性心疾患の手術後は，全身状態の悪化によって容易にショック状態にいたる。異常の徴候を早期にとらえることはもちろん，急変時には迅速かつ的確に対応できるよう日常的に備えておく。

身体的苦痛の緩和

創痛やドレーンの留置，創傷処置など，手術は子どもに苦痛をもたらす。とくに乳幼児は苦痛があっても状態を的確に訴えることができないため，看護師は子どもの表情や行動，バイタルサインを観察し，子どもの苦痛をアセスメントして軽減するかかわりが必要となる。また，手術後は心負荷を軽減するための水分管理が必須であり，加えて乳び胸を発症した場合は長期の脂質制限が必要となる。水分・食事摂取の工夫に努め，遊びで気をそらすなど，子どもの苦痛が最小限となるようにかかわる。

手術からの回復の促進

手術後は，長時間の鎮静や複数の装着物(モニターやドレーン，輸液ライン，酸素)，心不全治療などにより活動が制限され，筋力低下をきたしやすい。運動療法やリハビリテーションは有効であり，日常生活のなかでも遊びを取り入れ，心機能に合わせて離床を進める。

心理社会的ストレスのへの対処

成長・発達の途上にある子どもにとって，生活リズムの回復は重要である。子どもの心機能や活気をふまえ，休息と活動のバランスを調整し，日常生活を整える。また，創処置や採血，検査など，苦痛の強い体験では，子どもの発達段階に合わせた説明や介入を行い，不安や恐怖，ストレスの緩和に努める。苦痛の強い体験では，たとえ泣いて抵抗してしまっても，その子なりに納得してのりこえられることが重要である。子どものがんばりを認めると同時に，体験を意味づけていくことで，子どもの達成感や肯定感につなげるかかわりが重要となる。

家族へのかかわり

家族，とくに母親は，手術後の治療のなかでも死や合併症に対する不安をかかえ，自責の念をいだいていることが少なくない。家族の不安や思いを受けとめ，支持的にかかわることが重要である。また，心不全症状に苦しむわが子や複数の装着物に囲まれたわが子をまのあたりにした家族は，急変を恐れるがあまりに，子どもと触れ合うことを怖いと思う場合もある。看護師は，子どもの安全をまもりながらも家族と子どものかかわりを促し，家族が可能な限りケアへ参加できるよう支援していく。さらに手術後は，子どもの病状や病態，治療方針などの変化が著しく，情報ニーズの高い時期でもある。子どもの状況について家族が適切に理解できるよう支援していくことが重要である。

4 心内修復術を終えた子どもの看護

心内修復術によって解剖学的修復が可能となるが，成長や加齢による心機能・心形態の変化に伴い不整脈や肺動脈弁逆流などが生じる。また，術後経過が良好な例でも，結婚や出産に関する相談が増加している。子どもの成長・発達に合わせた疾患理解や療養能力をはぐくみ，その子らしく疾患とともに生きていく力を高められるよう，支持することが必要になる。

内服の継続とセルフケアの促進

手術後も利尿薬などの内服が継続されるため，自宅においても確実な内服が必要である。一方で，子どもが主体的に療養行動に参加できることも重要である。子どもの発達段階に合わせた理解や関心を促し，内服薬を袋から準備する，薬をゼリーにまぜるなど，子どものできることから療養行動に参加できるよう支援する。

運動の制限

手術後の長期予後は良好で，過度の運動制限は必要ないことが多い。運動制限が生じる場合は，運動強度や運動量において，その子に適した管理が必要であるため，家族，主治医，保育所・学校関係者(養護教諭・担任など)との連携を調整する。子どもの保育所や学校での生活について共通理解をはかるために，学校生活管理指導表❶が活用されている。

> **NOTE**
> **❶学校生活管理指導表**
> 日本学校保健会から幼稚園用，小学生用，中学・高校生用の3種が出版されている。令和2年度に改訂された。

感染性心内膜炎の予防

先天性心疾患の留意すべき感染症として感染性心内膜炎があり，先天性心疾患手術で留置する人工物の存在は，感染性心内膜炎の発症リスクを高める。齲歯や抜歯に対する歯科治療に伴う感染，アトピー性皮膚炎や虫刺されなどに伴う皮膚からの感染に留意し，口腔内や皮膚の清潔を保つように指導する。

ライフサイクルに応じた段階的なかかわり

心不全治療を終えたあとも経過観察を要し，定期受診を継続する必要がある。成長・発達に伴い身体・心理・社会的変化が生じるなかでも，自己判断によって受診をやめたりしないよう，本人と家族の双方に，治療や管理の必要性を理解してもらうことが重要である。成長・発達の過程では，就園や就学，転居といったライフサイクルに応じた課題も生じる。成人診療へ移行する将来をも視野に入れ，段階的な支援を提供していく。

2 川崎病の子どもの看護

川崎病は原因不明の血管炎であるが，冠動脈瘤などの心合併症をきたし後天性心疾患の最大の原因となる。

1 急性期の子どもの看護

急性期治療では，早期に炎症を終息させ，冠動脈瘤の発生を抑制することが目標である。

全身状態の観察

急性期の川崎病では，①発熱，②両側眼球結膜炎の充血，③いちご舌や口唇紅潮，④不定形発疹，⑤手足の硬性浮腫，⑥頸部リンパ節腫脹の6つを主要症状とする。出現する症状の変化に加え，子どもの活気・きげんやBCG接種部位の発赤・腫脹の有無を観察する。また，白血球増多，血小板増加，CRP上昇，肝機能異常を示しやすいことから，血液検査データの把握も必要となる。

異常の徴候の早期発見

冠動脈炎の病理学的検討によると，発症後第6～8病日には病理的変化が進み，第10～12病日に冠動脈瘤を形成する。呼吸心拍モニターを用いた持続的な監視を行い，心雑音や微弱心音，ギャロップリズムの有無，体重変動，水分出納バランスなどを注意深く観察し，異常の早期発見に努める。

身体的・精神的苦痛の緩和

急性期には高熱が数日間続き，子どもの体力を消耗しやすい。発熱に伴う倦怠感や不快感を軽減するために，罨法や更衣，室温管理などの環境調整を行う。いちご舌や口唇紅潮の症状が著しい場合は，口腔内粘膜が傷つきやすいことで，痛みや出血を伴うこともある。食事内容を工夫することで，子どもが食べやすいものの摂取を促し，口腔内の保清と保湿を心がける。発疹により瘙痒を伴う場合は，クーリングや軟膏の塗布に加え，遊びで気を紛らわせる。

入院や治療，処置，身体的不快により精神的苦痛の強い時期である。子どもへの声かけを心がけ，面会や付き添いによる親子のかかわりを支持し，不安の緩和に努める。

治療に伴う身体管理

初期治療では，免疫グロブリン療法の静脈内投与とアスピリンの内服による標準治療が行われる。血液製剤である免疫グロブリンの投与では，投与後のアナフィラキシーショックに注意し，副反応の観察を行う(▶表8-4)。また，アスピリンは冠動脈を詰まりにくくする一方で，出血のリスクを高める。

表 8-4　免疫グロブリン投与開始後の副反応

部位	おこりやすい副反応
全身	発熱，顔面発赤，悪寒，疲労感，食欲不振，筋痛，関節痛，関節腫脹
神経	頭痛，片頭痛，めまい
呼吸	息切れ，咳嗽，気管支攣縮
循環	低血圧，高血圧，胸痛
消化器	食欲不振，吐きけ，嘔吐，腹痛，下痢
皮膚	蕁麻疹，紅斑，丘疹，瘙痒症
血液	溶血

入院中の転倒や転落，外傷には十分に注意する必要があり，家族にも注意を促す。

家族へのかかわり

家族は，わが子の突然の発症や川崎病の診断に対して驚き，心血管後遺症を残す可能性があることなどから，今後の経過に強い不安をいだくことが多い。子どもの病状について伝え，川崎病についての正確な情報を提供する。

2 回復期の子どもの看護

回復期は川崎病の症状が軽減し，不きげんも改善してくる時期である。

症状の観察

川崎病の主要症状の軽快に伴い，手足の指先からの膜様落屑が出現する。子どもが落屑を気にして皮をむいてしまう場合は，包帯や絆創膏(ばんそうこう)で保護することが望ましい。環境整備をこまめに行い，患部の保清に努める。

冠動脈瘤の管理と対処

冠動脈瘤の出現に注意し，心雑音や心拍リズムに注意して心音の聴診を行う。また，冠動脈病変を確認する心臓超音波検査を確実に受けられるように援助する。

退院に向けたかかわり

発生した冠動脈瘤の程度によって観察や治療に要する期間は異なるが，退院後は定期的な受診と内服継続が求められる。受診や内服が途切れてしまうことがないよう，疾患管理の重要性や治療管理の継続方法について家族の理解を促し，それぞれの家族の状況に応じたサポート体制を整える。また，抗血小板薬内服中は外傷や歯科治療など出血を伴うことへの注意が必要であること，免疫グロブリンを使用した治療を行った場合は退院後のワクチン接種について医師への相談が必要であることを伝える。

3 遠隔期の看護

一度冠動脈瘤を形成した部位は，組織学的に正常化することはなく，長期的な経過観察中に狭窄や閉塞をきたすことがある。したがって，急性期に冠動脈の拡大性病変がなかった群(第 30 病日までの一過性拡大を含む)以外では，生涯にわたる経過観察と必要に応じた治療介入を要する。

疾患理解や身体管理に向けたかかわり

幼少期に罹患した川崎病は患者自身の記憶に残りにくく，後遺症として冠動脈瘤を有していても本人の自覚症状に乏しい。自己判断から受診中断する例も少なくないが，川崎病急性期カード❶を活用することで，患者本人が川崎病罹患や冠動脈病変の有無を説明できることが望ましい。川崎病冠動脈障害が妊娠・出産に及ぼす諸問題も指摘されており，生涯にわたる管理が求められる。本人の意識を高めるかかわりには工夫が必要である。

NOTE

❶川崎病急性期カード
日本川崎病学会が作成している。川崎病罹患時の経過や治療，冠動脈瘤の有無に関して記載する。

work　復習と課題

❶ B節で学習したおもな先天性心疾患の循環動態とおこりうる症状を整理してみよう。
❷ ファロー四徴症の治療法を整理し，各治療の段階における看護のポイントをまとめてみよう。
❸ 川崎病の経過を整理し，各期における看護のポイントをまとめてみよう。
❹ 成人医療への移行を見すえて，各発達段階の子ども・家族に対してどのように支援していくか考えてみよう。

参考文献

1. 鮎澤衛：学校管理下突然死の現状と課題 救急蘇生・AED普及に伴うパラダイムシフト．日本小児循環器学会雑誌，32(6)：485-497，2016．(https://jpccs.jp/10.9794/jspccs.32.485/data/index.html)(参照 2024-02-01)．
2. 加藤元博編：小児科学，第11版．文光堂，2023．
3. 日本循環器学会ほか：感染性心内膜炎の予防と治療に関するガイドライン(2017年改訂版)．2018．(https://www.j-circ.or.jp/cms/wp-content/uploads/2017/07/JCS2017_nakatani_h.pdf)(参照 2024-02-01)．
4. 日本循環器学会ほか：成人先天性心疾患診療ガイドライン(2017年改訂版)．2018．(https://www.j-circ.or.jp/cms/wp-content/uploads/2017/08/JCS2017_ichida_h.pdf)(参照 2024-02-01)．
5. 日本循環器学会ほか：先天性心疾患並びに小児期心疾患の診断検査と薬物療法ガイドライン(2018年改訂版)．2019．
6. 日本循環器学会ほか：2020年改訂版 川崎病心臓血管後遺症の診断と治療に関するガイドライン．2020．
7. 日本循環器学会ほか：2022年改訂版 先天性心疾患術後遠隔期の管理・侵襲的治療に関するガイドライン．2022．
8. 日本循環器学会ほか：2023年改訂版 心筋炎の診断・治療に関するガイドライン．2023．(https://www.j-circ.or.jp/cms/wp-content/uploads/2023/03/JCS2023_nagai.pdf)(参照 2024-02-01)．
9. 日本小児循環器学会：小児不整脈の診断・治療ガイドライン2010年版．2010．(https://jspccs.jp/wp-content/uploads/guideline_cure.pdf)(参照 2024-02-01)．
10. 日本小児循環器学会：小児心疾患と成人先天性心疾患における感染性心内膜炎の管理，治療，予防ガイドライン．2012．
11. 日本小児循環器学会：川崎病急性期治療のガイドライン(2020年改訂版)．日本小児循環器学会雑誌，36(S1)：1-29，2020．
12. 日本小児心身医学会編：小児心身医学会ガイドライン集，第2版．南江堂，2015．
13. 中澤誠編：先天性心疾患．メジカルビュー社，2014．
14. 中西敏雄編：病態生理からみた先天性心疾患の周術期看護．メディカ出版，2015．
15. 藤原直：小児心臓血管外科手術 血行動態と術式の図説・解説．中外医学社，2011．

第 9 章

消化器疾患と看護

A 看護総論

消化器疾患による影響

消化器とは，口腔（こうくう）から肛門までの消化管と，消化液を分泌する肝臓や膵臓（すい）などをさし，食物の摂取・消化・吸収・代謝・排泄（はいせつ）の機能を担っている。

● 身体面　これらの機能の障害による影響として，まず身体面では，嘔吐や下痢により脱水や電解質異常が生じ，とくに水分代謝の安全域の狭い新生児や乳児では，急速に症状が進行して全身状態の悪化につながりやすい。また，腹部膨満により横隔膜が挙上され，呼吸障害が生じうる。このようなことから，急性期の身体管理では，腹部症状のみならず，水・電解質バランスや呼吸状態のアセスメントが必要である。もちろん，小児期は急速な成長・発達のために十分なエネルギー量と栄養素を要する時期であり，栄養障害のある子どもに対しては身体発育についての継続的なアセスメントが必要である。さらに，慢性的な栄養不良は子どもの免疫機能を低下させることから，下痢によるおむつかぶれへの対応など，皮膚・粘膜の損傷や感染の予防も求められる。

● 生活行動　身体機能と生活行動の発達についてみると，消化器の機能は摂食行動や排泄行動と直接結びついており，とくに乳幼児期はこれらにかかわる機能を獲得し，日常生活行動を自立させる時期にあたる。たとえば，「食べる」ということについて考えてみると，摂食行動は吸啜（きゅうてつ）・咀嚼（そしゃく）・嚥下（えんげ）機能の獲得により発達するが，消化器疾患によりこれらの機能が新生児期から乳児期にかけて妨げられるものがある。この場合，患部の治療が終了したあとに経口摂取のための訓練が必要となるが，すでに臨界期を過ぎている場合には機能の獲得に長い時間と労力が必要となるため，子どもと家族への長期的・継続的な支援が求められる。

● 心理・社会面　生活行動の発達の妨げは，子どもの心理・社会面にも多大な影響を及ぼしうる。たとえば，子どもにとっての摂食行動は，口から栄養をとるということ以外にも，「食べる」ことを通して社会生活上必要な食事のマナーやルールを学び，味覚の発達により嗜好（しこう）が形成されるという意義をもち，さらに，家族や友人と楽しく「食べる」体験を通して，情緒の安定がもたらされる。消化器疾患により，長期間，摂食機能の障害や摂食行動の制限がある子どもに対しては，精神的ストレスや心理・社会的な影響を最小限にするための支援が必要である。

● 生活面　生活面とのかかわりを考えると，消化器機能の状態は，毎日の食生活や排泄習慣など，日々の生活状況との関連が深い。たとえば，慢性便秘のように子どもが慢性的な消化器症状を示す場合には，家族のライフスタイルや子どもへの養育の状況が影響していることが多いため，家族全体を視野に入れた日常生活状況のアセスメントと支援が必要である。

先天性の形態異常をもつ子ども

子どもの消化器疾患は，先天性の形態異常により手術を要するものが多く，家族(とくに母親)は，待ち望んでいたわが子が病気や障害をもって生まれてきたことへのショックや不安，そして治療のためとはいえ，わが子に大きな苦痛を与えることへのつらさや自責感をいだいている。このような母親の気持ちは，その後の育児や子どもへのかかわりに大きく影響することから，発症・診断の時期である新生児・乳児期の母親への看護は非常に重要な意味をもつ。とくに出生後に長期入院となる場合には，母親の愛着形成や母子相互作用の促進とともに，子どもが家族の一員として迎えられるよう，家族全体を視野に入れた支援が求められる。

また，退院後も，在宅において人工肛門管理などの医療的ケアを要する場合では，母親の養育の負担は大きく，社会資源の紹介や，保健師や訪問看護ステーションをはじめ，他機関・他職種と連携した支援が必要である。

生涯にわたって医療的ケアや生活管理を要する場合，子ども本人のセルフケアと社会的自立に向けて，子どもが病気や障害を自分のこととして受けとめられるための支援が求められる。病気の説明や，子どもの意思表示と選択の機会の提供など，発達段階に応じた子どもへのかかわり方について，家族と話し合っていくことが大切である。

このように，先天性の形態異常では，疾患の受容や母子関係など先天性疾患としての問題と，消化器疾患としての身体面，心理・社会面，生活面にわたる問題がある。長期的な経過のなかで，家族とともに子どもの成長を支援していく継続的な看護が求められる。

B おもな疾患

1 口腔疾患

口唇裂・口蓋裂

● **病態・病因**　**口唇裂**(こうしんれつ)・**口蓋裂**(こうがいれつ)は顔面の先天異常のなかで最も多くみられ，その病態は口唇裂，口蓋裂，唇顎(しんがく)口蓋裂(口唇口蓋裂ともよばれる)の3つに大別される(▶図9-1，9-2，9-3)。発生要因については，遺伝的要因と環境的要因が考えられ，人種によって発生率に差があるが，日本人では500人に1人程度である。

口唇裂は左右の内側鼻突起と上顎突起の形成・癒合(ゆごう)不全で発症し，程度の差こそあれ顎裂を伴っていることが多い。披裂(ひれつ)が外鼻孔まで達していないものを不完全口唇裂，達しているものを完全口唇裂という。口蓋裂は一次口蓋と左右の口蓋突起との癒合不全，口蓋突起間の癒合不全のいずれかで発生する。硬(こう)口蓋まで裂が及ぶ場合を硬軟(こうなん)口蓋裂，軟口蓋に限局する場合を軟口蓋裂という。

● **治療**　出生後は，まず哺乳管理を行う。口唇口蓋裂児は吸啜力が弱く，

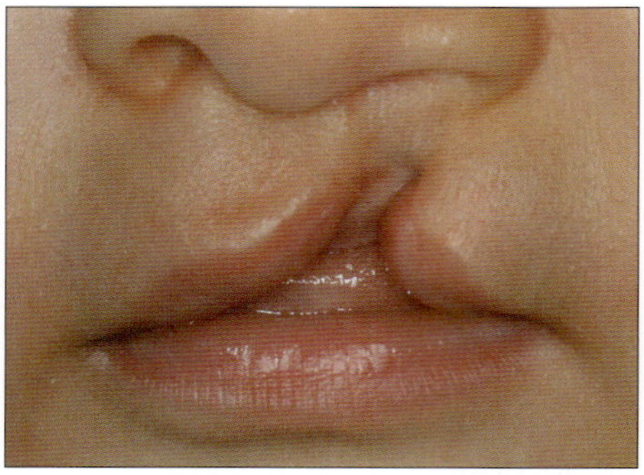

図 9-1　口唇裂
左側に不完全口唇裂がみられる。

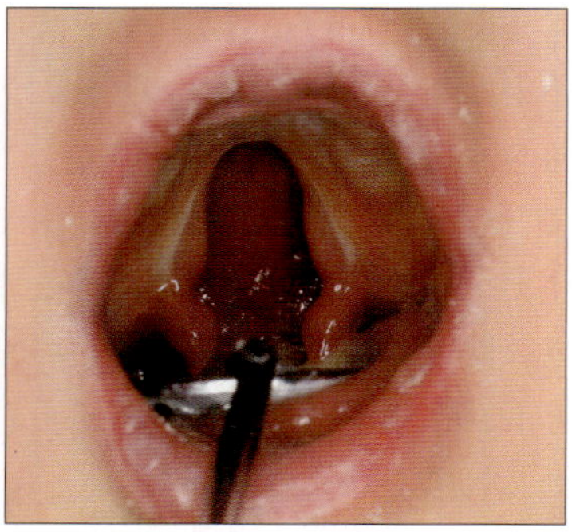

図 9-2　口蓋裂
U 字型の口蓋裂がみられる。

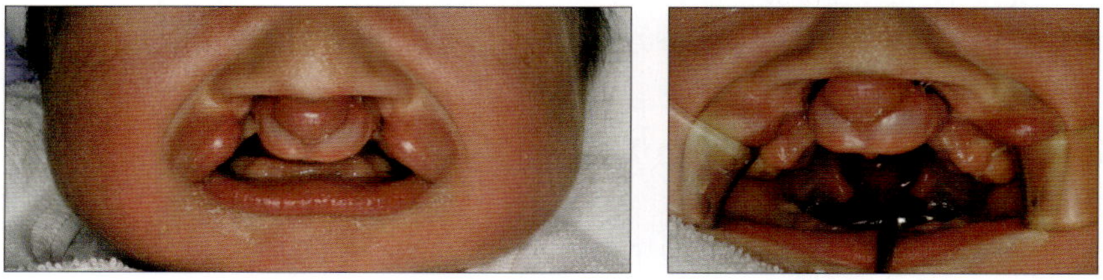

図 9-3　唇顎口蓋裂(口唇口蓋裂)
両側に完全唇顎口蓋裂がみられる。

口唇口蓋裂用の乳首を使用しながら，哺乳状態を確認し，生後早い時期に口蓋床(ホッツ床)の作製を行う。口唇裂に対しては一般的に生後 4〜5 か月ごろに口唇形成術を行う。これはこの時期になると皮膚の表面性状が安定し，口輪筋も発達するため，手術に必要な基準点が明瞭になるからである。口蓋裂に対しては 1〜2 歳で口蓋形成術を行う。これはこの時期に言語が発達すること，ならびに顎および口蓋の急速な発育により裂隙(れつげき)幅が狭くなるからである。また，顎裂(口唇裂・口蓋裂に伴い歯茎に割れ目がある状態)が存在する場合は，側切歯(そくせっし)や犬歯(けんし)の萌出(ほうしゅつ)時期に合わせて(一般に 6〜9 歳ごろ)顎裂部骨移植術を行う。これは顎裂部の骨を連続させること，側切歯や犬歯を萌出誘導させることなどを目的とする。

口唇裂・口蓋裂の障害には，審美(しんび)障害，哺乳障害，言語障害，歯列(しれつ)や咬合(こうごう)異常，顎顔面の発育異常，滲出(しんしゅつ)性中耳炎などの耳疾患，精神心理学的障害などがあり，多岐にわたる。したがって，出生直後から顎発育の終了にいたるまでの長期間にわたり，一貫した治療方針に基づく臨床各科のチームアプローチによる集学的治療が必要不可欠である。

また近年，妊娠中期から後期に行われる超音波検査により，出生前診断症例も増加している。出生前診断により口唇裂と診断された場合には，家族の心因的負担を考慮して小奇形は誰でもおこりうることを十分説明し，適切な治療を行えば健常人とかわらない生活を送ることができることを認識してもらう必要がある。

2 食道・胃・十二指腸の疾患

1 食道閉鎖症 esophageal atresia

先天性食道閉鎖症は，先天的に食道の連続性が欠如した疾患群をあらわす疾患名である。その多くで食道と気管または気管支が瘻孔で交通する。食道閉鎖症の発生率は約3,000〜4,500人に1人程度とされ，およそ3：2の割合で男児に多い。食道閉鎖症の成因はいまだ解明されていないが，胎生4〜7週に原始前腸から食道と気管が分離する過程における異常が関与しているとする説が有力である。

● **病型分類**　気管食道瘻の有無と上下食道と気管との関係をもととする**グロス** Gross **分類**が一般的に使用されている（▶図9-4）。C型の頻度が90％と最も高く，ついで気管食道瘻のないA型（8％）が多い[1)]。盲端となる上部食道のみが気管と交通するB型，上部・下部それぞれが気管と交通するD型はきわめてまれである。さらに，食道の連続性が保たれ気管食道瘻のみが存在するE型も先天性食道閉鎖症に含まれる。

● **症状**　最も早くあらわれる症状は，母体妊娠後半の羊水過多である。羊水過多は胎児の嚥下障害によって引きおこされる非特異的な症状である❶。出生後は口腔や鼻腔からの唾液の流出，むせ込みや咳嗽，チアノーゼなどが出現する。とくにC型・D型食道閉鎖症では，気管食道瘻と下部食道に交通があるため，気管を通して胃内に空気が送り込まれ，胃内圧の上昇により胃液が気管内に逆流しやすく，重篤な肺炎を生じうる。

● **診断・治療**　X線不透過性の栄養チューブを口腔あるいは鼻から通し，胃内まで挿入できなければ，食道閉鎖症はほぼ確実である。抵抗のあるところまで挿入して単純X線写真を撮像すると，栄養チューブが上部食道内で

NOTE

❶先天性食道閉鎖症の半分ほどは胎児期に診断される。羊水過多の原因検索として行われる胎児超音波にて胃泡の欠如が特徴的な所見である（グロス分類A型〜D型）。盲端状の拡張した上部食道が描出されると確定診断にいたる。

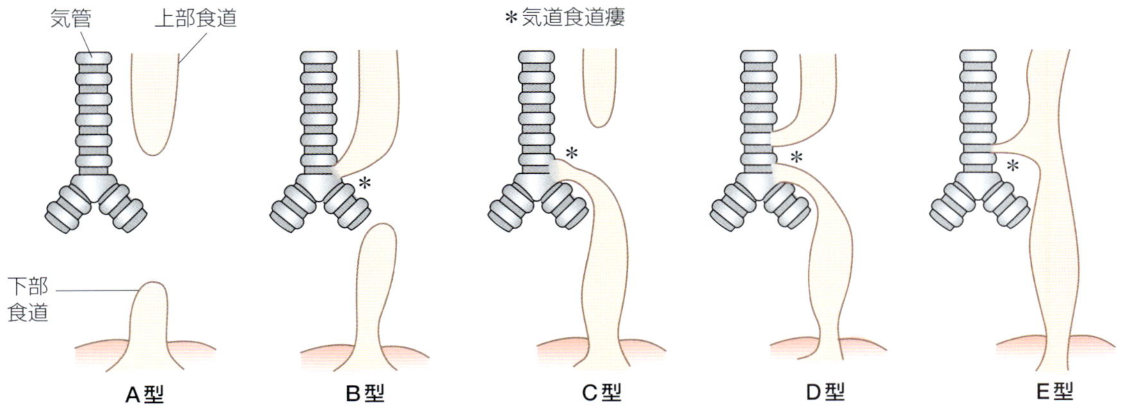

▶図9-4　食道閉鎖症の病型分類（グロス分類）

1）日本小児外科学会学術・先進医療検討委員会：わが国の新生児外科の現状 2018年新生児外科全国集計．日本小児外科学会雑誌，56(7)：1175，2020.

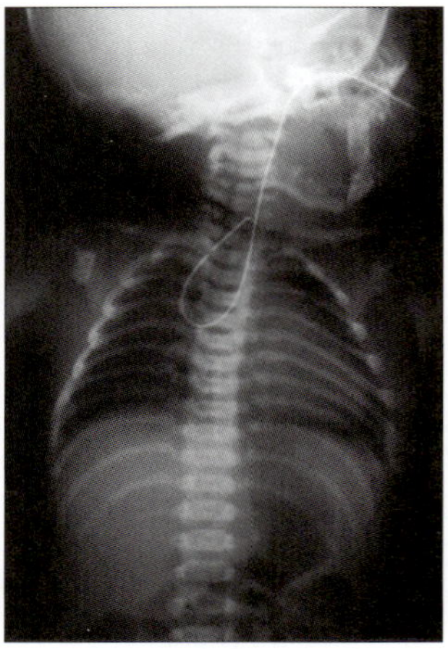

図 9-5　食道閉鎖症のコイルアップサイン

反転する像が得られる(コイルアップサイン coil-up sign，図 9-5)。単純 X 線写真で胃泡が描出されないようであれば A 型が強く疑われ，C 型・D 型ではむしろ気管食道瘻を介した空気の流入により胃泡が拡張する。

診断後は禁乳とし上体を挙上したうえで，上部食道に貯留する唾液を持続的に吸引する。気管と下部食道に交通のある C 型・D 型では早期に誤嚥性肺炎をおこす可能性があり，早急に食道閉鎖症根治術が必要である。A 型では通常，上下食道間の距離が離れており，一期的に根治術を行うことが困難であり，胃瘻を造設したうえで待機的に根治術を行う(多段階手術)。複雑心奇形の合併や全身状態が不良な場合なども同様に多段階手術が行われる。

根治術では気管食道瘻を切離して上下食道を吻合する。近年では胸腔鏡による根治術も徐々に普及している。

● **予後**　日本小児外科学会による 2018(平成 30)年の調査では，先天性食道閉鎖症の死亡率は 7.5% で，継続して低下傾向を示している[1)]。解剖学的な病型分類であるグロス分類に対して，リスク分類として**スピッツ** Spitz **分類**が広く用いられている。この分類では，出生体重と重症心疾患の有無によって Group Ⅰ からⅢのリスク群に分けられ，Group Ⅲ(体重 1,500 g 未満かつ重症心疾患の合併あり)の予後が最も不良である。

先天性食道閉鎖症には胃食道逆流症や気管軟化症が合併しやすく，さまざまな呼吸器症状を呈する。また，吻合部狭窄や気管食道瘻などの術後合併症の頻度も低くなく，注意深い経過観察が必要である。

2 胃食道逆流症 gastroesophageal reflux disease(GERD)

胃から食道へ胃内容が逆流する現象は生理的にみられるものであり，**胃食道逆流現象** gastroesophageal reflux(GER)とよばれる。一方，**胃食道逆流症**(GERD)は胃内容物が食道へ不随意に逆流することによりさまざまな症状を

1）日本小児外科学会学術・先進医療検討委員会：わが国の新生児外科の現状 2018 年新生児外科全国集計．日本小児外科学会雑誌，56(7)：1179，2020.

きたす状態と定義されている。小児(とくに乳幼児)は胃食道逆流をおこしやすい。正確な機序は不明であるが，胃食道接合部に備わっている下部食道括約筋の不適切な弛緩と，食道内に逆流した胃内容のクリアランスの低下が病的な胃食道逆流と関連すると考えられている。

● **症状** 成人ではおもに胃酸の逆流に伴う逆流性食道炎による症状(胸やけ，食道狭窄，バレット食道の形成など)が主症状となるが，小児では症状がより多岐にわたり複雑であり，消化管症状(嘔吐・吐下血・腹痛など)，呼吸器症状(慢性咳嗽・反復性誤嚥性肺炎・喘鳴・無呼吸など)，成長障害が主症状としてあげられる。GERD は重症心身障害児に高頻度にみられ，しばしば嚥下障害，痙性麻痺による腹腔内圧の亢進，高度側彎など，GERD を増悪させる病態が併存する。また，胃排出遅延，食道および上部消化管の運動障害，食道裂孔ヘルニアを伴うことが多く，外科的な治療介入の対象となることが多い。GERD と**乳幼児突発性危急事態** apparent life threatening event (ALTE)との関連も示唆されている。

● **診断** 多彩な症状から GERD を疑うことが重要である。上部消化管造影は本質的な逆流の質的・量的評価には不十分であるとされるが，食道裂孔ヘルニアの有無やその他の器質的疾患の診断や除外に有用である。24 時間下部食道 pH モニタリング検査は pH の低い胃酸が食道へ逆流することにより食道内の pH が低下することを利用した検査であり，最も信頼度の高い検査である。24 時間のうち pH が 4 以下の時間率(pH index)が 4% 以上の場合，GERD と診断される。また，逆流性食道炎の重症度の評価には上部消化管内視鏡が有用である。

● **治療** まずは保存的治療が試みられる。新生児や乳児の嘔吐・体重増加不良を伴う GERD に対しては，少量頻回哺乳，特殊ミルク(とろみをつけたミルクなど)，授乳後のげっぷの指導，哺乳後の上体挙上などの生活指導を行う。次に薬物治療として，H_2 受容体拮抗薬，プロトンポンプ阻害薬，消化管運動機能促進薬などの投与が行われる。

保存的治療が無効な場合や，食道裂孔ヘルニアが併存する場合は，外科治療を考慮する。開腹あるいは腹腔鏡下の噴門形成術が選択されるが，近年は後者が標準治療として広く行われている。術式としては**ニッセン** Nissen **法**が最も一般的である(▶図 9-6)。この術式では腹部食道に胃底部を 360° 巻きつけ，開大した食道裂孔を縫縮することで逆流を防ぐ。

3 肥厚性幽門狭窄症 infantile hypertrophic pyloric stenosis

肥厚性幽門狭窄症は，乳児期早期に生じる比較的頻度の高い外科的疾患であり，わが国では出生 1,000 人あたり 1〜2 人に発症する。幽門筋の肥厚により幽門の狭窄と伸展をきたし，不完全または完全な幽門内腔の閉塞を生じる。本疾患の疫学は，国や地域，季節，人種によって大きく異なることが知られている。男児の罹患率は女児の 4〜6 倍であり，第 1 子に多い。

● **症状** 生後 3 週ごろに始まる非胆汁性の噴水状嘔吐が特徴的な症状である。嘔吐は徐々に進行して頻度も高くなることが多く，脱水による体重増加

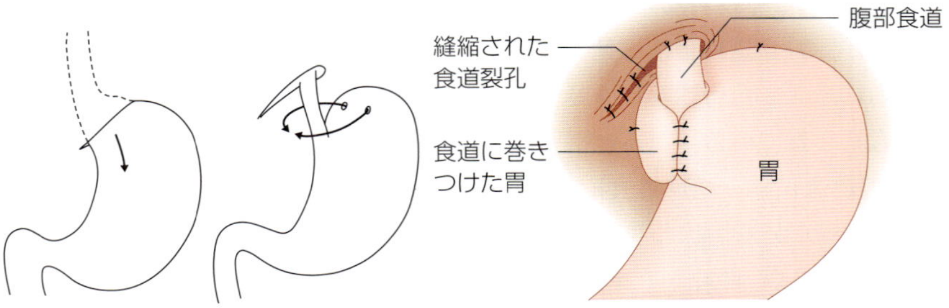

図 9-6　胃食道逆流症の手術(ニッセン法)

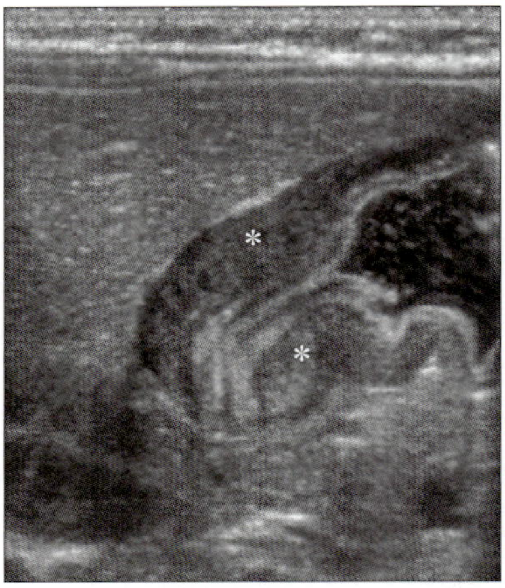

図 9-7　肥厚性幽門狭窄症の超音波検査所見

*：肥厚した幽門筋。

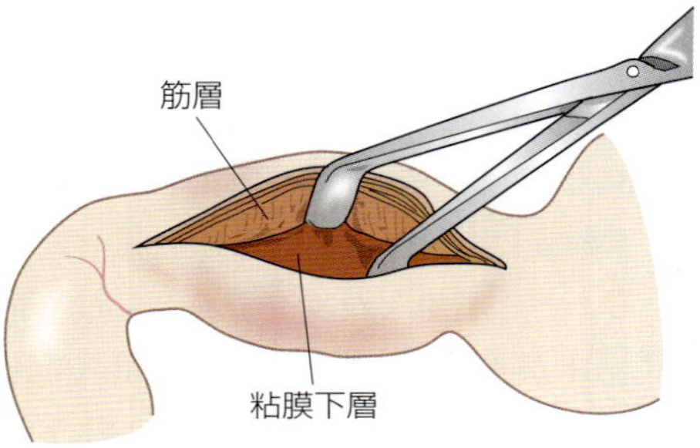

図 9-8　粘膜外幽門筋切開術(ラムステッド手術)

不良や体重減少をきたす。頻回の嘔吐がみられるにもかかわらず，哺乳行為が活発なのも特徴である。

● **診断**　注意深い触診により，幽門筋肥厚部を**オリーブ様腫瘤**(しゅりゅう)として触知することで診断可能である。腹部超音波検査が確定診断に有用で，肥厚し伸展された幽門筋層を描出することが重要である(図 9-7)。腹部単純X線検査では拡張した胃泡と腸管ガスの減少がみられる。

● **治療**　本疾患では胃液の喪失に伴う脱水と低クロール性代謝性アルカローシスなどの電解質異常をきたす。脱水と電解質異常の補正をすみやかに開始する。

治療の標準術式は，**粘膜外幽門筋切開術**(**ラムステッド** Ramstedt **手術**)である。この手術では幽門部の漿膜(しょうまく)を切開し，特殊な鉗子(かんし)で筋層を開排(かいはい)することにより通過障害を解除する(図 9-8)。従来，右上腹部を開腹して行われてきたが，近年は臍アプローチによる開腹術や，腹腔鏡下幽門筋切開術が普及している。内科的療法としては，硫酸アトロピン静注療法も選択肢の1つであり，近年広く行われるようになっている。

4 胃軸捻転症 gastric volvulus

胃軸捻転症(いじくねんてん)は，生理的な範囲をこえる胃の異常な回転と定義される病態である。捻転により胃の流出路に閉塞機転がはたらき，嘔吐の原因となる。とくに原因のない**特発性胃軸捻転症**と，先天性あるいは後天的な疾患がもととなって胃の固定不良により生じる**続発性胃軸捻転症**に大別される。

原因となる疾患としては，遊走脾(ゆうそうひ)(脾臓の固定不良)，無脾症(むひ)，腸回転異常症，横隔膜ヘルニアなどがある。捻転は噴門と幽門を結んだ線を軸として臓器軸性(長軸捻転)におこる場合と，小彎(しょうわん)と大彎(だいわん)を結んだ線を軸として腸間膜軸性(短軸捻転)におこる場合とがある。

● **症状**　症状の出現が比較的急激で進行性となる急性胃軸捻転と，反復する嘔吐が主症状の慢性胃軸捻転に分けられる。

急性胃軸捻転では，捻転により噴門と幽門が同時に閉塞して胃が閉鎖腔の状態となるため，急に発症する腹痛と，上腹部の膨満および強い吐きけが特徴である。噴門の閉塞が強い場合は嘔吐ができない。ときに血流障害により壊死(えし)・穿孔(せんこう)をきたし，重症化する可能性があるため，緊急処置が必要である。

慢性胃軸捻転は，胃の固定が生理的に脆弱(ぜいじゃく)な新生児期・乳児期にみられ，多くは特発性である。非胆汁性嘔吐が主症状となる。便秘や呑気(どんき)により腹部膨満をきたすと拡張した小腸や横行結腸により胃大彎が腹側に押し上げられ，長軸捻転をきたすことがおもな機序と考えられている。

● **診断**　急性胃軸捻転では腹部単純 X 線検査で上腹部全体を占めるような著しい胃拡張像を呈する。腸管ガスは少ない。慢性胃軸捻転では腹部全体にガス像の増加がみられる(▶図 9-9)。

● **治療**　急性胃軸捻転ではまず減圧を目的として経鼻胃管の挿入を試みるが，噴門の閉塞が強い場合は挿入困難である。挿入の可否にかかわらず外科治療の適応となる。胃軸捻転に対しては，捻転解除に加えて，胃前方固定術(開腹または腹腔鏡下)や経皮的胃瘻(いろう)造設術など，再発を予防する術式が付加される場合もある。遊走脾や横隔膜ヘルニアに併発する続発性胃軸捻転に対しては，原疾患の治療も同時に行う。

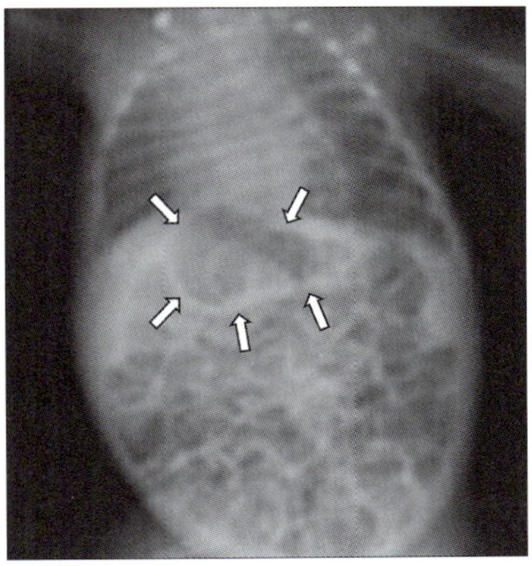

▶図 9-9　乳児の慢性胃軸捻転の単純 X 線像
呑気により著明な腸管ガス像がみられ，胃は腸管ガスにより頭側・腹側に押し上げられる(矢印)。

慢性胃軸捻転では成長に伴い改善することが見込まれるため，保存的治療が優先される。哺乳指導，哺乳後の上体挙上，浣腸などにより症状が改善することが多い。

5 胃・十二指腸潰瘍 gastric ulcer, duodenal ulcer

胃・十二指腸潰瘍は消化性潰瘍ともよばれ，胃・十二指腸の粘膜が胃酸や消化酵素によって侵食され，円形あるいは楕円(だえん)形の粘膜欠損を生じ，腹痛・吐血・下血などの症状をきたす。重症化すると穿孔や穿通をきたし重症化しうる。成人に比べて頻度は低い。

● **病態**　消化性潰瘍は胃や十二指腸の粘膜の正常な防御・修復機構が弱まり，粘膜が胃酸によって損傷されやすくなることで発症する。非ステロイド性抗炎症薬(NSAIDs)の使用やヘリコバクター-ピロリの感染が成因となることが知られている。そのほか，過度のストレスや飲酒，喫煙(小児の場合は受動喫煙も含まれる)が誘因となり，粘膜の血流低下や胃酸の過剰分泌がおき，潰瘍が形成されやすくなると考えられている。ヘリコバクター-ピロリは日本の小児十二指腸潰瘍の83%，小児胃潰瘍の44% で陽性であるとされる[1)]。

● **症状**　心窩(しんか)部の痛み，吐きけ，嘔吐，食思(しょくし)不振が主症状である。幼児は典型的な症状を示さず，腹痛や嘔吐を伴うことがある。潰瘍のある乳児は，授乳中や授乳後に不穏になったり過敏になったりすることがある。進行すると穿孔をきたし，腹膜炎をおこして重症化する。吐血や下血，あるいはこれらに伴う貧血などがみられることもある。

● **診断**　上部消化管内視鏡検査が診断に有用であり，活動性の評価(活動期，治癒過程期，瘢痕(はんこん)期)を行う。ヘリコバクター-ピロリの検出を目的とした生検を行う場合もある。ヘリコバクター-ピロリの同定には内視鏡下生検により採取した検体を用いる方法(迅速ウレアーゼ試験，培養法など)と，内視鏡を用いない方法(尿素呼気試験，便中抗原検査，尿・血液中抗体検査など)があり，各特性を考慮して検査が行われる。穿孔などの合併症が疑われる場合，腹腔内遊離ガスや腹水貯留などをコンピュータ断層撮影(CT)により検出する。

● **治療**　薬物療法が治療の基本である。おもな目標は胃酸を減らすことであり，プロトンポンプ阻害薬やヒスタミン H_2 受容体拮抗薬などが用いられる。ヘリコバクター-ピロリ感染が証明された患者に対しては，再発予防を目的としてプロトンポンプ阻害薬に加え，アモキシシリン水和物とクラリスロマイシンの3剤を7〜14日間投与する。穿孔などの合併症を併発した場合には，外科治療も考慮される。

1）Kato, S. et al.: The prevalence of Helicobacter pylori in Japanese children with gastritis or peptic ulcer disease. *Journal of Gastroenterology*, 39: 734-738, 2004.

6 先天性十二指腸閉鎖症・狭窄症 congenital duodenal atresia, -stenosis

先天的に腸の一部が閉鎖あるいは狭窄する疾患を**先天性腸閉鎖症・狭窄症**という。部位別に十二指腸閉鎖症・狭窄症，小腸(空腸・回腸)閉鎖症・狭窄症(▶次項)，結腸閉鎖症・狭窄症に分けられる。その発生機序は，いくつかの説が提唱されているもののまだ解明されていない。

● **疫学**　発生頻度は出生6,000～10,000人に1例とされている。21トリソミー(ダウン症候群)，膵・胆管の開口異常，心・大血管異常，腸回転異常症，食道閉鎖症，鎖肛(直腸肛門奇形)などなんらかの合併異常をみとめることが多い。閉鎖形態により，膜様型・索状型・離断型に分類される。

● **症状**　胎児期に羊水過多をみとめることが多い。出生直後より，嘔吐・上腹部膨満が生じる。嘔吐は閉塞部がファーター乳頭よりも口側であれば非胆汁性となり，肛門側であれば胆汁性となる。なお，狭窄症では年長児となってから長年の嘔吐歴や成長障害などで発見されることがある。

● **診断**　近年では胎児超音波検査で出生前に診断される例が多い。出生後は腹部単純X線検査にて閉塞部より手前の十二指腸と胃の拡張像を呈し診断される。補助的検査として，上部消化管造影検査や腹部超音波検査を行うことも多い。

● **治療**　胃管を挿入し，胃および十二指腸の減圧を行う。全身状態が安定したら手術を行う。通常は閉鎖部の前後で十二指腸十二指腸吻合を行う。膜様型では膜切除を行う。

3 小腸・大腸の疾患

1 先天性小腸閉鎖症・狭窄症 congenital intestinal atresia, -stenosis

● **疫学**　出生4,000～5,000人に1例とされており，回腸が空腸よりも発生頻度は高い。心・大血管異常，腸回転異常症，21トリソミーなど，約30%になんらかの合併異常をみとめる。閉鎖形態により，離断型・膜様型・索状型などに分類される(▶図9-10)。

● **症状**　空腸閉鎖症・狭窄症では胎児期に羊水過多をみとめることが多い。一方，回腸閉鎖症・狭窄症では羊水過多をみとめないこともある。出生後の症状は胆汁性嘔吐，腹部膨満である。症状は閉鎖部位が高位であるほど早く出現する。

● **診断**　胎児超音波検査や出生後の腹部X線検査で，閉鎖部より口側の腸管の拡張がみとめられる。注腸造影検査では，内容物の通過がないため，内腔が細くなった結腸が描出される。閉塞部位の診断に上部消化管造影検査や小腸造影検査を行うこともある。

● **治療**　胃管や十二指腸チューブを挿入し，腸管の減圧を行う。状態が安

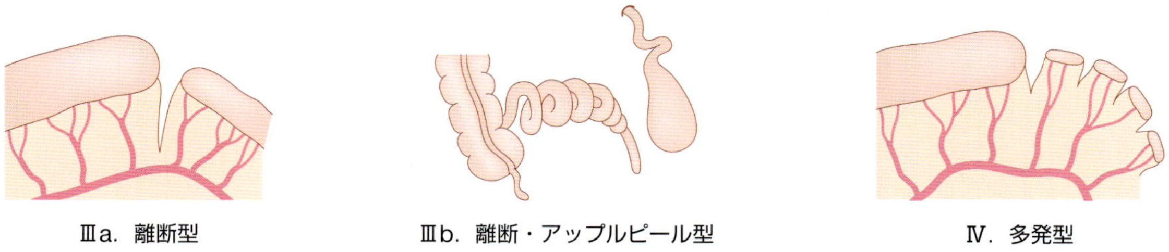

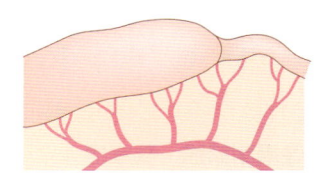

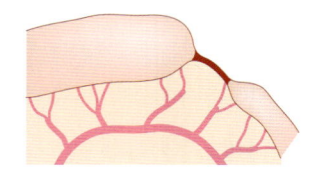

図 9-10　小腸閉鎖症の病型（ロウ分類，グロスフェルド改変）

定したら手術を行う。基本的に予後は良好であるが，アップルピール apple-peel 型❶や多発型といった病変部位が広範囲に及ぶものでは，短腸症候群となり予後不良となることがある。

> **NOTE**
> **❶アップルピール型**
> リンゴをむいたときの皮と形状が似ていることから名づけられた。

2 腸閉塞症 intestinal obstruction，イレウス ileus

なんらかの原因により，腸管内容の通過障害をきたした状態をさす。

◆ 腸閉塞（機械的腸閉塞）

開腹手術後の癒着によるものが最も多く，小腸でおこりやすい。一方で，手術既往（きおう）のない腸閉塞はなんらかの器質的疾患を原因とすることが多い。先天性腸閉鎖症，鎖肛などの先天性疾患は小児で特徴的である。また，腸重積，鼠径（そけい）ヘルニア嵌頓（かんとん），腸回転異常症による中腸軸捻転は，小児の絞扼（こうやく）性腸閉塞の原因となる疾患であり重要である。その他，クローン Crohn 病，高度便秘，異物誤飲，結石や胃石の嵌頓なども原因となる。

◆ イレウス（機能性腸閉塞）

腸管運動の停止あるいは著しい低下によって引きおこされる病態で，機械的な閉塞を伴わないものをさす。

腹部手術後の腸管麻痺，消化管穿孔などによる急性腹膜炎がおもな原因である。その他，敗血症，副腎皮質機能不全，甲状腺機能低下症，ミルクアレルギー，ヒルシュスプルング病，ヒルシュスプルング病類縁疾患なども小児においては重要な鑑別疾患である。

● **症状**　腹痛・嘔吐（しばしば胆汁性）・腹部膨満を呈する。新生児や乳児では腹痛の訴えが不明瞭で，活気不良が主訴となることもあり，注意が必要である。中腸軸捻転は閉塞位置が高いため，絞扼性腸閉塞にもかかわらず腹部膨満が目だたないことがある。

● **診断**　腹部X線検査で，特徴的なニボー像(鏡面像)を呈する。造影CT検査，腹部超音波検査では拡張した腸管の確認だけでなく，腸管血流の有無や腹水の有無も評価する。血液検査で炎症反応の有無や，脱水・電解質異常の程度を評価する。絞扼性腸閉塞を見逃さないことが肝要である。

● **治療**　内科的治療が奏効しない場合や，腸閉鎖症や鎖肛などで内科的治療では改善しない疾患では外科的治療を行う。絞扼性の場合は緊急手術である。

3 腸回転異常症 malrotation

腸回転異常症は，胎生期に腸管が腹腔内へ収まり固定される際の腸管の回転異常・固定不良の状態のことである。本症の多くは新生児期に中腸軸捻転❶で発症する。診断の遅れが広範囲の腸管虚血・壊死による短腸症候群へとつながる，小児外科領域で代表的な緊急疾患である。

● **疫学**　症状のある腸回転異常症は，出生5,000〜20,000人あたり1例と報告されている。腹壁破裂，臍帯(さいたい)ヘルニア，横隔膜ヘルニアなどのほかの先天性疾患との合併も多く，これらの根治術中に偶然発見されることもある。

● **症状**　多くは中腸軸捻転による胆汁性嘔吐で発症する。哺乳開始後〜生後1週前後の新生児の突然の胆汁性嘔吐が典型的である。新生児期の胆汁性嘔吐ではまず鑑別にあげるべき疾患である。ほかの腸閉塞と異なり，上部消化管での閉塞のため，捻転当初は腹部はむしろ平坦で，捻転後時間が経過すると腹部膨満・緊満が出現する。

幼児期以降での発症では随伴症状が軽いことが多く，学童期以降には間欠的腹痛，嘔吐，便秘，下痢，血便，吸収不良症候群，成長障害などさまざまな症状を呈する。

一方，消化管造影検査や手術時に偶発的に発見される無症候性の場合もある。

● **診断**　腹部超音波検査で，腸間膜の動静脈の位置関係の異常やねじれ，十二指腸の位置や走行などが描出されれば診断可能である。消化管造影検査では腸管の走行異常，捻転の有無を描出して診断する。腹部造影CT検査は中腸軸捻転の診断や，他疾患との鑑別のために施行することがある。

● **治療**　手術により捻転を解除し，腸間膜根部の膜様組織を剝離し開大，小腸を右側に大腸を左側に配置する(▶図9-11)。捻転の程度が強い，もしくは捻転後時間が経過している場合は，広範囲の腸管壊死にいたり，大量腸切除を余儀なくされることがある。大量腸切除に伴う短腸症候群を避けるために，初回手術は捻転解除のみ行い，セカンドルック手術 second look surgery❷を行うこともある。

無症候性であれば，予防的手術あるいは経過観察があり，付随疾患の有無や年齢を加味し，症例ごとに判断される。

NOTE
❶中腸軸捻転
中腸とは発生学上の十二指腸から横行結腸中部までの上腸間膜動脈を栄養血管とする消化管であり，中腸軸捻転とは上腸間膜動脈を軸としておこる中腸全体の捻転である。

NOTE
❷セカンドルック手術
意図的に一定時間をおいて再手術を行うことをさす。この場合は捻転解除後に一定時間をおくことで壊死範囲を明確にする目的である。

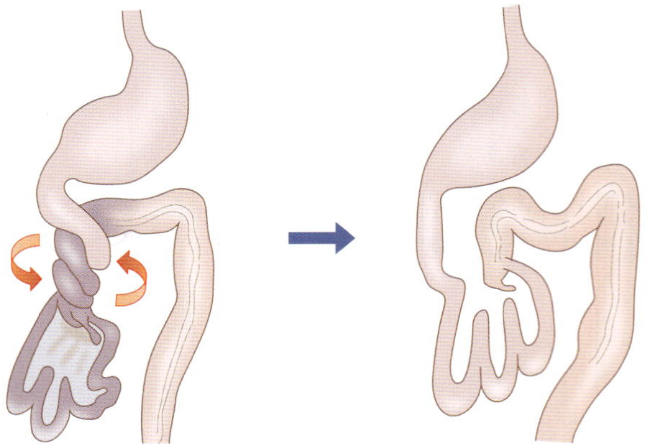

図 9-11　腸回転異常症の手術
捻転した腸管を解除し，小腸がからだの右側に，大腸が左側に来るように配置する。

4 ヒルシュスプルング病 Hirschsprung disease, 腸管無神経節症 intestinal aganglionosis

ヒルシュスプルング病は，肛門から連続性に腸管の神経節細胞が欠如した先天性疾患であり，**腸管無神経節症**ともよばれる。腸管の神経節細胞が欠如するために腸管の蠕動(ぜんどう)が欠如し，機能性腸閉塞をきたす。無神経節部より近位の結腸が拡張して巨大結腸を呈するため，**先天性巨大結腸症**ともよばれている。

腸管神経節細胞は，胎児期に食道から肛門側に遊走し定着する。ヒルシュスプルング病はこの遊走過程が途中で停止し，それよりも肛門側の腸管神経節細胞が欠如することによりおこるとされている。

● **疫学**　出生5,000人に1人の発生頻度とされ，男女比は3：1で男児に多い。無神経節腸管の長さにより，S状結腸までの**短域型**と，S状結腸をこえて広がる**長域型**に大別され，短域型が約80％を占める（▶図9-12）[1]。家族内発生が知られ，発生率は6％とされる。合併奇形の頻度は21％で，そのうちダウン症候群と心疾患がそれぞれ約8％と最も多い[2]。

● **症状**　胎便排泄遅延は，本症を疑う重要な病歴である。新生児期には腹部膨満と胆汁性嘔吐といった腸閉塞症状，乳幼児期や学童期以降では持続する頑固な便秘を呈する。腸管内容のうっ滞による腸炎は重篤な合併症である。

● **診断**　注腸造影検査，直腸肛門内圧検査，直腸粘膜生検などを行う。

①**注腸造影検査**　無神経節腸管部分の狭小化と，その口側の正常神経節部の拡張がみられる。無神経節部の範囲を同定するのにも重要な検査である。

②**直腸肛門内圧検査**　直腸肛門反射を誘発し，その様子を観察する検査である。ヒルシュスプルング病ではこの反射が欠如する。

③**直腸粘膜生検**　直腸粘膜を採取し，顕微鏡で観察する。正診率が最も高

1）田口智章・吉丸耕一朗：Hirschsprung病およびその類縁疾患の概念と歴史．日本臨床外科学会雑誌，81(10)：1925-1938，2020.
2）水田祥代ほか：Hirschsprung病の診断と治療の変遷 全国アンケート調査1998～2002年より．日本小児外科学会雑誌，40(5)：718-736，2004.

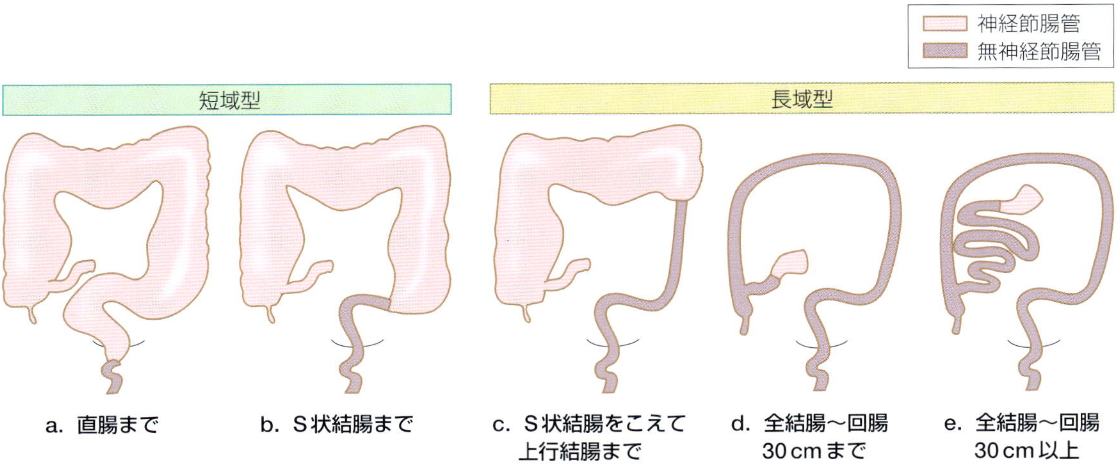

▶図 9-12　無神経節腸管の病型分類

い。採取に際して鎮静や全身麻酔を要し，合併症として直腸穿孔のリスクがある。

● **治療**　手術により無神経節腸管を切除し，正常神経節腸管を肛門部に吻合する。手術までの待機期間は，浣腸・ガス抜きによる排便管理，経肛門的チューブ留置による減圧管理，あるいは人工肛門造設を行い，体重増加を待つ。手術により根治が望めるが，術後合併症として便失禁や便秘がみられることも多く，長期の排便管理が必要である。

5 鎖肛 imperforate anus，直腸肛門奇形 anorectal malformation

鎖肛(さこう)は，正常な位置に肛門が開口せず，直腸が盲端(もうたん)または膀胱(ぼうこう)，尿道，腟あるいは会陰(えいん)部皮膚と瘻孔で交通している先天性疾患である。直腸下端の位置が，排便機能に重要な肛門挙筋の上縁より高いものを**高位鎖肛**，下縁より低いものを**低位鎖肛**，その中間にあるものを**中間位鎖肛**として区別する(▶図 9-13)。病因は多因子で，環境因子や遺伝子背景が示唆されており，今後の解明が待たれる。

● **疫学**　出生約 5,000 人に 1 例とされる。男女比は 3：2 で男児に多い。直腸肛門奇形研究会による 1975〜2020 年の本邦集計では，低位鎖肛が 61% と最も多く，高位鎖肛が 22%，中間位鎖肛が 13%，その他が 4% である[1)]。

鎖肛患児の約半数に先天性疾患が合併し，高位型で頻度が高い。泌尿器・生殖器系疾患，心疾患，食道閉鎖症・十二指腸閉鎖症，椎骨(ついこつ)形成異常，脊髄係留(けいりゅう)症，外表奇形，染色体異常などが多く，多発する傾向がある。

● **症状**　出生後に肛門開口部がないことで発見される(▶図 9-14)。生直後には気づかれず，腹部膨満・嘔吐などの腸閉塞症状をきたしたあとに発見されることもある。会陰部に瘻孔を有する例では，新生児期に気づかれず，乳

1）直腸肛門奇形研究会ウェブサイト．〈https://jsgaa.net/kenkyu/〉〈参照 2024-04-01〉．

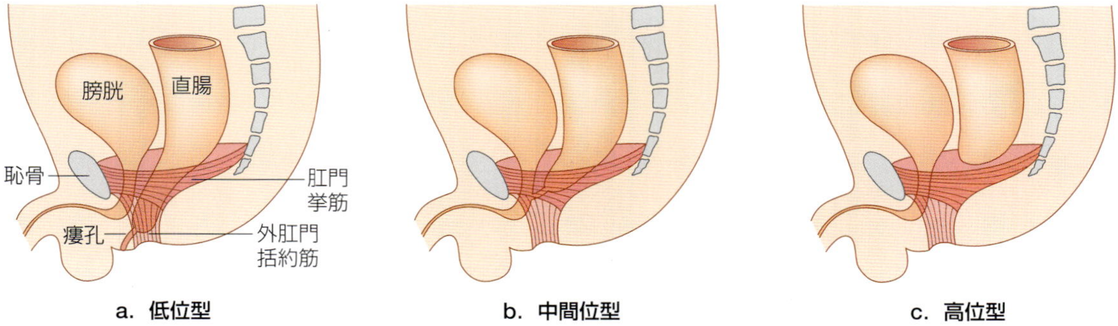

図 9-13　鎖肛の病型分類

直腸下端の位置が肛門挙筋群よりも高いと高位型，低いと低位型，その間が中間位型となる。一般には高位型になるほど肛門挙筋群の発達がわるく，術後排便機能がわるいことが多い。

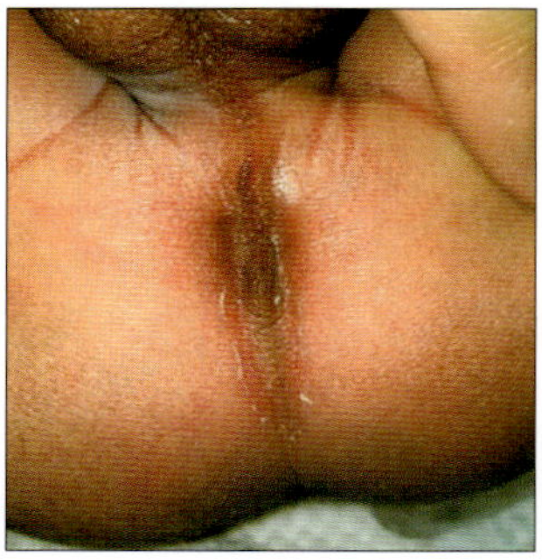

図 9-14　鎖肛患児の会陰部外観

正常位置に肛門の開口がない。

児期以降に便秘を呈して気づかれることもある。

● **診断**　視診により診断される。出生後12時間以降に行うX線倒立位撮影[1]や，根治術前に行う直腸・尿道造影で病型診断を行い，手術法を選択する。

● **治療**　まず排便経路を確保し，のちに肛門を形成する。外瘻孔のある低位鎖肛では，瘻孔を拡張して排便経路を確保する。外瘻孔のない中間位あるいは高位鎖肛では，人工肛門を造設する。肛門形成術が可能な体格となれば，病型に応じた肛門の形成手術が行われる。

肛門形成後も便失禁や便秘を生じるリスクがあり，浣腸や緩下剤などを用いた排便管理を行う。失禁や便秘が重篤で，肛門からの排便管理が困難な場合には，逆行性洗腸や虫垂皮膚瘻などからの順行性浣腸による管理や永久人工肛門が選択されることもある。

また，上記のような種々の合併疾患への対応も必要である。中間位・高位鎖肛では，男児では勃起（ぼっき）・射精機能の異常，女児では経血路障害や性交障害を生じる可能性がある。そのため，思春期を迎えた患者が性の問題を打ち明けやすい環境を医療者側が整備しておく必要がある。

NOTE

❶撮影の際に腸管ガスが直腸下端まで入るように倒立位とする。

6 乳児痔瘻，肛門周囲膿瘍，裂肛，痔核

◆ 乳児痔瘻 anal fistula，肛門周囲膿瘍 periproctal abscess

肛門周囲膿瘍は，肛門陰窩における細菌感染を契機として，炎症が腸管壁外へ進展して肛門周囲の皮下へと波及することで膿瘍を形成するものである(▶図9-15)。**痔瘻**(じろう)は，肛門周囲膿瘍の外科的あるいは自然排膿後に瘻孔が形成される状態である(▶図9-15)。**乳児痔瘻**は成人の痔瘻とは異なる臨床的特徴をもち，その病態生理や有病率は明らかでない。

● **疫学** 男児に多く，約8割が生後6か月未満に，9割以上が1歳未満に発生するとされる。多発する症例や再発を繰り返す症例も見受けられるが，1歳前後で自然治癒傾向がみられる。

● **症状** 肛門周囲に発赤を伴う腫脹で発見される(▶図9-16)。疼痛を伴うので排便時の不きげんや啼泣がみられ，触れると痛がる。膿瘍を形成し，自潰(じかい)して排膿することもある。

● **診断** 視診・触診で診断は容易である。肛門周囲膿瘍については，多くの症例で特別な検査は不要である。難治症例や年長児例では，背景疾患としての免疫異常やクローン病などの炎症性腸疾患について鑑別を進める。

● **治療** 波動を伴うような肛門周囲膿瘍では，標準的な治療として切開排膿が行われる。また，近年は漢方治療の有用性が報告され，多くの医療機関で採用されている。切開排膿後は，症状に応じて経口抗菌薬や整腸剤の処方も考慮する。あわせて自宅での処置として，おむつ交換の際に創部を洗浄することと，可能であれば切開部周囲の皮膚を圧迫して内腔に膿が貯留することを防止するよう説明を行う。

◆ 裂肛 anal fissure

裂肛(れっこう)とは，排便時に発生する肛門上皮に生じた裂創である。俗にいう切れ痔をさす。慢性化した症例では裂肛の内側には肥大した乳頭(肛門ポリープ)，

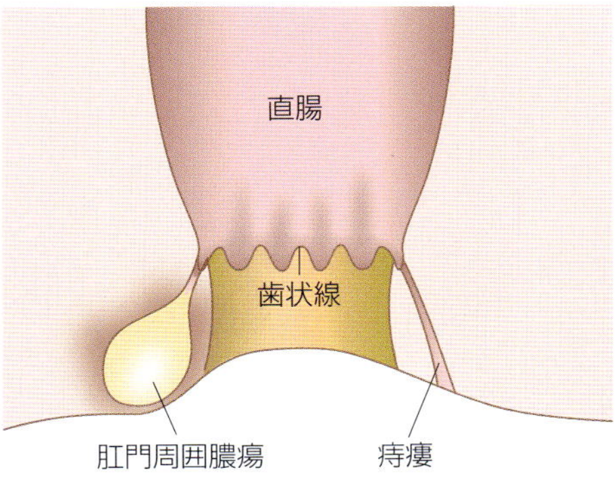

▶図9-15 肛門周囲膿瘍と痔瘻

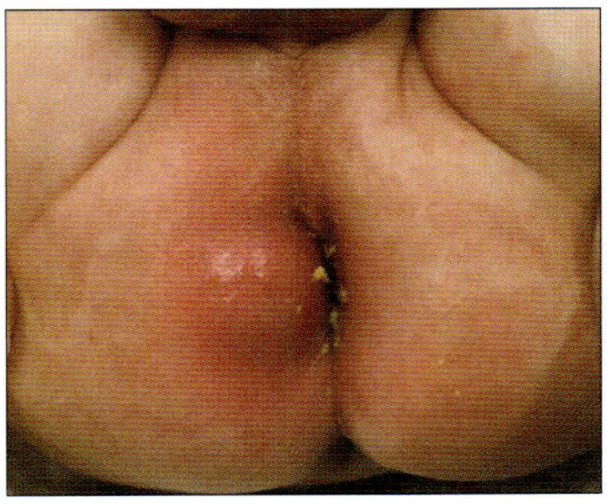

▶図9-16 肛門周囲膿瘍の外観
肛門9時方向に発赤を伴う腫脹をみとめる。

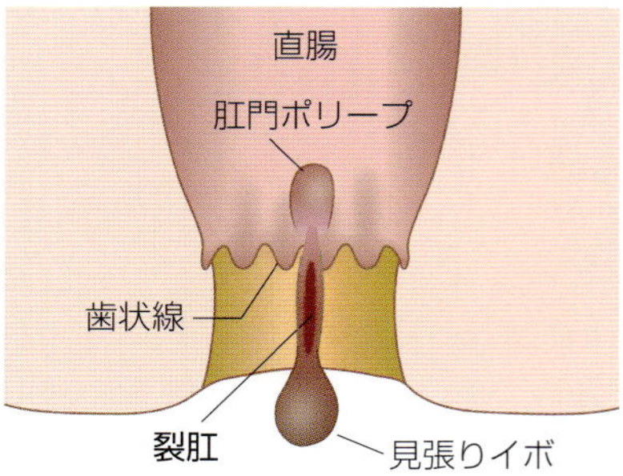

▶図 9-17　裂肛

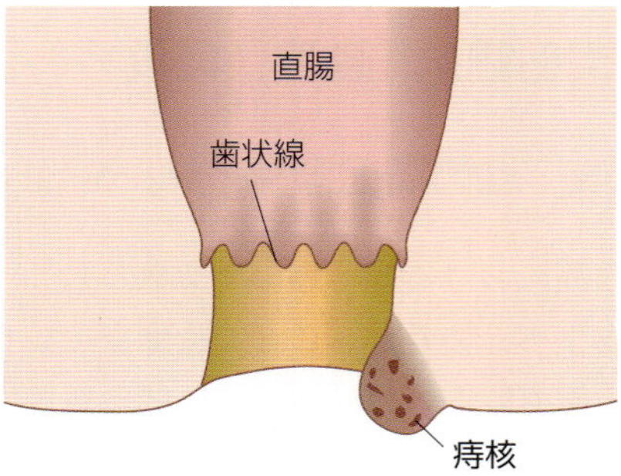

▶図 9-18　痔核

裂肛の外側には肛門皮垂(見張りイボ)が形成されることが多い(▶図 9-17)。女児に多く，便秘・硬便を伴うことが多い。

● **症状**　排便時痛や肛門出血，肛門皮垂(見張りイボ)，便秘を主訴に受診する。

● **診断**　症状の問診と身体診察で診断可能である。身体診察では殿部を牽引する視診や肛門鏡診で観察する。

● **治療**　小児では裂肛による排便時痛から排便に対する恐怖心が生まれ便秘になる悪循環を断ち切ることが重要である。食事指導や緩下剤等により，便性をやわらかく調整することで排便時痛を緩和し，排便行為に抵抗がなくなるようにする。また，肛門注入剤や坐薬を使用し，裂肛周囲の炎症を抑える。温浴も有効とされる。

保存的治療で改善することが多く，肛門狭窄を伴う思春期以降の小児などの特殊な場合を除き，手術的治療を必要とすることはまれである。

◆ 痔核 hemorrhoids

痔核とは，肛門周囲のやわらかい組織がしだいに肥大化して出血や脱出などの症状を呈する状態になったものである(▶図 9-18)。俗にいうイボ痔をさす。便秘や下痢，長時間の座業などの生活習慣がリスク因子としてあげられている。

● **症状**　肛門からの出血，疼痛，腫瘤の脱出などである。出血症状の多くは排便時にみられる新鮮血であることが多く，通常は便と分離している。

● **診断**　詳細な病歴聴取，肛門部の視診および肛門鏡診察で診断する。ほかの直腸肛門疾患，消化管出血を伴う疾患を除外することは重要である。

● **治療**　まず保存的治療を行い，症状の軽減をはかる。便性コントロールや排便状態の改善をはかり，局所的には坐薬や注入軟膏などを使用する。保存的治療でも改善しない場合は，硬化療法❶や手術の適応になる。

7　腸重積症 intussusception

腸重積症は，口側腸管が肛門側腸管に引き込まれ，腸管壁が重なり合うことによって引きおこされる腸閉塞症である(▶図 9-19)。小児における絞扼性腸閉塞の代表的疾患である。病的先進部(器質的疾患)を有するものと，器

NOTE

❶**硬化療法**

痔核に薬剤を注入して周囲組織の線維化を促す。痔核の血流低下や脱出の改善がある。

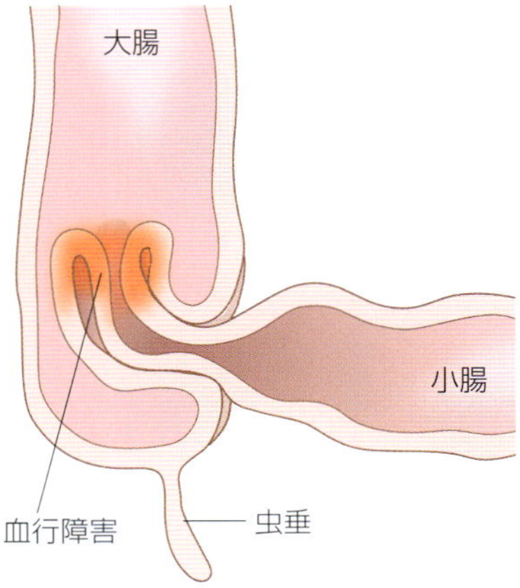

図 9-19　腸重積症の病態
典型例(特発性)では，回盲部が大腸に引き込まれる。

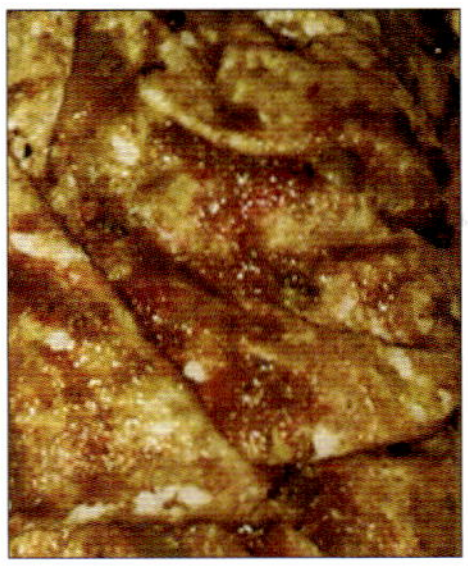

図 9-20　イチゴゼリー様の血便

質的疾患のない特発性がある。多くが特発性であり，その発症要因として先行感染の関与が報告されている。病的先進部を有するものは全体の 3～4% であり，その器質的疾患はメッケル Meckel 憩室(けいしつ)，重複腸管，良性ポリープ，悪性リンパ腫などがある。

● **疫学**　報告や地域によりばらつきがあるが，わが国では 1 歳未満の乳児 10 万人あたり 100～200 人程度と推定されている。1 歳未満の乳児に多く，生後 8～10 か月がピークで，3 か月未満と 6 歳以上は少ない。男女比は 1.5～2：1 とやや男児に多い。

● **症状**　間欠的(5～30 分ごと)に腹痛あるいは腹痛があるかのように不きげんになり，泣き叫び，顔面蒼白になる。嘔吐を伴うことが多く，発症から時間がたつとイチゴゼリー様と形容される血便が出現する(図 9-20)。また，なんとなく元気がないといった漠然とした症状で受診する例もあり，注意が必要である。

● **診断**　症状は多岐にわたり非特異的であるため，問診や診察のみによる診断はむずかしい。超音波検査は腸重積の診断能が高く，有用な検査である。注腸造影で嵌入(かんにゅう)腸管による特徴的な所見により確定診断できる。腹部単純 X 線検査や造影 CT 検査は，腸閉塞や消化管穿孔の合併，病的先進部の有無の評価に有用である。血液検査では，脱水や電解質異常，炎症反応の程度といった一般状態の把握を行う。

● **治療**　非観血的整復として，腸管の肛門側から圧をかけ，重積腸管の先進部を徐々に押し戻す方法がある(図 9-21)。注腸整復や高圧浣腸などともよばれる。整復率は 90% 前後である。合併症として腸管穿孔があり，頻度はおおむね 0.5% とされる。そのため処置にあたっては，輸液ルートを確保しておくほうが望ましい。腸管の壊死・穿孔がある場合には禁忌である。腸重積整復後の全体の再発率は約 10% とされ，帰宅の際は再発時の症状，再受診の重要性を保護者に説明する必要がある。

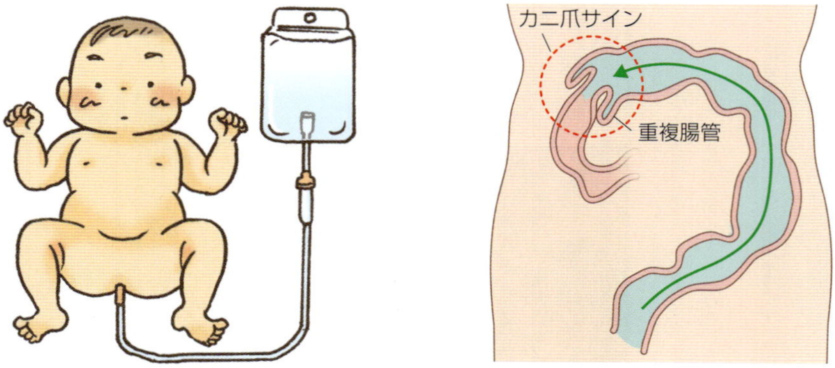

図 9-21　重複腸管の非観血的整復
肛門からチューブを挿入し，造影剤や空気などを注入して圧をかける。先進部はカニ爪サインとして描出される。

観血的整復として，開腹手術により用手的に腸重積を解除する方法がある。最近では腹腔鏡下整復も行われている。ショックが改善できない場合，腸管の壊死・穿孔，腹膜炎がある場合，非観血的整復により整復ができない場合や，病的先進部がある場合などは手術適応である。腸管の壊死・穿孔，病的先進部をみとめた場合，用手整復が不可能な場合は，腸切除を行う。観血的整復後の再発率は4% 前後と全体の再発率より低い。

8　急性虫垂炎 acute appendicitis

● **概念**　虫垂(ちゅうすい)は大腸の始まりの部分から突出し盲端となる腸管である。**急性虫垂炎**はこの虫垂の内腔が閉塞して感染を引きおこすことや，虫垂粘膜・組織障害をおこし二次感染を引きおこすことで発症する。小児の急性腹症のなかで最も一般的な疾患である。年長時(7〜15 歳)に多く，5 歳以下は少ないとされるが，新生児期にも発症が報告されており，全年齢層でみられる。

● **特徴**　小児の虫垂炎は大人と比べて訴えがはっきりと伝わらないことも多いため，受診・診断が遅れることがある。小児の虫垂壁は薄く，このように診断が遅れると穿孔をおこし，容易に腹膜炎を併発して重症化しやすい。

● **症状**　典型例では心窩部痛から始まり，右下腹部痛へと経時的に痛みの部位が移動する。これは内臓痛から体性痛に痛みが変化するためである。また初期では食欲不振，吐きけ・嘔吐がみられることも多く，初期虫垂炎は胃腸炎との鑑別がむずかしいことも多い。軽度の発熱を伴うことがあるが，穿孔例では 38 度以上の高熱となる。右下腹部はマックバーニー McBurney 点，ランツ Lanz 点を中心に圧痛がある❶。

虫垂の炎症が腹膜まで波及したとき(腹膜炎のとき)には腹膜刺激症状をみとめる。腹膜刺激症状とは，腹壁がかたく触れる(板状硬)ような筋性防御や圧痛点において圧迫時の痛みに比べて圧迫を離したときに痛みが増強する反跳痛などであり，これらをおこしている場合は限局性腹膜炎，または広範囲

NOTE
❶圧痛点の詳細は，『系統看護学講座 消化器』などを参照。

に(汎発性)腹膜炎をおこしていることを意味する。

診断 血液検査や画像検査から行われる。血液検査では白血球の上昇やCRPの上昇がみられる。超音波検査や腹部CT検査で腫大した虫垂をみとめる。小児では腹壁が薄く，内臓脂肪も少ないため，超音波検査は非常に有用である。

治療 抗菌薬を用いて虫垂の炎症を抑える保存療法と，虫垂切除を行う手術療法がある。以前は小児の急性虫垂炎は進行が早く，穿孔防止のために手術を行うとされていたが，近年では保存的治療も可能となってきた。また，手術方法も以前は開腹手術が行われていたが，現在では腹腔鏡手術が中心である。

どの治療法を選択するかは，炎症の状態や全身状態によって判断される。膿瘍を形成するような腫瘤形成性虫垂炎に対する緊急手術は，手術が困難なうえに創部感染や腹腔内膿瘍などの術後合併症を生じやすい。そのため，初回治療は抗菌薬加療やドレナージなどを行い，後日待機的に腹腔鏡下で虫垂切除術を行うことがある。

9 潰瘍性大腸炎 ulcerative colitis(UC)

炎症性腸疾患 inflammatory bowel disease(IBD)は慢性あるいは寛解・再燃を繰り返す腸管の炎症性疾患で，基本的には潰瘍大腸炎とクローン病(▶次項)をさす。遺伝的素因があるうえに，さまざまな環境因子が関与して，腸粘膜の免疫調節機構が障害されると考えられているが，原因は不明でいまのところ完治させる治療法はない。若年者に発症して慢性の経過をたどることにより，就学・就業・家庭生活などに影響を及ぼすため，心理社会的側面に対して，専門的カウンセリングを含めた心理的サポートが必要である。思春期には，成人診療科への移行を見すえて，移行プログラムを計画・実施していく必要がある。

定義 おもに大腸粘膜と粘膜下層が直腸側から口側に連続性におかされ，しばしばびらんや潰瘍を形成する原因不明のびまん性非特異的炎症である。病期は，症状がある活動期と，症状がない寛解期に分けられ，病変の範囲で直腸炎型・左側大腸炎型・全体腸炎型に，重症度で軽症・中等症・重症に分けられる。

診断 持続または繰り返す粘血便・血性下痢などをみとめた場合，病歴聴取(食事・薬剤・渡航歴など)・理学所見，血液検査，便の細菌培養検査で除外診断を行うとともに，大腸内視鏡検査で生検を行ったり，注腸X線検査を行って，本症に特徴的な腸病変を確認する(▶図9-22)。

治療 臨床的評価(重症度や病変の広がりなど)と小児用の活動性指標 pediatric ulcerative colitis activity index(PUCAI, ▶表9-1)に基づいて治療する。

軽症～中等症例では5-アミノサリチル酸製剤(5-ASA製剤)が主だが，効果が不十分な場合，必要に応じてステロイド薬や免疫調節薬を使用する。中等症～重症例では5-ASA製剤に加えて，ステロイド薬の全身投与を行う。ステロイド薬から離脱できない依存例やステロイド薬が無効な抵抗例などの

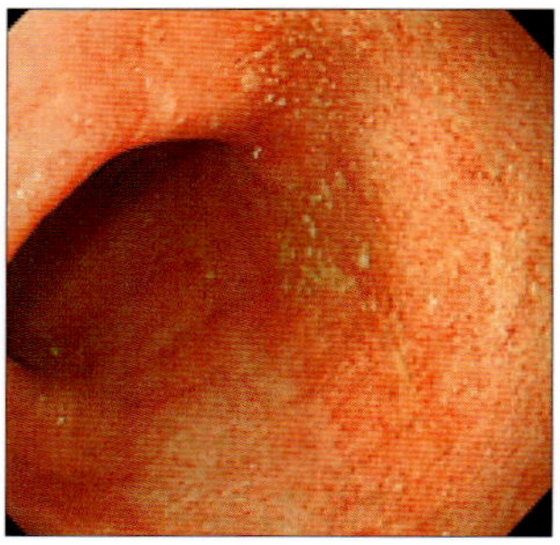

図 9-22　潰瘍性大腸炎（軽症例）の症例写真
血管透見像が消失し，細顆粒状粘膜をみとめる。

表 9-1　小児用の活動性指標（PUCAI）

項目		スコア
腹痛	痛みなし	0
	がまんできる痛み	5
	がまんできない痛み	10
直腸出血	なし	0
	少量のみの出血が排便回数の 50% 未満にみられる	10
	少量の出血がほぼ毎回の排便にみられる	20
	多量の出血（便量の 50% 以上）	30
便の性状	有形	0
	部分的に有形	5
	完全に無形	10

項目		スコア
1 日の排便回数	0〜2 回	0
	3〜5 回	5
	6〜8 回	10
	9 回以上	15
夜間の排便回数（夜間覚醒）	なし	0
	あり	10
活動度	活動制限なし	0
	ときに活動に制限あり	5
	著しい活動制限あり	10

<10：寛解，10〜30：軽症，35〜60：中等症，65〜85：重症
（日本小児栄養消化器肝臓学会・日本小児 IBD 研究会小児 IBD 治療指針 2019 改訂ワーキンググループ：小児潰瘍性大腸炎治療指針（2019 年）．日本小児栄養消化器肝臓学会雑誌，33(2)：112，2019）

難治例では，免疫調節薬・免疫抑制薬・生物学的製剤の投与や，血球成分除去療法などを行う。

成人に比べて病変範囲の拡大，重症化がみられやすいことに留意する。成長指標（身長・体重・二次性徴・骨年齢など）を定期的に確認し，身長・体重の評価には成長曲線を活用する。薬用量は体重もしくは体表面積をもとに決定し，重症度を加味して調整する。小児に対する保険適用が未承認の薬剤もあるため，使用にあたっては本人・家族に詳しく説明して十分な同意を得る。

外科的治療（手術）の絶対適応は，①大腸穿孔，大量出血，中毒性巨大結腸症，②重症型・劇症型で内科的治療が無効な例，③大腸がんである。相対的適応は，①難治例で内科的治療が無効な例，②腸管外合併症（成長障害など），③大腸合併症（狭窄，瘻孔など）である。

10 クローン病 Crohn's disease（CD）

● **定義**　非連続性におこる全層性肉芽腫（にくげしゅ）性炎症や瘻孔を特徴とする原因不明の慢性炎症性疾患である。病変は口腔から肛門までのあらゆる部位にとび

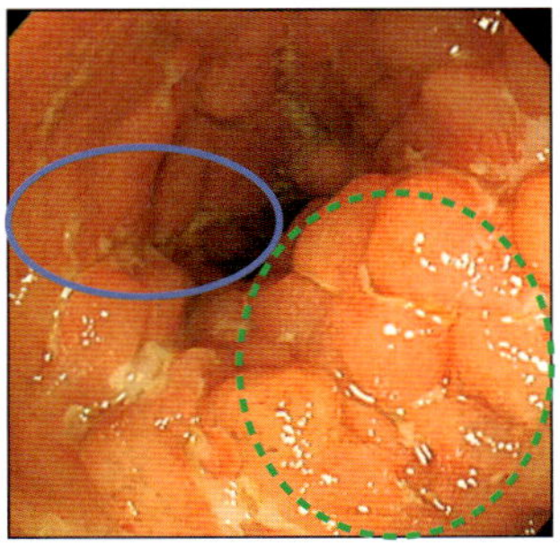

図 9-23 クローン病の症例写真
縦走潰瘍(青色)と敷石像(緑色・破線)をみとめる。

とびでおこり(スキップリージョン skip lesion), 消化管以外に貧血・関節炎・虹彩炎・皮膚病変などを合併する。病変部位で小腸型・大腸型・小腸大腸型に分類される。10代後半から20代に好発する。

診断 慢性的に続く腹痛や下痢, 発熱, 体重減少, 肛門病変がみられる場合, 本症を疑い病歴聴取(食事・薬剤・渡航歴など)・理学所見, 血液検査, 便の細菌培養検査で除外診断を行う❶。腸管外合併症(口腔内アフタ, 肛門病病変, 関節炎など)が診断の契機となる症例もある。上部消化管内視鏡検査, 大腸内視鏡検査, バルーン小腸内視鏡検査や小腸カプセル内視鏡, 小腸・大腸X線造影などにより全消化管検査を行う。クローン病に特徴的な所見(縦走潰瘍❷や敷石像❸, 図9-23), 非乾酪性類上皮細胞肉芽腫の証明で確定診断される。

治療 初発時や活動期には寛解導入を目的に治療を行い, 寛解導入できたら長期に寛解維持療法を行う。初回寛解導入療法は, 小児では原則として栄養療法(経腸栄養剤, 低脂肪・低残渣食)を中心に治療法を選択する。薬物療法は, 5-ASA製剤やときにはステロイド薬を用いる。ステロイド薬から離脱できない依存性やステロイド薬が無効な抵抗性などの難治例では, 免疫調節薬や生物学的製剤❹を使用する。難治性の肛門病変や高度の腸管狭窄・腸管内瘻形成に対しては, 外科的治療を行う。

> **NOTE**
>
> ❶バイオマーカーとして, 便中カルプロテクチンや血液検査でロイシンリッチα_2グリコプロテイン(LRG)などは活動性や重症度の判定に参考となる。
>
> ❷**縦走潰瘍**
> 腸の軸に沿って縦方向に潰瘍ができること。
>
> ❸**敷石像**
> 潰瘍によって囲まれた腸の粘膜が, 丸い石を敷きつめた欧米の石畳のように見える状態。
>
> ❹**生物学的製剤**
> 詳細は第5章NOTE(114ページ)を参照。

11 過敏性腸症候群 irritable bowel syndrome(IBS)

定義 嘔吐・腹痛・下痢・便秘などの消化器症状を呈し, 器質的疾患をみとめないものを**機能性消化管疾患**という。原因は不明だが, 腸管運動の障害, 内臓過敏症, 粘膜・免疫機能の変化, 腸内細菌叢の変化, 心理社会的要因など多くの要因が複雑にからみ合って生じる形態的・生理的な異常である。

診断 機能性消化管疾患のうち, 警告徴候(表9-2)がなく, 各種検査で器質的疾患が否定され, ROME Ⅳの診断基準(表9-3)を満たす場合を**過敏性腸症候群**と診断する。

治療 まず本人と家族へ, 危険な病気ではないことをていねいに説明したうえで, 薬物療法, 食事療法, 運動の促進, 心理的アプローチ, 学校や家庭環境の整備, 生活習慣の見直しなど多方面にわたって多職種でアプローチを行う。

薬物療法としては, 高分子重合体(ポリカルボフィルカルシウム), 消化管

表 9-2 小児の慢性腹痛における警告徴候

• 炎症性腸疾患・セリアック病・消化性潰瘍疾患の家族歴	• 関節炎
• 持続的な右上腹部痛または右下腹部痛	• 肛門病変
• 嚥下障害・嚥下痛・嚥下困難	• 非意図的体重減少
• 持続的嘔吐	• 成長障害
• 消化管出血	• 思春期遅延
• 夜間下痢	• 原因不明の発熱

(Hyams, J. S.: Childhood functional gastrointestinal disorders: child/adolescent. *Gastroenterology*, 150: 1456-1468, 2016)

表 9-3 ROME Ⅳの診断基準

以下のすべての項目を満たす
1. 少なくとも月に4日，以下の症状のうち1つ以上と関連する腹痛がある
 a. 排便に関係する b. 排便頻度の変化 c. 便形状(外観)の変化
2. 便秘のある小児においては，便秘の改善によって腹痛が改善しない
 改善する場合は過敏性腸症候群ではなく機能性便秘とする
3. 適切な評価のあとに症状が他疾患では説明できない

＊少なくとも最近2か月間は上記の基準を満たしている

(Hyams, J. S.: Childhood functional gastrointestinal disorders: child/adolescent. *Gastroenterology*, 150: 1456-1468, 2016)

運動調整薬などを使用し，便秘には緩下薬，下痢には止痢薬・整腸薬，その他抗コリン薬，5-HT3 受容体拮抗薬，排ガス薬などを使用する。食事療法の1つとして，低フォドマップ FODMAP❶食が注目されている。

心理的アプローチとして，本人・家族だけでなく教育機関や周囲に対しても，過敏性腸症候群はさまざまな原因により脳腸相関❷の異常が生じ，腹痛に過敏になることを説明し，子どもの苦悩を理解してもらうだけで症状が軽快することがある。学校や家庭の環境調整を行っても症状が改善しない場合や，不安・抑うつ・統合失調症などの精神疾患の評価，抗不安薬や抗うつ薬の投与や認知行動療法などの専門的治療の必要があれば，児童・思春期専門の児童精神科の診察を考慮する。

NOTE

❶FODMAP

fermentable(発酵性), oligosaccharides(オリゴ糖やガラクトオリゴ糖とフルクタン), disaccharides(二糖類：乳糖など), monosaccharide (単糖類：ブドウ糖・果糖など) and polyols(ポリオール：難消化性糖質)の頭文字をとったもので，腸管内で発酵しやすい糖類をさす。

❷脳腸相関

腸管は第2の脳といわれるほど神経細胞が多く存在している。脳と腸管は自律神経で直接つながっており，心理社会的因子やストレスなどが，脳から自律神経を介して直接腸管蠕動に影響を及ぼし，腹痛や下痢などの消化器症状を呈する病態を表現したものを脳腸相関という。

12 難治性下痢症 intractable diarrhea

● **定義** 下痢は便が泥状もしくは液状化し，排便回数増加を伴う状態である。2週間以内に改善する**急性下痢症**と，それ以上持続する**慢性下痢症**に分類される。生後早期に発症する重症な慢性下痢症は**難治性下痢症**とされ，先天性疾患も鑑別にあげて診療する。そのなかで原因が特定されないものを**特発性難治性下痢症**という。

下痢はその機序から，浸透圧性下痢，分泌性下痢，滲出(しんしゅつ)性下痢，腸管蠕動亢進下痢に分類される(▶表 9-4)。

● **診断** 問診(家族歴，渡航歴，食事内容，服薬歴，ペットや家畜の飼育歴など)を行い，便中の病原体(細菌・ウイルス・寄生虫)の有無を確認する。病原体が検出されなかった場合，次に便の性状を確認する。血便・便潜血陽

表 9-4　下痢の分類

発症機序	病態	便性	おもな疾患	参考
浸透圧性	消化不良，輸送障害，非吸水性溶質の摂取	水様	乳糖分解酵素欠損症，糖吸収不全，ラクツロース・下剤乱用	絶食で軽快する，糖類吸収不良による
分泌性	吸収低下，分泌亢進，電解質輸送の異常	水様	コレラ，偽膜性大腸炎など	絶食で軽快しない
滲出性	炎症による粘膜侵襲，結腸での再吸収減少，運動性の増加	血便，便中白血球陽性	サルモネラ腸炎，エルシニア腸炎，カンピロバクター腸炎，炎症性腸疾患	血液・粘液・膿の混入
腸管蠕動亢進	腸通過時間の短縮	軟便〜有形	過敏性腸症候群	—

(Kliegman, R. M. et al.: *Nelson textbook of pediatrics, 21st ed.* pp. 1902-1912, Elsevier, 2019 をもとに作成)

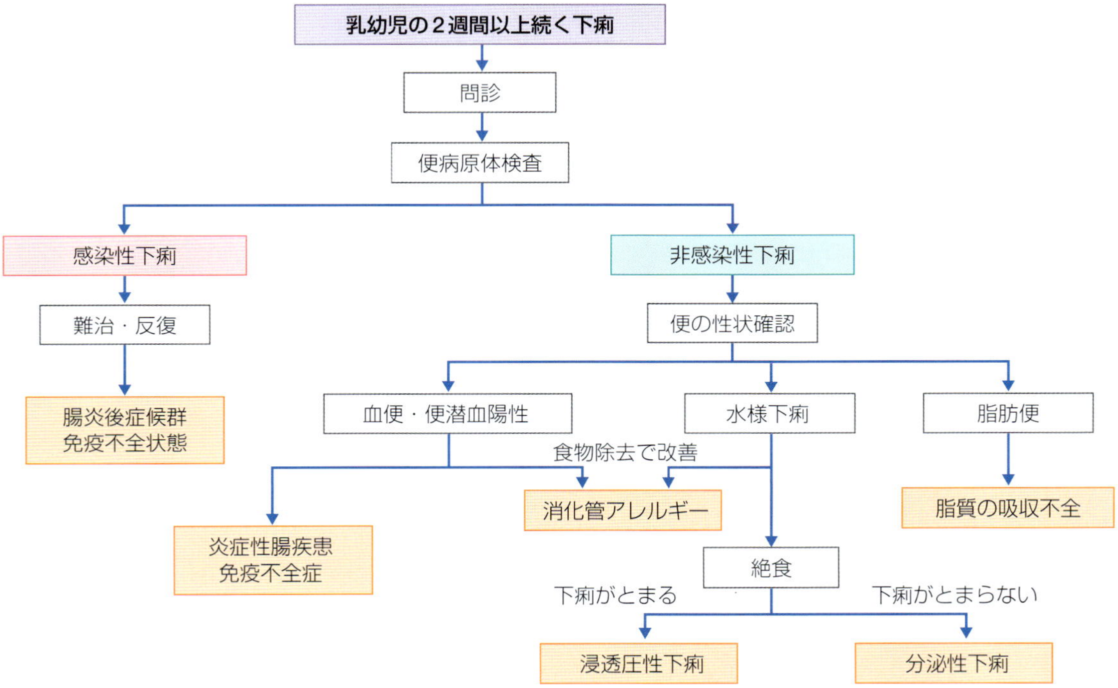

図 9-24　難治性下痢症の診断

(厚生労働科学研究費補助金難治性疾患等政策研究事業「小児期から移行期・成人期を包括する希少難治性消化管疾患の移行期を包含するガイドラインの確立に関する研究」編：難治性下痢症診断の手引き．2021 をもとに作成)

性であれば，炎症性腸疾患や原発性免疫不全症，大腸ポリープなどが考えられる。

特定の食物を摂取しないこと(食物除去)で改善した場合は，消化管アレルギーが考えられる。食物除去によっても改善しない場合，十分な経静脈補液を行ったうえで，一定の絶食期間をとることで改善する場合は浸透圧性下痢が疑われ，絶食でも下痢が改善しない場合は分泌性下痢が疑われる。脂肪便は便中の脂肪が過剰な状態で，健常人でもみられることがある。病的な脂肪便の原因としては，脂質の分解障害や腸管粘膜の障害などがあげられる(図 9-24)。

● **治療**　各疾患の原因によって根本的な治療が異なる。疾患の治療に並行して，急性期は脱水に対して補液などの対症療法を行う。長期的には栄養障害による体重増加不良，成長障害などをきたす可能性があるため，栄養療法などを行っていく。栄養療法には，経腸栄養剤を用いたり，腸がなんらかの理由で使えない場合は中心静脈栄養などを考慮する。

13 ロタウイルス感染症 rotavirus infection

ロタウイルス❶はレオウイルス科のRNAウイルスで，8つの抗原(A～H)をもち，A型とC型がその主流である。経口感染し，潜伏期間は1～3日である。

● **症状**　発熱と嘔吐で始まることが多く，その後に水様下痢をきたす。下痢は白色～灰白(かいはく)色を呈することがあり，本疾患に特徴的である。

● **診断**　便の迅速抗原検査を用いて行うことがほとんどである。

● **治療**　基本的には脱水や電解質異常に対して対症療法を行う。最近は経口補液療法が注目されている。

● **合併症**　重度の脱水の場合は，腎不全・高尿酸血症をきたすことがある。また，脳炎・脳症，心筋炎，ウイルス関連血球貪食(どんしょく)症候群，横紋筋融解症(おうもんきん)など多彩な病態を引きおこし，後遺症を残すケースもある。

● **予防**　糞口(ふんこう)感染で感染力が高い。標準予防策に加えて，感染者の吐物・糞便を扱う場合は，接触予防策を講じる。アルコールがききにくいため，消毒には次亜塩素酸ナトリウムを用いる。2020(令和2)年10月から2種類のワクチンが定期接種となっている。

NOTE

❶ロタウイルス
「ロタ」はラテン語で車輪を意味する。ウイルスが電子顕微鏡下で観察された際に見える形状が車輪に似ていることからこの名前がつけられた。

14 ノロウイルス感染症 norovirus infection

ノロウイルスはカリシウイルス属に属するRNAウイルスである。潜伏期間は12～48時間である。

● **症状**　突然の嘔吐，それに続いて水様下痢や腹痛などを呈する。発熱を伴うこともある。

● **診断**　便の迅速抗原検査を用いて行うことが多いが，小児では3歳未満のみ保険適用となる。3歳以上は症状と周囲の流行を鑑みて診断する。

● **治療**　基本的には脱水や電解質異常に対して対症療法を行う。

● **予防**　有効なワクチンはない。感染力が高い。糞口感染で，吐物などを介した接触やエアロゾール化した吐物でも感染が成立するため，標準予防策に加えて，感染者の吐物・糞便を扱う場合は，接触予防策を講じる。アルコールがききにくいため，消毒には次亜塩素酸ナトリウムを用いる。

15 慢性便秘症

● **定義**　便がとどこおった状態(なんらかの原因で排便回数や便量が減少した状態)あるいは出にくい状態(排便をするのに努力や苦痛を伴う状態)を便秘といい，症状を伴い治療が必要な場合を**便秘症**という。慢性便秘症はなんらかの基礎疾患があるものを症候性，明らかな原因のないものを機能性(特発性・習慣性とほぼ同義）と分類する。

● **診断**　便秘症であるか否かを症状・病歴・身体所見から確認する。便の回数・かたさ（ブリストルスケール❶）・大きさを問診する。兎糞状の便が少量のみや，少量の軟便が頻回にもれる場合は，直腸内に便塞栓（フィーカルインパクション fecal impaction）が存在する場合がある。ほかに身体所見や画像検査によって便塞栓が確認される場合も便秘の存在を考慮する。

身体所見では，全身の外観，腹部膨満，肛門所見をみる。腹部所見では便塊が巨大腫瘤として触知されることがある。肛門所見では，肛門の位置異常，見張りイボ，裂肛，肛門部皮疹について観察する。直腸指診で肛門または直腸の狭窄，直腸便塞栓の有無について確認するが，苦痛と不安を伴う手技であるため，患者・家族に十分に説明し，同意を得てから行う。

便秘症と診断したら，便秘をきたす基礎疾患がないかを精査する。また，便塞栓の有無を判断する。

NOTE

❶ブリストルスケール
便の性状が7段階（タイプ1〜7）で示される。数字が大きいと水分量が多い。タイプ1・2が便秘，タイプ3〜5が正常範囲，タイプ6・7が下痢である。

● **治療**　苦痛を伴わない排便を週に3回以上みとめ，便秘症に伴う症状をみとめず，QOLがそこなわれていない状態を達成するのが目標である。便塞栓がある症例は，はじめに便塊除去（ディスインパクション disimpaction）を行い，それと同時またはその後に維持療法を開始する。便塞栓がない場合は，維持療法から開始する。維持療法は食事・生活・排便習慣指導，薬物療法を組み合わせて行う。

4　肝臓・胆道・膵臓の疾患

1　胆道閉鎖症 biliary atresia

● **概念**　**胆道閉鎖症**とは，新生児または乳児期早期に発症する原因不明の炎症によって肝外胆管が閉塞し，肝から十二指腸への胆汁排泄の障害をきたす疾患である。病因は現時点ではわかっていない。

● **特徴**　発生頻度は10,000出生数に対して1例程度である。女児の発生がやや多い。白人に少なく有色人種に多い傾向や，欧米に比較してアジアの発生率が高いことなどが報告されている。

病型分類では肝外胆管の閉塞部位により3つの基本型に分類され，基本型とともに下部胆管分類，肝門部胆管分類として詳細な形態が分類される。

● **症状**　おもな症状は，肝外胆管が閉塞して胆汁排泄が障害することによる閉塞性黄疸によって引きおこされる。とくによくみられる症状は，黄疸，淡黄色便もしくは灰白色便，濃黄色尿，肝腫大である。これらのすべてが同時にあらわれないこともある。黄疸は発症初期にはみられないこともある。また，出生後しばらくは黄色であった便の色調がしだいに薄くなって淡黄色便・灰白色便になることが少なくない。最も注意を要する徴候の1つは，胆汁排泄障害に伴うビタミンK吸収障害（脂溶性ビタミン吸収障害）による病的出血であり，約1割に観察される。

初期には全身状態がよいことが多いが，治療が行われず生後3〜4か月を過ぎると慢性肝疾患(肝硬変)の様相を呈する。黄疸の増強，体重増加不良，肝脾腫，腹壁血管の怒張，腹水貯留，腹部膨満などがしだいに顕著となる。

● **診断・治療**　血液検査，腹部超音波検査，肝胆道シンチグラフィ，十二指腸液検査などの検査を行う。新生児期・乳児期に黄疸をきたす他疾患(先天性胆道拡張症，アラジール症候群，新生児肝炎，シトリン欠損症などの代謝疾患，感染症など)との鑑別が重要となる。胆道閉鎖症の疑いが強い場合には，試験開腹・術中胆道造影により胆道閉鎖症を確定診断し，葛西(かさい)手術(肝門部空腸吻合術)を施行する(▶図9-25)。

胆道閉鎖症では，早期手術により予後は改善するとされており(生後60日以内)，早期発見と治療が望まれる。ただし，肝硬変にいたっている症例や葛西手術を行っても黄疸が改善しない症例などでは，肝移植が必要となることがある。

術後も胆管炎の発症や，肝硬変の進行・門脈圧亢進症などをきたすことがあり，成人以降後も含め長期的なフォローアップが必要となる。

2　先天性胆道拡張症 congenital biliary dilatation

● **概念**　**先天性胆道拡張症**とは，先天的に総胆管を含む肝外胆管が限局性に拡張する疾患をいう。なかには肝内胆管の拡張を伴うものもある。膵・胆管合流異常を合併しているため，胆汁と膵液の流出障害や相互逆流(▶図9-26)，胆道がんなど肝，胆道および膵にさまざまな病態を引きおこす。

● **特徴**　先天性の疾患であるが，成人を含む各年代で発症し，日本では出

plus　便色カード

母子健康手帳の19ページに便色カードがとじ込まれており，胆道閉鎖症の早期発見のために母親への啓発と早期受診のきっかけを促している(▶図)。

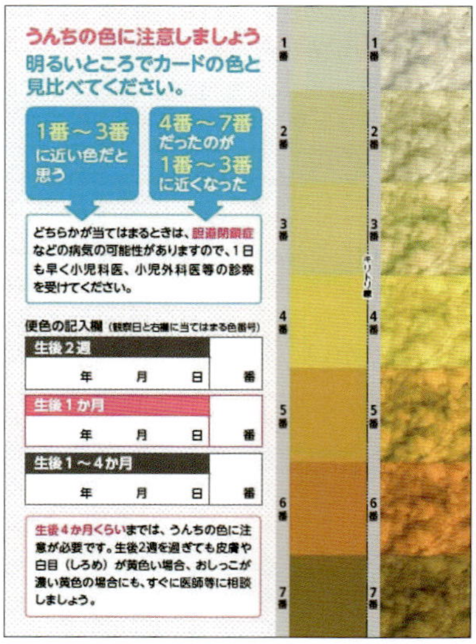

▶**図　便色カード**
ここに掲載した写真は規定の色調が正確に再現されていない可能性がある。実際の判定には母子健康手帳に添付されている便色カードを使用する。
(胆道閉鎖症早期発見のための便色カード活用マニュアル)

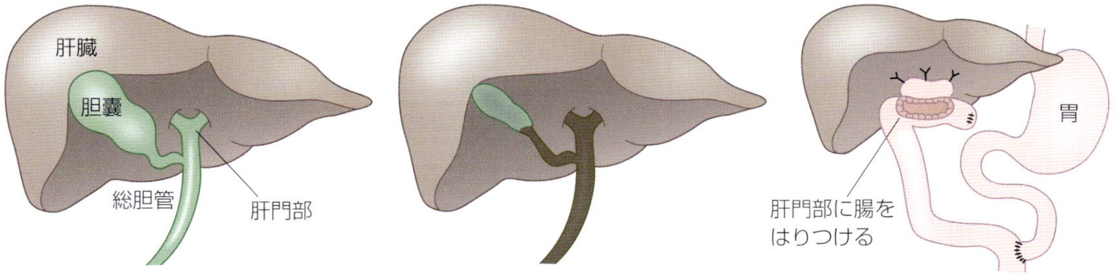

a. 正常な胆道

b. 胆道閉鎖症（Ⅲ型）
胆管が閉じて胆汁が流れなくなる。

c. 葛西手術による治療
肝門部を腸管でおおうように吻合する。

図 9-25　葛西手術（肝門部空腸吻合術）

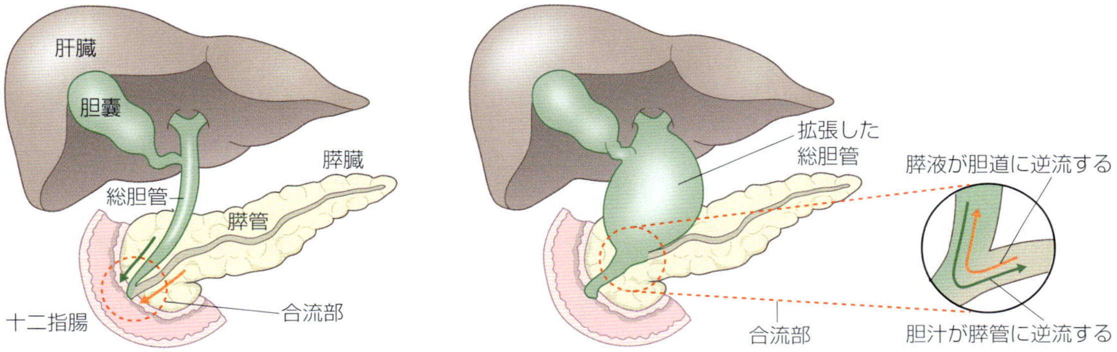

a. 正常
胆汁は胆管を，膵液は膵管を通って十二指腸に排出される（矢印）。胆管と膵管の合流部には括約筋があり，胆汁・膵液の逆流を防いでいる。

b. 膵・胆管合流異常
胆管と膵管が括約筋のないところで合流しているため，胆汁や膵液が逆流する。

図 9-26　膵・胆管合流異常

生数 1,000 人につき 1 例程度の発生頻度が報告されている。また，男性に比べて女性での発症率が約 3 倍高いとされている。病型分類では戸谷分類が広く使用されており，総胆管の限局性拡張を伴うⅠ型（とくに袋腫型の拡張を伴うⅠa と紡錘型の拡張を伴うⅠc）とⅠ型に肝内胆管の拡張が加わったⅣ-A 型の頻度が高い。

● **症状**　おもな症状としては，胆管拡張や，合併する総胆管の十二指腸側の狭小部によって胆汁の流出障害がおきることで生じる黄疸や，胆汁の膵管内への逆流によって惹起される膵炎などが原因で生じる腹痛や，腹部腫瘤が 3 徴候とされている。ただし，これらのすべてが同時にあらわれるのは 30% 以下である。小児では年齢に応じて症状が異なり，なかでも腹痛は 1 歳未満では 20% 程度，1 歳以上では 80% 程度と年齢差が著明である。

● **診断**　腹部超音波検査や CT 検査などで拡張した総胆管をみとめ，磁気共鳴胆管膵管撮影 magnetic resonance cholangiopancreatography（MRCP）や内視鏡的逆行性胆管膵管造影 endoscopic retrograde cholangiopancreatography（ERCP）

で共通管をもって合流していることを確認して診断することが多い。近年になり胎児期より発見される症例もある。

● **治療** 肝外胆管切除・胆道再建(分流手術)が行われる。これは先天性胆道拡張症が胆道がんを高率に発生するため，発がん母地(ぼち)である胆嚢(たんのう)や胆管を切除するためである。手術症例では通常は長期的な予後は良好であるが，術後に胆嚢炎・肝内結石・遺残(いざん)胆道がんなどを発症することがあり，長期的なフォローアップが必要である。

3 ウイルス性肝炎 viral hepatitis

ウイルス性肝炎は，A～E型などの肝炎ウイルスの感染によりおこる肝臓の疾患である(▶表9-5)。A型・E型はおもに食べ物(A型は貝類の生食，E型はイノシシやシカなど野生動物の生食)を介して感染し，B型・C型・D型はおもに血液を介して感染する。B型・C型は慢性肝炎の原因となる。D型はまれである。

● **症状** 急性ウイルス性肝炎は肝炎ウイルスの感染が原因でおきる急性の肝機能障害を呈する疾患で，症状は黄疸，食欲不振，吐きけ・嘔吐，全身倦怠感，発熱などがある。劇症化すると高率に死にいたる可能性が高くなり，肝臓移植治療が必要となることがある。

● **診断** 急性ウイルス性肝炎では，肝細胞内の酵素であるALTやASTの著明な上昇や，ビリルビン値が上昇する。プロトロンビン時間と意識障害の程度で，通常型・重症肝炎・劇症肝炎の重症度分類を行う。肝予備能の低下が原因でおきる意識障害を肝性昏睡(こんすい)という。

● **治療** いずれの急性肝炎でも対症療法のみであるが，劇症肝炎の場合には血漿(けっしょう)交換，人工肝補助療法，肝移植などの特殊治療が必要となる。B型肝炎やC型肝炎が慢性化した場合は，インターフェロンや抗ウイルス薬などを投与する。

▶表9-5 肝炎の種類と特徴

		A型肝炎	B型肝炎	C型肝炎
ウイルスの核酸		RNA	DNA	RNA
感染経路		経口感染	体液，血液	血液
母子垂直感染		なし	あり	あり
キャリア化		なし	あり	あり
劇症化		まれ	あり	なし
慢性肝炎		なし	キャリアは慢性肝炎，肝硬変(肝がん)になる可能性あり	あり(多い)
検査		IgM-HA抗体	HBs抗原，IgM-HBc抗体	HCV抗体，HCV-RNA
治療	急性	一般治療	一般治療	一般治療
	慢性	一般的に慢性化しない	インターフェロン，抗ウイルス薬	インターフェロン，抗ウイルス薬
予防		HAワクチン	HBワクチン，免疫グロブリン	ワクチン未開発

予後　急性ウイルス性肝炎は，原因ウイルスにより経過と重症度が異なる。A 型肝炎・E 型肝炎は一過性に経過して慢性化することはない。B 型肝炎は出産時ないし乳幼児期に感染すると高率に慢性化するが，成人では一過性感染で経過して慢性化することはまれである。また，慢性肝炎や肝硬変を経ずに直接肝がんを発症することがある。C 型肝炎は感染時年齢に関係なく高率に慢性化するが，新しい抗ウイルス薬の組み合わせで 95% 以上の治癒率が報告されている。

予防　A 型・E 型の肝炎ウイルスは経口感染であり，ウイルスに汚染された食物・水の摂取での罹患が多いため，予防には手洗い，飲食物の加熱が重要である。A 型肝炎には HA ワクチンが有効である。B 型肝炎ウイルスは，予防策として HBs 抗原陽性（キャリア）の妊婦から出生した児については，出生直後に高力価 HBs 抗体含有免疫グロブリン（HBIG）❶と HB ワクチン❷の投与が行われる。母親が HB キャリアでない場合でも 2016（平成 28）年 10 月から HB ワクチンの定期接種が開始されている❸。C 型肝炎ウイルスのおもな感染経路は血液であり，母子感染・性感染はきわめてまれと考えられている。

> **NOTE**
>
> **❶HBIG**
> 出産直後にワクチンを打っても感染を防ぐことはできない。HBIG の注射が必須で，生後 12 時間以内に行うことが推奨される。同時に HB ワクチンを接種する。
>
> **❷HB ワクチン**
> 世界 180 か国以上で国民全員が接種を受けるよう推奨されている。
>
> ❸ワクチンを国民全員が受けるように推奨されている。これを，ユニバーサルワクチネーションという。

4 急性膵炎 acute pancreatitis

定義　**急性膵炎**は，膵臓の消化酵素がなんらかの原因（薬剤，感染，腹部外傷，先天性胆道拡張症，胆石，膵・胆管合流異常，全身疾患，代謝疾患，栄養など）で自己消化をおこし，膵臓に急性炎症をきたした疾患である。重症化すると死亡する場合があるため，早期の診断と適切な管理が必要である。

診断　①急性膵炎に特徴的な上腹部の急性腹痛発作と圧痛がある，②血中または尿中の膵酵素（膵アミラーゼやリパーゼ）の上昇がある，③超音波検査，CT 検査または MRI 検査で膵に急性膵炎に伴う異常所見がある，これら 3 項目のうち 2 項目以上を満たし，ほかの膵疾患および急性腹症を除外したものを急性膵炎と診断する。

治療　原則として入院治療を行う。すみやかに重症度（表 9-6）を判定し，重症度に応じた治療を開始する。初期治療は，絶食による膵の安静（膵外分泌刺激の回避），十分な除痛，体液・電解質補正を含めた十分な初期輸液が基本となる。重症例や重症化の可能性がある場合，胆管炎合併例などは抗菌薬を投与するが，軽症例に対して予防的に抗菌薬を投与することは推奨され

表 9-6　小児の急性膵炎の重症度判定基準

1. BE≦−3 mEq またはショック	5. 血小板数≦10 万/mL
2. Pa_{O_2}≦60 mmHg（room air）または呼吸不全（人工呼吸器が必要）	6. 総 Ca≦7.5 mg/dL
3. BUN≧40 mg/dL（または Cr≧2.0 mg/dL）または乏尿（輸液後も尿量が 0.5 mL/kg/時以下）	7. CRP≧15 mg/dL
4. LDH≧基準値上限の 2 倍	8. 小児 SIRS（全身性炎症反応症候群）診断基準における陽性項目数≧3
	9. 年齢＜7 歳または体重＜23 kg

判定基準：各 1 点とする。スコア 2 点以下は軽症，3 点以上を重症とする。
（日本小児栄養消化器肝臓学会編：小児栄養消化器肝臓病学．p. 512，診断と治療社，2014 をもとに作成）

ない。タンパク分解酵素阻害薬は成人では播種(はしゅ)性血管内凝固症候群 disseminated intravascular coagulation(DIC)の発症を抑えたり，多臓器不全 multiple organ failure(MOF)への進展を防止する作用を有しているが，小児に有効性を示す報告はあるものの，明確なエビデンスはない。

初診時に軽症であってものちに重症化することがあるため，とくに発症から 48 時間以内は繰り返し重症度を判定し，重症への移行に注意する。その後，適切な時期に経口摂取を開始するなど栄養管理も必要である。栄養管理では脂肪制限が重要で，急性膵炎の場合はとくに厳しい脂肪制限が必要になることが多く，慢性膵炎では長期的な食事管理が必要である。

感染性膵壊死や膿瘍，仮性囊胞に対して，内視鏡的治療，壊死部切除やドレナージ手術が行われる。

5 横隔膜・腹膜・腹壁の疾患

1 先天性横隔膜ヘルニア congenital diaphragmatic hernia

● **概念**　**先天性横隔膜ヘルニア**とは，発生異常による先天的な横隔膜の欠損により，腹腔内臓器が胸腔内へ脱出する疾患をいう。欠損孔の部位により，欠損孔が横隔膜の後外側を中心に発生する**胸腹膜裂孔**(**ボホダレク** Bochdalek)**ヘルニア**，胸骨背部の横隔膜胸骨部と肋骨部の境界部から前縦隔に発生する**傍**(ぼう)**胸骨裂孔**(右側を**モルガニー** Morgani，左側を**ラリー** Larry)**ヘルニア**，**食道裂孔ヘルニア**の 3 つに大きく分類される(▶図 9-27)。頻度が高く，臨床的な意味が大きいものが胸腹膜裂孔ヘルニアであるため，一般的に先天性横隔膜ヘルニアと胸腹膜裂孔ヘルニアは同じ意味で用いられる。

● **特徴**　発生頻度は 2,000～5,000 出生数に対して 1 例である。約 90% が左側に発生し，右側に発生するものは 10% 程度で，両側に発生するものはまれである。約 85% の症例ではヘルニア囊(欠損孔から脱出した臓器をおおう膜)を伴わない(無囊性)が，ヘルニア囊を伴う(有囊性)場合もある。約 95% の症例が新生児期に発症し，残りの 5% は乳児期以降に発症する。横隔膜の

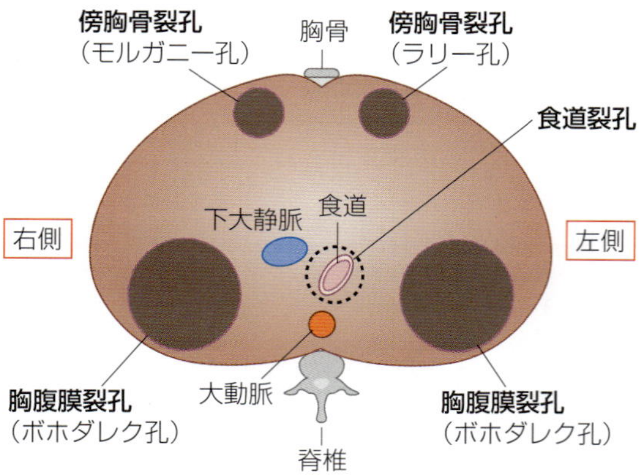

▶図 9-27　先天性横隔膜ヘルニアの分類

欠損孔の大きさはさまざまで，小さなすきま程度のものから，全欠損にいたるものまで幅広い。欠損孔の大きさや，患側によっても異なるが，小腸・結腸・胃・脾臓・肝臓などが脱出する。

● 症状 腹腔内臓器が胸腔に脱出する時期が，肺の発育における重要な時期と一致するため，臓器による肺の圧迫によって肺低形成が生じる。このような肺では，肺血管の減少と肺動脈壁の肥厚など肺動脈自体も異常があり，出生後の低換気に伴う肺動脈攣縮(れんしゅく)も相まって新生児遷延性肺高血圧 persistent pulmonary hypertension of the newborn(PPHN)をきたしやすい。横隔膜の欠損孔の大きさと腹腔内臓器が胸腔に脱出する時期によって重症度は大きく異なり，出生直後に死亡する重症例から，新生児期を無症状で過ごす軽症例まで非常に幅広い。重症度は肺低形成と PPHN の程度に依存している。

重症例では出生直後からの著明な呼吸不全・循環不全による，チアノーゼ・徐脈・無呼吸などを呈し，蘇生処置を要する。そのほかに，頻呼吸・陥没呼吸・呼吸促迫・呻吟(しんぎん)などの呼吸困難症状を呈する。乳児期以降に発症する例では，肺の圧迫による呼吸困難症状のほかに，消化管の通過障害による嘔吐や腹痛などの消化器症状が主体となることがある。

● 治療 胎児診断例では，推定される重症度に応じて出生にのぞむ。重症例では出生後すぐに気管挿管し，人工呼吸管理を導入する。人工換気法として，従来型の持続/間欠的強制換気(CMV/IMV)もしくは高頻度人工換気(HFV)を用いた呼吸管理が行われる。肺高血圧がある場合は，肺血管抵抗を低下させる一酸化窒素(NO)吸入療法を導入することがある。呼吸障害や肺高血圧が重度で酸素化が保たれない場合，体外式膜型人工肺(ECMO)を導入する場合がある。ECMO は継続可能な期間に限りがあり，また高度の肺低形成では ECMO でも救命困難な可能性が高いため，導入には慎重な検討を要する。

手術は一般に呼吸循環状態の安定化を確認してから行う。手術は一般に経腹的に行われ(経胸的にも一部行われる)，脱出臓器を胸腔から引き出したあと，横隔膜の修復を行う。横隔膜の欠損孔が小さければ欠損孔を直接縫合閉鎖し，欠損孔が大きければ人工布を用いてパッチ閉鎖を行う。近年では軽症例などに対して内視鏡下手術が行われるようになってきている。

2 食道裂孔ヘルニア esophageal hiatal hernia

横隔膜ヘルニアのなかで，食道裂孔から腹部臓器が胸腔内に脱出した状態をさす。滑脱(かつだつ)型・傍食道型・混合型に分類される(▶図 9-28)。

3 臍帯ヘルニア omphalocele

● 概念 胎児期の発生過程で生じる疾患である。体壁(胸壁・腹壁)と体腔(胸腔・腹腔)の形成は胎生 4 週ごろに始まる。胎生 10 週ごろに中腸ループの急速な発育に伴い，中腸は臍帯(さいたい)内に脱出する。その後，胎生 12 週ごろに腹腔内に回転しながら還納(かんのう)される。この生理的な還納障害により臍帯ヘルニアを形成する。ヘルニア嚢は臍帯羊膜・腹膜であり，脱出臓器は腸管・肝臓

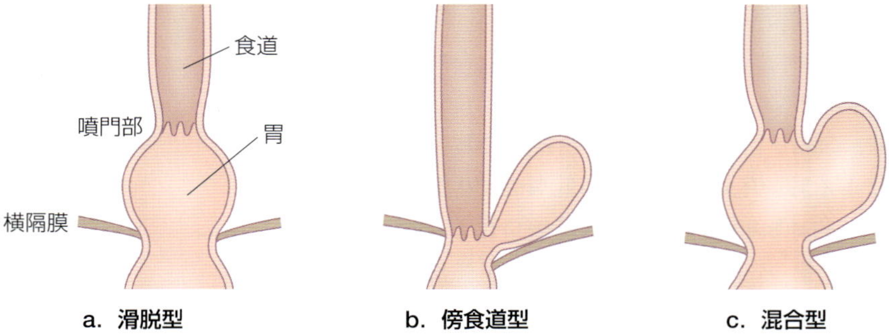

図 9-28　食道裂孔ヘルニアの病型分類

などである。

● **特徴**　発生頻度は5,000出生数に対して1～2.5例程度である。染色体異常や心大血管異常などの重症合併奇形を伴うことが多い。臍上部型・臍部型・臍下部型に分類される。臍上部型は心室中隔欠損症やファロー四徴症などの心奇形・胸骨形成異常・横隔膜形成異常，心嚢横隔膜部欠損を伴うカントレル Cantrell 症候群を，臍下部型では膀胱外反・膀胱腸裂・鎖肛などを伴うことがある。臍帯内ヘルニア hernia into the umbilical cord とよばれる脱出が小さいものもある。

4 腹壁破裂 gastroschisis

● **概念**　胎児期の発生過程で生じる疾患である。腹壁の形成不全により，欠損孔が生じ，そこから腹腔内臓器がヘルニア嚢におおわれることなく腹腔外へ脱出したものである(▶図 9-29)。

● **特徴**　臍帯ヘルニアに比べてヘルニア門は小さく，4 cm 以下のことが多い。臍帯は正常に腹壁に付着しており，臍帯と腹壁欠損部の間には正常な皮膚がみとめられる。臍帯ヘルニアに比べて合併奇形は少ないが，小腸閉鎖や腸回転異常など中腸の異常を伴うことが多い。

● **治療**　臍帯ヘルニアも腹壁破裂も脱出臓器の還納が容易であれば1回の手術で一期的に脱出臓器を腹腔内へ還納し，ヘルニア門を閉鎖する。一期的手術で還納が困難な場合や，還納できたとしても過度の腹腔内圧の上昇がみられ，呼吸や循環管理に支障をきたすと判断した場合は，多段階手術を行う。多段階手術は，羊膜に包まれたまま，もしくはサイロを形成して釣り上げることで(▶図 9-30)，脱出臓器の浮腫の軽減と腹腔内容量の増大が進み，徐々に腹腔内へ還納される。還納ができたところでヘルニア門を閉鎖する。巨大な欠損孔がみられる症例などでは，臍帯周囲の羊膜などを軟膏や皮膚保護剤などを使用して上皮化と肉芽形成を促して閉鎖させる保存療法が行われることもある。

5 臍ヘルニア umbilical hernia

● **概念**　臍帯脱落後，臍輪(さいりん)の閉鎖不全により，臍部分の皮下に腹膜が袋状

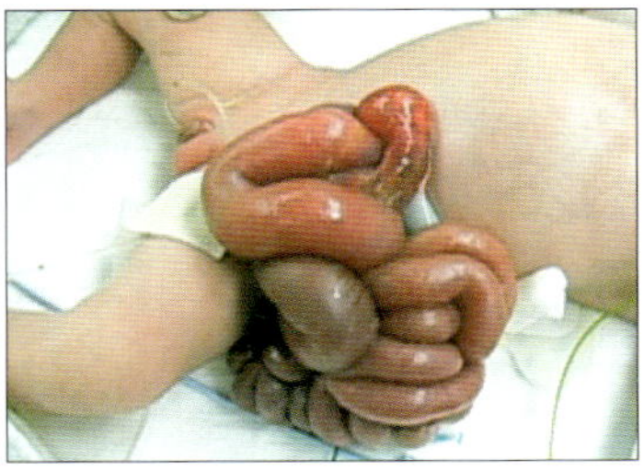

▶図 9-29　腹壁破裂
腹腔内臓器が腹腔外へ脱出している。

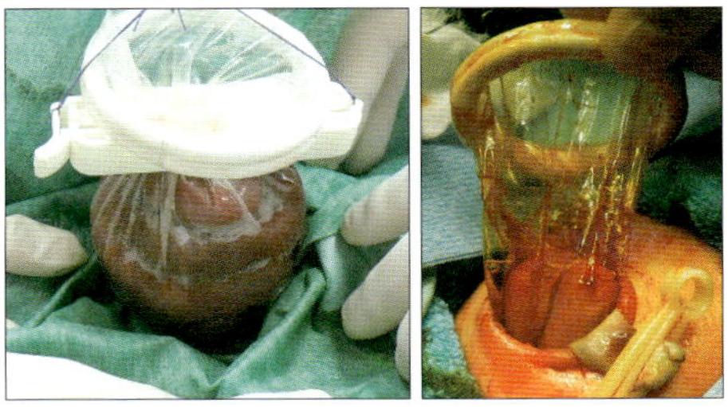

▶図 9-30　多段階手術(サイロ形成)

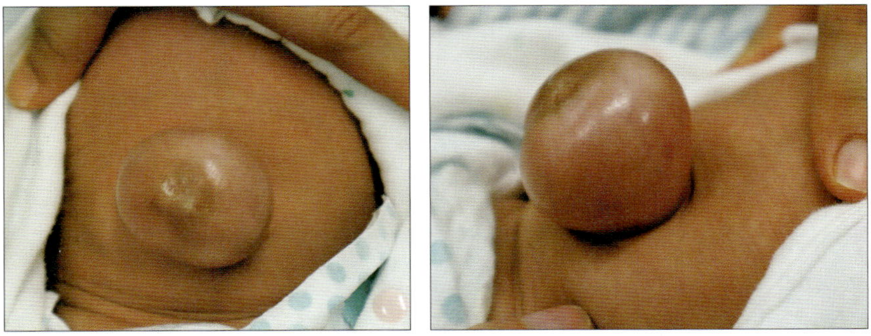

▶図 9-31　臍ヘルニア

に突出してヘルニア嚢を形成し，その中に小腸や大網が脱出して臍が膨隆する(▶図 9-31)。

● **特徴・症状**　新生児の 20〜30% にみられ，とくに低出生体重児に多い。出生後 2〜3 週間ごろより臍の膨隆はしだいに増大し，月齢 3〜6 か月ごろに最も大きくなる。その後，しだいに臍輪が腹筋の発達とともに筋膜で閉鎖してくるため，膨隆は小さくなり 1 歳までに 80%，2 歳までに 90% が治癒する。嵌頓することは少ない。

● **治療**　自然治癒することが多い。絆創膏(ばんそうこう)・皮膚保護剤・綿球などによって臍の圧迫を行い，余剰皮膚による形状不良の減少を期待することもある。2〜3 歳になっても自然閉鎖せず，症状が固定してしまった場合や，臍の整容面で問題のある場合は，手術によるヘルニア門の閉鎖と臍形成を考慮する。

6 外鼠径ヘルニア external inguinal hernia

● **概念**　鼠径(そけい)部とは腹部と大腿部の境界部のことをいい，「脚のつけ根」にあたる。この部位に生じるヘルニアのことを**鼠径ヘルニア**という。下腹壁動静脈の内側から出ている**内(ない)鼠径ヘルニア**と，外側から出ている**外(がい)鼠径ヘルニア**に分類される。

小児の鼠径ヘルニアは胎児期に形成された腹膜鞘(しょう)状突起の開存を原因とした外鼠径ヘルニアであり，脱出臓器としては腸管が主だが，なかには大網や卵巣が脱出することがある。

● **特徴**　胎生 3 か月に腹膜の一部が内鼠径輪を通って鼠径管内に入り込み，

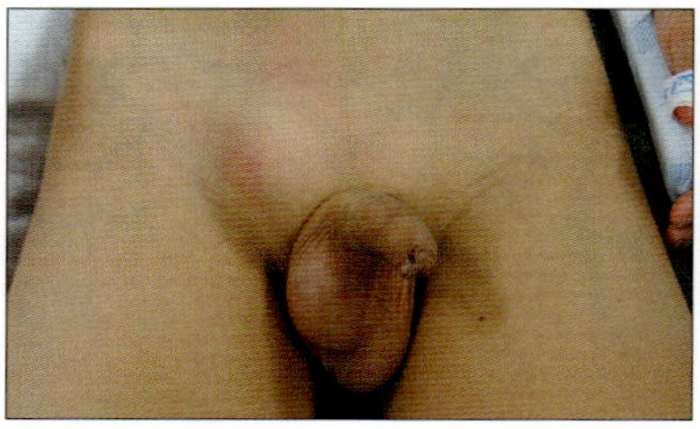

▶図 9-32　外鼠径ヘルニア

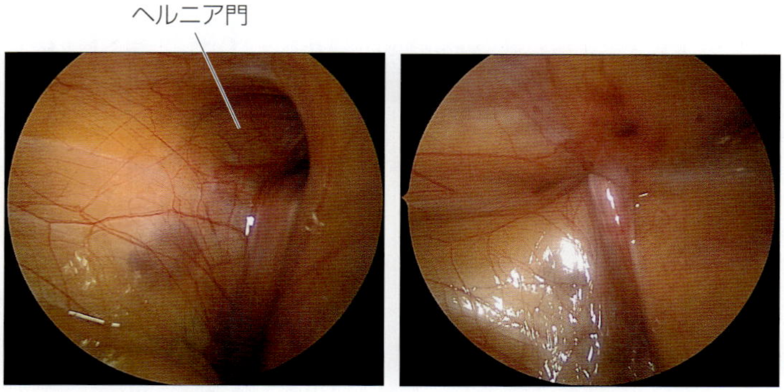

a. 治療前　b. 治療後

▶図 9-33　腹腔鏡下鼠径ヘルニア根治術

腹膜鞘状突起が形成される。男児では胎生７か月ごろに精巣が鼠径管内を通って陰嚢に下降するが，このときに腹膜鞘状突起も陰嚢に到達する。正常であれば出生時にはこの腹膜鞘状突起は閉鎖するが，出生後も閉鎖せずに残ることでヘルニア嚢となり，鼠径ヘルニアの原因となる。腹膜鞘状突起の閉鎖が不完全で精巣周囲に腹水が貯留するものを**陰嚢水腫**という。

● **症状**　啼泣や立位時など腹圧が上昇したときに鼠径部に膨隆がみられる(▶図 9-32)。鼠径ヘルニアでは嵌頓がおこることがある。通常，ヘルニアの脱出臓器は圧迫することで還納されるが，脱出臓器が還納できず膨隆以外の症状を呈することを嵌頓という。鼠径ヘルニア嵌頓では脱出臓器の血流障害を伴うものもあり，脱出臓器が腸管の場合は腸管壊死や穿孔をおこすこともある。鼠径ヘルニア嵌頓はとくに乳児期までの発症が多い。

● **治療**　原則として手術治療が必要となる。手術はヘルニア嚢を高位結紮(けっさつ)してヘルニア門を閉鎖する。高位結紮とはヘルニア嚢を内鼠径輪部で結紮することである。手術法として鼠径部を切開して，体表よりヘルニア嚢を同定し，高位結紮する鼠径部切開法による根治術と，腹腔鏡を使用してヘルニア門を腹腔内から観察し，専用の針を用いてヘルニア嚢を高位結紮する LPEC (laparoscopic percutaneous extraperitoneal closure)法による腹腔鏡下鼠径ヘルニア根治術がある(▶図 9-33)。

C　疾患をもった子どもの看護

1　形態異常のある疾患の子どもの看護

1　唇裂・口蓋裂の子どもの看護

唇裂・口蓋裂は，出生直後またはまもない時期に明らかになるが，手術時期は子どもの発育を待って計画される。手術前後を通して，哺乳への対応，誤嚥による呼吸障害や感染の予防が重要であり，手術の待機中は家庭での養育となるため，家族への十分な指導が必要である。

唇裂は，外見上明らかな形態異常であり，家族(とくに母親)への心理的援助が求められる。口蓋裂では，出生時から多くの診療科により長期的な医療が行われ，多職種が連携しての継続的支援が求められる。

◆ 術前の看護

授乳においては，口唇周囲の筋肉や顎の発達，母子間の愛着関係形成の点から，可能な限り経口哺乳がすすめられる。しかし，唇裂・口蓋裂の子どもでは，口腔内が陰圧になりにくいため吸啜力が弱く，ミルクを吸いにくい。また，口蓋裂の子どもでは，口腔と鼻腔がつながっていることや，鼻咽腔の閉鎖が障害されやすいことから，ミルクや唾液が鼻腔に逆流しやすく，誤嚥や呼吸障害に注意が必要である。

授乳時には，子どもの哺乳力や口の形に応じて，適切な乳首を選択する。誤嚥やミルク・唾液の逆流防止のため，上体が高くなるよう縦抱きにする。授乳中には咳やむせ，鼻腔からのミルクの流出，チアノーゼ，Spo_2の低下，授乳後の呼吸音や努力呼吸の有無などを観察し，適宜分泌物を吸引する。授乳中に子どもの腹部がはってきたら，排気させる。

1回の哺乳量や哺乳時間，1日哺乳量，乳首への吸着状況，体重増加をみながら，その子どもに合った授乳方法を検討する。哺乳に時間がかかったり，子どもの疲労が強く十分な哺乳量が得られない場合には経管栄養が用いられるが，その場合にも子どもを抱っこし，子どもに話しかけるなど，哺乳に近い状況で行う。

口唇や口蓋の裂部の拡大を予防するために，唇裂の子どもでは裂部を寄せてテーピングを行い，口蓋裂の子どもでは軟口蓋に口蓋床(ホッツ Hotz 床)を装着するが，これらには哺乳時のミルクのもれや逆流による誤嚥を防止する効果もある。テープ貼付部付近の皮膚の損傷や皮膚障害を確認し，必要に応じて保湿剤などの使用を検討する。口蓋床は，毎日水かぬるま湯で洗い清潔にする。また，口蓋床のあたる部分の粘膜障害の有無を観察する。

自宅での養育に備えて，家族にこれらのケアについて説明し，とくに授乳については不安が少なく実施できるよう，十分に話し合う。手術待機中の外来通院時には，子どもの栄養状態の評価とともに，授乳時の状況と子どもの様子について情報収集し，家族の疑問や不安について話し合う。

◆ 術後の看護

術後には，創部の保護と安静，創感染の予防，呼吸障害の予防がポイントとなる。

術直後には，分泌物や創出血により呼吸状態が悪化しやすいため，加湿・吸引などにより気道内分泌物の除去に努める。吸引は，創部を刺激しないように行い，創出血の有無や分泌物の性状を観察する。

子どもは創部の違和感から口もとに手をもっていきやすい。創部の安静を保つため，創部に子どもの手がのびないような抑制が必要となるが，抑制は子どもの動きの特徴に基づき必要最小限の範囲とし，家族の同意を得たうえで行う。面会時や看護師の付き添う時間など，安全を確保したうえで，抑制を解除する時間を必ずつくる❶。啼泣により創部に負担がかかり，鼻腔・口腔内の分泌物も増加することから，なるべく泣かずにきげんよく過ごせるよう，子どもの安楽をはかり，ストレス緩和に努める。

術後の食事は，経管栄養から流動食，低残渣(ざんさ)食へと変化するが，経口摂取が開始されてからも，医師の指示があるまでストローや乳首は使用しない。食後には，口腔内の清潔保持のため，白湯を飲ませて食物残渣を流す。

家族への退院指導では，医師の許可があるまで抑制が必要であることと，その方法と注意点，異物を口に入れたり創部をぶつけたりすることがないよう，家庭内の環境整備や遊ばせ方について話し合う。口蓋裂の子どもでは上気道感染により中耳炎が誘発されやすいため，かぜ予防についても伝える。

NOTE

❶抑制の詳細は，『系統看護学講座 小児看護学①』小児臨床看護総論第6章を参照。

◆ 家族への援助

唇裂は顔面の形態異常であり，はじめてわが子を目にしたときの家族(とくに母親)の驚きやショックは大きいと予測される。母親への説明や，説明時の母親の反応について父親や家族と話し合い，母親の心理状況に配慮しながらも，できる限り面会をすすめ，まず子どもに視線を合わせたり触れたりすることから始め，あやしたり抱っこしたりといったかかわりを促していく。

母親に「人目につきたくない」という思いが強いと，退院後には周囲の目から隠そうとし，孤立して支援が得られにくい場合もある。家族(とくに父親)の協力がどの程度得られるか，親戚や友人などに母親の理解者，協力者となれる人がいるかどうか，情報を得てはたらきかける。必要時，患者会な

plus **唇裂・口蓋裂用の哺乳物品**

唇裂・口蓋裂の子ども用乳首が数種類，市販されている(▶図)。それぞれ，逆流防止弁，乳首先端の穴の大きさや切り込みの形など，吸啜力が弱くても哺乳しやすいように工夫されており，その子どもの哺乳力や口の形に合ったものを選択する。

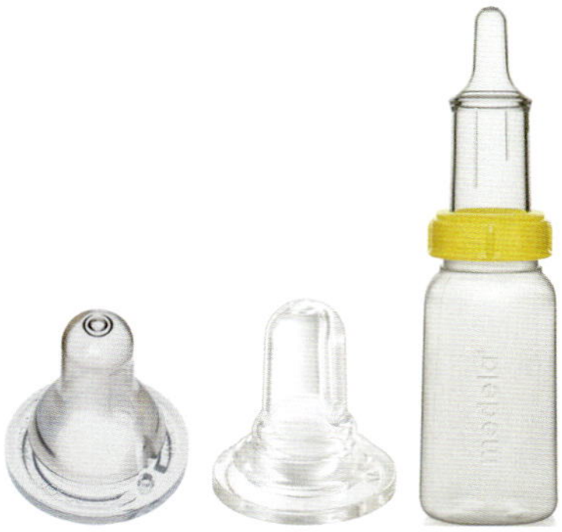

▶図 唇裂・口蓋裂の子ども用乳首・哺乳びん
(写真提供：左から，ジェクス株式会社[Chu Chu]，ピジョン株式会社，メデラ株式会社)

どのサポートグループを紹介する。

2 食道閉鎖症の子どもの看護

食道閉鎖症では，口腔内・咽頭部の分泌物の貯留や誤嚥による呼吸器合併症の予防，および新生児期特有の身体管理が必要である。出生直後の長期入院となることから，面会やケア参加などの家族への支援が求められる。さらに，A 型など一期的に根治手術を行えない場合には，根治術後の経口摂取機能の獲得が課題となる。

◆ 術前の看護

食道閉鎖症は，胃チューブの挿入不可能，口の周囲の泡沫(ほうまつ)様唾液，口・鼻からのミルクの流出，哺乳時のむせやチアノーゼにより，出生直後から 1 日目にかけて発見されることが多いが，病型によっては，新生児期を過ぎてから誤嚥性肺炎などにより気づかれる場合もあり，注意を要する。また，心奇形や鎖肛など合併疾患の有無についても観察する。

発見後には絶食とし，状態により人工呼吸器管理となる。分泌物の誤嚥防止と減圧のため，上体挙上とし，食道チューブによる上部食道盲端の低圧持続吸引を行いながら，定期的に鼻・口腔内吸引を行う。分泌物の貯留による上気道閉塞や，貯留した分泌物の誤嚥による肺炎の予防が重要であり，呼吸状態として多呼吸や努力呼吸，肺音，Spo_2 などを観察する。分泌物の持続吸引や絶食であることから，電解質バランスの変調や脱水をきたしやすいため，水分出納や血液検査データに注意する。低体温予防，褥瘡やテープ類による皮膚剝離の予防にも注意する。

◆ 食道吻合術の術後管理

術後の身体管理では，肺合併症予防と，創(吻合部)の縫合不全や狭窄などの予防が重要である。挿管されたまま帰室し，人工呼吸器管理となる。呼吸状態を観察し，気管内分泌物の除去と誤嚥防止のため，咽頭部からの低圧持続吸引，鼻・口腔内吸引，および気管内吸引を十分に行う。定期的に体位変換を行い，分泌物が粘稠なため，超音波ネブライザーで加湿を行う。創の安静のために，頸部の後屈やねじれのないようにする。吸引時には，縫合部を吸引カテーテルにより刺激しないよう，挿入するカテーテルの長さに気をつ

plus　口蓋裂の子どもと家族の長期的な援助

口蓋裂の子どもでは，幼児後期から学童期，さらにそれ以降にも，形成外科による修正手術が複数回行われる場合がある。たとえば，不正咬合に対する歯列矯正や，言語障害に対する言語リハビリテーション，滲出性中耳炎の手術がある。このように長期にわたる治療や訓練を要する子どもや家族には，治療や訓練の必要性を理解し，受診を継続していけるよう，他職種と連携しての継続したかかわりが求められる。

けて慎重に行う。

胸腔ドレーンが留置され，低圧持続吸引が行われる。チューブ・ドレーンなどの計画外抜去を防止するために，抑制が必要となるが，子どもの動きの特徴に基づき必要最小限の範囲とし，家族の同意を得たうえで行う。面会時や看護師の付き添う時間など，安全を確保したうえで，抑制を解除する時間を必ずつくる❶。

胃瘻チューブは減圧のため開放とし，適宜吸引を行う。腹部緊満や腸蠕動などの腹部症状，嘔吐の有無，胃瘻チューブや胸腔ドレーンからの排液量と性状を観察するとともに，チューブやドレーンの固定状況にも注意する。

術後，食道の吻合部に異常がなければ経口摂取が開始される。哺乳は少量ずつ様子をみながら行い，哺乳中のむせ込みや嘔吐に注意する。なお，A型では退院に向けて，家庭での食事内容への配慮や，経口摂取の練習についての指導が必要である。

NOTE

❶抑制の詳細は，『系統看護学講座 小児看護学①』小児臨床看護総論第6章を参照。

◆ 術後の長期的な援助

術後には，食道気管瘻の再開通や食道狭窄，逆流性食道炎などの合併症が出現する可能性があり，外来での経過観察が必要である。また，術後も哺乳時のゼロゼロ感やチアノーゼの出現，頻回の上気道感染，体重増加不良により育児に手間どりやすいため，外来通院時の家族への支援が重要である。

plus　食道閉鎖症の子どもの胃瘻管理

吻合術が一期的に実施されない場合などでは，経口摂取の開始までの長期間，胃瘻による栄養補給が必要となる。胃瘻では，胃液など胃内容物の酸度が高く，もれにより皮膚障害が生じやすく，治りにくいので，スキンケアや胃液のもれの予防が重要である。胃瘻周囲は清潔と乾燥が大切であり，温湯をひたしたガーゼでこすらずにふいたあと，乾いたガーゼで水分をふきとり，よく乾燥させる。胃瘻周囲のガーゼは少しでもよごれたら，すぐ交換する。チューブ固定のテープによる刺激も皮膚障害の原因となるため，皮膚症状に注意する。胃瘻チューブの固定は腹壁に対して垂直にする。

plus　食道閉鎖症の子どもの経口摂取訓練

新生児期以降，長期間経口摂取を開始できない場合，経口開始に向けて，捕食・咀嚼・嚥下など摂食機能獲得のための訓練が必要となる。経口摂取訓練は，正常な摂食行動の発達にそって行われる。吻合術後の経口訓練に備え，摂食機能を高めるため，術前から口唇周囲を刺激したり，経管栄養時に空乳首を与える。

経口摂取訓練では，吸啜や嚥下の状況，摂取量や時間，むせや咳込みなど，子どもの反応を観察しながら，あわてず少量ずつゆっくり進める。また，子どもが食べることに関心や興味をもてるよう，楽しくリラックスした雰囲気のなかで行う。家族は「早く食べられるようにさせたい」という強い願いから，無理に進めようとすることがあるので，あせらず徐々に進めていけるようはたらきかける。

3 肥厚性幽門狭窄症の子どもの看護

肥厚性幽門狭窄症では，頻回に出現する嘔吐の予防や嘔吐時の対応，脱水・代謝性アルカローシスの予防・改善のための輸液および水分出納管理が重要である。予後良好な疾患であるが，新生児期の疾患であり，母親が育児への自信をなくしやすいため，家族へのかかわりが求められる。

◆ 術前の看護

術前には絶飲食となり，嘔吐が頻回であることから，まず輸液療法により脱水・電解質異常・アルカローシスの補正が行われ，減圧のため胃チューブが挿入される。嘔吐予防のため，胃チューブは定時的に吸引し，吸引時以外は自然開放とする。輸液内容は脱水や電解質異常の程度により細かく変更されるため，輸液管理を正確に実施し，輸液量と，胃チューブからの排液，尿量による水分出納量の正確な把握とともに，脱水の程度，電解質バランス，腹部症状について観察する。

子どもは絶飲食のため不きげんで啼泣しやすいため，抱っこなどによりストレスの緩和をはかる。

◆ 術後の看護

術後の看護は，一般的な開腹手術に準じて，創部や腹部症状を中心に観察する。術後も数日間は嘔吐がみられることがあるので，嘔吐や嘔吐時の誤嚥の防止が重要である。授乳中は抱っことし，授乳前後には十分に排気する。

生後まもない時期の頻回の嘔吐であるため，母親は授乳の不安から神経質になりやすい。術後の嘔吐は数日間で消失することを説明し，安心をはかる。一方，子どもの哺乳力が旺盛（おうせい）なことから，家族は指示量よりも多すぎる量を授乳して嘔吐を誘発させることもあるため，適切な授乳方法についても伝える。

4 鎖肛の子どもの看護

鎖肛では，腸閉塞による腹部症状や，それに伴う呼吸障害，水・電解質異常などへの対応が必要である。出生直後の長期入院となることから，面会やケア参加など家族ケアへの支援が求められる。さらに，中間位型と高位型で

plus　肥厚性幽門狭窄症の子どもの硫酸アトロピン療法の看護

硫酸アトロピン投与時には心拍数をモニタリングし，顔面潮紅・瞳孔散大・頻脈など副作用の有無を観察する。投与量の増減や，静注療法から経口療法への変更は症状に合わせて行われ，無効な場合には手術が必要となるため，嘔吐の量・回数や体重増加量を十分に把握する。とくに授乳時には嘔吐による誤嚥の防止が重要である。

は，根治術後の排便機能の獲得と排泄の自立が課題である。

◆ 術前の看護

鎖肛では，まず出生時の肛門の有無や位置の確認，胎便排泄の有無，腹部膨満について観察する。胎便排泄がない，肛門体温計が挿入できないなどにより発見されることが多いが，瘻孔をもつ低位型では，胎便の会陰部の付着や尿への混入，胎便排泄の遅れや便秘により気づかれることも多い。腎・泌尿器系の異常，心疾患，食道閉鎖症などの合併症についても観察する。

胎便排泄のない場合や腹部の緊満・嘔吐を伴う場合には絶食となり，消化管の減圧のために胃チューブが挿入される。腸蠕動などの腹部症状の観察とともに，腹部膨満に伴う呼吸抑制のおそれがあることから，バイタルサインや呼吸状態について注意する。胃チューブからの排液状況とともに，脱水や電解質異常について情報収集する。低体温予防，褥瘡やテープ類による皮膚剥離の予防にも注意する。瘻孔のある場合には，排ガスの有無や排便の量，哺乳量や嘔吐の有無，瘻孔周囲の皮膚の発赤やびらんについて観察する。

瘻孔をもつ低位型では，家庭で瘻孔ブジーを実施し，浣腸などによる排便管理を行いながら乳児期まで手術を待機する場合もあり，瘻孔ブジーの方法や子どもの状態の観察ポイントを家族に指導する。

◆ 肛門形成術の術後の看護

術後の身体管理として，排便障害および消化吸収異常に伴う合併症，新肛門である創部の感染や縫合不全などの異常，肛門周囲の皮膚障害の予防が求められる。

腹部症状のほか，便の量・性状・回数，失禁の有無などの排便状況の観察と，浣腸・坐薬または止痢薬・整腸薬などによる便通の調整を行う。哺乳ま

plus　鎖肛の子どもの人工肛門管理と家族へのケア

中間位・高位型では，根治術までの間，家庭において人工肛門管理が必要となる。家庭での人工肛門管理は母親によって行われることが多いが，母親が人工肛門に拒否的な感情を示す場合もあるため，母親の気持ちを受けとめながら，鎖肛での人工肛門管理は一時的なものであることを伝える，子どもがよい状態で根治術を受けられることを目標に励ます。また，母親だけでなく父親にも指導し，両親が協力して子どもの養育にあたれるようにする。

人工肛門造設後には，人工肛門の粘膜色・出血・陥没・浮腫を観察し，装具交換時に人工肛門径を計測する。また，排便の量と性状，腹部症状を観察する。皮膚保護剤の穴がきつすぎると循環不全をおこすので注意する。周囲の皮膚の感染予防と清潔保持のため，人工肛門装具は，定期的な交換のほか，便もれがみられたときにもすぐに交換する。交換時には微温湯で洗浄し，乾いたガーゼやタオルで水気を十分にふきとる。人工肛門への圧迫を防ぐため，袋はガス抜きし，衣服は腹部まわりに余裕のあるものとし，また，人工肛門の脱出を防ぐため，啼泣時はあやし，子どもがなるべくきげんよく過ごせるよう工夫する。

子どもの成長とともに体動が激しく活発になり装具がはがれやすくなった場合には，人工肛門固定用の装具や皮膚保護剤の追加などにより，家族の養育の負担を軽減し，家族が子どもの成長・発達を前向きにとらえられるようにかかわる。

たは経口摂取状況の観察，体重測定，水分出納などにより，栄養状態や脱水，電解質異常について情報収集する。形成された肛門部周囲の発赤・腫脹・出血，および粘膜脱の有無について観察し，排便後には必ず創の消毒・洗浄により清潔を保持し，感染を予防する。創部の保護のため，下肢を大きく広げないよう，抱っこはやさしく横抱きとする。

形成された新肛門には，拡張ブジーが行われる。ブジーは食後を避け，必ず2人以上で行う。介助者は子どもの股関節・膝関節を十分に固定・開排し，挿入者はヘガールブジーまたは指にリドカイン塩酸塩(キシロカイン®)ゼリーを塗布して腸の走行に沿ってゆっくり挿入する。挿入時の肛門のきつさや挿入しやすさ，挿入中や挿入後の出血の有無や排便状態を観察する。子どもに対しては，実施時にはできるだけリラックスさせるようにする。非常に苦痛が強い処置なので，励ましの姿勢や言葉かけを行い，処置後はよくほめ，抱きしめるなど安心感を与える。

◆ 退院後の長期的看護

日常生活上の排便管理として，排便状況の観察，浣腸や坐薬の使用，食事内容の配慮，規則正しい生活リズムなどについて，家族が必要性を理解し，子どもに適した生活の調整に取り組めるようかかわる。家族によっては，術前の期待と異なり，術後にも排便管理が必要なことから落胆を感じる場合があり，情緒的サポートも重要である。

便失禁などの排泄障害が続く場合は，学校などでの便失禁時の対応に悩みをもつ子どもも少なくなく，入園や就学を控えた時期に，家族はあせりや不安を感じやすい。学校生活のなかでも周囲から理解や協力が得られるよう，学校関係者と連携した支援を行いながら，家族が子どもに適した目標をもって排便管理が行えるようはたらきかける。

鎖肛では，子どもへの疾患の説明について家族が悩むことも多く，はっきりと伝えられていない場合もある。子どもが疾患を受容し，適切な排便管理を行えるように，子どもへの説明について家族と十分話し合い，支援していく必要がある。

5 胆道閉鎖症の子どもの看護

胆道閉鎖症では，肝硬変の進行を防ぐため，早期発見・早期手術が重要となる。術後も，合併症・続発症による病状悪化のおそれがあり，長期的にみると，全体の約3分の1では経過良好であるが，それ以外のものでは黄疸や食道静脈瘤などなんらかの症状がみられ，いずれは肝移植の適応になるとされ，移植を視野に入れた看護も必要となる。

◆ 診断時および術前の看護

胆道閉鎖症は，新生児期から乳児期に灰白色便，黄疸，肝腫大などにより発見され，乳児肝炎などほかの疾患との鑑別がつきしだい，すみやかに手術に向かえるよう準備する。黄疸の進行状況や出血傾向を観察する。

胆道閉鎖症では発見時期が予後に影響するが，黄疸や灰白色便などの初発症状は気づかれにくいものであり，家族は「自分の発見が遅れたのではないか」という自責感をもちやすい。また，手術が必要であることや，治癒のむずかしい疾患であることから，医師からの説明時に動揺や不安が大きい。家族が子どもの手術に向けて前向きな気持ちをもてるようなかかわりが必要である。

◆ 術後の看護

術後は，胆汁排泄の停止および上行性胆管炎の予防が重要である。便の色，黄疸，発熱，ドレーンからの排液と性状，創部の発赤・腫脹，滲出液について観察し，利胆薬や抗菌薬を確実に投与する。術後イレウスによる上行性胆管炎の予防のため，排便状況，腸蠕動音，腹部膨満，胃管からの排液の流出状況，吐きけ・嘔吐に注意する。

胆管炎やイレウスの徴候により絶食となった場合には，遊びや気分転換によりストレスの緩和をはかる。胆汁排泄が不良な重症例では，黄疸による瘙痒感が強く，同時に易感染状態でもあるので，皮膚を清潔に保ち，なるべくかきこわしをつくらないようにする。また，出血傾向があるため，創出血やドレーンからの排液の性状に注意する。栄養障害がおきやすいため，体重や哺乳状況に注意し，必要時には MCT ミルク❶などを用いる。

◆ 退院後の長期的看護

退院後の生活については，利胆薬や抗菌薬の内服，倦怠感や黄疸などの異常徴候の観察と安静について説明する。また，病状悪化の大きな要因となる上行性胆管炎は，上気道感染や疲労をきっかけとすることも多いので，かぜの予防や規則正しい生活習慣，過労を避けることも大切である。門脈圧亢進症を有するものなどでは，病状に応じて運動が制限される。

肝機能障害には特異的な療養法がなく，日常生活管理についても一律な基準がないため，子どもと家族の病状悪化への不安は大きい。検査結果と症状を合わせて，子どもにとって適切な生活管理の方法を家族と話し合う。また

NOTE

❶MCT ミルク

エネルギー源として吸収のよい中鎖脂肪酸 medium chain triglyceride（MCT）を含むミルク。

plus **胆道閉鎖症の子どもの肝移植**

術後にも持続性の黄疸，繰り返す胆管炎，門脈圧亢進症，著しい成長障害などがみられる子どもは，肝移植の適応となる。肝移植には生体肝移植と脳死肝移植があるが，脳死移植はドナー不足の問題が大きく，わが国では生体部分肝移植が主流である。

子どもの生体肝移植では親がドナーとなることが多い。ドナー手術にも身体的リスクや，入院・休職などの社会的制限が存在し，親がドナーとなることに悩んだり，葛藤する場合もある。とくにインフォームドコンセントでは，家族背景や家族の思いを理解し，尊重しながら進める必要がある。

なお，ドナーとなった親には，移植後もドナーとしての健康問題に，わが子の経過への不安，面会，子どもの世話による負担が重なりやすいため，身体的な健康への配慮が必要である。

年長児では，創瘢痕や黄疸などの病気による外見の変化や，将来の進路について悩みを感じる者も少なくない。子ども自身の不安や悩みを聞きながら，子どもに合った生活についてともに考えていく。

2 その他の消化器疾患の子どもの看護

1 腸重積症の子どもの看護

腸重積症は，健康な乳幼児に突然発症する。症状の進行により全身状態が急激に悪化するため，異常を早期に発見し，治療につなげることが重要である。また，突然の発症による家族の動揺と不安の緩和が重要である。

◆ 診断時の看護

腸重積症が疑われた場合には，腹痛または激しい啼泣の程度と間隔，嘔吐や粘血便の量や性状について観察する。顔面蒼白や元気がなくぐったりしているなどのショック状態を示す場合もあり，全身状態やきげんについても把握する。バイタルサイン，脱水症状，活気などについて把握し，輸液管理を確実に行う。

受診から処置，入院にいたる流れが非常に速く，家族は混乱しやすいため，緊急処置のわずかな時間のなかでも，家族の不安を受けとめ，今後の見通しについて家族が理解しやすいかたちで説明し，質問にていねいに答えていく。また，全治が期待できる予後良好な疾患であることを伝え，家族が処置や入院を前向きに受けとめられるようかかわる。

◆ 注腸整復時の看護

注腸造影中は，脈拍や呼吸，顔色などに注意して観察しながら介助する。注腸整復後数時間は絶飲食となる。経口摂取開始後にも腹痛，嘔吐，不きげんの出現に注意する。とくに，注腸整復後 48 時間以内は再発の可能性が高いので，再発徴候に注意する。

◆ 腸管切除術後の看護

腸管切除術後の看護は，一般的な開腹手術の術後看護と共通する。腸蠕動の開始までは禁乳であり，輸液療法を確実に実施する。胃管からの吸引物の量と性状を正確に記録し，必要時は医師の指示のもとに輸液による電解質補正を行う。

腸管切除術後も再発の可能性があるため，退院時には，再発の症状や便秘・食欲低下がみられたら，早めに受診するよう家族に指導する。

2 急性胃腸炎の子どもの看護

急性胃腸炎の乳幼児では，脱水や電解質異常に陥りやすいため，補液が重要である。多くのものは軽症であり，家庭で様子をみながら 2〜3 日で回復できるため，経口摂取の進め方や清潔ケアについて，家族への指導が必要となる。重症の脱水，生後2か月未満の場合などには，輸液療法が主体となり入院治療を要する。

◆ 観察

体重の減少度とバイタルサイン，症状により脱水の重症度を正しく評価する❶。発熱，下痢や嘔吐の回数・性状・程度とともに，経口摂取内容，家族内での発症の有無について情報を得る。重症の脱水の場合，または▶表 9-7の徴候がみられた場合には，すみやかに医療機関を受診する。

NOTE

❶脱水の詳細は，『系統看護学講座 小児看護学①』小児臨床看護総論第5章を参照。

◆ 補液と栄養補給

脱水がない，または軽症から中等度の脱水の場合には，経口的に水分補給を進める。下痢や嘔吐，発汗による脱水では低ナトリウム血症に陥りやすいため，水分補給には低浸透圧であり十分なナトリウム濃度である，経口補水液 oral rehydration salts（ORS）が最も適している。国内で入手できるおもなORSとその組成を▶表 9-8に示す。

嘔吐がみられる子どもの場合，嘔吐が頻回でなく，▶表 9-7の徴候がみられなければ，少量ずつ水分を与えてよい。約5mL（ティースプーン1杯程度）を，様子をみながら5分間隔で与える。

ORSは味がややまずく，子どもが飲みたがらないこともある。その場合，脱水症状がなければ，塩分を含んだ重湯（おもゆ）や野菜スープ，チキンスープ，みそ汁を2分の1から3分の1に薄めたもので代用してもよい。炭酸飲料や市販の果物ジュース，甘いお茶，コーヒーは避ける。母乳を禁止する必要はない。

子どもの脱水症状が改善して食欲が出てきたら，脂肪の多い食事は避け，まずはおかゆや煮込みうどん，つぶしたジャガイモなどの消化のよいデンプン食から摂取を始めるとよい。

家族は，栄養状態を改善しようと急に多量に与えたり，糖分の多いものを与えたりすることもあるので，あせらずに進めるよう助言する。

▶表 9-7　急性胃腸炎の症状悪化における危険信号

1. 見た目に調子がわるそう，もしくはだんだん調子がわるくなる	10. 糖尿病，腎不全，代謝性疾患などの基礎疾患がある
2. ちょっとした刺激に過敏に反応する，反応性に乏しいなどの反応性の変化	11. 生後2か月未満
3. 目が落ちくぼんでいる	12. 生後3か月未満の38℃以上の発熱
4. 頻脈	13. 黄色や緑色の胆汁性嘔吐，もしくは血性嘔吐
5. 多呼吸	14. 反復する嘔吐の既往
6. ツルゴールの低下	15. 間歇的腹痛
7. 手足が冷たい，もしくは網状チアノーゼ	16. くの字に体を折り曲げる，痛みで泣き叫ぶ，もしくは歩くと響くなどの強い腹痛
8. 持続する嘔吐	17. 右下腹部痛，とくに心窩部から右下腹部に異動する痛み
9. 大量の排便	18. 血便もしくは黒色便

（日本小児救急医学会診療ガイドライン作成委員会編：エビデンスに基づいた子どもの腹部救急診療ガイドライン 2017. p.11, 2017）

表 9-8　ガイドライン等により推奨されている ORS の組成とわが国で入手可能な ORS の組成

		Na⁺ (mEq/L)	Cl⁻ (mEq/L)	K⁺ (mEq/L)	グルコース (%)	浸透圧 (mOsm/L)
ガイドライン等推奨の ORS	WHO	75	65	20	1.35	245
	ESPGHAN	60	60	20	1.3〜2.0	200〜250
	AAP	40〜60	—	20	2.0〜2.5	—
わが国で入手可能なおもな ORS	OS-1	50	50	20	1.8	260
	アクアライト®ORS	35	30	20	—	200
	ソリタ®-T 配合顆粒 2 号	60	50	20	1.8	249
	ソリタ®-T 配合顆粒 3 号	35	30	20	1.7	200

WHO: World Health Organization, ESPGHAN: European Society for Paediatric Gastroenterology, Hepatology and Nutrition, AAP: American Academy of Pediatrics
(日本小児救急医学会診療ガイドライン作成委員会編：エビデンスに基づいた 子どもの腹部救急診療ガイドライン 2017. p.8, 2017 をもとに作成)

◆ 清潔ケアと感染予防ほか

とくに乳幼児では，胃腸炎による体力減退や抵抗力の低下が著しいため，上気道感染や口唇周囲炎予防のための口腔内・口唇周囲皮膚の清潔，おむつかぶれの予防に努める。肛門周囲や口腔には原因菌が存在するため，手指消毒や感染物品の消毒・処理などにより，感染の拡大を防ぐ。

ロタウイルスによる胃腸炎では，痙攣を誘発する場合もあるが，この場合の痙攣の多くは良性であり，家族にもそのことを伝えて安心をはかる。

work　復習と課題

❶ 嘔吐を繰り返す乳児の看護上の問題と看護援助について考えてみよう。
❷ 乳児下痢症の子どもの看護上の問題と看護援助について考えてみよう。
❸ 先天性の形態異常をもつ子どもの家族への心理的援助について考えてみよう。
❹ 家庭において人工肛門管理が必要となる子どもと家族への，入院中および外来通院中の看護援助について考えてみよう。
❺ 新生児期に外科治療が必要となる疾患はなにか考えてみよう。
❻ 繰り返す腹痛の原因となる疾患について考えてみよう。
❼ 長期の通院を要する小児消化器疾患をあげてみよう。それらの疾患について成長とともに生じる問題をあげてみよう。また，成人施設への移行について考えてみよう。

参考文献

1. 石橋広樹ほか：先天性胆道拡張症の診療ガイドライン(ダイジェスト版). 日本消化器病学会雑誌, 113：2004-2015, 2016.
2. 石丸哲也：新生児・乳児によくみられる皮膚疾患/症状　肛門周囲膿瘍・乳児痔瘻(解説). 小児科診療, 82(11)：1399-1403, 2019.
3. 位田忍・工藤孝広編：はじめて学ぶ 子どもの下痢・便秘. 診断と治療社, 2021.
4. 岩井直躬ほか：小児の肛門疾患とその対応(解説). 外科治療, 89(6)：683-687, 2003.

5. 上野滋監修：標準小児外科学，第8版．医学書院，2022.
6. 急性膵炎診療ガイドライン2021改訂出版委員会編：急性膵炎診療ガイドライン2021，第5版．金原出版，2021.
7. 厚生労働科学研究費補助金難治性疾患政策研究事業「難治性炎症性腸管障害に関する調査研究」（久松班）：令和4年度分担研究報告書．2023.
8. 佐々木英之：乳児痔瘻，肛門周囲膿瘍．小児外科，53(6)：582-584，2021.
9. 新生児先天性横隔膜ヘルニア研究グループ編：新生児先天性横隔膜ヘルニア(CDH)診療ガイドライン．メジカルビュー社，2016.
10. 日本消化器病学会編：機能性消化管疾患診療ガイドライン2020 過敏性腸症候群(改訂第2版)．南江堂，2020.
11. 日本小児栄養消化器肝臓学会編：小児栄養消化器肝臓病学．診断と治療社，2014.
12. 日本小児栄養消化器肝臓学会・日本小児消化管機能研究会編：小児慢性機能性便秘症診療ガイドライン．診断と治療社，2013.
13. 日本小児救急医学会監修：エビデンスに基づいた 子どもの腹部救急診療ガイドライン2017. 2017.
14. 日本小児救急医学会監修：エビデンスに基づいた 小児腸重積症の診療ガイドライン，第2版．へるす出版，2022.
15. 日本小児外科学会編：腸回転異常症診療ガイドライン．東京医学社，2022.
16. 日本小児外科学会トランジション検討委員会：外科疾患を有する児の成人期移行についてのガイドブック．日本小児外科学会雑誌，59(1)：86-99，2023.
17. 日本大腸肛門病学会：肛門疾患(痔核・痔瘻・裂肛)・直腸脱診療ガイドライン2020年版(改訂第2版)，南江堂，2020.
18. 日本胆道閉鎖症研究会編：胆道閉鎖症診療ガイドライン．へるす出版，2018.
19. 原寿郎監修：標準小児科学，第9版，医学書院，2022.
20. 藤本隆夫：便秘を主因としてきたす疾患 特に裂肛．小児外科，32(3)：325-327，2000.
21. 松川泰廣：便秘を主因としてきたす疾患 特に裂肛．小児外科，32(3)：329-334，2000.
22. 山名哲郎・大堀晃裕：痔核の疫学と成因．日本大腸肛門病会誌，63(10)：819-825，2010.

第 10 章

血液・造血器疾患と看護

A　看護総論

血液は，おもに赤血球・白血球・血小板の血球と血漿(けっしょう)に大別され，全身をめぐることによって臓器の機能に重要な役割をもつ。血液・造血器疾患では，血球や抗体・血液凝固(ぎょうこ)因子の量や機能に問題が生じ，さまざまな症状としてあらわれる。

血液・造血器疾患をもつ子どもの場合，ときに生命をおびやかされたり，苦痛を伴う体験をしたり，治療のための制限が必要となる。さらに，療養・治療期間が不明瞭なもの，長期あるいは生涯(しょうがい)にわたるものも含まれるため，病気をもちながらも子どもがすこやかに成長・発達できること，そして自律した大人に発達することを目ざした支援が重要となる。看護師は，疾患の病態・症状・治療内容などの関連する知識をもつとともに，子どもの心身の健康への影響，社会生活への適応，子どもと家族の関係など幅広い視野をもち，対象を理解して支援する。

B　おもな疾患

1　貧血 anemia

貧血とは，血液中のヘモグロビン濃度が低下した状態である。貧血が強くなると，末梢組織に酸素が十分運ばれなくなる。ヘモグロビン濃度は年齢によって異なるが，おおむね11 g/dL 以下を貧血とすることが多い。成因により，①造血物質の欠乏，②骨髄機能不全(造血の低下)，③赤血球破壊の亢進(溶血(ようけつ)性貧血)，④失血に分類できる。

1　鉄欠乏性貧血 iron deficiency anemia

● **定義**　ヘモグロビンの構成成分である鉄の欠乏でおこる。

● **原因**　鉄摂取量の不足，鉄需要の増大，鉄の喪失が発症の要因である。乳幼児期と思春期の2つのピークがあり，いずれの時期も急速な成長による鉄需要の増大に見合う鉄摂取が行われないと鉄欠乏性貧血となる。女性の思春期の場合，月経出血による鉄喪失も影響する。また，低出生体重児では生後3～4か月で鉄欠乏をきたしやすい。

● **症状**　顔色不良，易疲労，息切れ，動悸，集中力低下などである。徐々に貧血が進行した場合は，自覚症状に乏しいことがある。

● **検査**　小球性低色素性貧血を呈し，血清鉄は低下，総鉄結合能は増加する。

● **治療**　乳児の場合は適切な離乳食を与えるように指導する。肉や魚など動物性食品中の鉄は，植物性食品中の鉄よりも吸収されやすい。鉄剤投与の際は，乳幼児にはシロップ剤，年長児には錠剤を用いて，確実に内服できるよう工夫する。

2 再生不良性貧血 aplastic anemia

● **定義** 末梢血における赤血球・白血球・血小板の減少(**汎血球減少**)と骨髄の低形成を特徴とする症候群である。造血幹細胞の持続的な減少がその本質と考えられている。赤血球系のみの産生障害を**赤芽球癆**という。

● **原因** 先天性のものが約10%，後天性のものが約90%(80%が原因不明の特発性，10%が薬剤性や肝炎後)である。先天性の再生不良性貧血は**ファンコニ** Fanconi **貧血**，赤芽球癆は**ダイアモンドブラックファン** Diamond-Blackfan **貧血**とよぶ。

● **症状** 顔色不良・息切れ・動悸などの貧血症状，皮下出血・粘膜出血などの出血症状，白血球(とくに好中球)減少による易感染性を示す。血小板1万～2万/μL以下では，頭蓋内出血などの重症出血のリスクが高まる。好中球200/μL以下では，細菌や真菌による敗血症などの重症感染症にかかりやすい。

● **治療** 血球減少の程度により，軽症・中等症・重症に分類する。軽症では経過観察を行う。中等症・重症では，免疫抑制療法(抗胸腺グロブリン〔ATG〕・シクロスポリン・副腎皮質ステロイド薬)，トロンボポエチン受容体作動薬投与，同種造血幹細胞移植が行われる。治療の進歩により，いずれの治療法でも80～90%の5年生存率が得られている。

対症療法として，赤血球輸血・血小板輸血を行う。好中球減少症に対しては，G-CSF(顆粒球コロニー刺激因子)を投与するほか，好中球200/μL以下では清潔隔離を行う。

3 溶血性貧血 hemolytic anemia

● **定義** 血管の内外で赤血球が破壊され(溶血)，赤血球の寿命が短縮するためにおこる。

● **分類** 先天性と後天性，原因が赤血球自体にあるものと赤血球外にあるものに分類できる。赤血球に原因があるものは，発作性夜間血色素尿症を除き先天性である(▶表10-1)。

● **原因** 先天性溶血性貧血の場合，赤血球膜・赤血球酵素・ヘモグロビン異常によって，変形能低下・血球寿命の短縮をきたす。後天性溶血性貧血では，免疫的機序(抗体・補体)や物理化学的刺激により赤血球が破壊される。

● **症状** 顔色不良や易疲労などの貧血症状，黄疸，軽度の脾腫，胆石症などの症状を呈する。

● **検査** 貧血，網状赤血球増加，間接ビリルビン増加，血清LD・AST増加，ハプトグロビン低下などがみとめられる。自己免疫性溶血性貧血では直接抗グロブリン試験が陽性になる。

● **治療** 溶血の原因によって異なる。貧血が強い場合，輸血が必要になる。慢性の溶血性貧血では，脾臓の摘出も行われる。

表10-1　溶血性貧血の分類

分類	疾患
先天性溶血性貧血	• 赤血球膜異常症：遺伝性球状赤血球症など • 赤血球酵素異常症：グルコース6-リン酸脱水素酵素(G6PD)異常症など • ヘモグロビン異常症
後天性溶血性貧血	• 抗体によるもの ①自己抗体：自己免疫性溶血性貧血など ②同種抗体：不適合輸血，新生児溶血性疾患 • 赤血球膜異常：発作性夜間血色素尿症 • 血管障害：赤血球破砕症候群，血栓性血小板減少性紫斑病など • 化学的障害

①**遺伝性球状赤血球症**　先天性溶血性貧血の70～80%を占める。常染色体性顕性遺伝である。赤血球の膜タンパク質の異常により，赤血球が小球状化して変形能が低下し，脾臓で破壊される。治療は脾臓の摘出を行う。

②**自己免疫性溶血性貧血**　赤血球に対する自己抗体により，赤血球が破壊されておこる。自己抗体の種類により，温式抗体❶によるものと冷式抗体❷によるものに分類される。治療には副腎皮質ステロイド薬を用いる。

NOTE

❶**温式抗体**
抗原との結合が37℃付近で最も強い反応を示す抗体をいう。

❷**冷式抗体**
抗原との結合が37℃よりも低温でより強い反応を示す抗体をいう。

4　失血性貧血 bleeding anemia

● **定義**　出血に基づく貧血をいう。

● **治療**　外傷や大量の消化管出血による急激な失血では，循環血液量が減少し，出血性ショックなど全身状態の悪化をまねく。循環血液量の15～20%をこえる出血の場合には赤血球輸血を行う。少量ずつ慢性に失血した場合には，鉄欠乏性貧血を呈する。

慢性失血の場合，原因検索と原因に応じた治療が重要である。慢性失血の原因には，消化管出血(胃十二指腸潰瘍(かいよう)，メッケル憩室(けいしつ)など)，月経異常，頻回大量の鼻出血などがある。

2　出血性疾患

生体内では，止血・線溶(せんよう)機構がバランスよくはたらいている。止血にはたらく要素には，凝固因子・血小板・血管の3つがあり，これらの量的または質的異常があると**出血傾向**を示す。どの要素に異常があるかによって臨床症状は異なる(▶表10-2)。

止血には，血小板・フォンウィルブランド因子(vWF)・血管壁がかかわる**一次止血**と，ここに凝固因子が加わって恒久的止血栓を形成する**二次止血**がある。凝固因子と止血機構については▶図10-1を参照のこと。

表 10-2　出血性疾患の種類と特徴

原因	凝固因子欠乏	血小板減少	血管障害
代表的疾患	血友病 A，B	血小板減少性紫斑病	血管性紫斑病
出血部位	深部（関節・筋肉内）	皮膚・粘膜	下肢皮膚
出血の特徴	血腫	点状・斑状出血	丘疹を伴う出血斑

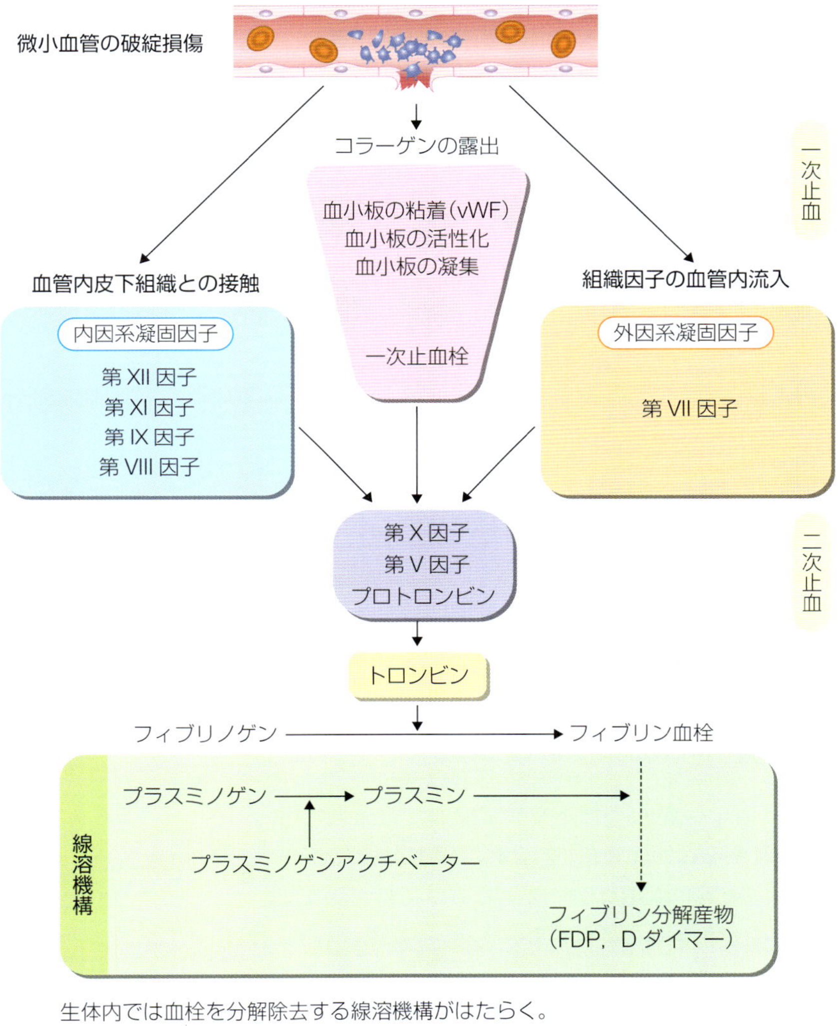

生体内では血栓を分解除去する線溶機構がはたらく。

図 10-1　凝固因子と止血機構

1　先天性血液凝固異常

血友病 hemophilia

定義　**血友病 A** は第Ⅷ因子，**血友病 B** は第Ⅸ因子の量的あるいは質的異常でおこる先天性凝固異常症である。いずれも X 連鎖潜性遺伝を示すため，通常は男性のみに発症する。男性人口 10 万人あたり 6.4 人の有病率で，血友病Aの患者数は血友病Bの約5倍である。

● **重症度分類**　凝固因子活性(健常人の活性を100%とする)により，重症(活性<1%)・中等症(1〜5%)・軽症(5〜40%)に分類される。

● **症状**　重症例では，乳児期より皮下出血・口腔内出血などで発症し，歩行開始に伴い足関節や膝関節などの関節内出血を呈する。関節内出血を反復すると，変形や可動域制限をきたす(血友病性関節症)。また，筋肉内出血(とくに腸腰筋血腫)もみとめられる。

軽〜中等症では出血症状の初発年齢は高く，抜歯や手術後の止血困難や，術前検査値の異常をきっかけとして診断されることが多い。

● **検査**　活性化部分トロンボプラスチン時間(APTT)の延長，第Ⅷ因子または第Ⅸ因子の活性低下をみとめる。

● **治療**　欠乏している凝固因子を静脈内投与して補充する。現在では，遺伝子組換え技術によりつくられた凝固因子(リコンビナント製剤)や，さらにその半減期を延長させた製剤が使われている。重症度や出血の程度により，補充の量や回数は異なる。軽度の関節内出血の場合は20〜30%，外科手術や頭蓋内出血の場合は80〜100%の活性を目標とする。本人や家族が在宅で注射を行う家庭輸注療法や，中等症〜重症例を対象として出血症状がなくても補充を行い，出血の回数や程度の軽減をはかる定期補充療法も行われている。近年，血友病Aに対して，皮下投与可能な非因子製剤(第Ⅷ因子そのものではなく，第Ⅸ因子と第Ⅹ因子を適切な位置関係に保つ第Ⅷ因子のはたらきを代替する薬剤)も使用されるようになった。

生涯にわたって出血のコントロールが必要であり，心理的問題や在宅療法のサポートを含め，医療従事者が連携をとり，包括的な医療を進める必要がある。

◆ フォンウィルブランド病 von Willebrand disease

● **定義**　フォンウィルブランド因子(vWF)の低下や異常でおこる先天性出血性疾患である。常染色体遺伝(多くは顕性遺伝)を示す。vWFは血管が傷害を受けたとき，血管内皮や周辺組織に血小板が粘着するのに必要であり，また血中で第Ⅷ因子と結合して安定化させるはたらきがある。

● **症状**　皮膚や粘膜からの出血，とくに鼻出血や抜歯後の止血困難，性器出血が多く，深部出血はまれである。

● **検査**　出血時間の延長，APTT延長，vWF抗原量および活性の低下をみとめる。

● **治療**　軽症例では積極的な補充療法は必要なく，止血処置を徹底する。vWFの量的異常であるタイプ1には，血管内皮細胞からのvWF放出を刺激する合成抗利尿ホルモン(DDAVP)の静注が有効である。

2 後天性血液凝固障害

◆ ビタミンK欠乏症 vitamin K deficiency

ビタミンKは肝臓でつくられる第Ⅱ・Ⅶ・Ⅸ・Ⅹ因子の合成に必要な脂溶性ビタミンであり，欠乏すると出血傾向をきたす。ビタミンKは胆汁と膵液の存在下で小腸から吸収される。また，腸内細菌にもビタミンKをつくるはたらきがある。

● **原因**　低栄養や摂取不足，胆道閉鎖症による胆汁分泌低下，下痢，抗菌薬の長期投与による腸内細菌叢の乱れは，いずれもビタミンK欠乏の原因となる。特殊なビタミンK欠乏症として，**新生児メレナ**と**乳児ビタミンK欠乏性出血症**がある。

新生児メレナは，新生児期の生理的ビタミンK欠乏と肝臓の未熟性による(▶25ページ)。乳児ビタミンK欠乏性出血症は，母乳栄養の生後1～3か月の乳児にみられ，母乳のビタミンKが少ないことが原因である。

● **症状**　頭蓋内出血，注射部位の止血困難，消化管出血などが多い。

● **検査**　プロトロンビン時間(PT)・APTTの延長をみとめ，PIVKA-Ⅱ[1]陽性となる。

● **治療**　ビタミンKの静注を行う。

● **予防**　乳児ビタミンK欠乏性出血症は，ビタミンKの経口投与で予防する。

> **NOTE**
> **❶PIVKA-Ⅱ**
> protein induced by vitamin K absence or antagonist-Ⅱの略。第Ⅱ因子(プロトロンビン)の前駆物質であり，ビタミンKが欠乏すると出現する。「ピブカ」と読まれることが多い。

◆ 播種性血管内凝固症候群 disseminated intravascular coagulation(DIC)

● **概念**　さまざまな疾患を原因として凝固が亢進し，微小血管内にフィブリン(線維素)血栓が形成され，血小板と凝固因子が消費されるため出血傾向を呈し，さらに二次的線維素溶解(線溶)も亢進するため，出血傾向がより一層強まるもの。

● **原因**　外傷，熱傷，低体温，白血病，悪性腫瘍，敗血症などの重症感染症，自己免疫性疾患，急性循環不全などがある。新生児期には分娩合併症・重症感染症・呼吸障害などが原因として多い。

● **症状**　基礎疾患により凝固と線溶のバランスが異なり，症状や病態に差がある。白血病などでは線溶亢進があるため出血症状が主体であるが，重症感染症では線溶が抑制されるため，血栓による虚血に基づく症状があらわれやすい。出血症状は共通してみられ，皮膚や粘膜の出血，採血部位の止血困難のほか，頭蓋内出血，肺出血，消化管出血もしばしばみとめられる。虚血症状としては，意識レベルの低下・呼吸不全・腎不全・肝機能障害などがあり，多臓器不全にいたることもある。

● **検査**　血小板減少，PT・APTT延長，フィブリノゲン低下，フィブリン分解産物(FDP，Dダイマー)の増加などをみとめる。

● **治療**　DICの治療とともに，基礎疾患の治療が非常に重要である。DIC

の治療としては，ヘパリン・アンチトロンビン・タンパク質分解酵素阻害薬・トロンボモジュリンの投与，血小板濃厚液や新鮮凍結血漿による補充療法が行われる。

3 血小板の量的・質的異常

◆ 特発性血小板減少性紫斑病 idiopathic thrombocytopenic purpura（ITP），免疫性血小板減少症 immune thrombocytopenia（ITP）

● **概念**　血小板産生は正常にもかかわらず，末梢血中の血小板が減少する後天性血小板減少症で，多くは免疫性血小板減少である。

● **分類**　6か月以内で血小板が正常化する急性型（小児の場合80～90%）と，6か月以上にわたり血小板減少が続く慢性型（10～20%）に分けられる。急性型はウイルス感染後に発症することが多く，2～4歳での発症が多い。

● **症状**　出血症状は血小板減少の程度による。皮膚の点状出血・斑状出血は，血小板2万/μL以下で出現する。このほか，鼻出血・口腔内出血・血尿・月経過多・下血をみることもある。頭蓋内出血の頻度は0.5%未満である。

● **治療**　急性期（発症時）に，血小板が2万/μL未満か，2万～3万/μLで臓器や粘膜の出血を伴う場合は，積極的に血小板を増やす。治療には免疫グロブリン大量療法や副腎皮質ステロイド薬投与が行われる。慢性型の場合，出血症状が軽微であれば外傷とくに頭部外傷に注意し，血小板機能を低下させる薬剤（鎮痛解熱薬など）の投与を避けて経過をみる。

◆ その他の血小板減少症

先天性の血小板減少症として，次のものがある。

ウィスコット-オルドリッチ Wiskott-Aldrich 症候群

男児にみられる，小型血小板を呈する血小板減少症，細胞性免疫不全，湿疹を三主徴とする症候群である。

ベルナール-スーリエ Bernard-Soulier 症候群

血小板膜糖タンパク質Ib/Ⅸ/Ⅴ複合体の異常により，巨大血小板を伴う血小板減少症，血小板機能異常を呈する。

カサバッハ-メリット Kasabach-Merritt 症候群

皮膚の巨大血管腫と消費性血小板減少を呈する。

後天性の血小板減少症として，骨髄機能低下や腫瘍の骨髄浸潤によるものが頻度が高いが，血管内皮障害に基づき発生する血小板減少症として次のものがある。

血栓性血小板減少性紫斑病 thrombotic thrombocytopenic purpura（TTP）

vWFマルチマー切断酵素の活性低下により，微小血管内で血栓が形成され，溶血性貧血・血小板減少・中枢神経障害・発熱・腎障害を呈する。

溶血性尿毒症症候群 hemolytic uremic syndrome (HUS)

ベロ毒素などの毒素のはたらきにより，腎臓を主体とする微小血管で血小板血栓が形成される。溶血性貧血・血小板減少・腎障害をみとめる(331ページ)。

血小板無力症 thrombasthenia

先天性血小板機能異常症の1つである。血小板膜糖タンパク質Ⅱb/Ⅲaの量的質的異常により，血小板凝集能が著しく低下あるいは欠如する。鼻出血・口腔内出血・月経過多などの粘膜出血をおこしやすい。治療は血小板輸血を行う。

4 血管の異常

血管性紫斑病 vascular purpura

概念 アレルギー性紫斑病，アナフィラクトイド紫斑病，ヘノッホ-シェーンライン紫斑病ともよばれる。全身性免疫反応が関与した血管炎(IgA血管炎)がその本態である。

症状 3～7歳の小児に好発し，約60%で扁桃咽頭炎などの先行感染をみとめる。

①**皮膚症状** 紅斑様丘疹から斑状出血斑に変化する。紫斑は下肢伸側，膝，足に左右対称にあらわれる。

②**関節症状** 足関節と膝関節の関節痛と腫脹をみとめる。

③**腹部症状** 腹痛・嘔吐・血便・下血，ときに腸重積合併をみとめる。

④**腎症状** 紫斑の2～3週後に20～60%の症例で血尿・タンパク尿をみとめる。ごく一部に腎不全にいたる例もある。

検査 血小板数・凝固系とも正常である。

治療 1か月以内に自然軽快する例が多く，対症療法が中心となる。腹部症状や強度の関節症状には副腎皮質ステロイド薬を投与する。

3 好中球の量的・質的異常

1 好中球減少症

好中球数500/μL未満では，歯肉炎・皮膚感染症・リンパ節炎・肺炎・中耳炎・敗血症などの感染症がおこりやすくなる。実際には，白血病細胞による骨髄の占拠，薬剤による造血機能低下などの後天的な原因による好中球減少症が多い。

新たな感染を防ぐため清潔隔離を行い，治療法として顆粒球コロニー刺激因子(G-CSF)を投与する。感染症をおこしている場合には，抗菌薬を投与する。

コストマン Kostman **症候群**は重症先天性好中球減少症ともよばれ，好中球エラスターゼ遺伝子や *HAX-1* 遺伝子などの異常により，乳児期早期から発症する重篤な好中球減少症である。同種造血幹細胞移植が行われる。

2 好中球機能異常症

慢性肉芽腫症(にくげしゅ)は，細胞内殺菌に必要な活性酸素の生成が障害されている先天性免疫不全症である(▶117ページ)。好中球数は正常であるが，乳児期早期から全身諸臓器の反復性難治性感染症をみとめる。根治療法は同種造血幹細胞移植である。

C 疾患をもった子どもの看護

1 再生不良性貧血の子どもの看護

再生不良性貧血は，骨髄低形成と末梢血液中のすべての汎血球(白血球・赤血球・血小板)が減少する疾患である。白血球減少による易感染状態，赤血球減少による貧血，血小板減少による出血傾向がおこる。血球減少の程度によりあらわれる症状はさまざまである。また，重症度に応じて治療方針や予後が異なることから，疾患の重症度・治療内容・症状，生活状況をふまえた継続的な看護が必要となる。

1 検査時の看護

再生不良性貧血の確定診断には，採血や骨髄穿刺・骨髄生検など苦痛を伴う検査が必要となる。検査前には，発達段階や理解力に応じた説明を行い，不安や緊張の緩和をはかり，子どもが納得して検査にのぞむことができるようにする。

再生不良性貧血の診断となった場合，採血や骨髄穿刺・骨髄生検は初回の検査後も繰り返し行われる。検査後は子どものがんばりをねぎらい，自信をもてるようにかかわる。そして，子どもは同様の検査を繰り返し受けることによって，自分なりの対処行動を身につけていく。のりこえてきた体験をともにふり返り，子どもの希望する方法を確認し，その選択を支援する。

出血傾向にある子どもの骨髄穿刺・骨髄生検では，穿刺に伴う出血にとくに注意する。検査終了時には，十分な圧迫止血を行い，その後30分〜1時間後には止血が確実になされているか確認する。必要に応じて圧迫を強化し，圧迫する時間を延長する❶。

NOTE

❶詳細は『系統看護学講座 小児看護学①』小児臨床看護総論第6章を参照。

2 治療に伴う支援

再生不良性貧血の治療には，免疫抑制療法(抗胸腺グロブリン〔ATG〕・シクロスポリン・副腎皮質ステロイド薬)，トロンボポエチン受容体作動薬投与，同種造血幹細胞移植があり，その選択は重症度や治療経過によって異なる。どの時期においても，子どもと家族が治療内容を十分に理解し，納得して受けられるように支援する。

免疫抑制療法

中等症・重症では，免疫抑制療法(抗胸腺グロブリン〔ATG〕・シクロスポリン・副腎皮質ステロイド薬)が行われる。外来で行う場合もあることから，治療に伴う易感染状態を考慮した感染予防が重要となる。さらに，シクロスポリンや副腎皮質ステロイド薬の内服に関しては，子どもと家族が内服の理由や方法，飲み忘れた際の対応などを具体的に理解し，自宅での内服治療を継続できるように支援する。内服が苦手であったり拒否が強い子どもでは，家族が困難をかかえながら必死に取り組んでいる場合もある。外来通院時には内服状況や子どもと家族の気持ちにていねいに耳を傾け，治療の継続方法について一緒に検討する。

造血幹細胞移植

造血幹細胞移植は，免疫抑制療法による効果が得られない場合や，重症度によって考慮される。中等症以上では，HLA 一致のきょうだいドナーがいる場合に造血幹細胞移植が第一選択となる。ドナー候補となるきょうだいは，家族の期待にこたえたい気持ち，義務感，とまどいをいだきやすいため，きょうだいの気持ちへの配慮とわかりやすい説明が必要である。看護師は，きょうだいの権利擁護(ようご)に努め，患者である子どもとそのきょうだい，家族が互いに支え合い，意思決定できるように支援する。造血幹細胞移植時の看護は，小児がん患者への移植時看護に準じて行う。

3 輸血療法に伴う看護

輸血は，赤血球や血小板減少が著しい場合，または貧血症状や出血傾向が強い場合に，これらの成分を補充して症状を軽減するために行われる。ただし，輸血療法には一定のリスクが伴うため，輸血のメリットがリスクを上まわる場合に適応となり，未成年者の場合は保護者の同意が必要である。看護師は，各施設の輸血療法のガイドラインなどを遵守(じゅんしゅ)し，安全な実施に努める。そのためには，輸血療法に関連する副作用や合併症，観察ポイント，緊急時の対応などの知識と技術を習得する必要がある❶。

輸血療法は，血液データと症状に基づいて実施されるが，再生不良性貧血の中等症または重症の場合は，治療効果が得られるまで繰り返し補充が必要となることがあり，そのたびに数時間を要する。外来通院中の場合，外来の処置室や輸血室等あるいは一時的に入院して行われる。いずれの場合も，輸血療法に適した環境を整え，安全かつ安楽に行う。

赤血球輸血

赤血球輸血は Hb 値 7 g/dL 以上を保てるように，Hb 値，貧血症状や活動状況によって判断される。看護師は，血液データの確認と同時に，倦怠感・

NOTE

❶詳細は『系統看護学講座 基礎看護技術Ⅱ』第 9 章を参照。

易疲労感・動悸・頭痛・食欲不振などの自覚症状を把握し，顔色・眼瞼(がんけん)結膜・爪・口腔の色調を確認する。

乳幼児の場合は自覚症状を伝えにくいため，他覚症状とともに遊びの様子や活気の有無などを保護者にたずねて確認する。思春期女子では月経の量や期間によって貧血が進行する可能性があるため，貧血症状の急な変化がないかを確認する。バイタルサイン測定では，頻脈，リズム不整，呼吸数の増加，努力呼吸の有無なども確認し，貧血をアセスメントし，記録する。

◆ 血小板輸血

血小板輸血は，頭蓋内出血などの致命的な出血を予防するために，通常血小板数1万/μL以上の維持を目安に行われる。しかし，血小板輸血は抗HLA抗体の産生を促し，血小板輸血に対する不応性を誘発する可能性があるため，たんに血小板数だけでなく，出血傾向の程度も考慮して適応が判断される。再生不良性貧血に伴う血小板減少による出血は，圧迫や打撲(だぼく)しやすい手足などの紫斑・点状出血斑，鼻出血，歯肉・口腔粘膜からおこりやすい。看護師は，出血部位やその程度を観察し，出血傾向をアセスメントし，記録する。

4 日常生活上の注意

血球減少の程度によって，貧血，出血傾向，易感染状態が異なる。輸血療法によって症状は一時的に改善されるが，血球減少に伴う症状やリスクは治療の効果が得られるまで持続する。看護師は，血液データの数値だけでなく，子どもの自覚症状や他覚症状を注意深く観察し，これらが日常生活に及ぼす影響を把握する必要がある❶。

NOTE

❶詳細は『系統看護学講座 小児看護学①』小児臨床看護総論第5章を参照。

◆ 安静

再生不良性貧血に伴う貧血や出血傾向が強い場合は，安静を保持し，消耗(しょうもう)を最小とするためにケアの工夫が必要となる。子どもにとって入院生活やふだん好んでいた活発な遊びが制限されることは，短期間であってもつらいものである。活動制限は必要最小限にとどめ，発達段階に応じてその必要性や見通しを説明し，子どもが納得できるようにする。

外来通院の場合は，血液データや症状に基づき，通園や通学の手段，体育の授業の見学，階段の昇り降りなどについて具体的に話し合っておく。なんらかの制限を必要としても子どもが楽しく社会生活を送れるように，保育園・幼稚園や学校と十分に連携をはかる。

◆ 出血予防と出血時の対応

重症・最重症では血小板が2万/μL未満になり，血小板輸血前は1万/μL未満となることもある。ドッジボールやサッカーなど激しい外力がかかるリスクの高い運動は避けたほうがよいが，保育園・幼稚園や学校での具体的な活動制限は，貧血症状と同様に血液データと出血症状を考慮し，医師と相談のうえで考える。

出血時は圧迫止血と冷罨法（あんぽう）が基本である。止血が困難な場合や頭部外傷時には適切に対応できるよう連携方法を確認しておく。

◆ 感染予防

再生不良性貧血では，疾患に伴う好中球減少や免疫抑制療法により易感染状態となりやすい。好中球が500/μL以下の場合は，重症感染症の頻度が高くなることから，血液データや免疫抑制療法の実施に応じて，入院による清潔隔離が必要となる。入院中の感染予防対策は，がん化学療法中の骨髄抑制に準じて行われることが一般的である。

適切な手洗いや手指消毒，状況に応じたマスクの着用などの日常的な感染予防行動に努め，保育園・幼稚園や学校などの集団生活では感染の流行にも注意する。感染の流行時期の対応は，主治医と事前に相談しておき，感染症のリスクを最小限に抑えられるようにする。

5 心理的ケア

再生不良性貧血は，重症度や治療の効果によって治療が長期に及ぶことがあり，その過程において子どもや家族は不安をかかえやすい。子どもには，治療による制限があるなかでも日常生活や学校生活で楽しみや喜びを見つけ，その体験をともにできるようにかかわり，子どもが自分らしい生活を送れるように支える。家族には，疑問や心配ごとを表出したいときにいつでも受けとめられる姿勢を示し，家族との信頼関係を築いていくことが重要である。

2 免疫性血小板減少症の子どもの看護

免疫性血小板減少症は，血小板に対する自己抗体により，血小板の破壊と産生障害が生じて血小板の減少をきたす自己免疫性疾患である。血小板のみが減少し，おもな症状は点状出血や出血斑などの軽い出血傾向である。女児の場合には過多月経を伴うこともある。生命をおびやかす消化管出血や頭蓋内出血はまれである。

1 検査時の看護

免疫性血小板減少症の特異的な検査はないため，10万/μL以下の血小板減少とほかの血球が正常，かつほかの疾患を除外することで診断される。通常は，問診と診察，血液検査が行われ，白血病などほかの疾患と区別が必要な場合に骨髄検査が行われる。

看護師は，検査データを確認のうえ，出血傾向に注意する。皮下出血を避けるために，採血や静脈確保時の駆血は衣類の上から短時間で行うようにする。穿刺後は，伸縮テープやバンドを用いて圧迫を十分に行い，止血を確認する。全身を観察し，出血の部位・範囲・程度・変化，疼痛の有無などをアセスメントする。

2 治療に伴う支援

小児の免疫性血小板減少症の多くが自然治癒するため，点状出血や出血斑などの皮膚出血症状のみの場合，あるいは出血がない場合では，とくに治療を行わず経過観察する。一般的には血小板数が2万/μL以下，または口腔内などの粘膜に出血がある場合には，薬物療法が選択される。

子どもと家族は，血小板数が上昇するまでの間，出血するのではないか，本当によくなるのかとさまざまな不安をいだきやすい。子どもと家族がそれぞれの治療のメリットとデメリット，予測される経過を理解し，納得したうえで療養できるように支援することが重要である。

◆ 薬物療法

治療としての第一選択は，免疫グロブリン大量療法や副腎皮質ステロイド薬投与である。免疫グロブリン製剤は，輸血と同様に血液製剤であり，アレルギー反応をおこす可能性があるため，投与時には十分な観察による早期発見と，アレルギー出現時の早期対応が重要である。一方，副腎皮質ステロイド薬は使用が長期にわたるとさまざまな副作用がおこりやすくなるため，看護師はおこりうる副作用の知識をもち，早期発見に努める。通常は投与量の減量によって副作用症状は改善するが，つねに注意が必要なものは易感染であり，出血予防とともに感染予防行動は重要となる。

免疫グロブリン大量療法や副腎皮質ステロイド薬投与で効果がない場合や，出血症状がある場合には，さらに次の治療（トロンボポエチン受容体作動薬やリツキシマブ，脾臓摘出）が選択される。

◆ 血小板輸血

免疫性血小板減少症では，血小板輸血をしても抗体によって破壊され，血小板数がほとんど上昇しないため，生命をおびやかす出血をおこした場合には考慮されるが，通常は行われない。そのため，血小板数が上昇するまでの日常生活における出血予防が重要となる。

3 日常生活上の注意

血小板輸血による出血予防が困難なため，一般的には無治療経過観察あるいは薬物療法によって血小板が回復するまでは，頭部外傷や腹腔内出血などの危険な出血を避けて生活する必要がある。血小板数2万/μL以下の場合，外力がなくても粘膜出血する可能性があり，出血のリスクにより床上安静が必要となる。ベッド上で安全に遊べるように玩具の選択を工夫し，環境整備を行うとともに，年齢に応じて子どもにわかりやすく説明し，安静に過ごせるようにする❶。

血小板数や活動量，治療内容によるが，外来通院で経過をみることが可能である。活動制限については，過度な制限を子どもにしいることがないように，医師とともに子どもや家族と具体的に話し合い，決定する。また，子ど

NOTE

❶詳細は『系統看護学講座 小児看護学①』小児臨床看護総論第5章を参照。

もが安心して集団生活を送ることができるように，活動制限や負傷時の対応だけでなく，同級生への説明などについても保育園・幼稚園や学校と連携をはかることが重要である。

女児で過多月経がある場合は，月経の抑制や鉄剤補充が検討される。子ども自身では過多かどうかの判断がむずかしいことも考慮したうえで，月経周期や月経量についてわかりやすくたずね，確認する。

慢性的な免疫性血小板減少症では，なんらかの感染症を契機に著しい血小板減少を伴う場合があるため，出血症状の観察とともに，感染症の有無や感染徴候にも注意が必要である。

3 血友病の子どもの看護

血友病には，一般的なものとして凝固因子の第Ⅷ因子が欠乏している血友病Aと，第Ⅸ因子が欠乏している血友病Bがある。凝固因子活性の程度に応じて，重症・中等症・軽症に分類される。欠乏している凝固因子製剤を静脈内から補充する必要があり，投与する量や頻度は重症度によって異なる。

生涯にわたって出血のコントロールが必要となるが，凝固因子の補充や出血予防，出血時の対処を適切に行うことで，ふつうの社会生活を送ることができる。凝固因子の補充や出血予防行動を子どもの日常生活に適応していけるように，子どもの成長・発達に合わせた支援が重要である。

1 出血の特徴

中等症・重症の血友病では，さまざまな部位で出血しやすいが，関節内や筋肉内の内出血が特徴である。これは，体重がかかりやすく，力の加わりやすい膝・肘・足首・股関節におこりやすい。関節内出血を繰り返すことにより，痛みや腫脹，さらには慢性的な変形を引きおこし，結果として関節が動かしづらくなる。これを血友病性関節症といい，ふつうの社会生活を送るうえで予防が重要となる。中等症・重症では，この血友病性関節症を予防するために，週に何回か定期的に凝固因子を補充する定期補充療法が一般的である。

2 出血の予防と対応

◆ 出血の予防

出血の予防には，外傷を予防するための環境調整，活動（スポーツ）の選択および凝固因子の補充を行う。

乳児期から幼児期にかけては，好奇心の高まりとともに活動の幅が広がる。みずから予防行動をとることはむずかしいことから，日常生活での転倒や打撲がおこりやすい。そのため，クッション性のある衣類や靴の着用，家具の角のカバー，転倒予防に滑りどめを敷くなどの環境調整が重要となる。遊びを通して体力や筋肉がつき，転びにくくなるため，けがをおそれず遊べる工夫が必要である。そうはいっても，子どもの安全をまもるために家族は必死な思いでいる。看護師は，家族の心配な気持ちを受けとめ，安全をまもるための工夫を一緒に考え，子どもと家族が安心・安楽に過ごすことができるように支援する。

学童期以降は，学校生活を中心に友人関係を築き，社会性を身につけるための大切な時期である。一般的に体育や学校行事への参加に制限は不要だが，血友病の重症度や合併症の有無によって個別に相談しておく必要がある。また，学校側にも制限する行動や出血時の対応を具体的に説明し，理解を得ておく。学校側への情報提供においては，学校の誰にどのようなことを伝えるか，子どもと家族と十分に相談し，プライバシーの保護に努めたうえで，適切なサポートを受けられるようにする。

また，出血しやすいとはいえ，すべてのスポーツを制限する必要はなく，むしろ筋肉をきたえることが関節内出血の予防につながる。ボクシング・相撲・空手・器械体操・柔道など激しい外力が加わるスポーツは避けたほうがよいが，水泳・卓球・ウォーキング・ゴルフなどは安全なスポーツとして推奨されている。子どもが自身の興味関心に合わせて楽しみを見つけ，選択できるように支援する。

◆ 出血時の対応

血友病は，止血に時間を要する疾患であり，出血の早期発見と出血部位・程度に応じた処置が重要となる。基本のアプローチは圧迫止血と凝固因子の補充である。

鼻出血や口腔内出血など，見た目でわかる出血は圧迫止血を試みる。それでも止血が困難な場合は，凝固因子の補充を考慮する。関節内・筋肉内出血には，凝固因子の補充と同時にRICE法(安静 rest，冷却 ice，圧迫 compression，挙上(きょじょう) elevation)によって対処する。頭部の打撲や外傷，吐きけ，頭痛，痙攣(けいれん)などの症状により頭蓋内出血が疑われる場合は，すみやかな検査や処置を要する。これらの対処法は，重症度と合併症の有無，家庭輸注療法(▶275ページ)を開始しているか否かで異なる。そのため，家庭や学校などで適切に対応できるように，子ども自身が行うセルフケアと周囲の人による対応を具体的に話し合い，共有しておく。

子どもには，目に見える出血がおきたときだけでなく，身体に痛みや腫脹が生じたときに周囲の人に伝える必要性を説明しておく。そして，伝えてくれた際には，注意したり責めたりせず，伝えてくれたことで適切な対応につながったことを共有し，子どもが周囲へ伝えることが安心やよい体験となるようにかかわる。

◆ 口腔ケア

口腔内の出血は，転倒時，食事中にかんで傷つく，乳歯のはえかわり，齲歯(うし)治療や抜歯によっておこる。齲歯や歯周病になると出血しやすくなるため，日常の適切なブラッシングによる予防と定期的な歯科受診が重要である。また，齲歯治療や抜歯時は重症度に応じた凝固因子の補充が必要となるため，適切な予防行動と治療について歯科医師と連携をはかる。

3 凝固因子の補充

凝固因子の補充には，出血後に止血が確認できるまで補充する出血時補充療法，スポーツや旅行など足に負担がかかる予定がある前に補充する予備的補充療法，出血やイベントにかかわらずおこりうる出血を未然に防ぐために週に何回か補充する定期補充療法がある。定期補充療法の開始時期や投与する凝固因子製剤の種類・頻度・量などは，子どもの生活パターンや出血の頻度などによって判断される。定期補充療法を行いながら，そのときどきの活動の程度に応じて予備的補充療法を追加で行う方法もある。

◆ 家庭輸注療法

家庭輸注療法とは，凝固因子の補充を病院へ行かずに家庭で行う方法である。家庭輸注療法の目的は，出血時のすみやかな補充，あるいは定期補充療法を家庭で効率よく行うことにより，出血を予防・軽減することである。家庭輸注療法は，①子どもや家族が望んでいる，②子どもや家族が血友病や家庭輸注療法の目的を理解している，③血管が太く頻回の注射が困難ではない，④重症の副作用をおこしたことがないなどの複数の適応基準にあてはまる場合に開始する。

家庭輸注療法の実施においては，子どもや家族が血友病の病態と治療方法，静脈内注射の部位選択や穿刺方法，凝固因子や注射の管理方法，記録の方法などの知識と技術を習得することを支援する。手技習得の過程では，穿刺がうまくいかずにあせりをいだいたり，子ども自身が受け入れきれない気持ちをいだいたりなど，困難に直面することも多い。子どもと家族の思いをくみとりながら，段階的に習得できるように支援する。必要に応じて訪問看護や家庭医の導入などの地域資源の活用を考慮する。

◆ 子ども自身による補充療法

自己注射は，小学校高学年くらいを目安に開始されることが多い。自立して宿泊学習に参加したい，自分のよいタイミングで補充したいなど，子ども自身が自分の望む生活を送りたい思いが開始のきっかけとなりやすい。

自己注射の導入時期や方法は，子どもの自己注射に対する期待やおそれなどの感情を理解したうえで，個々に応じて検討する必要がある。幼少のころから血友病ハンドブックなどを活用しながらわかりやすく説明し，病気や治療について理解できるようにする。また，家族が注射を行う際に，薬剤の準備，後片づけ，補充直後の止血，血管の選択など，子ども自身ができることを見つけて，治療に参加できるようなかかわりが重要である。

◆ インヒビター

インヒビターとは，凝固因子製剤中の凝固因子を非自己と認識し，排除する抗体のことをいう。インヒビターが一度発現すると，通常の凝固因子製剤を補充しても効果が乏しくなる，あるいはまったく得られなくなるため，異なる治療法が必要となる。

4 発達段階に応じた看護

血友病の子どもは，生涯にわたって出血予防と補充療法が必要であり，成長・発達に伴うさまざまなライフイベントを経験する。集団生活の開始，注射の受け入れ，家庭輸注療法の開始，自己注射の開始，宿泊行事の参加，部活動の開始，就職や結婚などである。

看護師は，子どもが病気をかかえながらもすこやかに成長・発達できるように支援する役割をもつ。そのためには，多職種との連携が不可欠である。血友病の子どもにかかわる職種には，医師（血液専門医，整形外科医，リハビリテーション科医，歯科医，産婦人科医など），看護師，理学療法士，遺伝カウンセラー，ソーシャルワーカー，臨床心理士，助産師などが含まれ，保育園・幼稚園や学校，訪問看護，行政との連携も必要である。

◆ 家族ケア

血友病の多くが遺伝性の疾患であるため，家族は次の子どもをもうけることを悩んだり，子どもの将来の結婚・出産について心配をいだいたりする。家族のいだいている感情を気にかけてサポートするとともに，ニーズに合わせて遺伝相談やカウンセリングを受けることができるように調整する。

◆ 成人移行支援

血友病の子どもは，小児期からの治療を成人期になっても継続する必要がある。成人診療科への移行時期は各施設の診療体制などによって異なるが，担当医や診療科がかわっても患者自身が困ることがないように，子どものころから疾患の知識をもち，予防や治療を自己管理できるように支援していく。また，成人期・壮年期における日常生活や療養上で留意すべき点は，小児期とは異なるものとなってくる。どの発達段階においても発達課題を達成していけるように，移行支援においても多職種連携は重要である。

work 復習と課題

❶ 再生不良性貧血による貧血への治療とケアを理解しよう。
❷ 出血性疾患のある子どもに対する出血予防と出血時の対応をまとめてみよう。
❸ 血友病の子どもが成人診療科に移行する際に必要な支援内容を考えてみよう。

参考文献

1. 青野広子ほか：血友病をもつ子どもの病気に伴う体験．日本小児看護学会誌，28：257-264，2019.
2. 厚生労働省医薬食品局血液対策課：輸血療法の実施に関する指針．2020.

3. 再生不良性貧血の診断基準と診療の参照ガイド改訂版作成のためのワーキンググループ：再生不良性貧血診療の参照ガイド 令和4年度改訂版．2023.
4. 日本小児血液・がん学会編：小児免疫性血小板減少症診療ガイドライン 2022 年版．診断と治療社．2022.

第11章

悪性新生物と看護

A 看護総論

悪性新生物(がん)とは，病的細胞の異常増殖による全身性疾患の総称である。小児がんの治療では，抗がん薬を用いた化学療法や手術療法・放射線療法を組み合わせた集学的治療が行われることが多い。集学的治療は小児がんの治療成績の向上に貢献(こうけん)し，また近年は分子標的療法の研究が進み，一部の難治性のがんをもつ子どもの生存率が改善してきている。長期寛解や治癒をみとめられている子どもも増え，現在では小児がんは慢性疾患として位置づけられており，長期的な視点でのケアが求められる。

がんをもつ子どもは，治療や検査による身体的な苦痛だけでなく，長期入院によるストレス，治療による晩期合併症，退院後の社会生活復帰や再発への不安など，心理・社会的問題を経験することが多い。また，家族とくに両親は，生命予後や治療に対する不安，きょうだいの世話など，とまどいや混乱のなかで，わが子の療養生活を支えなければならない。

そのため，子どもが治療を受けながらも自分らしく毎日を過ごし，その子なりの成長・発達をとげることができるように，看護師はがんや治療に伴う苦痛の緩和と安楽の保持に努め，治療が効果的に継続されるように子どもをケアするとともに，子どもと両親・家族の心理・社会的問題にも目を向けることが求められる。子どもの人生が退院後も小児がんの経験とともに続くという長期的な視点をもち，入院中から退院後を通して，多職種と協働しながら支援に取り組まなければならない。

1 診断時の看護

1 症状のアセスメントと身体的苦痛の緩和

がんが疑われる子どもは，それぞれのがんの種類によるさまざまな症状を呈している。脳腫瘍(しゅよう)では頭痛・嘔吐・痙攣(けいれん)・歩行障害などを，白血病など血液系のがんでは発熱の持続，貧血，出血傾向，関節痛などを伴うことが多い。そのなかで，子どもは確定診断のための検査や処置を受けなければならず，安全面の確保や身体的苦痛の緩和のみならず心理的なケアも重要である。看護師は，医師の診察とともに子どもの症状をアセスメントし，症状への適切なケアを提供することが求められる❶。

NOTE

❶子どもの症状の詳細は，『系統看護学講座 小児看護学①』小児臨床看護総論第 5 章を参照。

2 診断的検査を受ける子どもの看護

がんが疑われる子どもの診断的検査は，子どもにとって見慣れない環境のなかで痛みを伴うものや複数の種類が実施され，身体的・心理的苦痛が大きい。また，治療過程において治療効果の判定などのため，繰り返し検査が実施される。そのため看護師は，その先の子どもの取り組みにつながるよう，診断的検査の体験が最小限になるようにケアする必要がある。

骨髄穿刺(せんし)のような痛みを伴う検査では，鎮静薬・鎮痛薬が適切に使用されるように医師と協働する。また，検査の目的，検査時に子どもの体験する感覚，検査終了時間などについて，チャイルドライフスペシャリストなどと協働し，プレパレーション（心理的準備）を行うことが重要である❶。

> **NOTE**
> ❶プレパレーションの詳細は，『系統看護学講座 小児看護学①』小児臨床看護総論第1章を参照。

3 子どもへの病気説明

● 説明の目的 子ども自身が病気の体験をどのように受けとめていくのかということは，看護において重要なことである。そのため，がんをもつ子どもへの病気の説明は，子どもが自分の身におきていることをそれぞれの成長・発達に応じて理解し，治療や入院生活に対して見通しをもち，子どもが主体的に治療に取り組み，自身が目ざす生活を送ることができるようになるために実施される。また，病気に関するコミュニケーションが家族や医療者間で円滑となることで子どもの不安の軽減につなげるために行う。

子どもがその子なりに状況をとらえられるように，言葉や数字の理解など，認知発達に関連することに加え，子どものこれまでの病気体験や関心事などの個人的体験に関する情報をもとに，疾患・病態・治療に関する説明を行う。そして，説明時のかかわりだけでなく，日々の治療やケア場面などで，子どものとらえ方や感じていることなどを子どもと語り合うことを通して，子どもの治療への取り組みを支えることが大切である。

● 家族へのケア ときに家族は，さまざまな理由により子ども自身に病名を伝えたり，病気について詳しく説明したりすることにとまどうことがある。看護師は，子どもに説明する必要性や利点を強調して伝えることよりも，まずはわが子ががんと診断されたことへの不安・恐怖を感じて混乱する家族に寄り添い，家族の心理的なケアを行うことが大切である。そのうえで，子どもにとって最善の方法を一緒に考える姿勢が看護師には求められる。

4 家族への看護

がんを疑われている子どもは，確定診断がつくまでに時間を要することがあり，家族は不安・恐怖・悲しみや，「もっと早く気づいていれば」など，自責の念をいだいている場合も少なくない。看護師は，受診時から子どもと家族のそばに寄り添い，気持ちを受けとめるかかわりが必要である。

わが子ががんの診断を受けた親の衝撃は，はかり知れない。最初に行われた説明の内容は，診断の衝撃や悲しみから家族の記憶に残らないことも多い。説明時には看護師も必ず同席し，動揺する家族を支えるとともに，家族の反応や表情から受けとめや理解の様子をとらえ，その後に必要なケアを考える。説明後には家族が自分の気持ちを十分に表出できるような環境に配慮し，静かな場所と十分な時間を準備する。感情を表出しながら考えや思いを整理することは，その後，家族が家族らしく過ごしていけるためにも重要である。家族は一度の説明では十分に受けとめきれず，繰り返し質問することがある。看護師は，わからないことや心配事をたずねやすいような雰囲気をつくり，家族が求める情報を提供するように心がける。

5 入院生活の適応への支援

がんの治療では，治療と治療の間の一時退院があるものの，数か月に及ぶ入院生活が必要となる。そのため，家族や友だちとの突然の別離や，これまで通っていた幼稚園・保育園や学校教育の中断や，感染予防のために制限される入院生活そのものに，子どもはストレスを感じる。

看護師は，治療を受けるなかでも子どもが少しでも楽しく，その子らしく生活し，成長・発達をとげられるようにかかわることが重要である。感染予防や内服などのケア場面などを通じて，子どもと語り合い，子ども自身が大切にしているものをアセスメントし，よりよい方法を一緒に考え，子どもが「できた」「取り組めた」と感じられるようにすることは，子どもの成長・発達を支えるケアそのものである。また，入院中の子どもどうしが友だち関係を築いていけるように，調整することも必要である。学童以上の子どもでは，教育が継続されるよう，院内学級等への転入を考慮する。院内学級などの教員と協働しながら，子どもの時間がもてるよう体調を整えることが看護師の役割である。

家族は入院中の子どもに対して付き添いまたは毎日の面会を行うため，家族には日常生活や仕事との調整が必要となる。入院後に予測される具体的な問題を家族とともに考え，家族が認識する家族内外のサポートが利用できるように支援する。また，入院中のほかの家族とサポート関係が築けるように支援し，家族会やサポートグループを紹介する。

家族はがんの診断を受けた子どもに考えが集中してしまうことも多い。きょうだいがいる場合は，親とともにきょうだいへのかかわりを話し合いながら，チャイルドライフスペシャリストや保育士，メディカルソーシャルワーカーなど多職種と協働し，家族全体への看護を行う。

2 治療を受ける子どもの看護

小児がんの化学療法は，数種類の薬を数日間にわたって集中的に投与したのち，副作用から回復する3～4週後に再び投与する。このような周期で長期にわたって投与するスケジュールを**プロトコール**といい，がんの種類によって異なる複数の薬剤を組み合わせる**多剤併用療法**が用いられる。小児は，化学療法や放射線療法への反応性の高いがんが多く，造血幹細胞移植を含めた多剤併用療法，放射線療法，それらを組み合わせた集学的治療が行われる。

抗がん作用の高い治療には，嘔吐・脱毛・倦怠感など生活面・心理社会面への影響が大きい副作用もある。治療期間は，がんの種類や治療方法によって異なるが，入退院を繰り返しながら，あるいは外来通院に切りかえながら1年以上に及ぶ。副作用などへの対処行動を身につけるとともに，治療に対して前向きに取り組む意欲がもてるよう，成長・発達段階に見合った支援を行い，その子らしい生活を保つことが重要である。

生存率の改善に伴って，小児期に発症するがんそのものや治療により，身体・精神面へ長期的な影響が及ぶことが明らかになってきた。これらの影響の予防方法は不明のものが多いため，食事・運動・メンタルヘルス・禁煙など生活全般にわたり健康を維持・促進するためのセルフケア能力を育成することが重要となる。晩期合併症の早期発見・早期治療のためには，発生リスクに応じた検査を定期的に受ける必要がある。とくに幼少期発症の場合は，子ども自身が発達年齢に応じて適切な病識をもつことができるよう，段階的に支援する必要がある。

1 化学療法を受ける子どもの看護

小児がんには殺細胞性作用をもつ抗がん薬(細胞障害性抗がん薬)が多く用いられている。がん細胞は正常細胞より増殖速度が速い。そのため，正常細胞よりも多く抗がん薬を取り込んで死滅する。一方，このような抗がん薬は，増殖速度の速い正常な骨髄・粘膜・毛根細胞などにも取り込まれるため，骨髄抑制・粘膜障害・脱毛などの副作用が発現する。また，がん細胞の増殖を抑制する分子標的薬も用いられる。

◆ 輸液，髄腔内注射に対する看護

細胞障害性抗がん薬は，がん細胞の DNA・RNA の合成を阻害するなどして死滅させる作用があり，主として点滴静注によって投与される。薬剤によっては腎不全・アナフィラキシーショックなどの重篤な副作用があるため，個々の薬剤の副作用に十分注意し，異常の早期発見に努める。

抗がん薬は輸液もれによって血管外に漏出すると，難治性潰瘍(かいよう)をおこすため，中心静脈にカテーテルを留置する。長期間にわたって留置するため，カテーテルからの感染予防が重要となる。**髄腔内注射**(ずいくう)による抗がん薬の投与を行う場合は，腰椎穿刺の看護に準ずる。薬剤の副作用に注意するとともに，薬剤の効果を高めるために処置後は頭を低くする。

◆ 副作用別の看護

治療直後から約1か月の間に発生する副作用は多様であるが，なかには生命の危機に直結するものも含まれる。症状が重篤な時期の子どもにとっては，看護師と会話をすることも億劫(おっくう)であるため，使用する抗がん薬や時期などから，アセスメントする副作用の優先順位を判断し，系統的な観察を行うことが重要となる。

また，副作用軽減のための薬物投与や輸血などの支持療法が適切になされるためにも，本人の訴えや観察した情報を医療チームと共有することが求められる。細胞障害性抗がん薬の副作用と看護について，▶表 11-1 に示す。

分子標的薬は標的分子が発現する細胞のみに効率よく作用するため，副作用が少ないといわれている。しかし，標的分子が発現している正常細胞には副作用が発現するため，遺伝子異常の有無を調べてから使用する。点滴時には，まれに急性輸液反応(発熱・寒け・発疹・血圧低下・アナフィラキシーショック)をおこす。異常がみられた場合はただちに中止する必要があるた

表 11-1　化学療法の副作用と看護

副作用	症状	治療と看護
骨髄抑制	白血球減少による易感染 常在菌による感染 細菌感染→緑膿菌 リンパ球減少による易感染 ウイルス感染→水痘・帯状疱疹は致命的 真菌感染→カンジダ感染症	1．無菌室，加熱食など感染源を減らす環境 あらゆる処置やケア時の手洗い，無菌操作，患児専用の血圧計・体温計の病室内保管，面会者(ウイルス未感染者)の把握・制限，創部，IVH や採血部位，骨髄・腰椎穿刺後の処置，点滴ルートなど感染経路となりうる部分の清潔管理 2．感染予防 口腔粘膜：口腔ケア，歯ブラシの選択，口唇の乾燥防止 上気道：うがい，予防的抗菌薬の吸入・内服 尿路：手洗い，排泄後の清潔ケア 消化管：予防的抗菌薬の内服，食事の食べ残しの処理，加熱食，口にもっていく玩具などの消毒 陰部：手洗い，排泄後の清潔ケア 3．感染徴候の早期発見(発熱の有無，感冒症状) 4．顆粒球コロニー刺激因子(G-CSF)投与
	赤血球減少による貧血	1．貧血の程度の把握(結膜・爪，易疲労性など) 患児の活気で判断しないよう注意する(訴えられないことが多い) 2．貧血の対症看護 安静：静かに遊ぶ工夫，昼寝などの休息時間の確保 保温：室温，末梢冷感に注意する 食事：良質なタンパク質，鉄分の多い食事 3．輸血(濃厚赤血球) 4．疲労によるセルフケアの障害を最小にする
	血小板減少による出血傾向	1．出血傾向の把握 検査など：マンシェット部位の紫斑(しはん)や腫脹(しゅちょう)の有無，採血部位，骨髄・腰椎穿刺部 生活：鼻いじり・爪かみなどの癖，歯みがきの方法，玩具やベッドまわりの環境 排泄：便秘の有無，排尿時痛の有無 発達：乳歯ー永久歯の把握，月経周期の確認 2．出血の対症看護 検査など，圧迫止血，環境整備と外傷予防，全身の栄養状態の改善，口腔ケアなど 3．輸血(血小板) 4．消化管・頭蓋内出血に注意する
粘膜障害	口腔粘膜障害による口内炎	1．潰瘍化，感染，出血の防止 2．痛みによる食欲低下やコミュニケーションの障害の予防
	上部消化管粘膜障害による吐きけ・嘔吐 悪化すれば食道炎・胃潰瘍→低栄養(頻回嘔吐による頭蓋内圧亢進の可能性あり)	1．程度によって制吐薬の使用 2．反復する吐きけ・嘔吐による活動性の低下，睡眠障害など二次的な障害を最小にする 3．抑うつ，予期的嘔吐を最小にする 4．栄養状態の改善
	下部消化管粘膜障害による下痢・便秘 頻回の下痢による肛門部の潰瘍やびらんは感染潰瘍化の可能性あり	1．腹痛，腹部の不快感をやわらげる 2．水分・電解質バランスのモニター(脱水・低ナトリウム血症・腎機能低下の予防) 3．排便コントロール 4．肛門部周囲の皮膚の清潔を保つ
	陰部粘膜障害による炎症・出血・感染	1．陰部の清潔保持(感染予防) 2．炎症の対症看護 3．炎症悪化による出血，感染を最小限にする
脱毛	体毛・頭髪の脱毛	1．事前の説明と可逆的で必ずはえてくることを強調 2．ボディイメージの変容に対する援助 3．清潔の保持・頭皮の保護
代謝障害(腫瘍細胞の崩壊)	高尿酸血症→腎障害 高カリウム血症による不整脈→心停止 高リン血症による代謝性アシドーシス，低カルシウム血症	1．バイタルサインの観察 2．水分・電解質バランスの補正と観察

め，全身の詳細な観察を行う。予防として，抗ヒスタミン薬やステロイド薬を投与する場合がある。

2 放射線療法を受ける子どもの看護

頭蓋内や中枢神経への放射線療法は，治療終了後の認知発達や成長ホルモンの分泌などに**長期的な影響**を及ぼすことが明らかになってきた。そのため，副作用が比較的軽いといわれている粒子線(陽子線・重粒子線など)も用いられるようになっている。根治を目的とした場合は化学療法と併用し，入院して行う場合がほとんどであり，1～2か月の期間が必要となる。脳内には脳脊髄関門 blood brain barrier があり，抗がん薬が到達しないため，小児白血病では**頭蓋内再発の予防目的**で照射が行われ，複数回にわたって照射する必要がある。手術前に腫瘍を縮小させる目的で行うものもある。

副作用は放射線療法の種類，照射部位や線量により異なるが，部位・範囲・線量・回数を計画する以外に有効な予防方法はない。広範な照射や化学療法との併用では骨髄抑制がおきやすい。

放射線照射部位を明確にするため，体幹部の場合はマーキング(照射部位を線描きすること)が行われるが，保清などで薄れてしまわないようにする。照射部位の皮膚は弱くなっているため，保清時には摩擦しないようにするとともに，ぬるま湯を用いて行い，温熱刺激を避ける。衣服は照射部位を締めつけず，素材も刺激の少ないものとし，帽子や長袖を着用して日焼けを避けることが望ましい。また，色素沈着部はびらんすることもあるため，保湿と清潔を維持する。

照射中は身体的苦痛が少ないが，照射時間内は静かに臥床する必要があるため，本人の協力が不可欠である。覚醒したまま行う場合は，十分な心理的準備を行うとともにモニター室から見まもっていることを伝え，音楽をかけるなど，心細さや孤独感の軽減をはかる。

鎮静薬を使用する判断は，年齢などで一律に決めるのではなく，子どもの心理的な準備状況や協力可能性を十分にアセスメントし，プレパレーションの効果を確認したうえで，慎重に行う。また，複数回照射する期間内に，定期的に再アセスメントを行う。毎回の照射に鎮静薬が必要な子どもには，鎮静によって食事や清潔ケアが妨げられないように，活動スケジュールを調整する。覚醒後の経口摂取は，誤嚥がないことを確認してから開始する。放射線宿酔による日常生活への影響の有無や，QOL 全般にわたってチーム全体でアセスメントを行うことが望ましい。

3 手術を受ける子どもの看護

手術は腫瘍を摘出する目的で行われる。術前に化学療法を行い，腫瘍を小さくしてから行うため，術前の全身管理が重要となる。摘出後も肉眼的に確認できない腫瘍細胞が残存している可能性があるため，術中に放射線照射や，術後に化学療法を行うことがある。一般的な全身麻酔の手術に準ずる看護を行う。

放射線照射・化学療法を併用するため，これらの身体的影響を観察し，異常の早期発見と苦痛の緩和に努める。低栄養や放射線による組織障害によって，手術創の治癒が遅くなることがある。感染を予防し，栄養状態を良好に保つよう，術前からの準備が重要となる。

手術に伴って，転棟や術後に集中治療室に入室することがあらかじめ決まっている場合は，覚醒後の場所や面会の有無などについて，子ども・家族ともに事前に十分なオリエンテーションを行い，不安の軽減に努める。転棟先などの看護師らへ子どもの生活や好みなどについて情報提供を行い，環境の変化に適応できるよう工夫する。

4 造血幹細胞移植を受ける子どもの看護

造血幹細胞移植(以下，移植)は，なんらかの原因によって正常にはたらかなくなった造血細胞を，造血幹細胞とよばれる細胞を移植することで，正常な機能を有する造血細胞に入れかえる治療法である。

移植を受ける子どもは，移植前に行われる大量抗がん薬治療や全身放射線治療，移植片対宿主病 graft versus host disease(GVHD)，移植により生じうるさまざまな合併症による身体的苦痛と，感染予防のために隔離された環境での生活や，予測がつきにくくコントロールできない状況への心理的苦痛を強くいだいている。また，移植は難治性白血病や再発例などの治療として実施されることが多く，子どもだけでなく家族も状況や予後に対する不確かさや不安のなか，治療の選択を行わなければならない。

◆ 治療選択への看護

移植治療の選択が，子ども自身・家族と医療者の双方向的なコミュニケーションを通して行われるように調整する。医師からの説明では，移植とほかの治療法との比較，前処置，短期・長期的合併症などの移植に関連する問題，ドナーの問題が含まれる。子ども自身が移植を自分のこととしてとらえ，主体的に取り組むためには，子ども自身が治療選択の主体となれることが大切である。子どもが病状や移植を受ける必要性，移植を受けることで自分に生じることについて，子どもなりに理解することで，移植治療中のセルフケア

plus　きょうだいがドナーの場合

近年，「健常小児ドナーからの造血幹細胞採取に関する倫理指針」[1)]が策定された。造血幹細胞提供者(ドナー)が子どものきょうだいである場合，倫理的な課題について十分に検討することが重要となる。家族は，移植を受ける子どもと造血幹細胞を提供するきょうだい双方への心配をかかえている。看護師は，きょうだいにどのように病名や治療を説明するかなどを家族・多職種とともに考え，また，家族の話を傾聴して共感的にかかわるとともに，家族の求める情報を提供することが必要である。

1）日本小児血液・がん学会造血幹細胞移植委員会：健常小児ドナーからの造血幹細胞採取に関する倫理指針．(https://www.jspho.org/journal/hematopoietic_cell_transplantation.html)(参照 2024-04-01)．

や移植後に生じる合併症予防など健康管理にも，みずから取り組んでいけるように支える。

そのためには，ふだんの治療場面から，病気や入院生活の子どもの受けとめ方，大切にしていること，治療選択の参加に対する意向についてとらえ，移植治療の選択について子どもと一緒に考えることが必要である。さらに，子どもの関心や発達段階に応じた説明ができるよう，子どもへの説明や治療選択への参加に関する家族の意向，子どもと家族のコミュニケーションパターンについてアセスメントしながら，移植に関連する家族間のコミュニケーションが促進するように支えることが重要である。

◆ 移植前～移植後の看護

各期の子どもの観察ポイントとケアのポイントを▶表11-2にまとめた。

3 退院，自宅での生活に移行する時期の看護

治療終了から外来通院が開始され，自宅での生活が中心となる時期には，子どもと家族は，退院に対する喜びと同時に，復学やもとの社会生活に戻ることへの不安を経験する。看護師は喜びをともにするとともに，少しでも退院後の不安が軽減するようにかかわる。

そのためには，子どもと家族が退院後の生活や健康管理について具体的にイメージできるように，退院間近になってからではなく，外泊の前後など入院中から，入院前の生活を確認したり，退院後に思い描く生活について話し合ったり，治療経過のなかで継続的にかかわることが大切である。

1 子どもと家族の退院後の生活に向けた看護

退院後は，感染対策や身体症状の観察，内服管理などを，子ども自身や発達段階によっては家族が主体となって行う。定期的な外来受診の際などに，現在の生活の様子を教えてもらい，必要なケアについて考えるとともに，外来通院に伴う負担が軽減されるように支援する。

また，長期に入院していた場合には，退院後にきょうだい間の葛藤が生じることも少なくない。看護師は，きょうだいや親など，1人ひとりの家族が子どもの疾患や入院について感じていること，とらえ方について，入院中から話し合う機会をもつことが必要である。そして，家族内外のサポートの有無や，家族内の役割の変化，家族のコミュニケーションパターンをアセスメントし，子どもを含むそれぞれの家族員が，退院後にもかかわらず「家族」と感じられるように支援する。入院中の様子について，外来看護師と情報交換を行い，学校などを含めた地域生活のなかでの支援体制を整えるようにする。

2 学校・社会生活への適応への看護

治療による易感染状態の問題や，長期にわたる友だちとの分離，学業の遅れ，治療によるボディイメージの変化などから，子ども自身が復園・就学・

表11-2　移植を受ける子どもの観察ポイントとケアのポイント

	観察ポイント	ケアのポイント
移植決定～前処置開始	• 感染巣の有無(口腔内・上気道・耳など) • バイタルサイン測定，感染徴候の観察 • 子ども本人の移植に対する受けとめ，認識，気持ち，主体性，不安の強さ，移植のイメージ • ADL，セルフケアの自立の度合い • 過去の痛みや副作用の経験と症状マネジメント，セルフケア行動など	• 感染源の除去(腸管内殺菌〔抗菌薬の内服〕，吸入，点眼，中心静脈ラインの管理，各種培養検査，関連診療科の受診) • 子どもの理解や発達に応じたオリエンテーション，プレパレーション，無菌病室の体験ツアー，無菌室での生活についての教育 • 移植に対する気持ちを語れるようにかかわる • 過去の痛みや副作用の経験を確認し，一緒に症状マネジメントについて考える • ドナーがきょうだいの場合：ドナーへのインフォームドコンセント・アセント
前処置中(おもな前処置内容)	• 副作用の有無，異常の早期発見 • 疼痛やその他不快な症状の有無についての定期的なアセスメント(ペインスケールなどのツールの使用)	• 身体的苦痛を最小限にする(症状マネジメント) • 内因性感染予防(腸管内殺菌の継続，口腔内の清潔保持など) • 外因性感染予防(無菌管理，手洗い・マスクなど)
	シクロホスファミド(CPA) • おもな副作用：出血性膀胱炎，抗利尿作用，心筋障害 • 尿量，尿潜血・血尿の有無，尿性状，尿pH，浮腫の有無，体重増加，水分出納バランス，各種検査データ	• 輸液管理：水分負荷 • 医師の指示による出血性膀胱炎の予防薬(メスナ)，利尿薬の利用 • 心電図モニター装着によるモニタリング • (必要時)膀胱留置カテーテル管理
	ブスルファン(BUS) • おもな副作用：静脈閉塞性肝疾患，感染症，痙攣，胃腸障害，口内炎，舌炎，吐きけ・嘔吐，食欲不振，下痢，軟便，腹部膨満，浮腫，黄疸，腹水，体重増加など	• 抗痙攣薬の予防内服 • 体重・腹囲測定
	メルファラン(L-PAM) • おもな副作用：腎毒性，粘膜障害，催吐性 • 尿量，タンパク尿，水分出納バランス，口内炎，嚥下障害，吐きけ・嘔吐，吐物の性状，潜血反応，食事摂取量，肛門周囲炎	• クライオセラピー，口内炎予防 • 医師の指示による鎮痛薬・制吐薬の使用 • 吐物のすみやかな処理，嘔吐後の含嗽 • 食事形態の変更，中心静脈栄養への変更 • 内服形態の変更，内服への支援 • 肛門周囲の保清，軟膏塗布や皮膚保護剤の使用
	全身照射(TBI) • おもな副作用：急性放射線障害(全身倦怠感など)，粘膜障害	• 照射中の安楽な体位の工夫，気分転換 • 治療室への移動中の感染予防
移植中	• バイタルサイン測定：血圧，脈拍，呼吸状態 • ショック症状，チアノーゼの有無，尿性状	• 心電図モニターの装着 • 酸素吸入，吸引物品の準備
移植後～移植後100日	• 前処置の副作用症状 • 急性移植片対宿主病(GVHD) • 消化器症状：吐きけ・嘔吐，食欲不振，大量の下痢(ときに出血を伴う)，腹痛，便の性状確認(水様，粘液性，色など)，下痢による肛門周囲炎 • 皮膚症状：皮疹，表皮剝離など • 肝障害：黄疸症状，活気，検査データ • 血栓性微小血管障害 • 肝中心静脈閉塞症(類洞閉塞症候群) • 生着症候群(移植後2～3週間)：CRPの上昇，感染症状を伴わない発熱，体液貯留，皮疹など	• 苦痛の観察と症状マネジメント • 医師の指示による鎮痛薬やその他支持療法に関する薬剤の投与 • セルフケアの支援 • 皮膚のケア：乾燥予防，軟膏塗布，擦過傷予防，ドレッシング材による皮膚保護 • 安楽な体位の工夫，気分転換 • 中心静脈栄養管理

復学に不安をかかえていることがある。退院前や退院直後の移行期には，どのような生活を送りたいと考えているかについて語り合いながら，子どもや家族のかかえている不安や問題などをアセスメントし，学校生活や社会生活のなかでできること，取り組むことを少しずつ目標として，子ども・家族と共有することが必要である。

また，子どもや家族同様，受け入れる側の幼稚園・保育園や学校も，不安を感じている場合が多い。近年，入院していた施設の医療者，院内学級教員，原籍校の教員での退院前復学カンファレンスが行われるようになってきた。ほかの子どもへの説明や学校内で具体的に調整が必要となる事項は，子どもと家族の意向を確認しながら進めていくことが望ましい。

4 再燃・再発時の看護

近年，小児がんの寛解率は増加しているが，なかには再燃・再発が生じることもある。再燃・再発を経験する子どもと家族は，初発時以上に治療や予後に対する恐怖や死に関する予期的不安をいだき，その後の治療選択もむずかしくなることが多い。子どもの再燃・再発による症状，検査や治療に伴う苦痛の軽減，安楽に努めるとともに，子ども・家族への精神的ケアが非常に重要となる。

5 長期フォローアップにおける看護

小児がんの多くが長期寛解や治癒する時代となった。小児がんを経験した子どもがひとりの人として自立した生活を送ることができるよう，抗がん薬治療などによる晩期合併症を早期に予防・対応することに加えて，乳幼児期・学童期から思春期・青年期へと成長していく子どもに対して，成長・発達段階に応じた情報の提供や，将来の健康をまもるためのセルフケア支援など，長期にわたるケアが必要である。

近年，小児がんの子どもの長期フォローアップ外来を設置する医療機関が増えている。長期フォローアップ外来では，晩期合併症やそのリスクを知り，早期発見と早期の対応を行うことで，治療終了後の子どもの QOL を高めるとともに，子どもが自分の身におこるさまざまなことに対して決定できるように支援する。そのため，看護師には 1 人ひとりの子どもが受けたがんの治療とその合併症に関する知識をもとに，成長・発達段階に応じたフォローアップを計画し，長期的な視点をもって子どもにかかわることが求められる❶。

NOTE

❶長期フォローアップ計画を作成する際には，「小児がん治療後の長期フォローアップガイド」[1]など，学会が提示しているガイドラインを活用するとよい。

1）JCCG 長期フォローアップ委員会長期フォローアップガイドライン作成ワーキンググループ編：小児がんの治療後の長期フォローアップガイド．クリニコ出版，2021.

B　おもな疾患

1　総論

小児悪性新生物（がん）は，0～14 歳の小児 1 万人の 1.5～1.7 人に発症し，わが国では年間約 2,000 人が小児がんと診断されている。これは成人がんの年間発症約 100 万人の 0.2% ときわめてまれな疾患であるが，1 歳以上の小児の死亡原因として不慮の事故に続いて多く，いまでも小児の病死（疾患による死亡）の原因では第 1 位である[1]。

小児がんは，一般に進行が速く，周囲組織への浸潤や，最初に発生した場所から離れた臓器や器官へ転移しやすいが，抗がん薬や放射線への感受性は高く，70～80% の患児で長期生存が可能となっている。しかし，長期生存することで晩期合併症に悩まされる小児がん経験者も多く，治癒を目ざすだけでなく，患児の将来を考えた治療法の選択が今後の課題である。近年急速に進歩しているゲノム医療を利用した治療選択を行うことで，再発率の低下と晩期合併症の最小化が期待できる。

1　特徴

成人がんの多くが環境や生活習慣，嗜好などの外因が発がんに深く関与した上皮性腫瘍（がん腫）であるのに対して，小児がんの多くは**非上皮性腫瘍**である点で大きく異なる。小児がんの多くは発生の過程で偶然おこる異常に起因し，胎児組織に由来する芽腫や，肉腫が多いという特徴がある❶。

小児がんの内訳は，白血病やリンパ腫のような血液腫瘍（造血器腫瘍）と，脳腫瘍や神経芽腫といった固形腫瘍が 1 対 1 の割合で発生する。最も多いのは**白血病**で，全体の約 3 分の 1 を占め，次が脳・脊髄腫瘍で約 7 分の 1，神経芽腫，リンパ腫の順である。

小児がんの年齢分布は，乳幼児期が最も多く，2 歳時に 2 つ目のピークをみとめ，その後は漸減（ぜんげん）して 10 歳ごろから再び増加するという特徴がある（▶図 11-1-a）。この特徴は小児がんの種類によって好発年齢が異なるためである。

急性リンパ性白血病 acute lymphoblastic leukemia（ALL）は，リンパ組織のはたらきが活発な幼児期にピークを迎える（▶図 11-1-b）。急性骨髄性白血病 acute myeloid leukemia（AML）は，ALL と異なり乳児期に最も多く，乳児，学童早期と漸減し，10 歳を境に再び増加して，成人では ALL より多くなる。神経芽腫や網膜芽細胞腫，ウィルムス腫瘍（腎芽腫）などをはじめとする芽腫とよばれる胎児組織由来の腫瘍のほとんどは，出生時から幼児期にかけて発生し，加齢とともに減少する（▶図 11-1-c）。ホジキンリンパ腫や骨肉腫，卵

NOTE

❶身体の表面や管腔臓器（消化器，呼吸器，泌尿器・生殖器，乳房など）の表面をおおう細胞を上皮細胞といい，上皮細胞由来の悪性腫瘍を上皮性腫瘍（がん腫）という。非上皮性とは，上皮細胞以外のからだの組織（筋肉，脂肪，血管，骨・軟骨，血液，神経など）を構成する細胞であり，非上皮性細胞由来の悪性腫瘍には，肉腫や芽腫，白血病が含まれる。

1）厚生労働省：令和 4 年（2022）人口動態統計（確定数）の概況．2023.

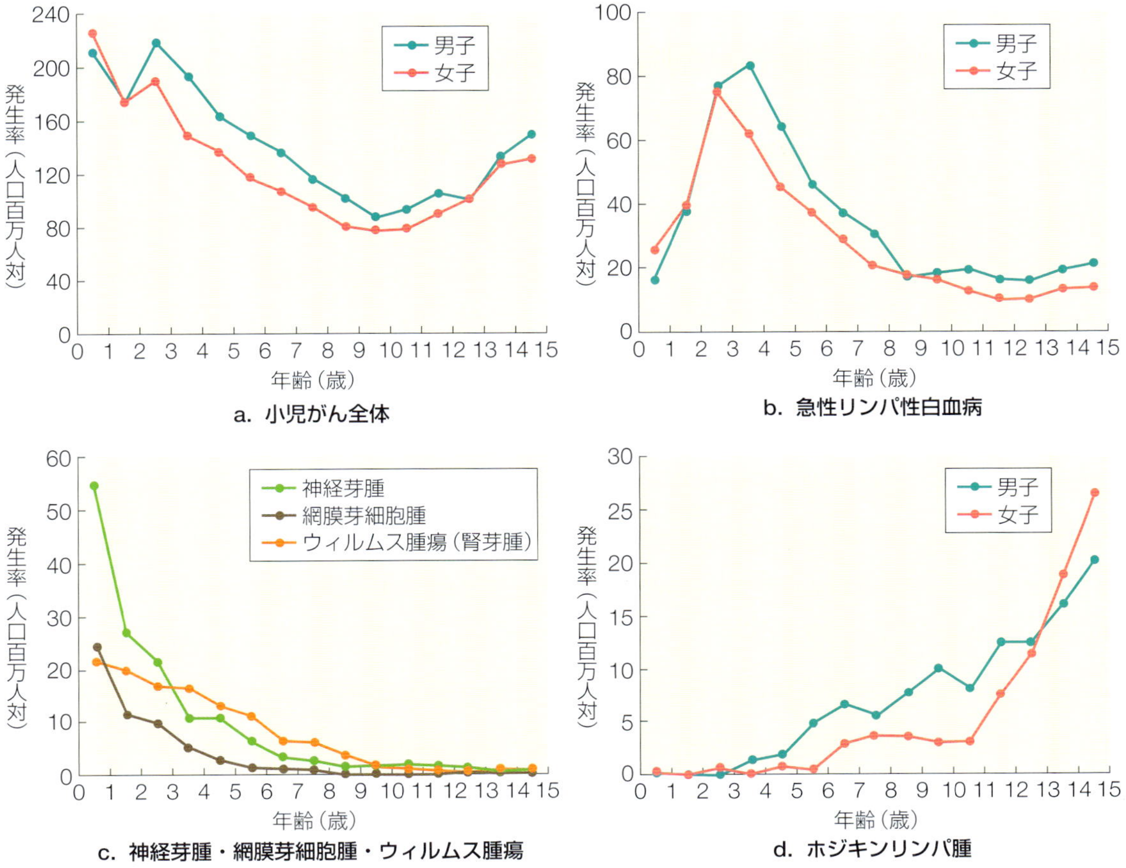

図 11-1　小児がんの年齢別発生率

(Gurney, J. G. et al.: Incidence of cancer in children in the United States. *Cancer*, 75(8): 2186-2195, 1995, 一部改変)

巣腫瘍は，乳幼児期の発生はまれで，二次性徴期である学童後期から思春期以降に増加してくるという特徴がある（図 11-1-d）。

また，小児がんは遺伝的あるいは先天的な素因を有する子どもに発症することも多い（表 11-3）。

2 診断と予後予測

小児がんの臨床症状としては，健診などで偶然発見される場合，入浴時に保護者が腹部膨満や腫瘤に気づく場合，発熱の原因がわからず持続する場合，からだのどこかの腫脹や疼痛で受診する場合など，多種多様で非特異的なものが多い。そのため，はじめから小児がんを疑われることは少なく，初発症状が出てから診断までに時間がかかることも多い。

診断には，一般的な血液・尿検査に加え，X 線検査・超音波検査・CT・MRI といった画像検査が行われる。診断確定に最も重要なことは，骨髄検査や腫瘍生検を行い，がん細胞の病理・細胞学的診断を行うことである。近年は，分子細胞生物学的手法を用いて，染色体異常や遺伝子異常などを検索していくことによって，腫瘍の種類・亜分類・悪性度をすみやかに診断でき

表 11-3　小児がんと遺伝的・先天的素因

種類	遺伝的・先天的素因
急性白血病	ダウン Down 症候群，神経線維腫症 I 型，ブルーム Bloom 症候群，毛細血管拡張運動失調症 ataxia-telangiectasia
脳腫瘍	神経線維腫症 I 型
骨肉腫	リ-フラウメニ Li-Fraumeni 症候群，遺伝性網膜芽細胞腫
網膜芽細胞腫	*RB1* 遺伝子変異，13q-症候群
ウィルムス腫瘍（腎芽腫）	ベックウィズ-ウィーデマン Beckwith-Wiedemann 症候群，無虹彩症
肝芽腫	ベックウィズ-ウィーデマン症候群，家族性大腸腺腫症，ガードナー Gardner 症候群
横紋筋肉腫	リ-フラウメニ症候群，神経線維腫症 I 型

るようになってきた。さらに，分子細胞生物学的手法は，測定可能/微小残存病変 measurable/minimal residual disease（MRD）の有無を解析して治療反応性を評価するうえでもきわめて有用で，その結果によって治療強度や種類を修正していくこともできるようになってきた。

腫瘍進展度，悪性度，治療反応性によって標準リスク・中間リスク・高リスクなどにリスク分類し，リスクに応じて行う治療のことを**層別化治療**といい，予後良好（治りやすい）の場合は比較的副作用のリスクの低い治療を行い，予後不良（治りにくい）の場合は強力な治療を行う。層別化治療は，現在の小児がん治療の主流になっている。

3 治療

小児がんは診断時にすでに約 8 割が全身に転移しているといわれているものの，抗がん薬や放射線療法に感受性が高く，成人よりも強力な治療を行うことで治癒が期待できる。小児がんの治療は，化学療法・手術療法・放射線療法という 3 種類の方法を組み合わせた**集学的治療**が多く行われている。

集学的治療とは，がんに対する効果が確認されている 2 種類以上の治療法を，順番に，あるいは同時に行うことによって，最も効果的な結果を期待する治療方法の総称である。集学的治療は綿密に計画され，コーディネートされなければならず，多職種の連携や協働が必要となる。

◆ 化学療法

化学療法は，抗がん薬を用いて直接がん細胞を死滅させる方法である。小児がんでは治療の中心的な役割を果たしており，複数の抗がん薬を組み合わせた**多剤併用療法**が行われる。作用機序の異なる薬剤を組み合わせる効果として，付加的または相乗的な抗腫瘍効果が得られること，治療中に薬剤耐性が獲得されにくくなること，仮にがん細胞が特定の薬剤に対して耐性を獲得した場合でもカバーできること，抗がん薬の副作用が重なり合わずに効果が得られることがあげられる。

白血病やリンパ腫などの血液腫瘍(造血器腫瘍)では，化学療法のみで治療が完結する場合も多いが，固形腫瘍では手術時期との兼ね合いで化学療法が行われる。手術や放射線療法の施行後に再発する可能性が高い腫瘍では，腫瘍残存を示唆する所見をみとめなくても，再発リスクを低減するために化学療法を行うことが多く，**アジュバント化学療法**という。

根治的治療としての手術または放射線療法の前に化学療法が行われる場合は，**ネオアジュバント化学療法**とよばれる。ネオアジュバント化学療法は，診断時に遠隔転移がみとめられたり，腫瘍が大きく手術すること自体にリスクを伴ったり，周囲の重要臓器への浸潤などのために腫瘍の全摘出がむずかしい場合などに行われる。手術で切除困難と判断された腫瘍が，ネオアジュバント化学療法後に手術可能となることも多い。ただ，ネオアジュバント化学療法により腫瘍組織が変化して病理診断が困難になることがあるため，通常，治療開始前に腫瘍の生検手術が行われる。

◆ 手術療法

手術療法は，腫瘍摘出のみならず，診断・病期判定のための生検や，化学療法を安全に遂行するための中心静脈カテーテルの挿入なども含まれる。骨肉腫やユーイング肉腫などの骨腫瘍に対しては，以前はすぐに切断や離断術が行われることが多かった。しかし，近年ではネオアジュバント化学療法を行い，骨腫瘍切除後の広範囲骨欠損に対して，人工関節置換術や生物学的再建法などを行うことで患肢温存が可能になってきた。

◆ 放射線療法

放射線により，がん細胞の DNA が損傷を受けて分裂・増殖ができずに死滅することを目的とした治療である。近年その進歩は著しく，従来の光子線(X 線・γ 線)に加え，粒子線(中性子線・陽子線・重粒子線など)の治療が行われるようになった。

なかでも 2016 年から小児にも保険適用となった**陽子線治療**は，その長期的な合併症リスクを減らすことが期待されている。水素原子から電子を引き離した陽子を，加速器を使って加速させることで，がん細胞を破壊する力をもつ陽子線となる。X 線や γ 線のような光子線は，体外から照射する際に，がん病巣の手前や，がん病巣をこえた組織にも影響が出る。しかし，陽子線はからだの中への透過力が大きく，決められた深さに到達した段階で周囲に大量のエネルギー(ブラッグピーク Bragg peak)を放出する(▶図 11-2)。このエネルギーピークの位置にがん病巣をターゲットすることによって，がん病巣のみを集中的に破壊することが可能となる。

また，小児がん患者は治療後の生存期間が長いため，放射線治療後の**晩期合併症**(▶表 11-4)により，生活の質が大きく低下している小児がん経験者も多く，長期的なフォローアップが必要である。陽子線療法は，ねらった病巣以外には放射線量の吸収が少ないため，正常組織への損傷が少なくなり，晩期合併症の軽減が期待でき，小児がん患者に適しているといえる。

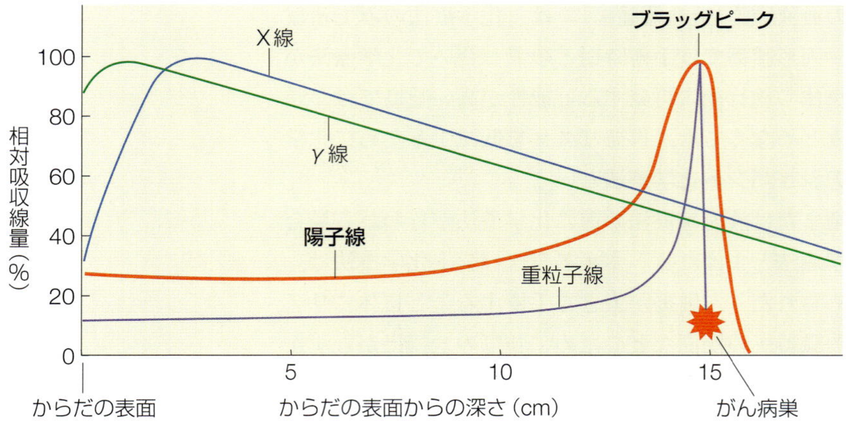

図 11-2　各放射線の生体内における線量分布
（あきらめないがん治療ネットワーク：再発転移がん治療情報ウェブサイト．<https://www.akiramenai-gan.com/radiotherapy/2348/><参照 2024-04-01>）

表 11-4　放射線療法によっておこりうる合併症

種類	内容
成長障害	骨の成長段階での成長障害・骨変形，関節の可動制限，歯牙形成不全，顔面変形あり。
認知・知能障害	照射時の年齢と照射線量が将来の認知機能・知能に影響する。
ホルモン異常	下垂体や視床下部照射による内分泌異常あり（成長ホルモンは影響を受けやすい）。
生殖器系	生殖器は放射線感受性が高く，卵巣は 3～10 Gy，精巣は 1～6 Gy で永久不妊の可能性あり。
二次がん	照射後 10 年ごろから脳腫瘍（神経膠腫や髄膜腫）・甲状腺がんの発症あり。
聴力障害	頭蓋放射線治療で聴力障害のリスクあり。

◆ 分子標的療法

従来の抗がん薬は，がん細胞の分裂・増殖を抑制する作用があるが，がん細胞だけでなく正常な細胞の分裂・増殖も抑制するため，多くの副作用が発生する。体毛の根もとにある毛母細胞や粘膜細胞，骨髄細胞は分裂が活発なので，脱毛や下痢，貧血や血小板減少といった抗がん薬の副作用が出やすい。一方，分子標的療法は，がん細胞の特定の分子だけを選んで攻撃する化学療法である。がん細胞の増殖にかかわるタンパク質や，がんを攻撃する免疫にかかわるタンパク質などを標的とした薬剤（分子標的薬）を用いる。分子標的薬には，**小分子化合物**と**抗体薬**の 2 つの種類がある。

小分子化合物は，分子標的薬のうち，薬剤の成分となっている物質（化合物）の大きさが小さいものをいう。がん細胞の増殖にかかわるタンパク質を標的にして，細胞の中に入り込み，細胞を増殖させる信号を阻害する。小児がんのなかでは，フィラデルフィア染色体陽性 ALL や慢性骨髄性白血病に対するチロシンキナーゼ阻害薬(イマチニブメシル酸塩，ダサチニブ水和物，ニロチニブ塩酸塩水和物)や，急性前骨髄性白血病に対するレチノイン酸 all trans retinoic acid(ATRA)がある。

抗体とは，特定のタンパク質を標的として結合するタンパク質のことである。抗体薬のなかには，がん細胞表面のタンパク質と結合して，がん細胞を直接傷害するイノツズマブ・オゾガマイシン❶やゲムツズマブ・オゾガマイシンがある。また，患者自身のT細胞を使い，その免疫反応によってがんを死滅させるブリナツモマブ❷も使われている。さらに，がん細胞を直接傷害するのではなく，がんのまわりの環境にはたらきかけて作用するものとして，がん組織に栄養を運ぶ血管を標的としたベバシズマブがある。

◆ 造血幹細胞移植，免疫細胞療法

赤血球・白血球・血小板などのすべての血液細胞になる潜在的な能力をもっている細胞のことを**造血幹細胞**とよび，骨髄・末梢血・臍帯(さいたい)血から採取することが可能である。これら3種類を用いた移植のことを，それぞれ**骨髄移植**，**末梢血幹細胞移植**，**臍帯血移植**とよび，きょうだいや両親などの血縁者，骨髄バンクや臍帯血バンクからの非血縁者がドナーとなる。造血幹細胞移植は，なんらかの原因で正常な血液細胞をつくれなくなった患者(レシピエント)に対して，強力な化学療法や全身への放射線照射などを行って，がん細胞を含むレシピエントの血液細胞を減らし，ドナーから提供された造血幹細胞(同種移植)もしくはレシピエントからあらかじめ採取・保存しておいた自分の造血幹細胞(自家移植)を移植し，造血機能を正常に戻す治療である。

免疫細胞療法とは，患者自身の免疫細胞の攻撃力を高めて体内に戻し，がん細胞を攻撃する治療法であり，これまで臨床効果が不明確で，エビデンスに乏しい治療とされてきた。近年，難治性ALL・リンパ腫に対するキメラ抗原受容体 chimeric antigen receptor(CAR) T細胞❸療法が実用化され，従来の化学療法に難治性あるいは抵抗性となったALL・リンパ腫に対して有効性がみとめられているが，高額な費用がかかることが課題である。

4 支持療法

小児がんの治療成績向上のためには，さまざまな**支持療法**が不可欠である。支持療法には，疾患あるいは罹患部位，治療の種類(手術療法・放射線療法・化学療法・造血幹細胞移植など)により，それぞれ特異的あるいは別途考慮すべきものと，比較的どのがん治療においても共通のものがある。

抗がん薬治療中は白血球の多寡(たか)にかかわらず免疫抑制状態にあるため，ウイルス・細菌・真菌感染のリスクが増すとともに重篤化する可能性が高く，感染の頻度と重篤化に応じたリスク別感染予防が必要である。リスク因子は好中球数，粘膜および皮膚の創傷，留置カテーテルの有無，治療強度，原疾患の進行度，移植の有無などのほかに，個人的要因(服薬コンプライアンス)，衛生習慣，環境も考慮しなければならない。感染症治療においては，抗ウイルス薬・抗菌薬・抗真菌薬の充実とともに，顆粒球コロニー刺激因子 granu-

NOTE

❶イノツズマブ・オゾガマイシン

B細胞の表面に発現するCD22というタンパク(抗原という)を特異的に認識する抗体に，オゾガマイシンとよばれる抗がん薬が結合したものである。従来の化学療法とは異なり，CD22を発現している白血病細胞のみ傷害するため，副作用を軽減できる。

❷ブリナツモマブ

T細胞の表面に発現するCD3と，B細胞の表面に発現するCD19の両者に結合する一本鎖の抗体である。患者のT細胞とCD19を発現している白血病細胞を架橋し，その結果，T細胞を活性化することで白血病細胞を傷害する。

NOTE

❸CAR-T細胞

抗原を認識する抗体の先端部分と，T細胞を活性化する部分を結合させた特殊なタンパクであるCARを，細胞表面に発現できるように遺伝子を改変した細胞である。がん細胞の表面に発現する特定の抗原を認識するため，がん細胞のみ傷害できる。

locyte colony stimulating factor（G-CSF）の併用で，好中球減少期間の短縮が可能になってきている。

また，退院後も外来で化学療法を続行する場合は，日常生活における感染予防が重要で，手洗いやうがいなどの生活習慣の継続や混雑した場所を避けること，通園・通学先での感染症発生時の連絡体制を整備することなどを子どもや家族に十分に説明する必要がある。感染予防の観点から，食事では生肉や刺身・寿司，生野菜など生ものや，雑菌が繁殖しやすいドライフルーツ，皮の薄い果物，乾燥イモ，安全検査を通っていない自家製の漬物など発酵（はっこう）食品や貝類などは避けられる傾向にある。しかし，通常の化学療法では治療後半年から 1 年で免疫能は回復するため，過剰な生活制限とならないように子どもの状況を正確に把握し，家族に伝えていくことが必要となる。

小児がん患者が経験する疼痛への対応も重要であり，その原因には腫瘍自体，検査や処置・治療，合併症や随伴疾患などがあげられる。医療従事者は，疼痛が存在する局所のみならず，腫瘍そのもの，合併症，随伴する病態を含め，疼痛を全身的に評価する。さらに，全人的苦痛の視点から，背景にある心理・社会的要因なども考慮し，包括的に評価する必要がある。小児の疼痛を評価する際は，成人と異なる小児の特性を理解し，小児専門職を含む多職種チームで行うべきである。小児では，みずから疼痛を訴えない，人見知りのため相手により反応が異なる，疼痛を訴えれば処置をされると思い，痛みの存在を否定する場合があり，小児がみずから訴えない場合でも疼痛があることを想定して，評価する必要がある。

抗がん薬による化学療法を連日行うことは，患児にとってたいへんな苦痛であるが，嘔気・嘔吐対策が向上して苦痛がかなり軽減し，栄養補給の方法も多様化している。連日の血液検査が必要なことも多いが，中心静脈カテーテルを使って逆流採血することにより，患児の苦痛は軽減している。また，化学療法に伴う骨髄抑制による貧血や血小板減少により，赤血球輸血や血小板輸注が必要になる場合が多いが，献血制度と血液センターの整備により，ほぼ安全な輸血用血液が入手可能となっている。

plus　移植片対宿主病（GVHD）と移植片対白血病（GVL）効果

移植前の処置により患者の免疫のはたらきも抑えるため，移植された造血幹細胞が患者の骨髄で正常にはたらくことが期待できる。しかし，免疫抑制が不十分な場合，レシピエントの免疫細胞がドナー由来の細胞を異物と認識し，攻撃することによって拒絶反応（生着不全）がおこる。

逆に，ドナー由来のリンパ球が，患者の正常臓器を異物とみなして攻撃する移植片対宿主病 graft-versus-host disease（GVHD）もおこり，重症化すると治療が困難で命にかかわる場合もある。一方で，軽症の GVHD がおこったほうが白血病の再発が減り，患者の予後がよくなることが知られており，これは移植後に残存している白血病細胞を異物とみなして攻撃する免疫反応によるもので，移植片対白血病 graft-versus-leukemia（GVL）効果という。

そのため，GVHD の治療では，GVHD による臓器障害というわるい側面と，GVL 効果による再発減少というよい側面の，相反する反応をバランスよく管理することが重要である。

5 社会的支援

子どもの慢性疾患のうち，小児がんなど特定の疾患は治療期間が長く，医療費負担が高額となる。国の小児慢性特定疾病対策では，子どもの健全育成を目的として，疾病の治療方法の確立と普及，患者家庭の医療費の負担軽減につながるよう，医療費の自己負担分を助成する制度を設けている。

6 晩期合併症

一般に，診療後数年以上を経過して無治療で寛解を継続している元患者を小児がん経験者とよんでいる。約 70% の小児がんが治癒すると仮定すると，20 歳以上の成人の 500〜1,000 人に 1 人が小児がん経験者で，全国には約 10 万人の小児がん経験者が生活していることになり，すでに成人期を迎えている小児がん経験者も 5 万人以上に及ぶと予想される。

前述のとおり，近年の小児がんの治療成績の進歩は著しい反面，治療終了後にさまざまな身体的晩期合併症や，心理的・社会的適応不全を呈する患児が目だつようになっている。成長や時間の経過に伴い，がん(腫瘍)そのものや薬物療法・放射線療法など治療の影響によっておこる合併症を，**晩期合併症**(晩期障害)という。

晩期合併症は小児や若年のがんでとくに問題となる現象であり，おもなものに内分泌・代謝障害，生殖機能障害，臓器障害，二次がん(腫瘍)があげられる(▶表 11-5)。晩期合併症の多くは，がんの種類，治療の内容，その治療を受けたときの年齢などに関係する。ほとんどの晩期合併症は，年齢に伴って発症しやすくなり，治療終了後何十年も経過してから症状があらわれることもある。身体的晩期合併症以外に，心的外傷後ストレス障害(PTSD)，学校や就職先での不適応，生命保険加入の問題など，心理・社会的な問題もまれではない。

小児がんの場合には，治療後にも 40〜50 年にわたる長期の生命予後が期待されるため，身体的晩期合併症だけでなく，復学・社会復帰・就労・結婚・出産など自立支援を含めた，小児がん経験者の長期フォローの重要性が高まっている。

▶表 11-5 おもな晩期合併症

種類	合併症
内分泌・代謝障害	成長ホルモン分泌不全症，思春期早発症，甲状腺機能低下，耐糖能異常
生殖機能障害	性腺機能低下，不妊症
臓器障害	認知機能障害，白内障，難聴，歯牙・歯根無形成，心筋障害，呼吸機能障害，腎機能低下
二次がん(腫瘍)	脳腫瘍，治療関連白血病，甲状腺がん

(Landier, W. et al.: Surveillance for late effects in childhood cancer survivors. *Journal of Clinical Oncology*, 36(21): 2216-2222, 2018，一部改変)

2 血液腫瘍(造血器腫瘍)

血液腫瘍(造血器腫瘍)では**白血病**が最も多く，**リンパ腫**がそれに続く。血液細胞は大きく赤血球・血小板・白血球に分けられ，白血球は顆粒球・単球・リンパ球などの総称である。これらの血液細胞は，骨の中心部にある骨髄で，血液細胞のもととなる造血幹細胞からつくられる。造血幹細胞は，骨髄系幹細胞とリンパ系幹細胞に分化❶し，骨髄系幹細胞からは赤血球・血小板・顆粒球・単球が，リンパ系幹細胞からはリンパ球がつくられ，末梢血中に放出される。白血病は，これら血液細胞のもととなる造血幹細胞や骨髄系幹細胞，リンパ系幹細胞といった造血前駆細胞に異常がおこり，骨髄中にがん化した細胞が無制限に増える疾患である。

NOTE
❶分化
末熟な細胞が成熟した細胞となること。

白血病は，腫瘍化した細胞の種類によって，**リンパ性白血病**と**骨髄性白血病**に区別される。リンパ性白血病は造血前駆細胞のリンパ系幹細胞に由来する白血病であり，骨髄性白血病は，リンパ球以外の白血球・赤血球・血小板のいずれかに分化する骨髄系幹細胞に由来する白血病である。

また，白血病は**急性白血病**と**慢性白血病**に分けられる。造血幹細胞・骨髄系幹細胞・リンパ系幹細胞が，ほとんど分化していない**芽球**(がきゅう)という幼弱な形態のままがん細胞(白血病細胞)となり，無限に増殖するものを急性白血病という。未熟な細胞ばかりが増殖するため，成熟した血液細胞の減少が激しく，症状発現や進行が速いのが特徴である。末梢血中に通常みられる正常な血液細胞のほかに，本来は末梢血中にみられない芽球がみられ，かつ中間段階の血球がみられない現象が特徴であり，この現象を**白血病裂孔**(れっこう)という(図11-3)。白血病裂孔がある場合を急性白血病，ない場合を慢性白血病という。

慢性白血病は，細胞がある程度の分化をしながら病的な増殖をしていく白血病である。分化能力が残っている分だけ症状発現が遅く進行がゆるやかだ

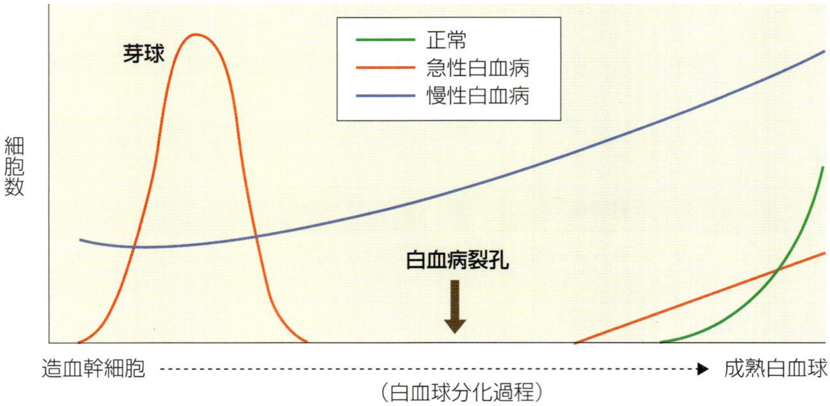

図11-3　急性白血病・慢性白血病の末梢血中にみられる細胞
急性白血病では芽球がみられ，中間段階の血球がみられない現象(白血病裂孔)が特徴である。

が，病気として軽いわけではなく，数年のちに症状が進行し，急速な進行をみせるようになる。通常の疾患では，急性の症状が弱まって固定すると慢性とよばれることが多いが，白血病の場合，急性白血病と慢性白血病は異なる疾患で，急性白血病が慢性白血病へ移行することはない。

小児に発症する白血病のうち，約70％は**急性リンパ性白血病** acute lymphoblastic leukemia（ALL）で年間約500例が発症し，次に多いのが**急性骨髄性白血病** acute myeloid leukemia（AML）で約25％を占め，年間約180例が発症する。残りの約5％は**慢性骨髄性白血病** chronic myeloid leukemia（CML）であり，慢性リンパ性白血病 chronic lymphocytic leukemia（CLL）は小児での発症が報告されていない。

1 急性リンパ性白血病 acute lymphoblastic leukemia（ALL）

● 病態生理・症状　正常細胞は分裂可能な回数が定められているが，がん細胞は死なずに永遠に増殖しつづける。したがって，骨髄は白血病細胞で満たされ，正常の造血や分化の場を占拠してしまう（▶図11-4）。それによって正常血液細胞が産生できなくなり，赤血球の減少により貧血となり息切れ・めまい・顔色不良が出現し，白血球の減少により易感染性や感染に伴う発熱がみられる。また，血小板の減少のため出血傾向をきたし，紫斑や鼻出血といった症状が出現する。そのほか，白血病細胞の浸潤により肝脾腫やリンパ節腫脹といった症状や，骨髄での白血病細胞の過剰な増殖により骨痛もきたす。

● 診断　骨髄検査が必須であり，骨髄標本で形態学的分類を行い，白血病細胞の免疫学的マーカー，染色体・遺伝子異常の有無を検索し，治療法を決定する。初診時の末梢血白血球数と年齢が予後予測因子として重要とされ，白血球数が多い（目安は10万/μL）場合や，年齢が1歳未満または年長児（目安は10歳以上）の場合は，再発リスクが高いことが知られている。これらの因子がある場合は，強化した治療を行う。このほかに治療層別化に重要な項目として，白血病細胞の染色体・遺伝子変異や治療反応性があげられる。

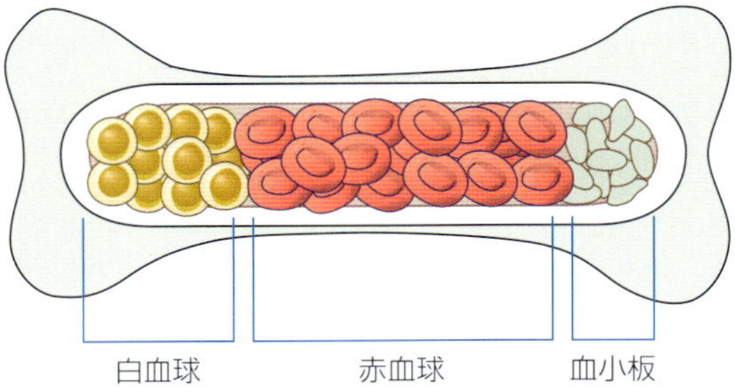

a. 正常な骨髄

白血球・赤血球・血小板が正常な比率で造血される。

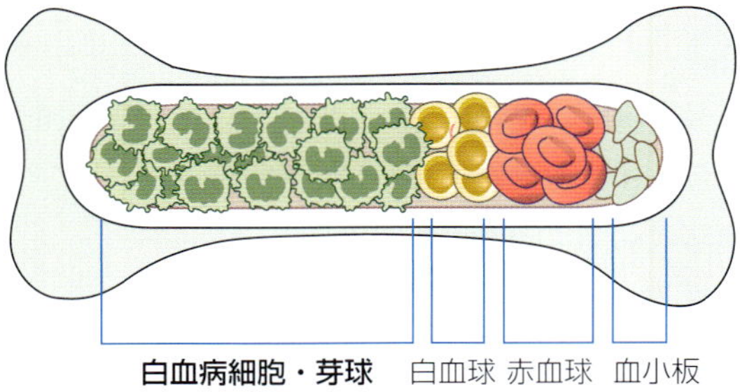

b. 白血病の骨髄

白血病細胞・芽球が増えて正常な造血が減少する。

▶図11-4　正常な骨髄と白血病の骨髄

白血病の骨髄では，白血球減少により易感染性（発熱），赤血球減少により貧血（息切れ・めまい・顔色不良），血小板減少により出血傾向（紫斑・鼻出血）がみられる。

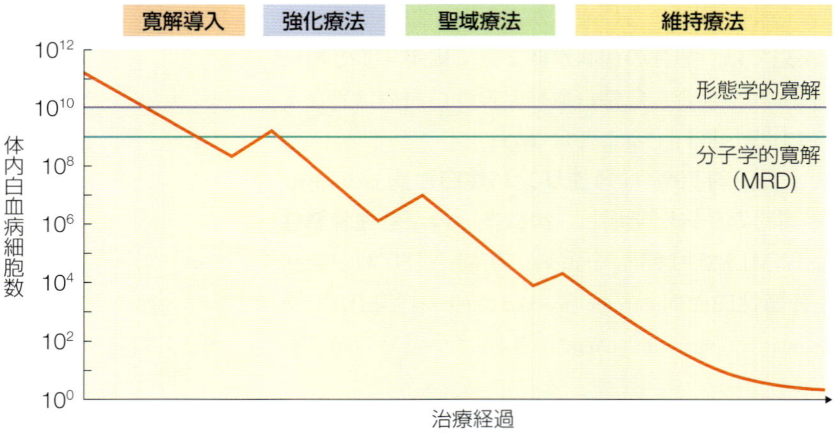

図 11-5　急性リンパ性白血病の治療

● 治療　約2年の治療を要する。発症時には体内に約1兆個の白血病細胞があるとされ，ステロイド薬，ビンクリスチン，L-アスパラギナーゼ，アントラサイクリン系抗がん薬による**寛解導入療法**が行われ，体内の白血病細胞が数億個に減少すると，骨髄中で正常の血液細胞の造血が回復し，**完全寛解**❶という状態になる(図 11-5)。

残った白血病細胞を**強化療法**でさらに減らし，抗がん薬が到達しにくい中枢神経や性腺に対する治療(**聖域療法**❷)を行い，**維持療法**の治療終了時には体内の白血病細胞をゼロの状態を目ざす(total cell kill)。

これまでは，完全寛解になっているがそれがゼロに近いレベルなのか，白血病細胞が相当数残っているのかの判断は困難であった。近年，分子細胞生物学的な手法を用いて，測定可能/微小残存病変 measurable/minimal residual disease(MRD)の検出が可能となり，寛解の深さをより正確に評価できるようになった。MRD解析を用いて治療に対する反応性を正確に評価することは，治療の層別化に役だち，治療成績の改善につながっている。

● 治療成績　予後不良因子をもたない患児の生存率は90〜95%に達しているが，予後不良因子をもつ場合は70〜80%にとどまっている。

2　急性骨髄性白血病 acute myeloid leukemia(AML)

● 病態生理・症状　急性骨髄性白血病は，顆粒球や単球，赤血球，血小板に分化する骨髄系幹細胞に由来する以外，病態生理・症状は急性リンパ性白血病と同じである。

● 診断　急性リンパ性白血病と同様に，診断は骨髄検査で行われ，形態診断と免疫学的マーカー，染色体・遺伝子検査を行う。

● 治療　寛解導入療法とその後の強化療法からなり，維持療法は行わない。寛解導入療法は，シタラビン，アントラサイクリン系抗がん薬，エトポシドを組み合わせた多剤併用化学療法を行う。治療強度が高いため骨髄抑制も強く，白血球減少の程度も強いため，重症感染症に注意が必要である。ダウン症候群に合併する急性骨髄性白血病では，白血病細胞の薬剤感受性が高い一

NOTE

❶完全寛解

治療の結果，がんによる症状や検査での異常がみられなくなり，正常な機能が回復した状態をいう。白血病の場合は，末梢血中の血球数が正常値になり，骨髄中の芽球も5%未満になり，白血病細胞の臓器浸潤も消失した状態をさす。治癒(治った)といわないのは，完全寛解になっても患者の体内には計算上で数億個の白血病細胞が残存しており，放っておけば必ず再発するためである。

❷聖域療法

薬剤の届きにくい部位(中枢神経系・精巣など)に対する治療をいう。経静脈投与した薬剤は，髄液や精巣に到達しにくいことが知られており，本来は有毒物質から脳をまもるための機能だが，白血病を治療するうえで問題になる。内服や通常量の抗がん薬の経静脈投与のみで治療すると，これらの聖域から白血病が再発(髄外再発)することが知られている。髄外再発を予防するために，大量メトトレキサート療法を行ったり，メトトレキサートの髄腔内注射(髄注)が行われる。

方，治療毒性が強いなど，通常の急性骨髄性白血病と違った特性をもつため，強度を弱めた多剤併用化学療法を行う。また，急性前骨髄球性白血病は，全トランス型レチノイン酸 all-trans retinoic acid（ATRA）と三酸化ヒ素 arsenic trioxide（ATO）を中心にした治療が行われる。

● **治療成績** 生存率は60～80％であり，急性リンパ性白血病より低い。ダウン症候群に合併する急性骨髄性白血病と急性前骨髄球性白血病の生存率は，通常の急性骨髄性白血病よりも良好である。

3 リンパ腫 lymphoma

● **病態生理・症状** リンパ腫は白血球のうちのリンパ球ががん化したもので，リンパ系組織から発生する。リンパ系組織は，リンパ節や胸腺，脾臓，扁桃などで，細菌やウイルスなどの病原体の排除など免疫機能を担当する組織や臓器である。リンパ系組織は，全身のあらゆる部位に存在するため，リンパ腫は全身のどこにでも発生する可能性がある。

リンパ腫は，**ホジキンリンパ腫** Hodgkin lymphoma（HL）と**非ホジキンリンパ腫** non-Hodgkin lymphoma（NHL）に大別される。欧米での発生率が1対1であるのに対して，わが国をはじめとするアジアでは，ホジキンリンパ腫は約10％と少ない。成人に発生する非ホジキンリンパ腫の種類は多いが，小児に発生する非ホジキンリンパ腫の種類は限られていて，**びまん性大細胞型B細胞性リンパ腫** diffuse large B-cell lymphoma（DLBCL），**バーキットリンパ種** Burkitt lymphoma（BL），**リンパ芽球性リンパ腫** lymphoblastic lymphoma（LBL），**未分化大細胞性リンパ腫** anaplastic large cell lymphoma（ALCL）の4種類で全体の90％以上を占める。

リンパ腫は全身のあらゆる部位におこる可能性があることや，病型などにより増殖速度が異なるため，その症状はさまざまである。痛みのないリンパ節の腫脹，原因が明らかでない発熱や寝汗・体重減少などはリンパ腫を疑う症状の1つである。腫瘤により気道や血管，脊髄などの臓器が圧迫されると，呼吸困難（気道閉塞），血流障害，麻痺などの症状があらわれ，緊急で治療が必要となる場合もある。

● **診断** リンパ腫の治療を行うためには，病型分類と病期（ステージ）分類を決定することが最も重要である。病型分類には腫瘤や腫脹したリンパ節の生検が必須で，腫瘍細胞の形態診断とあわせて染色体検査・遺伝子検査を行う。リンパ腫細胞のからだへの広がりの程度が病期（ステージ）で，Ⅰ期からⅣ期までの4つに分けられる（▶表11-6）。病期分類のために，CT（PET-CTを含む），MRI検査，髄液検査，骨髄検査などを行う。

● **治療** 特殊な場合を除き，リンパ腫細胞は局所にとどまらず体内に広がっていると考えられるため，手術ではなく白血病の治療と同様に化学療法を行う。リンパ腫の治療は，上記の病型分類と病期分類に基づいて行われ，治療に使う薬剤や治療期間が異なるため，それぞれに応じた治療を行う。聖域療法も行われ，予定された化学療法を行っても腫瘤が残存する場合には，放射線照射や外科切除が行われることもある。

表11-6　リンパ腫の病期分類

病期	広がりの程度
Ⅰ期	1か所のリンパ節以外にはリンパ腫の細胞がないもの
Ⅱ期	病変の周辺にもリンパ腫の細胞があるが，横隔膜をこえて広がらないもの
Ⅲ期	リンパ腫の細胞が横隔膜をこえて広がっているもの
Ⅳ期	まったく異なる場所（骨髄や髄液の中）にもリンパ腫の細胞が広がっているもの

● **治療成績**　リンパ腫全体の約80％以上が長期生存することが期待できる。

3 脳・脊髄腫瘍

脳腫瘍は小児がんのなかで白血病についで多く，固形腫瘍では最も頻度の高い腫瘍である。小児白血病の急速な治療成績向上に比べて，脳腫瘍の治療成績の向上は緩慢なため，小児がんによる死亡のうち脳腫瘍は最多である。

脳腫瘍は頭蓋内にできる腫瘍の総称であり，約150種に分類される。成人の脳腫瘍の約9割が前頭葉・頭頂葉・側頭葉・後頭葉からなる大脳に発生するのに対して，小児の脳腫瘍の約6割が小脳や脳幹に発生するという特徴がある。

● **病態生理**　小児によくみられる脳腫瘍として，以下のものがあげられる。

[1] 神経膠腫（グリオーマ）　脳には，神経細胞（ニューロン）が1千億個以上と，神経膠（こう）細胞（グリア細胞）が1兆個以上存在する。脳内には，神経細胞からのびる神経線維が束になって走行しており，目・耳・鼻などの感覚器や，内臓，筋肉などとつながり，からだのいろいろな部位との情報伝達に重要な役割を果たしている。

神経膠細胞には，神経細胞の位置を固定して栄養を送る役割に加え，神経伝達物質を処理する役割，血液中の物質が脳組織へ移動するのを制限するしくみ（血液脳関門）をつくって有害物質が脳内に侵入することを防ぐ役割などがある。**神経膠腫（グリオーマ）**は，神経膠細胞から発生する腫瘍の総称であり，**低悪性度グリオーマ**と**高悪性度グリオーマ**に大きく分けられる。

①低悪性度グリオーマ　悪性グレード1，2にあたるグリオーマの総称で，新たに脳腫瘍と診断される小児のなかで最も多い。小児では小脳腫瘍に多く，摘出のみで90％以上の無病生存が期待できる。

②高悪性度グリオーマ　悪性グレード3，4にあたるグリオーマの総称で，大人に比べて小児に発生する割合は低いが，予後はきわめて不良である。脳幹部に発生するグリオーマは外科治療が不可能であり，抗がん薬の効果もほとんど期待できない。脳幹部グリオーマは，放射線療法にて一時的に症状緩和は可能であるが，約半年の経過で再増大し，ほとんどが死にいたる。

[2] 上衣腫　大脳の深部にある脳室を形づくる細胞（上衣細胞）を起源とする腫瘍で，小児では第四脳室の床側（脳幹部）から発生することが最も多い。

[3] 髄芽腫　10歳以下（発症のピークは5〜6歳）に好発し，小児脳腫瘍の

40% を占める。悪性度は高く，発症時にすでに播種病変がみとめられることも多い。小児期に発症する高悪性度の脳腫瘍のなかで最も多い。小脳虫部という小脳の中心部から発生し，第四脳室を圧迫する。

4 頭蓋咽頭腫　下垂体や視床下部の付近に発生する，低悪性度の腫瘍である。脳内のほかの領域への播種や転移はまれであるが，増殖して下垂体や視神経などを圧迫すると，ホルモンの産生，成長，視覚などに支障をきたす。

5 胚細胞腫瘍　胎生期の原始生殖細胞❶から発生した腫瘍の総称で，頭蓋内胚細胞腫瘍は，脳の正中線❷上の下垂体，視床下部，松果体に発生する。下垂体や視床下部に発生し，下垂体や視神経などを圧迫すると，ホルモンの産生，成長，視覚などに支障をきたす。

NOTE

❶原始生殖細胞
精子や卵子になる前の未成熟な細胞。

❷正中線
顔を正面から見て，脳の中央を前後に通る線。

● **症状**　脳腫瘍の症状には，頭蓋内圧亢進症状と局所症状（巣（そう）症状）がある。

1 頭蓋内圧亢進症状　すべての脳腫瘍に共通する症状で，閉鎖空間の頭蓋内に脳腫瘍が発生することによる内圧の上昇や，脳脊髄液が流れる通路を脳腫瘍が閉塞することで発生する水頭症によっておこる。頭蓋内圧が高くなると，頭痛・嘔気・嘔吐が出現するが，頭蓋骨の縫合の閉鎖が始まる乳児期後半から幼児期の初期までは，頭囲が拡大する。小児は症状をじょうずに表現することができず，症状の発見に時間がかかることがあり，注意が必要である。

2 局所症状（巣症状）　脳の各部位が担う機能と関連する症状をいう。運動や感覚，思考や言語などの機能は，脳のなかでそれぞれ担当する部位が決まっている。脳に腫瘍ができると，腫瘍や周囲の脳浮腫によってその部位の機能がそこなわれ，局所症状が出現する（▶表 11-7）。

視床下部・下垂体腫瘍ではその近傍にある視神経の圧迫による視野障害や，視床下部・下垂体の障害による内分泌障害が，小脳腫瘍では歩行時のふらつ

▶表 11-7　脳腫瘍の局所症状

部位	局所症状
前頭葉	腫瘍と反対側の運動（片）麻痺，運動性失語（言葉を理解できるがうまく話せない），認知機能の低下（年月日や場所がわからなくなる），てんかん発作
側頭葉	感覚性失語（言葉を聞いて理解できない，言葉の言い誤り），半盲（腫瘍と反対側の視野欠損），てんかん発作
頭頂葉	失算（計算ができない），失書（読み書きができない），手指失認（親指か小指かわからない），左右失認（左右を判断できない），半側空間失認（左右片方の刺激を認識できない）
後頭葉	同名半盲（腫瘍と反対側の視野欠損）
視床下部 下垂体	半盲（視野障害），尿崩症（多飲・多尿），低身長（成長ホルモン分泌不全症），思春期早発症・遅発症
脳幹	動眼神経障害・外転神経障害（複視：ものが二重に見える），感覚鈍麻（顔面や手足の感覚が鈍く感じる），四肢麻痺（手足の麻痺），聴力障害，嚥下障害（食べるものをうまく飲み込めない），三叉神経障害（顔のしびれ，顔の感覚低下），顔面神経麻痺（顔の半分が意のままに動かない，閉眼困難，口角下垂，口から水のこぼれ）
小脳	小脳失調症（複数の筋肉をバランスよく協調させて動かせない），歩行障害（失調性歩行：ふらつく歩行），体幹失調（姿勢維持が困難），測定障害（指鼻試験での障害），構音障害（ろれつがまわらず，言葉がなめらかに出ない），眼振（目が細かくゆれる）

きや姿勢の維持ができないといった小脳失調症が，脳幹部腫瘍では脳幹部に中枢がある脳神経の障害として複視や顔面神経麻痺などが出現する。

● **診断**　MRIやCTなどの画像検査を施行したうえで，可能な限り腫瘍生検を行い，腫瘍細胞の形態診断とあわせて染色体検査・遺伝子検査により正確な診断につなげる。近年のゲノム医療の進歩により，遺伝子検査によって形態診断が困難な腫瘍の診断が確定する場合や，確定診断が形態診断の結果と異なる場合があり，腫瘍診断において遺伝子検査は必須になっている。胚細胞腫瘍では，血液と髄液中のAFPやHCG，HCG-β，PLAPなどの腫瘍マーカーの測定が診断に有用である。

● **治療**　悪性度の高くない脳腫瘍では，手術療法のみの場合もあるが，悪性度の高い腫瘍では手術療法・放射線療法・化学療法を組み合わせた集学的治療を行うことが一般的である。

● **治療成績**　低悪性度グリオーマのように手術療法のみで長期生存が期待できる腫瘍もあれば，脳幹部グリオーマのように有効な治療法がなく，発症1年ほどでほぼ全例が死亡する予後不良の腫瘍もあり，疾患によりさまざまである。

4　その他の小児の悪性腫瘍

1　神経芽腫

● **病態生理**　神経芽腫は小児固形腫瘍のなかで脳腫瘍についで頻度の高い疾患である。胎生期の神経堤細胞が交感神経節や副腎髄質に分化する過程で発生する腫瘍であり，約65%が腹部で発生し，その半数は副腎髄質から発生し，後縦隔や後腹膜の交感神経節からも発生する。5歳未満の小児に多く発症し，悪性度の高いものから自然退縮するものまであるが，1歳半未満の小児に発症する場合は，一般に予後良好である。

● **症状**　発症初期はほとんどが無症状で，進行してくると腹部膨満・腹部腫瘤に気づかれて受診につながることが多い。遠隔転移が進行すると，発熱，貧血，不きげん，眼瞼のはれや皮下出血など，転移した場所(骨・骨髄など)によってさまざまな症状が出現する。腫瘍が脊柱管内に進展し，脊髄神経を圧迫すると，下肢麻痺(下半身の麻痺，排尿や排便の障害，歩行の障害など)を生じる。

● **診断**　神経芽腫による腹部腫瘤は，移動性に乏しく表面が凹凸であることが特徴とされる。また，血中神経特異エノラーゼ(NSE)や尿中バニリルマンデル酸(VMA)・ホモバニリン酸(HVA)といった腫瘍マーカーの上昇を確認するとともに，超音波検査，CT，MRI，MIBGシンチグラフィーで腫瘤の性質や原発部位，さらに腫瘍の全身への転移も評価する。また，神経芽腫は骨髄に転移しやすいため，骨髄検査を行って転移の有無を確認する。最終的には腫瘍生検を行い，形態診断と染色体，*MYCN*遺伝子増幅の有無を含む遺伝子変異の検索を行う。

神経芽腫の治療決定に必要なリスクは，低・中間・高リスクの 3 群に分類され，発症年齢，病理組織像，病期分類などの臨床因子に，*MYCN* 遺伝子増幅の有無，腫瘍細胞の染色体数(ploidy)，11 番染色体長腕(11q)の欠失などの分子細胞生物学的因子を組み合わせて判定する。

● **治療**　リスク分類に応じた治療を行う。1 歳未満で偶発的に見つかった腹部腫瘤で，限局性神経芽腫が疑われる場合，自然退縮も期待されるため無治療経過観察されることが多い。低リスク群に分類される神経芽腫で，全摘出可能なものは手術療法のみで治療を終了する。中間リスク群では，抗がん薬による術前化学療法に引きつづき手術療法を行い，晩期合併症が課題である放射線療法は避けることが望ましい。高リスク群では，術前化学療法だけでなく自己末梢血幹細胞移植併用の大量化学療法を行い，手術療法，放射線療法による集学的治療が標準で，さらに免疫学的効果を期待して，同種臍帯血移植や抗 GD2 抗体による治療が行われる場合もある。

● **治療成績**　リスクにより異なり，低リスク群では 90% 以上で長期生存が期待でき，中間リスク群でも 80〜90% で長期生存が期待できる。一方，高リスク群では上記の集学的治療を行っても生存率は 50% 程度と低く，新たな治療法の開発が必要である。

2 原発性肝悪性腫瘍(おもに肝芽腫)

● **病態生理・症状**　小児に発症する原発性肝悪性腫瘍の 80% 以上は，肝細胞になるはずの未熟な細胞から発生した**肝芽腫**であり，半数以上は 3 歳以下に発症する。肝芽腫の発生リスクが高くなる場合として，①巨舌・片側肥大・臍帯ヘルニアを主症状とするベックウィズ-ウィーデマン Beckwith-Wiedemann 症候群，②家族性腺腫性ポリポーシス familial adenomatous polyposis (FAP)，③出生体重 1,500 g 未満の低出生体重児，④18 トリソミーがあげられる。症状としては，腹部腫瘤あるいは上腹部腫瘤で気づかれることが多い。

● **診断**　血液中の α-フェトプロテインが異常高値のことが多く，超音波検査，CT，MRI で肝内の腫瘤進展，さらに肺転移も評価する。最終的には腫瘍生検を行い，形態診断で確定する。肝芽腫の病期分類には PRETEXT 分類(▶表 11-8)が用いられ，初発時の CT や MRI などの画像検査を用いて判定する。

● **治療**　肝腫瘍の完全切除を行う。診断時に限局した腫瘍(PRETEXT Ⅰま

▶表 11-8　肝芽腫の病期分類(PRETEXT 分類)

分類	広がりの程度
PRETEXT Ⅰ	3 つの連続する区域に腫瘍がない状態
PRETEXT Ⅱ	2 つの隣り合う区域に腫瘍がない状態
PRETEXT Ⅲ	2 つの隣り合わない区域に腫瘍がない状態 あるいは腫瘍がない区域が 1 つの状態
PRETEXT Ⅳ	すべての区域が腫瘍に占拠されている状態

たはⅡ)で，全摘出が可能な場合は手術療法のみの治療となるが，それ以外の場合は術前化学療法と手術療法，術後化学療法を併用する。手術療法にて全摘出が困難な例では，生体肝移植も行われる。

● **治療成績**　肝芽腫では腫瘍の完全摘出率が高いほど生存率も高くなり，化学療法と手術療法の組み合わせにより70％程度の生存率が期待できる。

3 腎臓腫瘍（腎芽腫・ウィルムス腫瘍）

● **病態生理・症状**　小児の腎臓腫瘍の約70％は，胎生期の腎組織（後腎芽細胞）由来の**腎芽腫・ウィルムス腫瘍**とよばれる悪性腫瘍である。腎芽腫の約半数は3歳までに発症し，日本での発症は年間70～100例程度と推測されている。腎芽腫は，成長や発達に影響を及ぼす遺伝子に特徴のある疾患（遺伝子症候群）に発生することがある。無虹彩症・外性器異常・知的障害を合併したWAGR症候群，ベックウィズ-ウィーデマン Beckwith-Wiedemann 症候群，デニス-ドラッシュ Denys-Drash 症候群などは，腎芽腫との関連が明らかになっている。両側の腎臓に発生することもある。腹部膨満や腹部腫瘤で発見されることが多く，鑑別が必要となる進行神経芽腫と比較すると，診断時の全身状態は比較的良好である。

● **診断**　腎芽腫に有効な腫瘍マーカーは存在せず，超音波検査，CT，MRIで評価する。最終的には腫瘍生検を行い，形態診断で確定する。腫瘍摘出術や生検で得られた結果をもとに，Ⅰ期からⅤ期に病期分類される。

● **治療**　小児腎芽腫に対する初期治療法は，①全摘術を行ったのち，その手術および病理検査の結果をもとに術後の化学療法や放射線治療を行う米国方式と，②化学療法を先行して腫瘍の縮小をはかったあと，全摘術を行う欧州方式の2つに大別される。

米国方式では，まず腫瘍を摘出するため，正確な病理診断と病期診断に基づく適切な術後化学療法を選択することができる利点がある一方，腫瘍が大きい場合には，摘出時の破裂などの合併症の危険がある。

欧州方式では，腫瘍が大きい場合には化学療法により腫瘍を縮小させるため，手術の合併症を回避するという利点がある一方，確定診断を行わないまま治療を開始するため，診断違いのリスクがある。

治療反応性のよい予後良好の組織型（低リスク）では，副作用のリスクも考慮して強度の低い治療を選択するが，治療反応性のわるい予後不良の組織型（高リスク）では，薬剤の量や種類を増やしたり，放射線治療を追加したりするなど，強度の高い治療を行う。両側性腫瘍があるⅤ期では，できるだけ正常な腎臓を残して腫瘍だけを摘出するため，手術前に化学療法を行って腫瘍の縮小をはかる。

● **治療成績**　米国方式・欧州方式いずれの治療法でも，治療成績は同程度で90％近くの高い生存率が得られている。

4 網膜芽細胞腫

● **病態生理・症状**　網膜に発生する悪性腫瘍で，乳幼児に多く95％が5歳

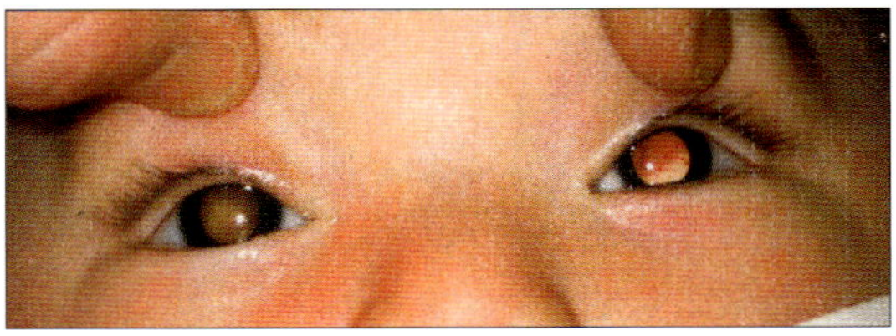

▶図 11-6 白色瞳孔
（写真提供：三重大学医学部附属病院眼科 築留英之氏・加藤久美子氏）

までに診断される。がん抑制遺伝子である *RB* 遺伝子の異常❶により，胎生期の網膜にみられる未分化な網膜芽細胞から発生する腫瘍である。

両眼性と片眼性があり，網膜の細胞だけに *RB* 遺伝子の変異がおきて網膜芽細胞腫が発生するときは片眼性となり，発症年齢も 2〜3 歳が多い。しかし，生まれつきからだのすべての細胞に *RB* 遺伝子の変異がある場合は，遺伝子変異が次世代に引き継がれて網膜芽細胞腫を発症する遺伝性で，両眼性となることが多く，1 歳までに発症することが多い。また *RB* 遺伝子の変異は，骨肉腫など別の悪性腫瘍を引きおこすことがある。

瞳孔に入った光が腫瘍で反射して猫の目のように白く輝いて見える症状（白色瞳孔，▶図 11-6）に家族が気づいて受診する場合が多い。

● **診断** 眼底検査と同時に，超音波検査・CT 検査・MRI 検査などで腫瘍の広がりを評価する。

● **治療・治療成績** 腫瘍が眼球内のみで，眼球外に浸潤していない場合は，手術（眼球摘出）のみで良好な生命予後が達成されている。今後の課題は，眼球あるいは視機能の温存と晩期合併症の軽減である。眼球温存法として放射線療法が行われたこともあったが，眼窩骨の発育障害による顔面変形，二次がん，白内障などの問題から，化学療法やレーザー照射による局所療法を併用して，眼球の温存が試みられている。

> **NOTE**
> ❶*RB* 遺伝子からつくられる RB タンパク質は，E2F というタンパク質と一緒に細胞が G1 期（細胞分裂の準備期間）から S 期（DNA 合成）に移行することを抑制する（ブレーキをかける）機能をもつ。この RB タンパク質の機能が障害されることで，細胞が分裂周期に入ることを制御しきれなくなり，異常な細胞分裂を繰り返してしまう。これが発がんのメカニズムと考えられている。

5 骨腫瘍

原発性骨悪性腫瘍には，**骨肉腫**と**ユーイング肉腫**があるが，その発生母地や組織学的にはまったく異なる腫瘍といえる。

◆ 骨肉腫

● **病態生理・症状** 骨肉腫は腫瘍性の類骨・骨を形成する悪性腫瘍と定義され，原発性骨悪性腫瘍の約 30% を占めて最も頻度が高く，10 歳代に好発する腫瘍である。発生部位は大腿骨遠位端・脛骨近位端などの膝関節周囲が多く骨肉腫全体の 65% を占め，ついで上腕骨近位端や大腿骨近位端などの骨幹端部に好発する。症状は，局所の骨痛，腫脹，熱感，可動域の制限である。

● **診断** 早期に肺転移が生じるため，CT・MRI にて病変の広がりを評価するとともに，腫瘍生検を行い確定診断する。

● **治療** 標準治療は，手術による局所制御と，術前・術後化学療法による微小転移の制御を組み合わせた集学的治療である。以前は患肢切断術が行われていたが，現在は患肢温存がほとんどで，広範切除術[1]が行われる。化学療法と広範切除術を組み合わせることにより，患肢切断とほぼ同等の局所根治性が得られる。

● **治療成績** 化学療法の導入により，初診時に遠隔転移(とくに肺転移)のない症例では生存率が 76% と良好であるが，初診時に遠隔転移を有する症例では化学療法と手術による治療を行っても，長期生存が得られる可能性は 20% 程度と予後不良である。

NOTE

[1] **広範切除術**

周囲の正常組織で腫瘍を包み込むように一塊として切除すること。

◆ ユーイング肉腫

● **病態生理・症状** ユーイング肉腫は，小児に発生する骨腫瘍では骨肉腫についで 2 番目に多く，全体の約半数が 10 歳代に発症する。骨と軟部組織から発生し，骨では骨幹部に発生が多い。ときに神経分化の特徴をもつ小円形細胞腫瘍であり，組織学的に骨肉腫とは明らかに異なる。85% の症例では，22 番染色体長腕にある *EWS* 遺伝子と，11 番染色体長碗の *FLI1* 遺伝子の転座により，*EWS-FLI1* キメラ遺伝子が形成されている。このキメラ遺伝子は強力な転写因子としてはたらくため，がん化の原因そのものと考えられている。症状は非特異的なことが多く，病巣部位の疼痛や腫脹である。

● **診断** 骨肉腫と同様，CT・MRI にて病変の広がりを評価するとともに，腫瘍生検を行い確定診断する。腫瘍組織でキメラ遺伝子が検出されると，診断は確定される。

● **治療・治療成績** 放射線感受性があるため，多剤併用化学療法と手術療法に加え，放射線の局所照射を併用した集学的治療を行う。限局例の生存率は 75〜80% 前後と良好であるが，転移例の生存率は 20〜25% 前後にとどまる。

6 横紋筋肉腫

● **病態生理・症状** 軟部組織とは，皮下組織・筋肉などをさす。筋肉は横紋筋と平滑筋に分けられ，横紋筋はさらに骨格筋と心筋に分けられる。骨格筋は，骨格に付着してからだを動かすことをおもなはたらきとしている。横紋筋肉腫は，横紋筋に分化する間葉系細胞から発生する悪性腫瘍であり，全身のあらゆる部分から発生する可能性があり，小児の軟部組織腫瘍の約半分を占め，最多である。腫瘤を触知して発見されることが多いが，発生部位によって症状はさまざまで，眼窩原発では眼球突出・眼瞼下垂・眼瞼浮腫を呈し，泌尿生殖器原発では，血尿・尿閉・性器出血を生じる。

● **診断** ほかの固形腫瘍と同様，CT・MRI にて病変の広がりを評価して病期分類を行うとともに，腫瘍生検を行い確定診断する。病理診断では，胞巣構造がなく比較的治りやすい胎児型と，胞巣構造を示して比較的治りにくい胞巣型の 2 つに分類する。組織学的に胎児型と胞巣型の区別がむずかしい場合，胞巣型では *PAX3-FKHR* や *PAX7-FKHR* といったキメラ遺伝子が発現しているため，これらのキメラ遺伝子がみとめられれば診断確定できる。

● **治療・治療成績** 多剤併用化学療法，放射線療法とともに，機能温存を

表 11-9 ランゲルハンス細胞組織球症の病期分類

分類	広がりの程度
単一臓器型 single system(SS) • SS-s(single site) • SS-m(multi site)あるいは MFB(multi focal bone)	1つの臓器に限られるもの 皮膚のみ，リンパ節のみ，骨1か所のみ 多発の骨病変
多臓器型 multi system(MS)	2つ以上の臓器に病変があるもの

はかった手術療法の集学的治療が行われる。予後は，腫瘍の進展度合い，組織型，初発部位，治療への反応性によって異なるが，遠隔転移のある例や周囲への浸潤が強い例の予後は不良である。

7 ランゲルハンス細胞組織球症 Langerhans cell histiocytosis(LCH)

● **病態生理・症状** ランゲルハンス細胞は，樹状細胞の1つで，皮膚など外界と接する部位に存在しており，病原体などを認識してリンパ球に抗原提示する役割を担当している。ランゲルハンス細胞組織球症(LCH)とは，未熟組織球の形質をもつランゲルハンス細胞が，皮膚や骨，肝臓，脾臓，肺，造血器，頭蓋内などさまざまな臓器で異常に増殖して組織破壊をきたす疾患で，炎症と腫瘍の性質をあわせもつとされる。発症は小児100万人に5例程度，日本では年間60〜70例と推測される。症状は多岐にわたり，発熱，皮疹(脂漏性湿疹，出血性丘疹など)，溶骨(骨痛，軟部腫瘤，椎体圧迫骨折など)，中耳炎，外耳道炎，肝脾腫，尿崩症などがあげられる。

● **診断** 病変部位の生検による病理組織診断が必要である。治療方針を決定する際は，病変の数や部位によって病型を分類する(表 11-9)。

● **治療** それぞれの病型に合った治療を行う。

1 **単一臓器型(SS)** SS-s では骨病変部の組織を取り除く搔爬(そうは)のみ行われ，皮膚や1か所の小さな骨病変では自然治癒も期待できる。SS-m では化学療法の施行が標準である。

2 **多臓器型(MS)** 乳幼児に多い多臓器型では，多剤併用化学療法を施行する。

● **治療成績** SS-s 型と SS-m 型の生存率は100% で，MS 型でも80% 以上の生存率が期待できる。

5 小児がんにおけるゲノム医療

がん細胞はゲノム異常によって発生するため，がん細胞がもっているゲノム異常はその性質と関係している。このことを診療に応用することを，**ゲノム医療**といい，国の施策としてがんゲノム医療提供体制の整備が進められている。

これまでのがん治療に使用する薬剤は，胃がんや肺がんなど発生した部位

表11-10　ゲノム医療の実例

場面	実例
薬剤の選択	白血病細胞に *BCR-ABL1* 融合遺伝子が検出されると，チロシンキナーゼ阻害薬(イマチニブメシル酸塩など)が有効とわかる。
診断の補助	骨腫瘍から *EWS-FLI1* 融合遺伝子が検出されると，ユーイング肉腫と診断できる。
予後の予測	神経芽腫で *MYCN* 遺伝子の増幅が検出されると，予後不良であることが予想されるため，治療の強化が必要になる。

により決められていた。がんゲノム医療では，一度に多数の遺伝子を調べ，がんの原因となった遺伝子の情報をもとに薬剤を選択したり，診断を補助したり，予後の予測をすることで，それぞれの患者に合った効果的な治療ができる(▶表11-10)。

◆ がん遺伝子パネル検査

がん遺伝子パネル検査では，がん細胞(組織)から遺伝子を取り出して，異常がおきやすいポイントを一度に多数(多くは100か所以上)解析する。検査には，高速で大量のゲノム情報を処理できる解析装置である次世代シークエンサーを用いる。

がん遺伝子パネル検査により得られる複雑で大量の結果を解析するためには，データ解析の専門家の支援が必要である。データ解析専門家に加え，臨床医，病理医，遺伝専門家などが得られた結果を議論・確認し，より臨床現場で役にたつ検査レポートを作成し，担当医に届ける。この手順を**エキスパートパネル**という。

検査を受けたすべてで遺伝子変異が見つかるとは限らず，遺伝子変異が見つかって患者に合った薬剤の使用に結びつくのは，10％程度といわれている。

がん遺伝子パネル検査では多くの遺伝子を調べるため，本来目的とする治療選択に役だつ遺伝子変異とは別に，がんになりやすい遺伝子をもっていることがわかる場合があり，これを二次的所見という。この場合，将来の健康に対する不安が生じる可能性がある。また，がんに関する遺伝的な背景についての情報があった場合に，知りたいのか，知りたくないのか，検査を受け

plus　遺伝性腫瘍症候群

がんを発症しやすい体質が原因で発症するがんのことを，遺伝性腫瘍という。最近の研究で，小児がんを発症する患者のおよそ10％が生まれつきがんを発症しやすい遺伝的体質をもっていることが明らかになった。この体質は「必ずがんになる」のような明確なものではなく，「がんになる確率(リスク)が相対的に高い」ことを意味している。

る前に考えておく必要がある。小児の患者自身にも,「知る権利」と「知らなくてもいい権利」があることを尊重する必要がある。そのような判断の支援を行うことや,実際に見つかった場合の対応を行うために,がんを診療する医療機関は,遺伝についての専門知識をもつカウンセラーによるサポートおよび心理的・精神的なケア(遺伝カウンセリング)の体制を整えておく必要がある。

C 疾患をもった子どもの看護

1 白血病の子どもの看護

白血病の診断時は発熱や倦怠感などの症状がみられるなか,骨髄穿刺など多くの検査・処置が行われ,確定診断がなされるとすぐに入院治療が開始されるため,子どもは強い苦痛を感じ,情緒的にも大きな混乱が生じる。家族は子どもの診断に衝撃を受けるとともに,先の見通しがもてないまま入院の準備や子どもの治療に関する意思決定を行わなければならず,不安やとまどいが大きい。子どもと家族の心身の苦痛を可能な限り軽減し,長期にわたる治療に前向きに取り組めるように支援することが重要となる。

1 入院治療中の看護

◆ 症状アセスメントと苦痛の緩和

初発時は,白血病細胞の増殖と造血機能の低下により,発熱・感染・貧血・出血傾向などの骨髄不全症状を呈する。骨や多臓器への浸潤がある場合は,骨痛や肝脾腫などさまざまな症状が出現するため,全身状態を把握して苦痛を緩和することが必要となる。

治療開始直後は,白血病細胞が体内に大量に存在している状態であることや正常な造血機能が阻害されている状態であるため,全身状態の変化に十分注意する。とくに腫瘍細胞が大量に崩壊することによって生じる腫瘍崩壊症候群 tumor lysis syndrome(TLS)では,高尿酸血症・高カリウム血症・高リン血症とそれに伴う腎機能障害をきたすリスクがあるため,バイタルサインの測定や輸液管理,水分出納管理が重要となる。

化学療法中は,吐きけ・嘔吐,食欲不振,便秘,骨髄抑制,粘膜障害,脱毛など多くの副作用が出現する。投与される薬剤によっておこりやすい副作用や発現する時期が異なるため,検査データや身体症状を注意深く観察し,制吐剤の投与や輸血など,症状を予防・緩和するための支持療法が適切に行われるようにする。

白血病の治療では,中心静脈カテーテルの挿入,中枢神経再発予防のための髄腔内注射,治療効果の判定のための骨髄穿刺など,侵襲を伴う処置や検査が繰り返し行われる。痛みを伴わない検査でも子どもにとっては恐怖を感じたり不快な体験となることも多い。処置や検査の際は子どもに合った方法でプレパレーションを実施し，子どもが納得してのぞめるように支援する。

◆ 骨髄抑制がみられる子どもの看護

化学療法や放射線療法の副作用として，骨髄の造血機能が低下する骨髄抑制がみられる。好中球が1,000/μL以下になると感染症の頻度が高まり，500/μL以下になると重症感染症のリスクが高まる。感染症は治療計画の遅れにつながり，重症化すると生命の危機にもなりかねないため，治療中の感染予防と感染症の早期発見・早期対処が重要となる。

呼吸器，皮膚・粘膜，消化器，尿路など感染をおこしやすい部位の感染徴候の有無を観察するとともに，手洗いや口腔ケア，清潔ケアなどのセルフケア状況を確認し，日常生活のなかで感染予防行動が習慣化できるように支援していく。抗がん薬の影響によって口腔内や皮膚が乾燥すると傷つきやすく，感染や出血の原因となるため，清潔の保持と保湿が重要となる。また，中心静脈カテーテルの管理や衛生的な食事，ベッドや室内環境の整備，面会者の感染症状の確認など日常生活における感染予防対策が重要となる。

赤血球やヘモグロビンが減少すると，顔色不良，眼球結膜の蒼白や心拍数の増加，活気の低下，倦怠感が生じる。慢性的な貧血により自覚症状が乏しいことも多いため，めまいや立ちくらみによる転倒などの事故を防ぐために環境整備を行ったり，安静を保ちながら過ごせるように工夫する。

血小板減少では皮膚の点状出血や紫斑，口腔粘膜や鼻粘膜の出血の有無に注意し，激しい遊びを避けたり皮膚や粘膜に強い刺激を与えないように注意する。血小板が20,000/μL以下になると重篤な出血が生じやすくなるため，消化管出血や頭蓋内出血などの徴候にも注意する。

◆ 日常生活における支援

長期にわたる入院治療では，家族に会えないさびしさ，学校生活や友だちとの分離，生活の制限など大きなストレスが生じる。いままでできていたことができなくなることで，自己コントロール感を喪失するような体験となることもある。治療の必要性や入院生活で行われることについて子どもの理解度に合わせてわかりやすく説明し，どのように入院生活を過ごしていくかを一緒に考えていくことが必要である。入院生活では学校の教員，保育士，チャイルドライフスペシャリスト(CLS)などさまざまな職種がサポートしていくことを伝え，体調に合わせて遊びや学習など子どもの日常生活が継続できるように支援する。

治療中は活動が制限されたり倦怠感が強く臥床していることが多くなり，体力や筋力低下がみられる。安静を保ちながら気分転換がはかれるような遊びを工夫したり，体調に合わせて身体活動を取り入れるなど，活動と休息のバランスがとれるように調整する。

また，吐きけ・嘔吐，食欲不振，味覚の変化，口腔粘膜症状などの副作用により食事の摂取が困難となりやすい。食事のにおいに敏感になることもあるため，吐きけ・嘔吐を誘発する要因がないかをアセスメントし，栄養士や栄養サポートチーム(NST)とともに，子どもが好む，食べやすい食事を工夫する。

内服薬も量や種類が多く，子どもにとっては苦痛を伴う。さまざまなストレスから内服拒否を示すこともある。子どもがどのような苦痛を感じているのかを把握し，医師や薬剤師とともに子どもに合った服薬方法を検討することが必要である。

◆ 家族への支援

白血病と診断を受けた子どもの親は動揺が激しく，医療者の説明を覚えていないこともある。親が子どもの病気や治療をどのように理解して受けとめているかを把握し，繰り返していねいに説明することが大切である。長期にわたる子どもの入院生活により，家族の生活は一変する。親は子どもの病状に不安を感じながら面会や付き添いを続け，疲労やストレスをかかえている。家族の役割や関係性が変化し，きょうだいもさびしさや負担を感じている。家族との十分なコミュニケーションをはかり，家族の生活がどのように変化したか，家族がどのような困難をかかえているのか，どのような希望をもっているのかを共有し，社会資源に関する情報提供や多職種による支援を行う。また，家族の強みを理解し，家族の意向を尊重しながら，子どもの成長・発達に見合ったかかわりができるように支援していくことが必要である。

2 外来治療時の看護

入院治療が終わりに近づくと，安堵(あんど)する気持ちと同時に社会生活に戻ることに対する不安な気持ちが複雑に入りまじる。入院中から退院後の生活を見すえ，学校や地域と連携し，少しずつ入院前の生活に戻れるように調整する。退院直後は免疫機能が十分に回復していないため，学校や地域での感染症の流行などに注意し，感染予防行動が継続できるようにする。

外来で化学療法や放射線療法を継続する場合は，副作用出現時の対応や受診が必要となるタイミングについて伝え，家族が適切に対処できるよう支援する。自宅で抗がん薬の内服治療を行う際には，飲み忘れがないように服薬管理の方法を確認するとともに，抗がん薬の保管場所，家庭における抗がん薬曝露対策についても十分に説明する。

3 治療終了後の看護

治療終了後は，再発や晩期合併症の早期発見・早期対応のため，長期フォローアップが重要となる。晩期合併症には，成長障害や内分泌障害，心機能障害，認知機能障害，二次がんなどさまざまなものがあり，治療を受けた年齢や使用した薬剤の種類・量，放射線療法の有無などによりそのリスクが異なる。また，晩期合併症は年齢とともに発生率が増加するため，子どもの成長・発達に合わせてこれまで受けた治療の内容やリスクに応じた健康管理の方法などについて繰り返し説明し，生涯にわたり主体的に健康管理ができるように支援する。

長期の入院や治療の経験により，抑うつ・不安・心的外傷後ストレス障害（PTSD）などの心理的問題を引きおこすことがある。学校生活にうまく適応できない原因として，晩期合併症による認知機能障害が影響していることもある。長期フォローアップにおいては健康面だけでなく，家庭や学校で困難が生じていないか，成長・発達に伴い新たな問題が生じていないかを確認し，悩みや心配ごとが解決できるように支援していくことが必要である。

4 再発時の看護

治療終了後の経過のなかでは，再発を経験する場合もある。再発した子どもと家族はのりこえたはずの治療を再び行わなければならない現実に直面し，初発時よりも大きなショックを受ける。初回治療とは異なり，さまざまな意思決定を要することも多いため，子どもと家族の気持ちに寄り添い意思決定を支援するとともに，心理面に対する援助を行う。

2 神経芽腫の子どもの看護

神経芽腫は診断時年齢や病期などによってリスク分類がなされ，化学療法・手術療法・放射線療法・造血幹細胞移植などさまざまな治療が組み合わされる。乳幼児期に発症することが多く，自分自身で症状や苦痛を適切に伝えることは困難であるため，注意深い観察と成長・発達に応じた生活が送れるように支援する。家族は子どもの診断に大きなショックを受けるとともに，子どもの病気に早く気づけなかったことに自責の念をいだきやすい。家族の思いを受けとめ，情報提供や心理的支援が重要となる。

1 症状アセスメントと苦痛の緩和

初発時は腹部腫瘤による呼吸困難や，骨転移による関節痛や歩行困難，眼窩転移では眼球突出や眼瞼腫脹など，病期や原発部位，転移などによりさまざまな症状を呈する。いずれの場合も発熱や貧血など全身症状を伴い，身体的苦痛が大きいため，症状の緩和をはかることが重要となる。

診断，治療効果の判定ではカテコールアミンの代謝産物である尿中バニリルマンデル酸（VMA）やホモバニリン酸（HVA）の測定が重要となる。病期の決定や転移の有無を確認するため，骨髄穿刺や MRI，CT，MIBG シンチグラフィーなど，子どもが体験したことのない検査・処置が行われることが多いため，子どもと家族にわかりやすく説明して不安を軽減することが必要である。鎮静下で検査が行われる場合は，呼吸循環抑制などに留意し，モニタリングと安全の確保に留意する。

治療間隔を空けずに手術療法と術前術後の化学療法や放射線療法が行われることも多く，治療に対する不安や副作用による症状などさまざまな苦痛を体験する。多職種が協働して子どもの苦痛を緩和するとともに，心理的に安定した状態で治療が進められるように支援することが大切である。

2 手術を受ける子どもの看護

病理組織診断のための生検術と化学療法後の腫瘍摘出術など複数回の手術を要することがあり，子どもと家族の負担は大きい。術前は，手術に向けて必要となることや術後に行われることをわかりやすく説明し，子どもの対処能力を引き出す。また，術前から子どもの痛みに対する反応を理解し，術後の疼痛緩和をはかる。術後合併症はその後の治療の遅れや治療効果に影響する可能性があるため，術後の感染予防と全身状態の観察，手術部位に応じた術後合併症の早期発見が重要となる。

3 日常生活における支援

神経芽腫では催吐性の高い抗がん薬が使用されることが多いため，適切なタイミングで制吐薬の予防投与を行うことや，本人の嗜好に合わせた食べやすい食事の提供，吐きけ・嘔吐時の苦痛の緩和や気分転換をはかることが必要である。

年少児では感染予防の必要性について理解が不十分であるため，家族の協力を得ながら手洗いや含嗽，歯みがき，身体の清潔などを生活習慣に組み込み，感染予防行動が習慣化できるよう支援する。また，貧血によるふらつきや神経症状による下肢麻痺がある場合は転倒に注意し，安全な環境を整えていく。

苦痛を伴う検査や治療，活動の制限などにより子どもは強いストレスをかかえる。治療中もできるだけ遊びを取り入れ，ストレス軽減をはかるとともに，生活リズムを整え，成長・発達に応じた生活が送れるように援助する。

4 家族への支援

家族は子どもの診断に大きなショックを受けると同時に，子どもの病気に早く気づけなかったことに責任を感じることが多い。また，病気や治療についてすぐに理解することはむずかしく，予後に対する不安も大きい。家族の疑問や不安をていねいに確認しながら，多職種で支援していくことが必要である。親にとって，子どもの病状が安定し，落ち着いて過ごせることが最も安心につながる。遊びの機会を提供して子どもらしい生活が送れるようにするとともに，家族が子どもの成長・発達に応じてかかわれるように支援することが重要である。

work 復習と課題

❶ 診断時の子どもへのケアについて，身体面・心理面の双方から考えてみよう。また，家族へのケアについて考えてみよう。

❷ 化学療法を受ける子どもへの看護を身体面・心理面・社会面から考えてみよう。

❸ がんをもつ子どもへの病気や治療の説明について考えてみよう。

❹ 小児がん治療終了後の子どもの身体面，認知機能・心理面，学校社会面の長期的な問題について調べてみよう。

❺ 小児がんの子どもと家族および小児がん経験者に関する NPO 団体やサポートグループの活動について調べてみよう。

参考文献

1. 井倉千佳ほか：学童期以降に発症した小児がん経験者が退院後に抱える困難と必要な支援．小児がん看護，16(1)：7-21，2021.
2. 入江亘ほか：小児がんで入院している子どもの父親が抱く入院生活の中での関心事．小児保健研究，79(1)：66-73，2020.
3. 金子太郎ほか：小児血液・がん疾患患者のきょうだいの心理社会的ニーズの文献レビュー．小児がん看護，17(1)：7-17，2022.
4. 志藤千晴：化学療法を受ける思春期の子どもへの倦怠感に対する症状マネジメントの統合的アプローチを用いた看護介入．小児がん看護，18(1)：25-32，2023.
5. 滝田順子編：小児・AYA がんの最前線．医歯薬出版，2022.
6. 中谷扶美：小児がんチームのベストプラクティス．小児看護，44(7)：800-806，2021.
7. 名古屋祐子ほか：血液疾患で長期入院している子どもの親が子どものきょうだいについて入院中に語った内容と入院時期による特徴 診療録を用いた後方視調査．小児がん看護，15(1)：7-15，2020.
8. 日本小児がん看護学会編：小児がん看護ケアガイドライン 2018．2018.
9. 日本小児がん看護学会編：小児がん看護テキストブック．杏林書院，2023.
10. 日本小児血液・がん学会編：小児白血病・リンパ腫診療ガイドライン 2016 年版．金原出版，2016.
11. 日本小児血液・がん学会編：小児血液・腫瘍学，第 2 版．診断と治療社，2022.
12. 平田美佳：小児がんの子どもの症状マネジメントの基本．小児看護，44(12)：1490-1495，2021.
13. 前田尚子ほか編：小児がん治療後の長期フォローアップガイド．クリニコ出版，2021.
14. 水野昌美ほか：長期入院を経験した小児がん患児の友人関係 患児への質的調査より．小児がん看護，18(1)：7-15，2023.
15. 余谷暢之：小児緩和ケア こどもたちに緩和ケアを届けるために大切にしたいこと．医学書院，2024.

第 12 章

腎・泌尿器・生殖器疾患と看護

A 看護総論

1 腎疾患の子どもの看護

子どもの腎疾患は，感染などが先行して発症し，短期間の治療で完治する比較的予後のよいものから，先天的に腎・尿路の奇形をもって生まれ，慢性的な経過をたどり腎機能が低下し，透析(とうせき)や移植が必要となるものまでさまざまである。腎臓は，排泄(はいせつ)機能，体液の恒常性の調節，内分泌・代謝機能など，生命維持にかかわる重要な器官であり，身体症状やバイタルサイン，尿性状の異常など一般状態の把握に努めることが重要である。

1 急性期の看護

急性期は浮腫や高血圧など身体的ストレスも大きい。また，子どもは言葉で明確に症状を訴えられないことが多いため，外見からは判断しにくい腸管の浮腫などの症状について，看護師が多角的に身体症状やバイタルサインなどを観察し，アセスメントすることが重要である。

子どもの腎疾患のおもな症状は，尿性状の異常(血尿・タンパク尿・膿尿・細菌尿・糖尿)，尿比重や尿量の異常(乏尿・多尿)，高血圧・浮腫であり，これらを観察する。症状が強いときには対症看護によって症状緩和に努める。浮腫の出現部位や子どもの訴えに合わせて苦痛を緩和できるように配慮する。

また，急性期は身体症状が強いだけでなく，採血・採尿，食事・水分制限など生活面からもストレスを感じやすい。高血圧などの症状が緩和された場合は，すぐに塩分や水分などの制限が解除されるように，医師と情報共有する。

2 慢性期の看護

子どもの腎疾患では慢性的な経過をたどる疾患も多い。とくに頻回再発・ステロイド依存性のネフローゼ症候群や慢性腎臓病などの疾患は，再発や腎機能低下などの不安も大きい。病状のコントロールには再発予防と早期発見が重要であり，子どもと家族が尿量や性状，浮腫・体重増加に早期に気づくことができるように，入院初期より説明していく。

なかにはステロイド薬や免疫抑制薬を長期に内服しなくてはならないものがある。副作用は多方面にわたり，増量・減量に伴う副作用に注意が必要である。副作用として易感染状態にもなりやすく，上気道感染や齲歯(うし)などが再発の契機となるため，うがいや口腔ケア，手洗いの正しい方法を獲得し，日常生活習慣として確立できるよう支援する。

また，子どもの発達段階に応じて遊びの要素を取り入れ，習慣化できるような動機づけも必要である。学童後期から思春期では，ステロイド薬の副作用により容姿の変化が生じることから，自己判断で服用回数を減らしたり，服用を中止してしまう子どももいる。疾患や治療，内服薬の作用と副作用について子どもの理解度に合わせた説明を行い，子どもが不安を医療者に表出できる機会をもち，不安を言えるような信頼関係を構築する。そして，子ども自身が納得して治療を受けることができるように支援する。また，子どもの学校生活に合わせて薬の管理方法や忘れずに服用できるような方法をともに考え，主体的に療養行動を実施できるように，成長・発達に合わせて段階的に援助していく。

3 家族への援助

腎疾患は3歳児検診や学校検尿で異常を指摘されることも多いが，感染症などが先行して発症することもある。発症時期の親は，早く気づけなかったことや低・異形成腎などの先天性疾患の場合に自責の念や罪悪感をいだきやすい。病状を悪化させないよう感染予防行動に過敏になる，学校生活などの集団活動に参加することへの不安が強くなる場合もある。

病初期から正しい病識をもてるように，医療者と相談できる機会を設け，現在の子どもの状態や治療についての理解を促し，精神的支援を行う。また，腎疾患をもつ子どものニーズに対してその親らしくかかわり，学校・社会生活が維持できるような調整を親自身が行えるように支援する。

4 小児期から成人期への移行支援

免疫抑制薬の進歩による移植腎予後の向上など，慢性腎臓病をもつ子どもの多くは成人期に達するようになった。しかし，小児期・思春期の慢性腎臓病の存在が健全な成長・発達に及ぼす影響も大きい。受診のために学校の早退や欠席が増えること，学校やイベントの参加への了解が親や医療者から過剰に必要であること，過保護であること，さまざまなできないことを疾患のせいと解釈しやすいことなど，自立・自律性を失い，自己否定につながりやすい。とくに思春期の子どもや若年成人において，腎移植後の免疫抑制薬の服用を怠ることによる移植腎機能の廃絶など課題が大きい。

腎疾患の発症・診断時は幼少期であることが多く，管理の主体は家族となるが，発達に合わせて子ども本人が主体的に管理できるよう，自立・自律をしながら，小児期医療から成人期医療へ移っていく。この過程において，患者がヘルスリテラシーを獲得することを目ざして，疾患をもちながらその人らしく生きることができるように支援することが重要である。

2 泌尿器疾患の子どもの看護

泌尿器は胎児期の発生過程で複雑な経過をたどるため，種々の奇形がおこりやすい。泌尿器疾患をもつ子どもは，出生後に自然経過で改善・治癒できる場合もあるが，手術適応となる場合が多い。

尿の排泄機能に障害がある場合，長期的な腎機能への影響も懸念され，家族の不安は強い。先天性疾患で尿道下裂などの奇形を生じている場合は，家族の罪悪感も大きいため，家族の心情を理解し，経過の見通しをもち，将来的な不安をふまえたかかわりが重要となる。

膀胱尿管逆流症など手術適応を見きわめる必要のある疾患をもつ場合，看護師は疾患や子ども・家族の思い・事情をふまえ，手術決定の要因と注意点について子どもと家族が理解し，あせりがある場合は軽減できるようにする。

1 カテーテル管理

手術後に手術内容に応じて，尿管・膀胱瘻(ぼうこうろう)・腎瘻・尿道カテーテルなどが挿入される。術直後にはカテーテル閉塞や誤抜去を防ぎ，適切に尿がドレナージされ，吻合部の安静を保つことが重要である。子どもにとって身体にカテーテルが挿入されて活動が制限されることは苦痛な経験であるため，カテーテルを目だたないようにし，カテーテルが引っぱられないように工夫する。

2 痛みの管理とストレスの緩和

泌尿器・生殖器に関する処置や痛みを伴う体験は，子どもにとって大きな恐怖となる。たとえば逆行性排尿時膀胱尿道造影検査(VCUG，▶335ページ・表12-7)は成長に伴い繰り返し行う代表的な検査であるが，検査中に排尿する必要があるため，鎮静を行わずに実施される。痛みを伴う体験や羞恥心などを伴いやすい検査・処置・ケアに関して，子どもの認知発達をふまえて理解できるように説明し，恐怖をできる限り軽減し，子どもの対処能力を高められるように支援する。

手術後は，鎮痛薬の継続的・定期的に投与して痛みを緩和する。また，カテーテル挿入中の創部の痛みや違和感をもつ場合には，カテーテルが動かないように固定し，創部を下着や寝衣が直接圧迫しないように工夫する。

B おもな疾患

1 先天性腎尿路異常 congenital anomalies of the kidney and urinary tract(CAKUT)

1 総論

● **概念**　**先天性腎尿路異常**(CAKUT)は，腎尿路形成異常を包括してあらわす言葉である。腎無形成，腎低形成・異形成，多嚢胞(のうほう)性異形成腎 multicystic dysplastic kidney(MCDK)などの腎形成異常，腎盂尿管移行部閉塞(水腎症)，尿管膀胱移行部閉塞(水尿管症)などの上部尿路通過障害，後部尿道弁，異所性尿管瘤(りゅう)などの下部尿路通過障害を引きおこす可能性のあるもの，膀胱尿管逆流，重複尿管などを含み，単独でまたは複合的にみとめられる。

● **疫学**　出生 1,000 人に 3～6 人の高頻度で発生する先天奇形で，小児の慢性腎不全の原因で最も多い。

2 各論

◆ 腎臓の異常

腎臓の数の異常では腎無形成や過剰腎など，形の異常では馬蹄（ばてい）腎や交差性癒合（ゆごう）腎など，位置の異常では骨盤腎や胸部腎などがある。いずれもほかの腎尿路異常を伴いやすい。

◆ 腎低形成 renal hypoplasia，異形成 renal dysplasia

低形成腎と異形成腎は，腎臓の発生と分化の異常が原因であり，本来は異なる疾患であるが，鑑別には組織学的検討が必要であるため，臨床的には便宜的に一括して**腎低形成・異形成**とよばれる。腎臓がまったく発生しなかった場合は，**腎無形成** renal aplasia とよばれる。両側腎無形成の場合は，羊水過少から肺低形成となり，生存が困難である(ポッター Potter 症候群)。

◆ CAKUT を伴う奇形症候群

奇形症候群❶のなかで，CAKUT を合併する代表的な疾患をあげる。

鰓弓（さいきゅう）耳腎 branchio-oto-renal (BOR) 症候群

①頸瘻（けいろう）・耳瘻孔・外耳奇形など鰓弓の異常，②難聴，③腎尿路奇形を三主徴とする常染色体性顕性遺伝の症候群で，*EYA1* 遺伝子や *SIX1* 遺伝子の異常である。

腎コロボーマ症候群

視神経奇形によるコロボーマ❷と腎低形成などの腎尿路奇形を特徴とする常染色体性顕性遺伝の症候群で，*PAX2* 遺伝子の異常である。

◆ 尿路奇形

尿路の閉塞性疾患

腎臓から膀胱への尿の流れがわるい**上部尿路閉塞**と，膀胱から外尿道口までの尿の流れがわるい**下部尿路閉塞**とがある。

● **原因**　先天的な上部尿路閉塞は，**腎盂尿管移行部通過障害**が最も多く，**尿管膀胱移行部通過障害**が続く。中部尿管閉塞は多くない。尿管異所開口（かいこう）や尿管瘤でも閉塞を生じる。先天的な下部尿路閉塞としては，後部尿道弁と前部尿道弁があげられる。

● **症状**　閉塞している部位によって，水腎症または水腎水尿管症を示す(▶次項)。有熱性尿路感染(▶340 ページ)や痛みなどの症状で発見される。近年は，胎児期の超音波検査で発見される無症状例も多い。

● **治療**　閉塞の原因によって異なるが，腎機能低下をおこす症例や，症状のある症例は，手術治療の対象となる。

NOTE

❶奇形症候群

共通するパターンの複数の臓器形成異常をもっていることで識別される先天性の疾患をいう。染色体異常，遺伝子異常，発生時の障害などが原因となる。遺伝子研究が盛んとなり，最近になって原因が判明したものも多い。

❷コロボーマ

眼球組織の一部が欠損する先天異常をいう。

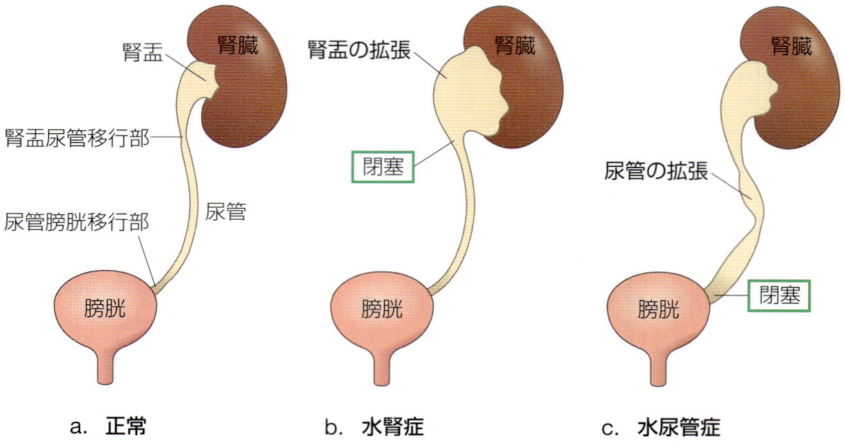

図12-1　水腎症と水尿管症

水腎症 hydronephrosis

腎盂・腎杯が拡張している状態を**水腎症**という(図12-1-b)。高度のものは腎実質が圧迫されて，腎機能が低下する。

● **原因**　上部・下部尿路の通過障害や膀胱尿管逆流など，原因はいろいろで，原因によっては水尿管症(図12-1-c)を伴う。尿管拡張のない水腎症の原因としては，腎盂尿管移行部通過障害が最も多い(狭義の水腎症)。

● **症状**　腎盂尿管移行部通過障害による水腎症は，有熱性尿路感染，腹部腫瘤，腹部膨満，痛み，血尿などの症状で発見される。胎児期の超音波検査で発見される症例は無症状のものが多い。

● **治療**　腎機能低下をおこす症例や，症状のある症例が腎盂形成術の対象となる。年長児では成人同様に鏡視下手術がすすめられる。なんらかの原因で両側性の閉塞が急に増悪すると急性腎不全に陥り，緊急に腎瘻造設が必要となる。胃腸炎に伴って尿量が極端に減少し，結晶が腎盂尿管移行部を閉塞して急性両側性水腎症になるものがその代表である。

膀胱尿管逆流 vesicoureteral reflux (VUR)

尿管下端には逆流防止機構があり，いったん尿管から膀胱に下りた尿は戻らない。尿管膀胱移行部に異常があったり(原発性)，下部尿路閉塞や膀胱機能障害のために膀胱内圧が異常に高かったり(二次性)すると，膀胱内の尿が尿管・腎臓へ逆流することがあり，これを**膀胱尿管逆流**(VUR)とよぶ。程度の軽い原発性VURは，膀胱の発育に伴って自然治癒する。逆流性腎症とよばれる腎機能障害を引きおこすことがある。

● **症状**　有熱性尿路感染で発見されることが最も多い。年少児では発熱のみのことが多く，下痢や嘔吐・不きげんといった一見無関係の症状を伴うこともある。年長児では腹痛・背部痛，排尿痛や頻尿などの膀胱炎症状がみられることもある。

● **診断**　排尿時膀胱尿道造影で診断し，国際分類により，尿管のみに逆流するⅠ度から腎臓まで高度に逆流するⅤ度までに分ける。

● **治療** 尿路感染の再発と腎実質障害を予防することが目的で，軽度 VUR では治療の必要がないことも多いが，高度 VUR の保存的治療では VUR が自然消失するまで尿路感染の予防のために抗菌薬を予防内服する。高度 VUR が改善しない症例や有熱性尿路感染を反復する症例，腎機能低下が進行する症例は逆流防止術の対象となる。従来の尿管膀胱新吻(ふんごう)合術に加えて，内視鏡的注入療法や鏡視下手術など，手術治療の選択肢が広がっている。

2 糸球体疾患

1 総論

ネフロンを構成するのは糸球体と尿細管で，**糸球体**は主として濾過(ろか)を行って原尿をつくり，**尿細管**は再吸収や分泌によって原尿から排泄するべき尿を完成させる。糸球体障害の発症機序は免疫学的機序と非免疫学的機序に分類される。

免疫学的機序は，多くの**糸球体腎炎**(糸球体に炎症がみとめられるもの)のおもな発症機序と考えられている。腎外でおこった免疫反応により形成された免疫複合体(抗原抗体複合体)が糸球体に沈着し，補体をはじめとする炎症メディエーターが作動して糸球体障害がおこる。補体カスケードは最終的に MAC(membrane attack complex)を形成して細胞膜を傷害する。好中球，マクロファージやリンパ球は糸球体内に浸潤し，これらの白血球細胞は，サイトカインや活性酸素などを放出して糸球体を傷害する。また特殊ではあるが，グッドパスチャー Goodpasture 症候群は，糸球体基底膜に対する自己抗体によっておこる。ANCA(anti-neutrophil cytoplasmic antibody)関連腎炎は，自己抗体により好中球を活性化して血管内皮細胞を傷害しておこる血管炎である。

非免疫学的機序の 1 つは遺伝性のものであり，代表的なものはⅣ型コラーゲンの遺伝子異常によるアルポート症候群(▶327 ページ)や，フィンランド型先天性ネフローゼ症候群(▶327 ページ)などスリット膜❶関連遺伝子の異常によっておこる一部の薬剤不応性ネフローゼ症候群がある。過剰濾過や糸球体高血圧がおこるような病態は，糸球体硬化の重要な原因の 1 つと考えられている。高血糖，脂質異常症，高タンパク質食，そしてチアノーゼは，糸球体障害を引きおこすことが知られている。

NOTE

❶スリット膜

糸球体上皮細胞の細胞間にある構造をさし，血液を濾過する際に重要な役割を担う。

2 各論

糸球体腎炎のうち，糸球体原発のものを**一次性糸球体腎炎**，全身性疾患や代謝性疾患に伴うものを**二次性糸球体腎炎**という。

◆ 一次性糸球体腎炎

溶レン菌感染後急性糸球体腎炎 acute poststreptococcal glomerulonephritis（APSGN）

● **原因・症状**　本症の頻度は低下してきているが，小児の急性腎炎症候群のなかで最も頻度が高い。好発年齢は5～10歳で男児に多く，2歳以下はまれである。A群β溶血性レンサ球菌（▶156ページ）による急性扁桃炎，咽頭炎や皮膚化膿症などの先行感染罹患後1～3週の潜伏期をおいて，血尿・浮腫・高血圧を主症状に急性発症する。免疫複合体病であり，糸球体血管内皮細胞の腫大が病態である。血尿は肉眼的血尿であることも多く，消失までに数か月を要する。タンパク尿はみられても一過性のことが多い。乏尿の原因は，内皮細胞腫大による腎血漿流量の低下にあり，それを正常化させようとするホメオスタシスの結果である。そのためにおこった血管内を中心とした溢水（水分が過剰に貯留している状態）が高血圧の原因である。

● **診断**　急性糸球体腎炎の診断には低補体血症（C3，CH_{50}の低下）が必須であり，先行する溶レン菌感染が証明（培養にてA群β溶レン菌の検出またはASO値の上昇）されればAPSGNと診断される。尿の異常がみられず，ほかのAPSGNの臨床症状がみられる場合を，腎外症候性急性糸球体腎炎という。

● **治療**　対症療法を行う。溢水のある急性期のみ安静が必要で，水分・塩分・カリウムも必要に応じて制限する。高カリウム血症・溢水による心不全・高血圧性脳症は，急性期におこる生命に危険のある合併症であり，注意が必要である。利尿が得られ，浮腫・高血圧の改善があれば，水分・食事制限は解除し，安静も解除する。予後は良好でほとんど治癒する。ただし，低補体血症が持続する場合は，膜性増殖性糸球体腎炎やループス腎炎を疑い，腎生検を行う。

急速進行性糸球体腎炎 rapidly progressive glomerulonephritis（RPGN）

● **概念**　WHOにより，「急性あるいは潜在性に発症する肉眼的血尿，タンパク尿，貧血，急速に進行する腎不全症候群」と定義されている。多数の糸球体に半月体の形成をみとめる壊死性半月体形成性糸球体腎炎が典型像である。

● **診断・治療**　急速な腎機能の悪化を放置すれば末期腎不全まで進行するので，早期に腎生検で確定診断を行い，ステロイドパルス療法，シクロホスファミド大量療法，血漿交換療法などの積極的な治療を行う。

● **原因**　組織の免疫染色を行ってもほとんど免疫成分が染色されないANCA関連腎炎，グッドパスチャー症候群，免疫複合体型半月体形成性糸球体腎炎（ループス腎炎，紫斑病性腎炎，およびIgA腎症などの一部）が原因となる。

● **予後**　予後はよくないものが多い。

IgA腎症 IgA nephropathy

● **診断**　わが国では，成人・小児とも慢性糸球体腎炎で最も頻度が高い。学校検尿などの尿スクリーニングで無症候性血尿・タンパク尿として発見されることが多い。腎生検により診断される。病理組織所見は**メサンギウム増殖性腎炎**で，免疫蛍光抗体法でメサンギウム領域❶にIgAが最も強く陽性となる。

● **治療** 早期に診断し，中等症以上のものについては早期のカクテル療法(ステロイド薬，免疫抑制薬，抗凝固薬，および抗血小板薬)の有効性が証明されており，学校検尿の導入により予後が改善した疾患と考えられる。また，扁桃腺炎や副鼻腔炎などが病巣感染である可能性が高く，その治療も重要である。

膜性増殖性糸球体腎炎 membranoproliferative glomerulonephritis (MPGN)

● **分類** 糸球体血管係蹄壁(けいていへき)の肥厚とメサンギウムの増殖を特徴とし，電子顕微鏡所見の沈着物の存在部位からⅠ型・Ⅱ型・Ⅲ型に分類される。Ⅱ型はdence deposit disease (DDD)ともよばれ，代謝性疾患に分類されて別個の疾患概念ととらえられることもある。病理上は補体成分(とくにC3)が沈着物に対応して染色されるが，免疫複合体に対する反応としてのC3沈着と，補体制御の異常によるC3沈着の場合(C3腎症)があり，分類は混沌としている。

● **診断・治療** 慢性糸球体腎炎のなかで予後不良とされる疾患であるが，学校検尿が普及したわが国では，無症候性タンパク尿・血尿として早期に発見され，早期治療により予後の良好な症例が多く，IgA腎症と並んで学校検尿の有効性を説明できる疾患と考えられるようになった。多くの症例で低補体血症をみとめる。長期のステロイド治療が有効である。

膜性腎症 membranous nephropathy (MN)

● **原因** 糸球体基底膜上皮側に免疫複合体が沈着して糸球体係蹄壁の肥厚を特徴とする。IgGが糸球体基底膜に沿って顆粒(かりゅう)状に沈着する免疫複合体病である。ネフローゼ症候群を呈することが多い。小児の罹患頻度は低い。特発性膜性腎症とB型肝炎などの感染症やSLEに伴う二次性膜性腎症があり，二次性は全体の30%を占める。

● **治療** ネフローゼ症候群を呈する場合はステロイド療法を行う。それ以外は，アンギオテンシン変換酵素阻害薬(ACE-I)やアンギオテンシンⅡ受容体拮抗薬(ARB)を用いるか，あるいは無治療の場合もあり，小児の場合多くは予後良好である。

◆ 二次性糸球体腎炎

紫斑(しはん)病性腎炎 Henoch-Schönlein purpura nephritis (HSPN)

小児の二次性糸球体腎炎のなかで最も多い。

● **原因・症状** IgA血管炎(ヘノッホ-シェーンライン紫斑病，アレルギー性紫斑病，▶267ページ)に合併する糸球体腎炎である。IgA血管炎は，幼児から学童に好発する病巣感染(副鼻腔炎や扁桃炎など)を誘因としておこるIgA免疫複合体を原因とする全身性の血管炎で，①紫斑，②腹痛・血便などの消化器症状，③関節痛を三主徴とする。腎症状は20〜30%の症例に合併し，**紫斑病性腎炎**とよばれる。

NOTE

❶メサンギウム領域
結合組織と細胞成分からなる糸球体の中心部分に広がる領域をいい，糸球体毛細血管を束ねて支持するメサンギウム基質と，収縮能による血流調節・サイトカインの分泌・基質の産生や分解など多くの機能をもつメサンギウム細胞からなり，腎疾患の病態に大きな影響を与えている。

● **治療**　顕微鏡的血尿から肉眼的血尿，ネフローゼ症候群，急性腎炎症候群など呈する症例まで幅広い。基本的には自然治癒傾向のある腎炎であるが，なかには重症例もあり，その場合には時機を失せず腎生検を行い，治療方針をたてる。本態はIgA腎症と類縁である。

ループス腎炎 lupus nephritis

● **原因**　自己免疫疾患の1つである全身性エリテマトーデス(SLE，121ページ)に合併する糸球体腎炎である。思春期の女子に多い。小児期SLEの約80%にみとめられる最も多い臓器病変であり，SLEの予後を決定する因子である。ループス腎炎の糸球体組織病変も臨床経過も多彩であり，尿異常のないものからネフローゼ症候群を呈するものまでさまざまである。

● **治療**　ステロイド薬や免疫抑制薬がおもに用いられる。かつて不良であったSLEの予後は，免疫抑制薬の進歩とその積極的導入や使用法の成熟により，かなり改善した。

◆ ネフローゼ nephrotic 症候群

● **定義**　世界的な定義は，尿タンパク量>40 mg/時/m^2 かつ血清アルブミン<2.5 g/dLである。わが国では，3.5 g/日以上または0.1 g/kg/日以上のタンパク尿，6.0 g/dL以下(乳児は5.5 g/dL以下)の低タンパク血症または3.0 g/dL以下(乳児2.5 g/dL以下)の低アルブミン血症，脂質異常症，浮腫があるものと定義される。つまり，腎臓からの高度の尿タンパク漏出のために，低タンパク血症がおこってむくむ症候群である。原疾患は問わない。

● **原因**　小児では**特発性ネフローゼ症候群**(微小変化型ネフローゼ症候群と巣(そう)状分節状糸球体硬化症)が90%を占め，また特発性ネフローゼ症候群の原因はなんらかの液性因子であると考えられている。

微小変化型ネフローゼ症候群 minimal change nephrotic syndrome (MCNS)

● **概念**　**微小変化群**ともよばれ，病理組織学的にほとんど病変をみとめない。特発性ネフローゼ症候群の80%を占め，多くはステロイド薬に反応する。3〜6歳に好発し，男児に多い。80%に再発がみられるが，長期予後は一般に良好である。再発例の半分は頻回再発例やステロイド依存例となる。

● **治療**　ステロイド療法が基本となるが，副作用をいかに少なくするかが管理のポイントである。副作用としては，易感染性，成長障害，骨粗鬆(そしょう)症，肥満，緑内障・白内障などがある。頻回再発例やステロイド依存例には，副作用をできるだけ少なくするために，シクロスポリン，ミコフェノール酸モフェチル，リツキシマブなどの免疫抑制薬を併用する。

巣状分節状糸球体硬化症 focal segmental glomerulosclerosis (FSGS)

● **概念**　MCNSの類縁疾患であり，同一疾患の重症型である可能性もある。

● **診断**　初期には診断はつかないが，ステロイド依存性が強い症例や，ステロイド抵抗性を示す症例に腎生検を行い診断される。ステロイド抵抗性ネフローゼ症候群の20〜30%に遺伝子異常があり，免疫抑制薬が無効である。

先天性ネフローゼ症候群

概念 生後3か月以内に発症する重篤なネフローゼ症候群である。

症状・分類 出生直後から高度タンパク尿・低タンパク血症・浮腫を呈し，1歳まで腎機能は保たれるフィンランド型と，乳児期にタンパク尿が見つかり，すでに腎機能が低下しているびまん性メサンギウム硬化症(以前はフランス型とよばれていた)とに分かれる。フィンランド型は巨大胎盤が特徴的で，莫大(ばくだい)な尿タンパクのためにさまざまなタンパク質が漏出し，重篤な細菌感染症，血栓症などで以前は生後6か月までに死亡していた。しかし，浮腫の管理，栄養管理，感染症への対応，血栓症予防，ホルモン異常の是正などにより予後は改善した。びまん性メサンギウム硬化症の多くは，性分化異常，ウィルムス腫瘍(しゅよう)(▶306ページ)の発生を伴う可能性のある**デニス-ドラッシュ** Denys-Drash **症候群**である。

診断・治療 両疾患ともに遺伝子診断(責任遺伝子はそれぞれ *NPHS1* または *NPHS2* と，*WT1*)が可能であり，適切な時期の透析導入と腎移植により長期生存が可能となった。

遺伝性糸球体疾患

アルポート Alport 症候群

概念 進行性腎機能障害を呈する遺伝性腎疾患で，神経性難聴(感音性難聴)を伴う症候群である。

原因 基底膜の主要構成成分であるⅣ型コラーゲンの遺伝子異常である。遺伝形式は約80%がX連鎖顕性型で，残りは常染色体潜性型(約15%)と常染色体顕性型(約5%)である。

症状 尿異常は乳幼児期に血尿で発見され，ときに肉眼的血尿を伴う。進行とともにタンパク尿が増加，ネフローゼ症候群を呈することもある。X連鎖顕性型の男子では10歳前に難聴が始まり，早いと10代に末期腎不全へと進行する。X連鎖顕性型の女子では進行が遅く，予後は比較的良好である。網膜斑点・円錐(えんすい)水晶体・白内障などの眼合併症をみることがある。

治療 基底膜が物理的に脆弱(ぜいじゃく)であると考えられ，その進行には圧損傷も一翼を担っている可能性があるため，糸球体濾過圧を下げる作用のあるアンギオテンシン変換酵素阻害薬(ACE-I)やアンギオテンシンⅡ受容体拮抗薬(ARB)などの腎保護作用は有効である可能性が高い。

良性家族性血尿

概念 非進行性の血尿単独の尿異常を示す常染色体顕性遺伝形式の予後良好の疾患で，病理学的な病名である**菲薄(ひはく)基底膜病**もほぼ同義で使用される。常染色体潜性アルポート症候群は良性家族性血尿のホモ接合体あるいは複合ヘテロ接合体である可能性があり，常染色体顕性アルポート症候群は良性家族性血尿の重症型である可能性がある。

治療 アルポート症候群を疑われる場合を除けば，不要である。

3 尿細管間質疾患

1 総論

血液が糸球体基底膜で濾過され，尿細管に到達したタンパク質以外の血漿(けっしょう)成分である原尿は，成人では1日に170～180 Lにもなるが，水としては原尿の約1%だけが尿となり，99%は尿細管から再び体内に回収される。脱水や溢水(いっすい)に対する対応は，尿細管での再吸収量によって調節される。尿細管では，水だけでなくさまざまな物質のやりとりが行われ，ナトリウムの大半は回収(再吸収)されるが，酸やカリウムは尿のほうに排泄(分泌)される。

このように体液の恒常性は尿細管の調節で保たれている。障害されれば，酸塩基異常や電解質異常などの体液異常が引きおこされる。また，尿細管は糸球体の単純なはたらきと違って，このような複雑なはたらきをしているために多くのエネルギーを消費(全エネルギーの10%)しており，虚血や低酸素に弱いという特徴がある。

2 各論

◆ ファンコニー Fanconi 症候群

● **概念**　近位尿細管での全般性溶質輸送機能障害により，本来再吸収されるべき物質(アミノ酸・糖・リン)が尿中に過度の喪失をきたす症候群である。

● **症状**　成長障害，多飲・多尿，汎アミノ酸尿，腎性糖尿，低リン血症，近位尿細管性アシドーシス，塩類喪失，低尿酸血症，低分子タンパク尿，ビタミンD活性化障害によるくる病などを呈する。

● **原因**　細胞内ATPの供給障害で発症すると考えられる。先天性と後天性に分けられる。先天性のものでは，シスチン症，ミトコンドリア異常症やロウ Lowe 症候群❶などがある。後天性のものでは，薬剤性(バルプロ酸，シスプラチンなど)が多く，シェーグレン Sjögren 症候群や尿細管間質性腎炎などが知られている。

● **治療**　後天性のものは原因の除去，対症療法として代謝性アシドーシスの改善のための重曹(じゅうそう)投与や，くる病がみられる場合は活性型ビタミンDの投与を行う。

> **NOTE**
> **❶ロウ症候群**
> X連鎖性遺伝性疾患で，ファンコニー症候群(腎障害)，先天白内障(眼症状)，知能障害(神経症状)などを呈する。

◆ 腎性尿崩症 nephrogenic diabetes insipidus

● **概念・原因**　ここでは先天性のものに限定する。尿細管の抗利尿ホルモン antidiuretic hormone(ADH，バソプレシン)に対する不応性が原因の遺伝疾患である。X連鎖性遺伝で尿細管抗利尿ホルモン受容体遺伝子の異常によるものが大半で，常染色体性遺伝である水チャネル(アクアポリン2)の遺伝子異常によるものがまれにある。

● **症状**　出生時から多尿・低張尿がある。自分で口渇を訴えて飲水するまでは，発熱，易刺激性，哺乳不良，体重増加不良などで気づかれることが多い。新生児期に高張性脱水を繰り返すと，非可逆的な中枢神経障害を引きおこす。尿量が多いために相対的閉塞となって水腎症などの尿路の拡張がおこる。

● **治療** 尿量の減少を目的として，乳児期には希釈(きしゃく)乳・低ナトリウムミルクを与え，離乳期以後の乳幼児には塩分制限が行われる。またサイアザイド系利尿薬が用いられる。塩分制限とサイアザイド系利尿薬の有効性の機序は明らかではないが，これらによって体内のナトリウムが不足すると，遠位尿細管より手前の部分でのナトリウムの再吸収が促進され，結果的に集合管に到達する尿を減少させると考えられている。

◆ 腎尿細管性アシドーシス renal tubular acidosis（RTA）

● **概念・原因** 糸球体濾過量（GFR）が正常か軽度低下の状態で，尿細管での酸分泌や重炭酸再吸収が障害され，アニオンギャップが正常の代謝性アシドーシスを呈する疾患である。強い GFR 低下の場合は，排泄しきれない有機酸が蓄積し，アニオンギャップ増大のアシドーシスとなる点が異なる。

● **分類** 尿細管での重炭酸イオン再吸収障害を呈する**近位尿細管性アシドーシス**（Ⅱ型 RTA）と，水素イオン排泄障害を呈する**遠位尿細管性アシドーシス**（Ⅰ型 RTA）に分けられる疾患で，遺伝性（一次性）のものと二次性のものがある。

● **症状** 遠位尿細管性アシドーシスでは多飲・多尿，腎石灰化や尿路結石，くる病，成長障害，低カリウム血症などがみられる。近位尿細管性アシドーシスの主症状は成長障害で，腎石灰化や尿路結石を呈することはない。

◆ デント病 Dent disease（尿細管性タンパク尿症）

● **概念・原因** X 連鎖性遺伝性疾患で，男児にみられ女児にはまれである。3 歳児・幼児検尿や学校検尿などでタンパク尿を契機として発見されることが多い。

● **症状** 小児期は無症状で身体所見や知能は正常，尿中 β_2 ミクログロブリンや α_1 ミクログロブリンなどの低分子タンパク尿を呈する。わが国では以前から尿細管性タンパク尿症（低分子タンパク尿症）とよばれていた。高カルシウム尿症，腎石灰化や尿路結石を合併し，末期腎不全に進行することもある。欧米のデント病と比較すると，腎機能障害となることは少ないとされている。

4 慢性腎臓病 chronic kidney disease（CKD）

慢性腎臓病（CKD）という用語は 2001 年からアメリカで使用されはじめ，2002 年に定義（▶表 12-1）と重症度分類（▶表 12-2）がはじめて示された。タンパク尿などの腎障害や腎機能低下が 3 か月以上継続する病態である。腎機能が半分以下になると CKD ステージ 3 とするが，これ以下の腎機能のものを

表12-1　慢性腎臓病(CKD)の定義

1. 腎障害が3か月以上継続する
   腎障害とは腎臓の形態的または機能的異常のこと
   糸球体濾過量(GFR)の低下の有無は問わない
   腎障害の診断は，
   - 病理学的診断
   - 腎障害のマーカー
     1)血液検査または尿検査
     2)画像診断
2. GFR＜60 mL/分/1.73 m² が3か月以上継続する
   腎障害の有無は問わない

1. または2. のどちらかを満たす場合をいう。

表12-2　慢性腎臓病(CKD)の重症度分類(2歳以上)

病期ステージ	重症度の説明	進行度による分類 GFR：mL/分/1.73 m²
1	腎障害は存在するがGFRは正常または亢進	≧90
2	腎障害が存在し，GFR軽度低下	60〜89
3	GFR中等度低下	30〜59
4	GFR高度低下	15〜29
5	末期腎不全	＜15

注1)腎障害とは，タンパク尿をはじめとする尿異常や画像検査での腎形態異常，病理の異常所見などを意味する
注2)透析治療が行われている場合は5D
注3)移植治療が行われている場合は1-5T
(日本腎臓学会：エビデンスに基づくCKD診療ガイドライン2023. p. 207，東京医学社，2023)

以前は慢性腎不全とよばれていた。

CKDの概念は疾患特異的ではなく，慢性に経過する腎臓病をいかに早期に発見して特異的な疾患の診断・治療への足がかりとするか，また網羅的な管理・治療方法(生活管理や薬物療法)を検討して必要な介入を行い，不必要な介入を避けることによりいかに有意義な人生を送ってもらうかという視点に意義がある。腎機能の評価方法や食事療法，安静の是非については後述する。

5　急性腎障害 acute kidney injury(AKI)

1　総論

● **概念**　以前は急性腎不全とよばれていたもので，死亡率を改善するためには，診断基準を世界的に統一し，エビデンスを共有することが必要であると考えられ，**急性腎障害**(AKI)とよばれるようになった。基本的には急激な腎機能低下をきたす病態である。小児のAKI分類である**pRIFLE分類**を表12-3に示す。

● **原因**　病因は大きく3つに分類され，**腎前性**(腎血流減少によるもの)，**腎性**(腎実質に傷害のあるもの)，**腎後性**(腎以降の尿路閉塞によるもの)とされる。腎前性は，腎臓の血流減少の原因が是正されればすみやかに腎機能が正常化するホメオスタシスの範囲内にある病態をいい，原因が持続して腎臓に組織学的損傷がおこると腎性へと進行する。

表12-3　急性腎障害(AKI)のpRIFLE分類

分類	腎機能による基準	尿量による基準
Risk(R)	75％以下	0.5 mL/kg/時以下が8時間以上持続
Injury(I)	50％以下	0.5 mL/kg/時以下が16時間以上持続
Failure(F)	25％以下	0.3 mL/kg/時以下が24時間以上持続 または無尿が12時間以上持続
Loss(L)	4週間以上 腎代替療法が必要	
End-Stage Renal Disease(ESRD)	3か月以上 腎代替療法が必要	

2 各論

◆ 溶血性尿毒症症候群 hemolytic uremic syndrome(HUS)

溶血性尿毒症症候群(HUS)は，①破砕(はさい)状赤血球を伴う溶血性貧血，②血小板減少，③急性腎機能障害を三主徴とする症候群である。下痢を伴う典型的HUSと，下痢を伴わない非典型的HUSに分けられる。

● **典型的HUS**　多くはO-157を代表とする志賀毒素産生性腸管出血性大腸菌(EHEC)による感染性腸炎が誘因となる。下痢・嘔吐・腹痛・血便・発熱などの消化器症状に引きつづき，5～10日後にHUSを突然発症(10～30％)する。とくに激しい腹痛と血便をみとめる症例にHUSが合併しやすく，前駆(ぜんく)症状からHUS発症までの期間が短いほど，腎機能障害が重度となる。症状は顔色不良・乏尿・浮腫・血尿・タンパク尿を呈し，ときには，全身痙攣や意識障害を伴う急性脳症を発症する。急性期の死亡率は2～5％で，慢性腎不全への移行は3～4％と報告されている。

● **非典型的HUS**　急性期死亡率は高く，典型的HUSに比べて予後不良であった。家族性あるいは再発性HUSとして知られていたが，最近は補体系の調節因子(H因子など)の遺伝的異常や，これらに対する自己抗体などによっておこるとされている。前者に対しては，ヒト化抗C5モノクローナル製剤の開発により予後が改善した。なお，フォンウィルブランド因子を分解する酵素(ADAMTS-13)の遺伝的欠損は，血栓性血小板減少性紫斑病(266ページ)として除外される。

◆ 急性尿細管壊死 acute tubular necrosis(ATN)

● **原因**　腎臓の虚血か，腎毒性物質(薬物など)によって尿細管が傷害されておこる。心臓の手術後や，敗血症性ショックなどが原因で，腎虚血がおこって発症することが多い。このような病態では薬物を使用することも多く，相乗的に傷害が与えられることになる。また傷害は腎臓だけでないことも多く，多臓器不全の一部分症としておこることも多い。

● **治療**　傷害臓器が少ない場合は，原因を取り除くことで多くは可逆的に改善する。

◆ 尿細管間質性腎炎 tubulointerstitial nephritis（TIN）

● **概念**　尿細管と間質の炎症を主体とする腎病変である。古典的には，①発熱，②皮疹，③好酸球増多を三主徴とするが，腎機能障害で発見されることも多い。

● **原因**　薬剤性が最も多く，薬剤アレルギーの一部分症として発症する。抗菌薬や消炎鎮痛薬が多い。エルシニア属やサルモネラ属などの感染症や，全身性エリテマトーデスやシェーグレン症候群などの自己免疫疾患も原因となる。また，ぶどう膜炎を伴う尿細管間質性腎炎 tubulointerstitial nephritis-uveitis（TINU）として発症することもあり，TIN と考えられる場合はぶどう膜炎の有無に注意する。

● **治療**　原因を取り除くことが重要であるが，TINU の場合はステロイド薬が使用される。

6　腎尿路疾患の診断に用いられる検査

◆ 尿検査

尿検査により，疾患の有無・程度・活動性を情報として得ることができる。検査内容は尿の色調・混濁・量・比重・pH・潜血・タンパク・糖などであり，必要により尿沈渣や尿成分の化学的分析（電解質・クレアチニン・β_2ミクログロブリンなど）を行う（▶表 12-4）。

健常者でもごく微量のタンパク尿がみとめられる。また，乳幼児期で濃縮力が未熟である場合や，早朝尿（濃縮尿）が採取できず随時尿（希釈尿）での検査となる場合には，希釈尿のために判定を誤ることがある。これを避ける目的で**クレアチニン比**が使用される。たとえば，尿タンパク/クレアチニン比が用いられ，正確な判定に役だっている。3歳以上の小児では，尿タンパク/クレアチニン比が0.15以上である場合に異常と判断する。尿検査の簡便法として，実際には試験紙法がよく用いられているが，上記のような点に留意する。

学校検尿（文部科学省，旧文部省）や**3歳児検尿**（厚生労働省，旧厚生省）は1970年前後から行われ，尿タンパクを検査することになっているが，実際にはタンパク・潜血・糖の尿検査が実施されていることが多い。これらは，小児期腎尿路疾患の早期発見・早期治療に成果をあげており，IgA 腎症や MPGN などの慢性糸球体腎炎の予後は改善した。3歳児検尿を含めた乳幼児腎臓病検診については，CAKUT（▶320ページ）を発見することを主目的にしており，現在の方法は不十分で検診方法が改善されつつある。

◆ 血液検査

腎疾患の診断に用いられるおもな血液検査項目を▶表 12-5 に示す。

表 12-4 腎尿路疾患と尿異常

尿異常	原因など	備考
タンパク尿	慢性糸球体腎炎など	• 起立性(体位性)タンパク尿の否定が重要
糸球体性血尿	慢性糸球体腎炎，良性家族性血尿など	• 赤血球形態：dysmorphic(変形赤血球)，変形赤血球が多い
非糸球体性血尿	尿路からの出血	• 赤血球形態：isomorphic(均一赤血球)，変形赤血球が少ない
白血球尿(膿尿)	尿路感染症の可能性あり	• 乳幼児の場合，包皮を含めた外陰部の白血球をみている可能性があり，必要に応じて導尿を行う
細菌尿	尿路感染症の可能性あり	• 乳幼児では無菌的採尿(膀胱穿刺尿やカテーテル尿)が必要，年長児では排尿でも可 • 無菌的採尿であれば，単一菌が 10^3 個/mL 以上で有意(排尿では 10^5 個/mL 以上)
尿 β_2 ミクログロブリン	近位尿細管機能異常，腎形成異常，尿路感染症など	• CAKUT を発見できる可能性が高い
尿比重(低比重尿)	腎機能低下，腎性尿崩症など	• 早朝尿などの濃縮尿で判断する
尿カルシウム/クレアチニン比	高カルシウム血症	• 年長児で 0.21 以上は異常
尿糖	腎性糖尿などの近位尿細管機能異常，糖尿病などによる高血糖	• 糖尿病を鑑別する必要がある
尿ナトリウム	ナトリウム再吸収の異常	• 急性腎障害の場合の原因検索 • FENa(ナトリウム排泄分画)[1]を計算することにより，腎前性または腎性を鑑別

1) FENa：糸球体で濾過されたナトリウム量の何% が尿中に排泄されたかをあらわす値で，腎血流の多寡を意味する。

表 12-5 腎尿路疾患の診断に用いられるおもな血液検査

検査項目	目的
赤血球数，血色素量，ヘマトクリット，平均赤血球容積	• 貧血の有無と種類，腎性貧血，鉄欠乏性貧血などの診断
白血球数	• 感染の有無と程度
C 反応性タンパク質(CRP)	• 感染の有無と程度
総タンパク質(TP)，アルブミン(Alb)	• 低タンパク質血症，低アルブミン血症，高度尿タンパク
総コレステロール(T-cho)	• 高コレステロール血症の有無，潜在的タンパク質漏出
血清尿素窒素(BUN)，血清クレアチニン(SCr)，血清シスタチン C(cysC)，β_2 ミクログロブリン(β_2MG)	• 腎機能の評価
血清補体価(C3，C4，CH_{50} など)	• 低補体血症の有無 • 急性糸球体腎炎，膜性増殖性糸球体腎炎，ループス腎炎で低下
抗核抗体，抗 DNA 抗体	• ループス腎炎など，自己免疫疾患の診断
抗ストレプトリジン-O 抗体(ASO)	• 溶レン菌感染の有無や既往
血清 IgA 値	• 粘膜面の病巣感染の有無，IgA 腎症の可能性
凝固系(PT，APTT，フィブリノゲン，D ダイマー，AT-3 など)	• 凝固異常の有無 • 血栓傾向，AT-3 の漏出，抗リン脂質抗体の存在
静脈血血液ガス分析	• 代謝性アシドーシスの有無

腎機能検査

日常診療でよく用いられる腎機能評価法を▶表12-6に示す❶。

> **NOTE**
> ❶スマートフォンアプリの「Child eGFR」も利用できる。

腎尿路の画像検査

腎尿路の画像検査を▶表12-7，図12-2(▶336ページ)に示す。

腎生検 renal biopsy

腎生検は腎臓の病理組織検査のために検体を採取する検査である。経皮的に生検針を用いて採取する方法(経皮的腎生検法)と，外科的に切開して採取する方法(開放性腎生検法)がある。経皮的腎生検法が広く用いられているが，低年齢児や単腎症例には開放性腎生検法を選択する。

腎生検を行う際は適応を考慮し，安全性に十分配慮する。▶表12-8(▶337ページ)に腎生検の適応を示す。合併症として最も多いのは腎周囲血腫と肉眼的血尿であり，動静脈瘻の発生とその後の経過に注意する。

慢性糸球体腎炎や特発性ネフローゼ症候群をはじめとした糸球体疾患の多

▶表12-6　腎機能評価法

腎機能評価法	方法	備考
イヌリンクリアランス	• イヌリン(In)を持続点滴静注しながら，その尿中へのクリアランスを測定する • 1時間ごとに2回 • 「尿量×尿In濃度/血液In濃度」で計算し，1.73 m² で体表面積補正する	• GFR測定の基準となる検査である • 検査法は煩雑である
クレアチニンクリアランス	• 血清クレアチニン(Cr)の尿中へのクリアランスを測定する • 2時間法と24時間法がある • 「尿量×尿Cr濃度/血液Cr濃度」で計算し，1.73 m² で体表面積補正する	• 簡便であり，これまでよく利用されてきたが，Crは尿細管での分泌を受けるためにGFRを過大評価する
SCr-based eGFR(血清クレアチニン値に基づく推算GFR)	• 血清クレアチニンからGFRを推算する • 2〜18歳について，男女に分けて，まず血清クレアチニン基準値(ref Cr)を求める 男児については身長をx(m)とすると， $\text{ref Cr}=-1.259x^5+7.815x^4-18.57x^3+21.39x^2-11.71x+2.628$ 女児については身長をx(m)とすると， $\text{ref Cr}=-4.536x^5+27.16x^4-63.47x^3+72.43x^2-40.06x+8.778$ そのうえで， $\text{eGFR(mL/分/1.73 m}^2)=110.2\times(\text{ref Cr / SCr})+2.93$ により求められる	• 日本人小児のために作成されたeGFRである • 2歳未満では使用できないことと，筋肉量が非常に少ない場合や，非常に多い場合に，それぞれ過大評価，過小評価する
cysC-based eGFR(血清シスタチンC値に基づく推算GFR)	• 標準化されたシスタチンC(cysC)からGFRを推算する • 3か月〜18歳について，以下の式で求められる $\text{eGFR(mL/分/1.73 m}^2)=104.1\times1/\text{cysC}-7.80$	• 日本人小児のために作成されたeGFRである • 3か月未満では使用できない欠点がある • ステロイド薬使用時に過小評価し，シクロスポリン使用時に過大評価する

表 12-7　腎尿路の画像検査

<table>
<tr><th colspan="2">検査名</th><th>目的</th><th>備考</th></tr>
<tr><td colspan="2">腎尿路超音波検査
ultrasonography</td><td>腎臓の形態，腎実質内の異常，尿路拡張の有無などをみる</td><td>• 手技が簡便で非侵襲的
• 腎尿路疾患を疑うときまず行う検査</td></tr>
<tr><td colspan="2">腹部単純 X 線撮影
kidney, ureter, bladder (KUB)</td><td>石灰化や結石の有無，便の貯留状態をみる</td><td></td></tr>
<tr><td colspan="2">静脈性腎盂造影
intravenous pyelography (IVP)</td><td>腎杯・腎盂・尿管の全体的な形態を評価する。造影剤の排泄状況から腎機能も推測できる</td><td>• 腎尿路疾患の侵襲性やヨード造影剤に対するアレルギーの問題から，超音波検査が第一選択となっている</td></tr>
<tr><td colspan="2">逆行性腎盂造影
retrograde pyelography (RP)</td><td>閉塞部位の診断に用いる</td><td>• 小児では全身麻酔を必要とする</td></tr>
<tr><td colspan="2">排尿時膀胱尿道造影
voiding cystourethrography (VCUG)</td><td>膀胱や尿道の形態，膀胱尿管逆流(VUR)の有無，膀胱尿道の異常陰影などを評価する</td><td></td></tr>
<tr><td rowspan="2">核医学検査</td><td>腎シンチグラム
renal scintigram
^{99m}Tc-DMSA[1],
^{99m}Tc-DTPA[2],
^{99m}Tc-MAG3[3]</td><td>分腎機能と，腎臓の位置，腎実質の形態を評価する</td><td>• 放射性同位元素(RI)を用いる検査
• 年少児では睡眠導入剤が必要</td></tr>
<tr><td>レノグラム
renogram
^{99m}Tc-DTPA,
^{99m}Tc-MAG3</td><td>分腎機能とともに閉塞性尿路障害では排泄状態を評価する</td><td>• 放射性同位元素(RI)を用いる検査
• 排泄カーブをレノグラムという
• 年少児では睡眠導入剤が必要</td></tr>
<tr><td colspan="2">CT 検査
computed tomography</td><td>腎実質の形態，石灰化，尿路拡張，腫瘍・周辺組織との関連をみる</td><td>• 造影剤で増強することでさらに詳細な画像が得られる
• 放射線被曝量は多い</td></tr>
<tr><td colspan="2">磁気共鳴画像
magnetic resonance imaging (MRI)</td><td>腎臓の横断・冠状断・矢状断の画像により尿路拡張の全体像，腫瘍などをみる</td><td>• MRU[4]は拡張尿路のみを描出させる
• 年少児では睡眠導入剤が必要</td></tr>
<tr><td colspan="2">血管造影
angiography</td><td>腎臓の血管病変や腎血管性高血圧の狭窄部位を評価する</td><td>• 従来の血管造影は侵襲が大きく，カテーテル治療の場合には行われるが，診断目的では一般に CT・MRI が用いられる</td></tr>
</table>

1) ^{99m}Tc-DMSA：technetium dimercaptosuccinic acid の略。
2) ^{99m}Tc-DTPA：technetium diethylene-triamine-pentaacetic acid の略。
3) ^{99m}Tc-MAG3：technetium mercaptoacetyl triglycine の略。
4) MRU：magnetic resonance urography の略。尿路系をみるために用いられる MRI をいう。

くや，一部の尿細管間質疾患では病理組織学的評価が重要であり，疾患や重症度の診断，治療方針の決定，予後の評価，治療の効果判定や薬物の腎障害の評価と，腎生検の合併症を比較して必要性を判断する。

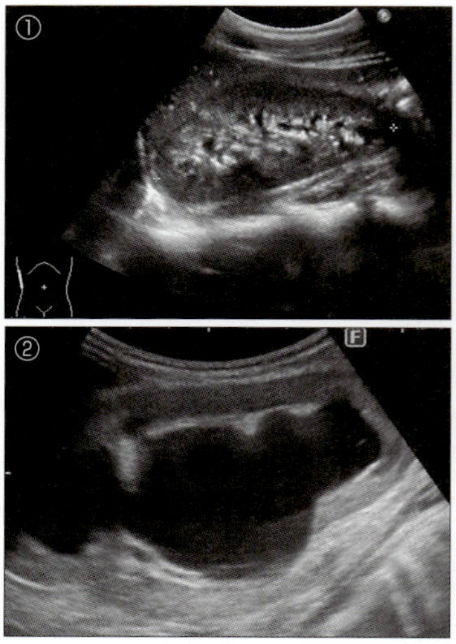

a. 腎尿路超音波検査
①正常，②水腎症

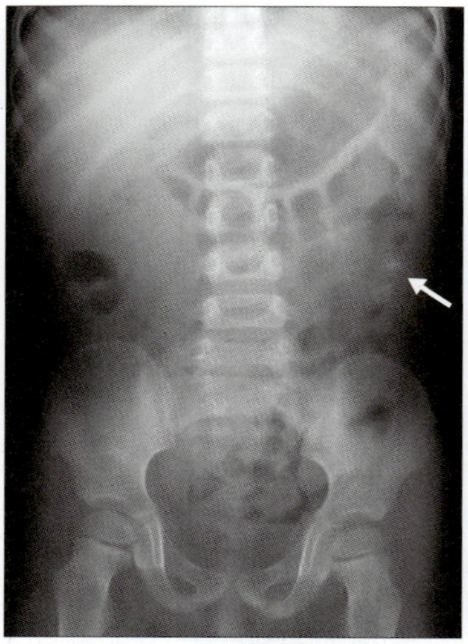

b. 腹部単純 X 線撮影
（→）：結石

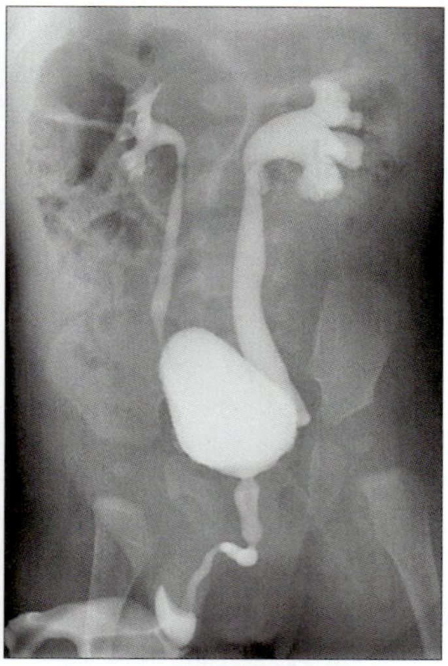

c. 排尿時膀胱造影
両側 VUR

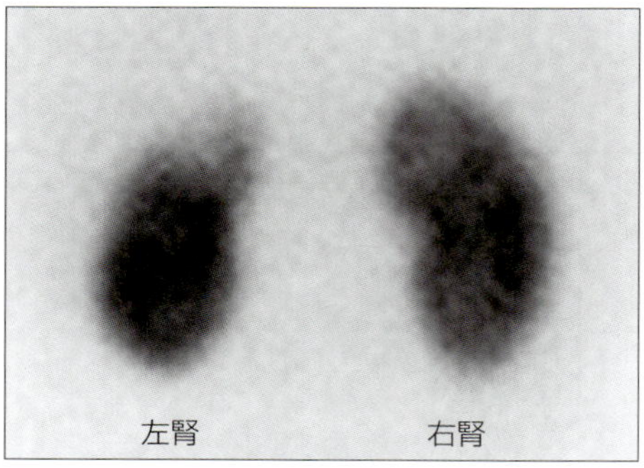

d. 腎シンチグラム（DMSA）
左腎上極腎瘢痕（逆流性腎症）

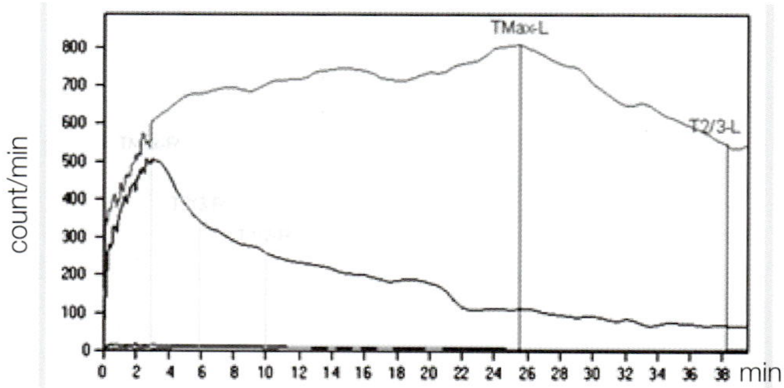

e. レノグラム（DTPA）
左水腎症，排泄遅延あり

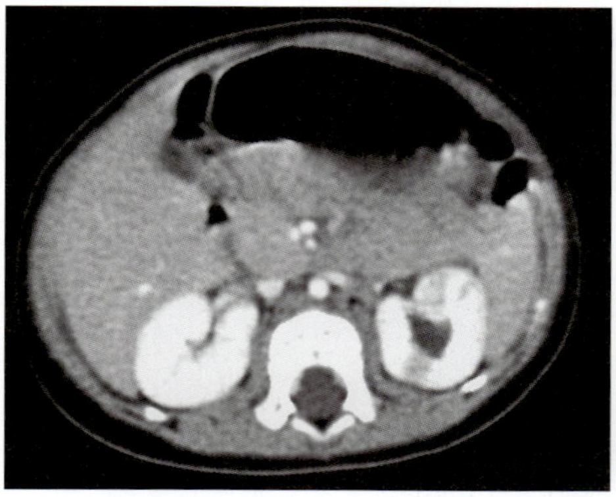

f. CT
腎盂腎炎，左腎に造影不良域あり

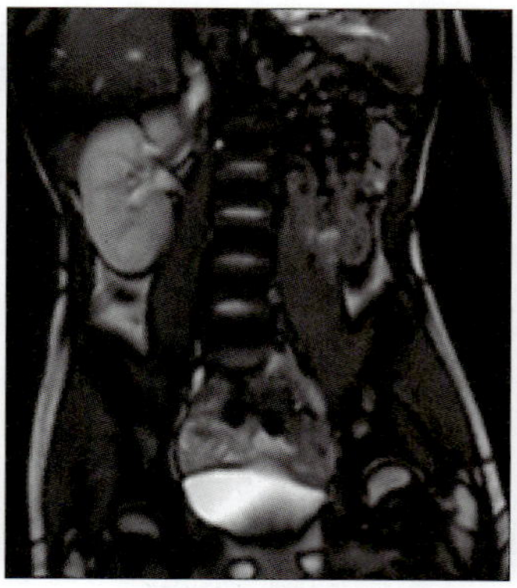

g. MRI（冠状断）
左腎欠損

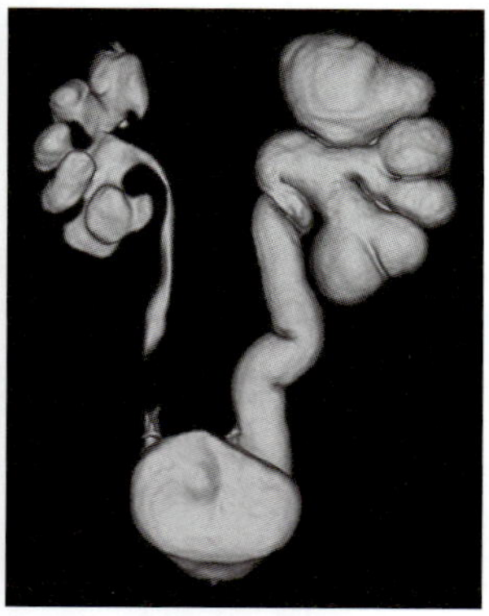

h. 3D-MRU
左水腎水尿管，全体像を把握しやすい

図 12-2　腎尿路のおもな画像検査

表 12-8　腎生検の適応基準

①尿タンパク/クレアチニン比(g/gCr)が 0.2〜0.4 が半年以上持続 0.5〜0.9 が 3 か月以上持続 1.0 以上が 1 か月以上持続 (ただし，体位性タンパク尿を否定する) ②低タンパク質血症：血清アルブミンが 3.0 g/dL 未満 ③持続する低補体血症 ④腎機能低下を伴う場合	⑤家族性のある場合 ⑥高血圧を伴う場合 ⑦ステロイド抵抗性およびステロイド依存の強いネフローゼ症候群 ⑧全身性エリテマトーデス ⑨腎移植後で拒絶反応が考えられる場合 ⑩薬剤性腎障害の評価

7 腎尿路疾患と生活管理

腎疾患と食事療法

小児の栄養管理は，成長を念頭において行う。成長は摂取エネルギーと摂取タンパク質の量に大きな影響を受ける。とくに出生後から 2 歳までの乳幼児期では，栄養状態が成長を決定する主要な因子であると指摘されている。そのため，経口摂取が進まない乳幼児には，一時的に強制的な経管栄養および胃瘻管理も考慮する。

小児慢性腎臓病において，成長に影響しない程度のタンパク質制限をした場合には，腎機能障害進行の抑制効果をみとめなかったとされており，基本的にタンパク質制限は行わない。摂取エネルギー量と摂取タンパク質量については，健常児と同様に「日本人の食事摂取基準」に従うことを原則とする。

小児でも高血圧の治療として早期からの塩分制限は有用であり，たとえば学童期では塩分摂取量は 6 g/日未満とするよう指導する。低形成・異形成腎の患児では，塩類喪失の傾向があり塩分の負荷を要することがあるため，乳児期にはナトリウム添加ミルクの使用を考慮する。加えて，高カリウム血症や高リン血症がある場合は，低カリウム・低リンミルクを使用する。

腎疾患と運動

運動制限は，運動することが患児になんらかの不利益をもたらす場合❶を除き行わない。情緒的・心理的問題から考えても不要な運動制限はかけるべきではなく，身体的にも精神的にも有害となる。入院時も血圧のコントロールができていれば，安静は避ける。とくにネフローゼ状態では，血栓症を誘発する可能性があるので安静は避けるべきである。また，運動制限はステロイド薬内服時の肥満や骨粗鬆症を助長する。

「学校検尿のすべて(令和 2 年度改訂)」のなかで，小児の生活指導指針が示されている(▶表 12-9)。しかし，「患児，家族の意向を尊重した主治医の意見が優先される」と記載されており，以前と比較すると大きく制限はゆるめられている。

NOTE

❶血管内の溢水があり高血圧を呈する場合，すでに長期安静となって骨粗鬆症がある場合など。

表 12-9　小児の生活指導指針

指導区分	慢性腎炎症候群	無症候性血尿またはタンパク尿	急性腎炎症候群	ネフローゼ症候群	慢性腎臓病(腎機能が低下している，あるいは透析中)
A. 在宅	在宅医療または入院治療が必要なもの		在宅医療または入院治療が必要なもの	在宅医療または入院治療が必要なもの	在宅医療または入院治療が必要なもの
B. 教室内学習のみ	症状が安定していないもの[1]	症状が安定していないもの	症状が安定していないもの	症状が安定していないもの	症状が安定していないもの
C. 軽い運動のみ			発症後 3 か月以内で P/C 比 0.5 g/gCr 程度のもの		
D. 軽い運動および中程度の運動のみ(激しい運動は見学)[2]	P/C 比 0.5 g/gCr 以上のもの[3,4]	P/C 比 0.5 g/gCr 以上のもの[3]	発症後 3 か月以上で P/C 比 0.5 g/gCr 以上のもの[3,5]	P/C 比 0.5 g/gCr 以上のもの[3]	症状が安定していて，腎機能が 2 分の 1 以下[6]か透析中のもの
E. 普通生活	P/C 比 0.4 g/gCr 以下[7]，あるいは血尿のみのもの	P/C 比 0.4 g/gCr 以下[7]，あるいは血尿のみのもの	P/C 比 0.4 g/gCr 以下[7]，あるいは血尿が残るもの，または尿所見が消失したもの	ステロイドの投与による骨折などの心配のないもの[8]。症状がないもの	症状が安定していて，腎機能が 2 分の 1 以上のもの

＊上記はあくまでも目安であり，患児・家族の意向を尊重した主治医の意見が優先される。
1)症状が安定していないとは，浮腫や高血圧などの症状が不安定な場合をさす。
2)表に該当する疾患でもマラソン，競泳，選手を目ざす運動部活動のみを禁じ，その他は可として指導区分 E の指示を出す医師も多い。
3)P/C 比(尿タンパク/尿クレアチニン比)を測定していない場合は，尿タンパク 2＋以上とする。
4)抗凝固薬(ワーファリンなど)を投与中のときは，主治医の判断で頭部を強くぶつける運動や強い接触を伴う運動は禁止される。
5)腎生検の結果で慢性腎炎症候群に準じる。
6)腎機能が 2 分の 1 以下とは，各年齢における正常血清クレアチニンの 2 倍以上をさす。
7)P/C 比(尿タンパク/尿クレアチニン比)を測定していない場合は，尿タンパク 1＋以下とする。
8)ステロイドの通常投与では骨折しやすい状態にはならないが，長期間あるいは頻回に服用した場合はおきうる。骨密度などで判断する。
(日本学校保健会：学校検尿のすべて(令和 2 年度改訂)．p. 66，2021，一部改変)

8　末期腎不全と腎代替療法

腎機能が 10% を切るころになると，**腎代替療法**が必要となる。絶対的適応は，内科的コントロールが不可能な溢水，高カリウム血症をはじめとした電解質異常，アシドーシスである。腎代替療法には，血液透析・腹膜透析・腎移植があり，これらを選択しながら一生をまっとうする。透析を経ない腎移植(先行的腎移植)が積極的に行われるようになった。

◆ 腹膜透析 peritoneal dialysis(PD)

小児の末期腎不全の場合，多くは最初に腹膜透析が選択される。やむをえず長期に腹膜透析を継続しなければならない場合，最も注意すべき問題は**被嚢性腹膜硬化症**(ひのうせいふくまくこうかしょう) encapsulation peritoneal sclerosis(EPS)❶である。現時点では長

NOTE

❶被嚢性腹膜硬化症

肥厚した線維性の慢性炎症像を伴う組織が腸管を包み込み，腸閉塞となり，病変部から出血や感染を生じる。通過障害から栄養不良となり，出血や感染，全身衰弱により死にいたる。

期(8年以上)に腹膜透析を継続することは避けるべきとされている。合併症として頻度の高いものは，出口部感染・トンネル感染や腹膜炎である。

◆ 血液透析 hemodialysis (HD)

小児科領域で血液透析が敬遠される理由は手技上の問題が多い。過去の開腹手術のための腹腔内癒着や先天奇形のための人工肛門などの物理的理由は血液透析選択の理由となる。バスキュラーアクセスの確保がむずかしいことが最大のハードルで，慢性透析を行うための内シャント作成は体重15 kg以下の小児には不可能であり，それ以上であっても成人で作成される遠位橈骨動脈ではむずかしい。透析用のダブルルーメンカテーテルは一時的には有用で，乳児期から十分使用可能であるが，以後の血液浄化法を考えておかなくてはならない。

◆ 腎移植 kidney transplantation

小児の腎移植は歴史的に，①体重10 kg以下の低体重児，②下部尿路通過障害(神経因性膀胱も含めて)，③原病再発の可能性の高い巣状分節状糸球体硬化症，④ABO血液型不適合など徐々に適応が拡大された。

- **低体重児**　成人の腎臓を患児の腹部におさめられることが必要条件で，身長75 cm，体重8 kgが目安となる。
- **下部尿路異常**　移植腎生着❶に大きく影響するため，移植前の泌尿器科的手術を考慮する。
- **巣状分節状糸球体硬化症**　高頻度に移植腎再発がおこるが，早期に移植腎機能廃絶にいたるものはごく少数で，自然に寛解に入るものも多く，積極的に進めるべきである。
- **ABO血液型不適合移植**　献腎移植がなかなか進まないわが国において，抗体除去を利用したプロトコールが始まり，良好な長期成績である。

移植後の生着年数の期待値は，およそ15～20年程度である。

先行的腎移植(透析を経ない腎移植)の移植後成績は，透析後の移植と比較して良好と考えられている。小児末期腎不全の治療上，現時点では移植が究極の長期的ゴールである一方，透析は移植までの一時的な手段であると考えられ，先行的腎移植を増加させる努力が必要である。

> **NOTE**
>
> **❶生着**
>
> 移植後に移植された臓器や細胞が生きつづけて活動していることをいう。腎臓の場合は移植腎が機能し，透析せずに過ごせることをいう。

9 その他の腎疾患

◆ 多発性囊胞腎 polycystic kidney disease (PKD)

両側の腎臓に無数の囊胞が発生し，腎臓が腫大する2種類の遺伝性疾患である。

常染色体顕性多発性囊胞腎 autosomal dominant polycystic kidney disease (ADPKD)

*PKD1*遺伝子や*PKD2*遺伝子が原因で成人期に発症し，約半数が末期腎

不全にいたる。腎嚢胞自体は小児期から存在し，最近は学校検尿で発見されるようになった。

常染色体潜性多発性嚢胞腎 autosomal recessive polycystic kidney disease（ARPKD）

PKHD1 遺伝子が原因で新生児期に発症し，早期に末期腎不全にいたる。胎児エコーで発見され，肺低形成で新生児期に人工呼吸管理が必要であることも多い。肝線維症や肝内胆管拡張を伴う。

◆ ネフロン癆（ろう） nephronophthisis（NPH）

● **概念・原因**　腎髄質に嚢胞形成をみとめ，組織学的には尿細管間質性腎炎像を呈する常染色体性潜性の遺伝性疾患である。20種類以上の遺伝子が知られている。責任遺伝子により末期腎不全となる時期が異なり，発症も乳児期から思春期まで分布する。病態の基本は一次繊毛（せんもう）の機能不全であり，繊毛病 ciliopathy とよばれる。類縁疾患には腎外症状を伴うバルデ-ビードル Bardet-Biedl 症候群，シニア-ローケン Senior-Loken 症候群，ジュベール Joubert 症候群，センセンブレナー Sensenbrenner 症候群などがある。

● **症状**　初期には尿異常をみとめないことが多く，初期症状としては希釈尿，多飲・多尿，その後成長障害や貧血などの腎不全症状で発見されることも多い。

◆ 体位性タンパク尿 postural proteinuria

● **概念**　安静臥位では尿タンパクをみとめず，立位・歩行などの運動により尿タンパクが陽性になる良性疾患である。**起立性タンパク尿**と同義に用いられている。小学校高学年以降のタンパク尿単独の尿異常者のほとんどが，体位性タンパク尿である。

● **原因**　起立すると腰椎が前彎（ぜんわん）して左腎静脈を圧迫し，腎静脈圧が上昇してタンパク質が漏出すると考えられている。

10　その他の尿路疾患

◆ 尿路感染症 urinary tract infection（UTI）

● **分類・症状**　尿路感染症は，腎・尿管の上部尿路感染（腎盂腎炎・尿管炎），膀胱・尿道の下部尿路感染（膀胱炎・尿道炎）に分けられる。上部尿路感染ではほとんどの症例で発熱を伴う。小児では上部尿路感染か下部尿路感染かを区別することは困難で，**有熱性尿路感染**（多くは上部尿路感染）と**無熱性尿路感染**（多くは下部尿路感染）に分ける。乳児期前半は男児に多く，年長児では女児に多い。

● **原因**　膀胱尿管逆流や尿路閉塞疾患などの先天的な尿路奇形が原因となることが多い。1日の排尿回数が少ない，残尿がある，便秘がある，といった排尿・排便習慣に問題がある場合にも尿路感染をおこしやすいため，尿路感染を反復する場合は，尿路奇形や膀胱直腸機能障害がないかに留意する。

● **治療**　抗菌薬を1～2週間投与する。

◆ 尿路結石症 urolithiasis

● **原因**　わが国では尿路結石が小児にみられることは多くなく，シスチン尿症などの先天性代謝疾患や，先天的な尿路閉塞疾患を伴う場合が多い。

● **症状**　年少児では尿路感染や非特異的な症状で発見される。年長児では肉眼的血尿や腹痛など，成人と同様の症状がみられる。

● **治療**　原因が明らかな場合は，結石治療とともに原疾患の薬物治療・手術治療が必要となる。小さな結石は自然排石するが，自然排石しない場合は，成人と同様に体外衝撃波や内視鏡によって砕石する。

● **予防**　尿量を減らさないように水分摂取に留意することが第一である。

11 生殖器・外性器の疾患

◆ 停留精巣 undescended testis, cryptorchism

● **概念**　精巣は腹腔内に形成されて胎生7か月ごろ内鼠径（そけい）輪付近まで下降し，その後出生までに陰嚢内に下降する。陰嚢内まで下降していないものを**停留精巣**といい，在胎28週以前の早期産児では生理的に精巣は停留している。生後6か月ごろまでは精巣が自然下降する可能性があるが，それ以降は自然下降しない。生後6か月以降の男児100人に1人の頻度でみられる。

● **診断**　本症の80%は鼠径部に精巣を触れるので触診による診断が可能である。

● **治療**　陰嚢内は体温より2度ほど温度が低く，常時陰嚢内にない精巣は精巣機能が低下することが知られている。また，高い位置にある精巣（とくに腹腔内精巣）は悪性化しやすいといわれており，思春期前，できれば生後1～2歳ごろまでの精巣固定術がすすめられる。

精巣が陰嚢内まで下降したものの精巣の固定が不十分で，陰嚢と鼠径部を簡単に移動する精巣は，移動性精巣・遊走（ゆうそう）精巣といい，停留精巣との区別が必要である。また，もともとは陰嚢内にあった精巣が上昇する上昇精巣もある。

◆ 陰嚢水腫 hydrocele testicle

第9章を参照のこと（▶246ページ）。

◆ 尿道下裂 hypospadias

● **概念**　尿道が亀頭（きとう）先端まで形成されていない異常で，男児300人に1人の頻度でみられる。外尿道口が陰茎中部より亀頭に近い部位に開口する**遠位型尿道下裂（かれつ）**と，陰茎中部より膀胱寄りに開口する**近位型尿道下裂**に大きく分けられる（▶図12-3）。

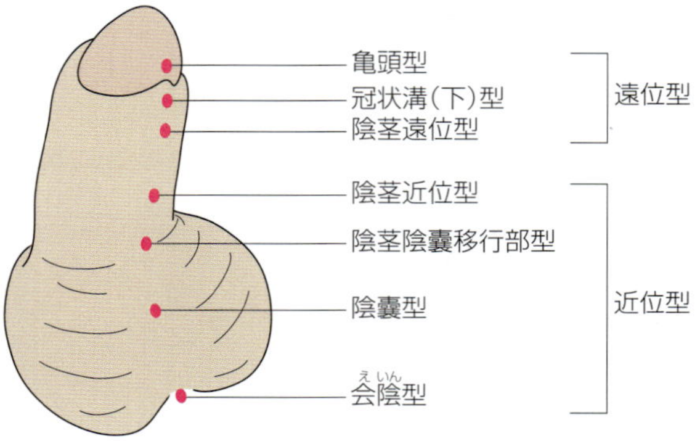

図12-3　尿道下裂の分類
尿道下裂は，外尿道口の開口部位(●)により，遠位型と近位型に大きく分けられる。

● **症状**　外尿道口の位置の異常のほか，包皮は一般に陰茎背側にフード状になっており，包茎にならずに亀頭が露出している。陰茎腹側は短く陰茎の屈曲をみとめる。高度の症例では立位排尿がむずかしい。

● **治療**　程度のごく軽い症例を除いて形成手術が必要となる。

◆ 尿道上裂 epispadias，膀胱外反 bladder exstrophy

● **分類**　陰茎の背側表面に尿道粘膜が露出しているものが**尿道上裂**で，腹壁正中の形成異常に伴って，膀胱・尿道の粘膜面が腹壁に露出して尿管口から直接尿が流れ出る**膀胱外反**を伴うこともある。いずれもわが国ではきわめてまれである。

● **治療**　露出している粘膜は，生理食塩水で湿らせたガーゼでおおうと冷えて体温低下を引きおこすので，ラップフィルムでおおう。腎機能障害をおこさず尿失禁がないように，膀胱や尿道を再建する手術が目標となる。

◆ 生殖器の感染症

亀頭炎 balanitis，亀頭包皮炎 balanoposthitis

小児期には**生理的包茎**であるために亀頭と包皮の間に残った尿などが原因で細菌感染をおこすことがしばしばある。

● **症状**　包皮が発赤・腫脹し，排膿がみられることもある。陰茎瘙痒感・痛みや排尿痛を訴える。幼児期に多い。

● **治療**　局所の清潔や抗菌薬(軟膏・内服薬)で治療する。包皮先端が瘢痕化すると排尿困難をきたし，包皮環状切除が必要となる。

陰門腟炎 vulvovaginitis

年少児では腟内常在菌がいないため，年長児では腟内の不衛生な環境によりおこる。

● **症状**　外陰部や腟前庭部が発赤・腫脹し，排膿がみられる。乳幼児期や思春期直前に多い。

● **治療**　局所の清潔や抗菌薬(軟膏・内服薬)で治療する。

C 疾患をもった子どもの看護

1 ネフローゼ症候群の子どもの看護

ネフローゼ症候群はなんらかの先行感染により発症する場合も多く，上気道感染などの症状に注意するとともに，高度のタンパク尿に伴う低タンパク血症・低アルブミン血症による症状に注意する。

◆ 急性期(乏尿期)の看護

ネフローゼ症候群の発症に伴う身体状態の観察と苦痛に対して安楽に過ごせるような看護や，頻回な採血などの処置や急な入院など環境の変化によるストレスに対する看護が重要となる。また，子どもが発症したことで不安の強い家族に対して，疾患や治療について情報提供し，正しく理解できるように説明する。

症状の観察と看護

初期症状は，尿量減少・浮腫・体重増加である。急性期では，高度なタンパク尿のため倦怠感など苦痛も強く，だるさや不きげんなどの症状を観察する。急性糸球体腎炎の浮腫とは異なり，循環血液量が減少していることから❶，血圧は正常または低下する。

浮腫は身体のさまざまな部位に出現する(▶表 12-10)。体重・腹囲の測定❷や，尿試験紙での尿タンパクの推移を観察する。浮腫が強い場合は，循環血液量の減少によるショックをきたすため，バイタルサイン・意識レベル・活気・消化器症状❸などの全身状態を把握し，**ネフローゼ急症**❹の前駆症状に注意する。

治療に伴う支援

ステロイド薬による治療❺では，高血圧，尿糖陽性，精神変調，空腹感などの副作用に注意する。バイタルサインを測定し，高血圧・倦怠感など症状が強い時期は安静に過ごすようにする。

対症療法・合併症予防

● **低アルブミン血症**　高度の低アルブミン血症に対して，アルブミン製剤の補充や利尿薬の静脈内投与を行う。尿量の増減や水分出納バランス，浮腫の程度を観察する。

● **感染症**　γグロブリンの低下，特異的抗体産生の低下に伴い，易感染状態となる。感染は病状の増悪を引きおこし，ステロイド薬の効果も低下するため，とくに小児感染症や上気道感染に注意する。

● **血栓症**　凝固系の異常，低アルブミン血症による血管内脱水から血液濃縮，入院による運動量の減少により静脈血栓症(深部静脈・腎静脈・脳静脈洞・肺血栓症)に注意する。高脂血症を伴う場合，抗血栓薬の静脈内投与あるいは内服が行われる。

NOTE

❶循環血液量が減少するメカニズムとして，糸球体濾過障壁の障害により，アルブミンなどの大きなタンパク質が多量に尿中へ排泄されたことで血漿膠質浸透圧が低下し，循環血漿量の減少，組織間液の増加，血管内脱水が生じる。

❷体重は，起床後，排尿後，下着のみなど毎日同じ条件で測定し，増減をみる。

❸腸管の浮腫や血流不全により，腹痛・下痢・嘔吐・食欲不振などが出現する。

❹**ネフローゼ急症**

高度なタンパク尿により循環血液量の減少，血管内脱水から血圧が低下し，各臓器に酸素が届けられず機能不全となる。前駆症状として，頻脈，脈圧減少，呼吸数増加，冷感，脈触知の減弱・消失，顔面蒼白などがある。

❺国際小児腎臓病研究班 International Study of Kidney Disease in Children(ISKDC)による診断基準に準じた治療が推奨されている。

表12-10　浮腫の出現部位と看護

部位	観察のポイントと看護
眼瞼	• 起床時に強く出現しやすい。 • 急性期には開眼しにくいことも多いため，子どもや家族に説明する。
胸部	• 浮腫が高度の場合は胸水がみられる。 • 呼吸状態(呼吸音・副雑音・努力呼吸・左右差の有無)や Spo_2 の推移を観察し，患者の状態に応じてファウラー位や起座位をとり，安楽な呼吸ができるようにする。
腹部	• 腹水の増大を早期に発見するため，乏尿期は腹囲を測定する。 • 腸管浮腫・血流不全(下痢・腹痛・吐きけ・嘔吐・腹部膨満感・腸蠕動音低下)が生じた際は臥床し，血圧の変動に注意する。 • 腹水をみとめる場合，横隔膜が挙上して呼吸に影響しやすいため，安楽な呼吸ができるよう体位を整える。 • おむつや衣服の圧迫による皮膚損傷に注意する。
陰部	• 午後から夕方にかけて浮腫が増大しやすい。 • 浮腫が生じている場合，皮膚損傷がおこりやすいため，とくにおむつ交換はこまめに行う。殿部や陰部の発赤などの炎症が生じないように，清潔を保って感染を予防する。
下腿	• 午後から夕方にかけて浮腫が増大しやすい。 • 圧痕性浮腫(軽い圧迫により圧痕を残す)であり，とくにネフローゼ症候群では40秒以内に圧痕が戻る。 • 浮腫が強い時期には倦怠感が生じやすいため，下肢挙上・保温して軽減する。 • 皮膚損傷が生じやすいため，モニター類の低温熱傷に注意する。 • 浮腫を観察しやすい部位であるため，家族や学童以上の子どもは自身で症状を観察できるように支援する。

● 急性腎不全　脱水や高度のタンパク尿による尿細管内に形成された塞栓により生じる可能性があり，血液検査や尿量，水分出納バランス，バイタルサインや浮腫などの観察を行う。

食事・水分制限

浮腫や高血圧のある時期には塩分・水分制限が必要となるが，尿タンパクが減少し，浮腫が改善したら制限が不要となる。塩分制限や病院食という慣れない味つけで食事摂取量が減少する場合も多く，子どもの嗜好(しこう)に合わせた食べやすい形態や，食事時のコミュニケーション・雰囲気づくりを工夫する。

基本的にタンパク質は制限せず，タンパク質喪失による低栄養をおこしやすいため，必要栄養量を確保することが重要である。慣れない入院環境や入院前までの習慣により，水分摂取量の少ない子どもも存在する。飲水が少ないことで血栓症の危険性も高まるため，子どもの気に入ったコップや飲み方など情報収集し，こまめな水分補給を行う。

◆ 回復期(利尿期)の看護

回復期は利尿が得られ，浮腫が軽減して完全寛解にいたるため，身体的な苦痛が緩和される時期である。感染予防，ステロイド薬減量に伴う再発徴候❶やステロイド薬の副作用の観察が重要となる。また，利尿期に入り尿量が急速に増加するため，水分出納バランスを観察し，脱水を予防する。

内服ステロイド薬は，散剤の場合，苦みも強く吐き出しやすい。ステロイド薬を内服に変更する場合は，ゼリーなど苦みを軽減する工夫をし，家族が不安なく内服できるような方法を検討する。再発予防のため，手洗いやマス

NOTE

❶ステロイド薬の治療開始後4週間を経過すると，隔日の投与などに減量される。発熱・息苦しさ・嘔吐・ショックなどの症状を観察する。

ク，口腔ケアなどの感染予防行動など日常生活習慣の確立に向けて支援する。また，齲歯や虫刺されも再発の原因となるため，齲歯がある場合は治療を完了することや，外出時には虫よけスプレーを活用することを子どもや家族に説明する。

◆ 退院に向けた支援

退院に向けて，家族と子どもが病態や治療を理解し，安心して在宅で療養行動が継続できるように説明する。

退院後もステロイド薬の減量に伴い服用日が複雑となる。カレンダーなどを用いて指示どおり内服できるように説明する。予防接種は主治医と相談し，接種できるように支援する。再発の早期発見のために，尿量・性状（尿試験紙法による観察❶），体重の急な増加，浮腫の観察が重要であり，病院へ連絡する目安を説明する。

◆ 家族への支援

ステロイド感受性ネフローゼ症候群は，一度寛解しても約30～40％が頻回再発型やステロイド依存性へといたる。また，初期治療でステロイド抵抗性を示す場合があるなど，さまざまな病型がある。さらに，ステロイド薬の長期反復使用による副作用❷を軽減する目的でさまざまな免疫抑制薬が導入されることも多い。ステロイド薬や免疫抑制薬を長期に内服することによる副作用への不安，怠薬や飲み忘れなどの不安から，療養行動を子どもにまかせることの不安を家族はいだきやすい。

再発時には家族の話をよく聞き，家族のかかわりが再発の原因ではないことを繰り返し説明する。頻回再発型やステロイド依存性などは，成人期でも寛解にいたらず再発がみられる疾患となる。適切な時期に医療者（医師や栄養士など）からの説明を受け，正しい知識を得られるようにする。

NOTE

❶起床後すぐの早期尿で観察する。退院に向けて，家族および学童以上の子どもは自身で実施し，尿タンパクの変化を観察できるように練習する。

❷成長障害・肥満・糖尿病・白内障・緑内障・高血圧・骨粗鬆症・大腿骨頭壊死などがある。

2 溶レン菌感染後急性糸球体腎炎の子どもの看護

溶レン菌感染後急性糸球体腎炎の治療は，安静と急性期の支持療法が重要である。

◆ 急性期の看護

血尿・浮腫・高血圧の観察が重要となる。乏尿のほか，全身倦怠感・頭痛・発熱・食欲不振・腹痛などの症状が出現しやすい。糸球体の炎症が改善するまでの1週間程度の管理がとくに重要である。

尿量や毎日早朝尿で尿試験紙による尿性状（尿潜血や尿タンパクの有無）を確認し，浮腫の程度や体重の増加を確認する。また，高血圧による頭痛や頭蓋内出血などのリスクに注意し，血圧や神経症状，意識レベルの観察を行い，必要時には降圧薬や利尿薬を投与する。入院してまもない急性期では，見知らぬ環境や医療者に取り囲まれるなか，痛みを伴う処置などが行われるため，子どもは心理的な混乱をまねきやすい。血圧が高い時期は安静に過ごすことができるよう環境に配慮し，啼泣などが続かないよう注意する。

◆ 乏尿期の看護

乏尿は4〜5日ほど続くが，高カリウム血症，うっ血性心不全，高血圧脳症を引きおこす可能性があるため，厳格な血圧管理と水分出納バランスに注意し，頭痛・嘔吐・痙攣・意識障害の有無を観察する。

水分・塩分制限

急性期の体液バランス(尿量・体重・血圧・心拍数など)を把握しながら，腎機能低下による高カリウム血症，尿量減少，高血圧，浮腫などの症状の悪化を予防するために，塩分・水分制限が必要となる。乏尿期では厳しい塩分制限となるが，摂取エネルギーが低下するとタンパク質の異化亢進によりタンパク質が分解されて高窒素血症や高カリウム血症が増強するため，必要エネルギーの80% は摂取できるように工夫する。利尿期(尿量1 mL/kg/時以上)に入り，浮腫が消失したら塩分制限が緩和される。

安静

著しい高血圧がみられなければ，運動制限は厳しくしない。

◆ 回復期の看護

タンパク尿が消失して血尿のみとなり，血清補体価の改善傾向がみられたら退院となる。罹患後3か月以降はほぼ通常の生活を送ることが可能となるが，約1年は定期受診が必要となる。糸球体の変化は3〜6か月を要するため，とくにこの間の外来フォローアップが重要となる。溶レン菌の再感染は経過を長引かせ予後がわるくなるため，うがい・手洗いなどの感染予防について説明する。

3 慢性腎臓病の子どもの看護

子どもの慢性腎臓病(CKD)は長期にわたって進行し，最終的に末期腎不全にいたる可能性がある。腎機能をできるだけ温存して合併症を予防することだけでなく，できる限りその子らしい子ども時代を過ごし，本来の成長・発達ができること，そしてその人らしいゆたかな成人期を送ることができることが目標となる。

◆ 保存期の看護

子どものCKDの原疾患として，低・異形成腎などの先天性腎尿路異常や遺伝性疾患が約半数を占めており，多くは出生時や幼少期に発見・診断される。腎機能低下に伴いさまざまな合併症が生じ，栄養指導や水分摂取指導，薬物療法が行われるが，CKDステージ5は保存的な管理ではむずかしく，腎代替療法が必要となる。

なかでも小児期に末期腎不全にいたる代表的な原疾患である低形成腎は，

濃縮力の低下から低張多尿となっており，それを補うために多飲であること，習慣的に水分と塩分をより多く摂取することで尿からの水とナトリウムの喪失を自然にコントロールしている特徴がある。末期腎不全になるまで尿量が保たれることが多いが，腎機能の悪化をみとめてからの増悪のスピードが速く，腎代替療法の選択に注意が必要である。感染症，とくに胃腸炎など脱水が原因で急速に腎機能低下が進行する場合があり，脱水を予防する対応や受診するタイミングを家族へ伝える。

◆ 腎代替療法と意思決定支援

成長に伴って，子どもや家族はどの腎代替療法をいつの時期に選択するかを考え，子どもや家族の意思で腎代替療法を選択することが求められる(▶表 12-11)。腎代替療法は，子どもの体格が大きくなるにつれて選択の幅が広がり，透析を経ない先行的腎移植の普及や献腎移植❶・生体腎移植など複雑な様相となっている❷。人生が長い子どもにとってはさまざまな腎代替療法を繰り返し選択しなければならず，腎機能障害の急激な進行から移植準備がまに合わず透析導入となるなど，意思を尊重しにくい状況になりやすい。

NOTE

❶献腎移植

子どもでは eGFR＜20 mL/分/1.73 m^2 で日本臓器移植ネットワークに登録が可能となる。健康な血縁者からの臓器提供が不要となるメリットはあるが，腎移植の日程を予定できず緊急手術となること，移植後の移植腎生着率は生体腎移植と比較して劣ることがデメリットである。

❷腎代替療法の第 4 の選択肢として，保存的なケアを継続する保存的腎臓療法 conservative kidney management(CKM)がある。

▶表 12-11　小児に対する腎代替療法の特徴

	腎移植	腹膜透析	血液透析
適応	• おおむね身長 80 cm 以上，体重 10 kg 以上	• 全年齢で可能，とくに乳幼児でよい適応	• 内シャント造設は体重 20 kg 以上で可能
治療の頻度	• 月 1 回の定期受診 • 通常，食事制限はなし	• 毎日在宅での透析(おもに夜間) • 月 1〜2 回の定期受診 • リン制限が必要，無尿の場合は水分・塩分・タンパク質制限などが加わる場合がある	• 乳幼児ではカテーテル維持透析で週 5 日から連日，透析時間は長時間となるため，原則入院となる • 学童では週 3〜4 回通院し，4〜5 時間程度の透析時間となる • 食事(タンパク質・塩分・カリウム)制限，水分制限が必要
合併症など	• 感染症，免疫抑制薬の副作用，拒絶反応	• 腹膜炎，カテーテル感染，被嚢性腹膜硬化症(腹膜透析歴 7〜8 年以上) • 介助者の疲労	• シャントおよびカテーテルトラブル(閉塞・感染・脱血不良)
成長・発達	• とくに 6 歳未満では移植後に成長が改善する(正常化はしない) • 発達は多くで正常化する	• 平均最終身長は健常児よりも低い • 発達は 2 歳未満の導入で健常児より不良，とくに粗大運動がわるい	• 平均最終身長は健常児よりも低い • 発達に関する報告はない
学校生活運動	• 学校では薬の服用のみ，課外活動も可能 • 移植部(下腹部)を強くぶつける運動(ドッジボールや鉄棒など)に注意する	• 課外活動が可能 • 腹部を強くぶつける運動，長時間の激しい運動，トランポリンなどとびはねる遊びは禁止	• 日中の透析が必要だと欠席 • 週 3 回は課外活動ができない • シャント部をぶつける運動，長時間の激しい運動は禁止

(日本腎臓学会編：エビデンスに基づく CKD 診療ガイドライン 2023. 東京医学社，2023 および藤田直也：小児における腎臓病の主な治療. 小児看護，46(12)：1455，2023 をもとに作成)

子どもや家族が腎代替療法のメリット・デメリットを十分に理解し，どのような状況にあっても子ども自身が経験する医療や看護について具体的に説明を受けられるようにする。また，子どもは自分にかかわることに意見を表明する権利を有している。子どもの意思を注意深く聞きとり観察し，可能な限りその要求にこたえることが子どもの主体性をはぐくむケアにつながる。

◆ セルフケア

腎疾患の治療目標は病態を維持することが中心となるが，急性期以外では自覚症状が少ないため病識をもちにくく，自己管理と病状が改善することを関連づけて考えることがむずかしく，療養行動を継続することの意味を見いだしにくい。また，腎代替療法は子どもにとって侵襲が大きく，導入時期(透析や移植)も定まりにくく長期的な見通しがたちにくいため，療養行動をとる意欲が高まりにくい要因となる。

定期的な外来受診の際には，血液検査の結果を子どもの理解度に合わせて説明する。また，日常のなかでの療養行動の実施状況を確認し，できていることを認めることが重要となる。

血液透析

血液透析は週3〜4回の通院が必要となり，学校の欠席など社会生活への影響や，厳しい水分管理・食事制限による成長・発達への影響などを及ぼしやすい。内シャントへの穿刺時の痛みも強く，自己コントロール感も得にくい。穿刺時の痛みのケアや，子どもなりの目標を支え，主体的に処置に参加できる部分がないかを検討する。

透析中には不快症状(吐きけや足のつり，倦怠感など)を避けるために，透析日は食事を食べないなどかたよった対処となりやすいため，生活に合わせた水分や食事管理について話し合う。血液透析の導入により，成人透析クリニックへ急に転院・転科となる場合もあるため，移行先と連携して子ども・家族が安心して移行できるように支援する。

腹膜透析

腹部へ腹膜透析カテーテルが挿入されることで，ボディイメージの変化や，毎日夜間治療を行うことでの外出・外泊の制限から，透析を否定的に受けとめやすい。毎日の透析機器の準備やカテーテル出口部のケア(出口部・皮下トンネル部分の感染徴候の有無)，排液の性状の観察など，子どもの体力や不安，意欲に合わせて説明する。学校生活のなかで出口部の安静や清潔をまもることができる行動をともに考える。尿量が少ない場合には水分制限や栄養制限が厳しくなる傾向にあるが，子どもが食事管理で努力していることと血液検査の結果(尿素窒素やリン，カリウムなど)を関連づけて説明する。

腎移植

腎移植後には拒絶反応を防ぎ，移植腎機能をまもるためにも免疫抑制薬の内服を継続することが重要となる。しかし，移植後の時期により免疫抑制薬の内服の種類や量が変化し，服用時間も食前や食後など複雑なものとなっているため，思春期ではとくに怠薬による移植腎機能の廃絶など問題も多い。

学校生活などの多忙な生活リズムのなかで確実に内服できる方法をともに考える。また，腹部から触れて移植腎の観察を行うことや，拒絶反応の徴候(尿量の変化や浮腫，高血圧や発熱など)を子どもが観察できるよう説明する。さらに，1日に1.5～2Lの水分摂取の励行や，感染予防行動の継続も大切である。

◆ 家族への看護

家族は腎機能悪化への不安や制限のある生活をしている罪悪感から，過保護・過干渉な養育態度となりやすい。とくに腹膜透析や移植後の再透析を避けたい思いが，子どもの生活行動に対して神経質になり，親子関係にも影響を及ぼす。これは腎代替療法を必要としない保存期(CKDステージ3)からそのような養育態度がみられる傾向にある。

子どもの成長に伴って自立させたい思いはあるが，腎機能障害への不安や移植時期の見通しがたたないこと，移植後も再透析になりやすい原疾患の特徴などから，腎機能が悪化しないようまもりたいという思いが強まりやすいため，長い経過のなかで家族が子どもの成長に目を向ける時期をとらえ，親のかかわりを変化させていくことができるように伝えていく。

4 尿路感染症の子どもの看護

尿路感染症は，腎尿路系に細菌などの病原体が侵入して感染をおこす病態である。

症状の観察

乳幼児の発熱，とくに生後2か月以内の38.5℃以上の発熱には注意が必要である。年齢によってさまざまな症状を呈する(▶表12-12)。上部尿路感染症では，発熱や腰部痛などの全身状態を観察する。下部尿路感染症では，頻尿・残尿感などの膀胱刺激症状の有無と程度を把握する。

検査・治療に伴う支援

診断に必要な検査が行われ，その結果に従って治療が開始される。身体所見として発熱以外に尿性状(尿混濁の有無，膿尿・血尿・タンパク尿)の程度を観察する。とくに起炎菌の同定が重要であるため，抗菌薬の内服の有無を確認し，抗菌薬投与が行われる前に尿検査・尿培養検査を実施することが菌種や薬剤感受性を推定するためにも重要である。

▶表12-12 小児尿路感染症のおもな症状

発達段階	症状
新生児	食欲不振，嘔吐，体重減少，髄膜刺激症状，呼吸障害，遅延性黄疸，肝脾腫，不きげん
乳児	原因不明の発熱(とくに生後2か月以内の38.5℃以上の発熱は注意)，食欲不振，体重増加不良，嘔吐，不きげん，貧血
幼児以降	発熱，頻尿，排尿時痛，残尿感，腹痛，腰痛

苦痛の緩和

尿路感染による発熱は高熱になりやすく，抗菌薬の投与後も数日は解熱・発熱を繰り返し，体力の消耗や吐きけ・嘔吐，脱水などを生じやすい。悪寒出現時には保温し，消失後には冷罨法を実施する。入院を要する場合は末梢静脈内注射による輸液や抗菌薬の投与がなされ，尿の停滞を予防して細菌の排泄を促すために十分な水分摂取を行う。尿の量・回数・性状を観察し，幼児以降は排尿時痛を恐れて排尿をがまんしないように定期的に排尿を誘導する。解熱後，頻尿や排尿時痛などの症状が消失しても抗菌薬の内服が必要な場合も多く，家族に対して十分な説明を行う。

5　膀胱尿管逆流(VUR)の子どもの看護

膀胱尿管逆流は細菌を含んだ尿が逆流することで腎炎を発症する病態である。尿路感染症を繰り返すことで腎臓の瘢痕化をきたし，腎機能の悪化をまねきやすい。腎臓の瘢痕化を防ぐため，一般的に持続的予防的抗菌薬投与が選択される。尿路感染症を繰り返さないことが重要となる。

◆ 尿路感染症の予防

症状の観察

手術を必要とする高度逆流がある場合は，尿路感染を繰り返す場合が多く，長期間にわたり抗菌薬を必要とする。その場合，抗菌薬の副作用に伴う消化器症状(食欲不振や下痢など)を観察する。

尿路感染症の既往や頻度，尿性状(尿混濁・血尿・膿尿)，排尿時痛，腹痛，腹部膨満の有無を観察する。また，頻尿などを把握するために，排尿間隔や1回尿量，水分出納バランス，体温などのバイタルサインに注意する。

感染予防

飲水を促して十分な尿量を保ち，膀胱充満による逆流を防ぐため，年少児では排尿誘導を行う。学童以上では飲水や排尿の必要性を年齢に合わせて説明し，本人が納得して行うことができるようにする。遊びなどに夢中になると排尿間隔が空いてしまうため，1日の生活に合わせてこまめな排尿習慣が確立できるようにする。

◆ 周手術期の看護

手術は膀胱尿管新吻合術や内視鏡的注入療法などが行われる。泌尿器疾患の手術後にはさまざまなカテーテルが挿入されるため，種類・目的に合わせた観察や管理が重要である(▶図12-4)。

膀胱尿管新吻合術後の看護

膀胱尿管逆流機構は，排尿時に粘膜下にある尿管が内側から圧迫されることで尿管への逆流が妨げられる。膀胱尿管新吻合術では，尿管を膀胱壁から引き抜き，膀胱の粘膜下を剥離して粘膜下トンネルをつくり，トンネルに尿管を通し，縫合することで膀胱内尿管が延長される。尿管カテーテル，膀胱

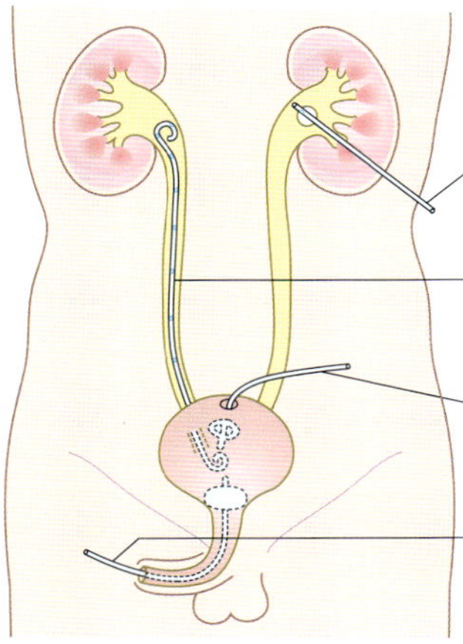

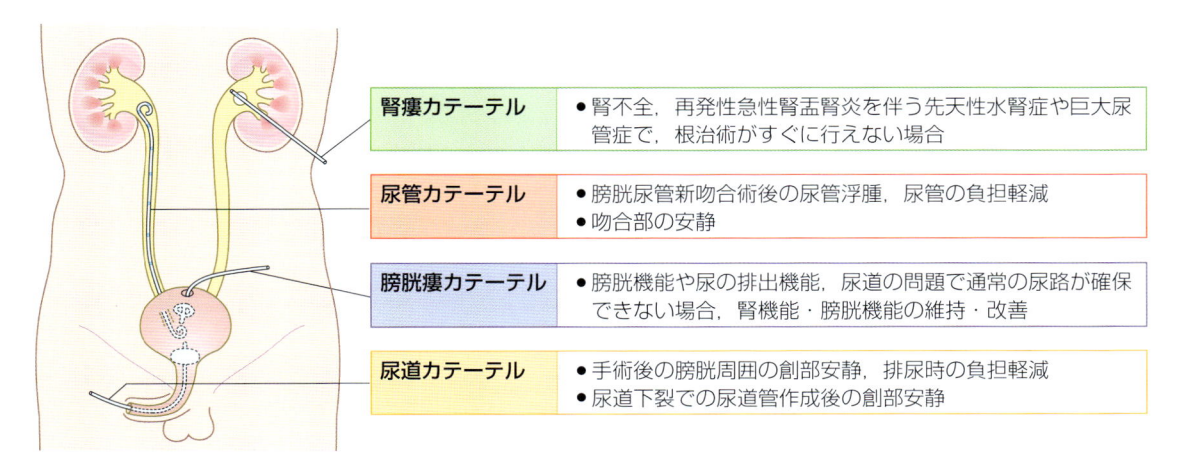

腎瘻カテーテル	●腎不全，再発性急性腎盂腎炎を伴う先天性水腎症や巨大尿管症で，根治術がすぐに行えない場合
尿管カテーテル	●膀胱尿管新吻合術後の尿管浮腫，尿管の負担軽減 ●吻合部の安静
膀胱瘻カテーテル	●膀胱機能や尿の排出機能，尿道の問題で通常の尿路が確保できない場合，腎機能・膀胱機能の維持・改善
尿道カテーテル	●手術後の膀胱周囲の創部安静，排尿時の負担軽減 ●尿道下裂での尿道管作成後の創部安静

図 12-4　手術後のカテーテル管理

内に尿道カテーテルが挿入され，血性尿となるため，閉塞に注意する。

術後の血性尿や血塊による膀胱内カテーテルの閉塞が生じやすいため，尿がドレナージされるように注意する。血尿の程度や尿量，血塊の有無を観察し，飲水を計画的に促し，血尿の増悪がないように注意する。濃い血尿❶が続く場合は，医師へ報告する。

尿道カテーテル抜去後は，排尿による膀胱攣縮（れんしゅく）により膀胱刺激症状（頻尿・尿意切迫感・排尿時痛・残尿感・排尿困難感）が強い。定期的な鎮痛薬の投与などにより痛みのコントロールをはかり，子どもが排尿をがまんしないように注意する。飲水を促し，排尿回数を重ねることで症状が軽減されることを子ども・家族へ説明する。

NOTE

❶臨床では医療者間の共通理解のために，濃い血尿をトマトジュースのような血尿と表現することがある。

退院に向けた支援

退院後も抗菌薬の内服が必要となることが多く，副作用の出現に注意するとともに，指示された期間は継続的に服用する必要があることを説明する。退院後に活動量が増加することで濃い血尿が続く場合は，病院へ連絡するように説明する。

6　水腎症の子どもの看護

腎盂尿管移行部通過障害による水腎症は，有熱性尿路感染，腹部腫瘤，腹部膨満，痛み，血尿などの症状で発見される。腎機能低下をおこす症例や，

plus　内視鏡的注入療法後の看護

全身麻酔下で膀胱鏡を挿入し，尿管口出口部に薬剤を注入して尿管の出口を狭くして逆流しにくくする痛みの少ない低侵襲な手術である。発熱の有無や尿管口が狭くなったことによる水腎水尿管の出現を早期発見するため，排尿や血尿の有無，術後の気分不快や吐きけ・嘔吐，背部痛の有無を観察する。

症状のある症例が腎盂形成術の対象となる。

◆ 手術前の看護

手術に向けて一般的な感染予防を行うとともに，飲水を促して尿量の維持に努め，尿性状（混濁，浮遊物の有無）を観察する。乳児から幼児前期では触れるといやがる，不きげんになる，幼児後期以上では腰背部の疼痛の有無などを観察し，疼痛時には鎮痛薬を投与する。

◆ 手術後の看護

標準的な開放手術の場合，腎盂形成術が行われる。術後は腎盂尿管移行部の尿管ステント法（WJ ステント）やドレーンの留置，膀胱内からの尿道カテーテルが挿入される。術後1日目に尿道カテーテルは抜去されるが，術後24〜48時間は吻合した腎盂尿管移行部の浮腫による尿量減少が生じやすく，尿量やドレーンからの排液量の観察，吐きけ・嘔吐の有無，腰背部痛の出現に注意する。開放手術の場合は側腹部小切開となるが，創部の出血・離開の有無と程度，発赤・腫脹・滲出液の有無を観察する。疼痛管理として，鎮痛薬を点滴により定期的に投与し，点滴終了後は適宜投与する。症例により術後1〜2日目まで持続硬膜外麻酔を行う場合もある。

◆ 退院に向けた支援

疾患・手術に関する理解度を家族に確認するとともに，退院後の創部や尿の異常の見分け方，創部の洗い方，入浴可能時期などを説明する。1日の目安となる水分量を摂取できるように，子どもの好む哺乳びんやコップの利用など工夫する。排尿状態の異常がわかるように説明し，異常時の対応や受診の目安，病院への連絡方法について説明する。腎盂形成術後約1か月後に尿管ステント抜去術を行う目的で再入院となるため，感染予防に努めて体調を整えることができるよう家族に説明する。

7　尿道下裂の子どもの看護

尿道下裂の手術は3〜4歳までに行われることが多いが，患児の精神的ストレスを考慮して1〜2歳までの施行が推奨される。

plus　尿管ステント抜去術後の看護

尿道より膀胱鏡を挿入して尿管ステントを抜去するため，低侵襲である。抜去した尿管ステント留置側の尿管浮腫が生じやすいため，吐きけ・嘔吐，腰背部痛，排尿時痛の有無，尿の量・性状（血尿の有無）を観察し，水分摂取の励行と鎮痛薬の投与を行う。

術前の看護

術後の機能評価のために，外尿道開口部位や陰茎の彎曲度，包皮などの発赤の有無，排尿スタイルに関する情報収集が重要となる。おむつで排尿する乳児から幼児前期に手術を行うことが多いが，立位排尿を始めてから排尿の向きの異常などで尿道下裂に気づいて来院する場合は，とくに家庭での排尿スタイル(尿勢，尿線の太さ・本数，散り方，排尿姿勢)や社会生活(幼稚園・保育所・学校での排尿状況など)に関して十分な情報収集・観察を行う。

観察時には子どもに羞恥心を感じさせないよう注意しながら，排尿回数と尿の性状を確認し，排尿時痛，尿道開口部位の発赤など炎症の早期発見に努める。

術後の看護

創部の安静と感染予防

尿道形成術後は，すぐに尿道に排尿圧がかかることを防ぎ，作成尿道の安静をはかるため，2 週間程度尿道カテーテルが挿入される。一期的形成術は縫合不全などの合併症をおこしやすいため，注意深い観察とケアが必要となる。術後合併症である瘻孔形成を防ぐためにも，尿道カテーテルから尿のドレナージが十分に行えることが重要となる。カテーテルのねじれや屈曲があると，尿が適切にドレナージされないことで創部に負担がかかりやすくなるため，固定に注意する。

感染予防のために，創部の滲出液や血液，便による汚染に注意する。術後はガーゼとフィルムドレッシング材による圧迫固定がされているが，肛門との距離が近く，おむつ管理の場合はドレッシング材やガーゼの便汚染がされやすい。汚染されないように工夫し，汚染時にはすみやかに医師へ報告し，包帯交換などを行う。

圧迫固定時は創部の直接的な観察はできないが，ガーゼへ滲出液がしみ出てこないか，尿道カテーテルからの尿量が十分に得られているか，疼痛の有無の程度からカテーテル閉塞がないかをアセスメントする。

疼痛の緩和

術後 3 日ほどは創部痛が強い時期であるため，定期的に鎮痛薬静注液の予防投与を行うことが望ましく，痛みの部位・程度を投与前後でアセスメントする。幼児前期では明確に痛みの部位・程度を訴えることができないため，生理学的な指標(脈拍数や呼吸数の上昇)，数値的な指標(フェイススケールなど)を利用して多角的にアセスメントする。

カテーテルわきからの尿もれの予防

カテーテルわきからの尿もれは，激しい啼泣や排便時の努責により腹圧が上昇することが原因となる。ストレートカテーテルを使用している場合，腹圧が上昇することでカテーテルが少しずつ抜け出てくることで膀胱内に留置されず，カテーテルわきからの尿もれにもつながりやすい。ふだんの排便状況を確認し，食事を工夫して飲水を促す。また，術後に運動量の低下により

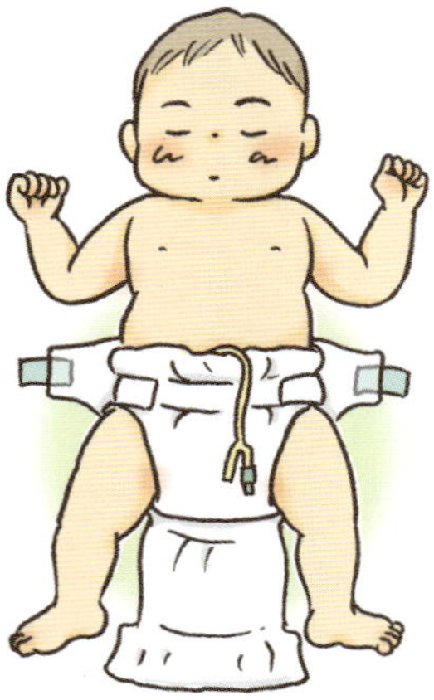

図 12-5　二重おむつ
外側のおむつを定時に交換し計測することで尿量を確認する。内側のおむつに尿が観察される場合，カテーテル周囲から尿がもれていて流出不良(カテーテルの屈曲・閉塞)や疼痛による腹圧の上昇が考えられるため，腹部膨満の有無や膀胱留置カテーテルを生理食塩水などを注入し，抵抗がないかカテーテルの閉塞の有無を確認したうえで鎮痛薬を使用する。

便秘になりやすいため，浣腸も検討し，腹圧をかけず排便できるように工夫する。

ストレスの緩和

創部痛や安静，頻回な創部の観察などすべてがストレスとなる。尿道カテーテルは二重おむつの中にカテーテル先をしまい，子どもの手が届かないようにすることで，術後すぐに安静度がフリーとなることが可能となる(図 12-5)。遊びなどを取り入れて，気分転換をはかることができるようにする。

尿道カテーテル抜去時・後の看護

処置による苦痛の緩和

尿道カテーテル抜去時に子どもは処置に対する恐怖や羞恥心を感じやすい。処置前に鎮痛薬を投与して，痛みの緩和に努める。抜去時に口呼吸や深呼吸を促すことで痛みを緩和できるため，幼児後期以降であれば処置前に呼吸法を練習する機会を設ける。

排尿状況の確認

痛みや恐怖で排尿をがまんすることも多いため，排尿状況を確認する。遊びなどに夢中になると尿意を訴えないこともあるため，排尿誘導を適宜行う。排尿時には尿線が 1 本であるか，尿量や痛みの有無・程度を確認する。

退院に向けた支援

創部圧迫の解除後から，創部の安静目的で軟膏の塗布を開始する❶。退院後に家族が塗布できるように，方法を説明して練習の機会をもつ。陰茎の腫脹がおさまれば入浴が可能となるが，またがる形の遊具(三輪車など)や陰部を圧迫するような形の抱っこは 1 か月ほど控えるように伝える。退院後に陰茎の腫脹や痛みが強くなることは考えにくいが，腫脹や痛みの増強，排尿時につらそうであれば，尿道狭窄による排尿困難を疑い，早めに受診するように指導する。尿線異常で瘻孔に気づいた場合，疼痛など尿線以外の異常があれば，感染や尿道狭窄の可能性もあるため，早めに受診するように指導する。

NOTE
❶創部の保護にワセリンを，陰茎腫脹や感染予防のために副腎皮質ステロイド薬・抗菌薬を含む軟膏を塗布する。術後はおむつ交換，排尿ごとに実施する。退院後は起床後，排便による汚染時，清潔ケア後に塗布するよう家族へ説明する。

尿道皮膚瘻形成や創離開(外尿道口後退)によって1年近く時間を空けて再手術が必要になる場合もあり，家族や子どもの理解や受けとめの状況を確認する。

work 復習と課題

❶ 腎疾患の急性期に子どもが示す症状やバイタルサインの変化を調べ，適切な症状緩和の方法をまとめてみよう。

❷ ネフローゼ症候群の慢性期におこりうるステロイド薬・免疫抑制薬の副作用を調べ，子ども・家族が理解しやすい説明内容を考えてみよう。

❸ 泌尿器疾患の子どもの家族に対する心理的支援や情報提供の方法を考えてみよう。

参考文献

1. 上野滋監修：標準小児外科学，第8版．医学書院，2022.
2. 上村治：腎臓病小児のマネジメント，第2版．診断と治療社，2016.
3. 小川哲史：先天性水腎症．小児内科，55(7)：1112-1116，2023.
4. 近藤美和子：腎・泌尿器疾患を抱える子どもと家族への支援．小児看護，41(13)：1701-1706，2018.
5. 高橋俊明：鼠経ヘルニア，停留精巣，包茎，VURにおける日帰り・一泊入院手術．小児看護，43(13)：1617-1620，2020.
6. 日本小児腎臓病学会：小児腎臓病学，第2版．診断と治療社，2017.
7. 日本小児腎臓病学会：小児の検尿マニュアル，第2版．診断と治療社，2022.
8. 日本小児腎臓病学会監修：小児特発性ネフローゼ症候群診療ガイドライン2020．診断と治療社，2020.
9. 日本腎臓学会編：エビデンスに基づくCKD診療ガイドライン2023．東京医学社，2023.
10. 日本腎臓学会ほか編：腎代替療法選択ガイド2020．ライフサイエンス出版，2020.
11. 日本プライマリ・ケア連合学会ほか編：小児期から成人期への移行支援 家族をケアユニットとした看護．南山堂，2023.
12. 庭山由香：尿管ステント管理のキホンとトラブル対応 看護師の立場から．泌尿器科Care&Cure URO-LO，27(5)：33-38，2022.
13. 濱田陸ほか：ネフローゼ症候群 診断・治療・管理．小児内科，55(7)：1097-1106，2023.
14. 藤田直也：小児における腎臓病の主な治療．小児看護，46(12)：1455，2023.
15. 本間澄恵：尿道下裂，先天性尿道狭窄症における短期入院手術．小児看護，43(13)：1645-1648，2020.
16. 横山忠史：尿路感染症 膀胱尿管逆流症を含めて．小児内科，55(7)：1131-1135，2023.

第 13 章

神経疾患と看護

A 看護総論

神経疾患をもつ子どもは，痙攣(けいれん)や四肢の麻痺(まひ)，不随意(ずいい)運動や意識障害などの症状があることが多い。それらの症状がある場合は，患者の苦痛を緩和して身体的安全をまもりながら，原因をアセスメントし，続発する呼吸障害や外傷などの予防や早期対処を行うことが重要となる。

急性期の神経疾患は，意識障害や痙攣などの神経症状が出現し，本人の苦痛や不安が強く，また近くで見まもる家族の不安も大きい。家族は，生命の危機や今後の脳障害などの不安をいだき，世話の仕方や判断がわるかったのではないかと自責の念をいだき，自分たちには育てることができないと感じることもある。看護師は身体的ケアを行い，患者の苦痛を緩和し安全をまもりながら，家族の不安な気持ちを傾聴して理解し，家族が行えるケアを一緒に行って，医師からの説明を患者と家族が理解できるように支援する。

慢性的な神経疾患では，四肢の麻痺や神経発達症(発達障害)などを合併することもある。家庭や学校での生活のなかで，子どもの経験を増やして発達の機会がもてるように，医療だけでなく，福祉や教育の専門職種と連携をはかり支援することが必要である。医療機関や療養施設・学校・訪問看護などそれぞれの場の看護師等のスタッフが連携をはかり，呼吸や姿勢，栄養などの身体的状況を整えて生活を支える。また，家庭生活のなかで中心的に介護を担う家族，とくに母親の負担は大きいため，介護の負担が母親だけにかたよらないように，デイサービスや短期・長期入所，訪問看護などを利用しながら，本人や家族が望む生活が継続できる地域ネットワーク体制をつくることも大切である。

進行性の神経筋疾患では，一度獲得した日常生活行動が徐々に退行して，運動や呼吸，嚥下機能の障害が大きくなっていく。本人・家族の精神的苦痛や身体的影響が大きく，子どもの学校・社会生活にも影響を及ぼす。看護師は，そのときどきの子どもの身体的機能に合わせて呼吸や摂食の支援を行い，身体状態を整えながら，子どもと家族の日常生活へのアドバイスを行う。

B おもな疾患

1 小児神経疾患の特徴

小児神経疾患では，遺伝性疾患の占める割合が成人よりも大きく，出生の時点で重篤な症状をすでにみとめる場合もある。また，ヒトは出生後から2年間で，脳重量が約2倍になり，髄鞘化(ずいしょうか)❶が進行する。臨床症状は，疾患自体の重篤度や進行によって，年月を経て増悪する場合もあれば，成長・発達とともに改善をみとめることもある。

NOTE

❶髄鞘化

脳神経細胞の軸索をグリア細胞からなる絶縁体の髄鞘が取り巻くことをいう。髄鞘化により，神経の伝達速度は高速化する。

その一方で，低年齢の児では自覚症状の聞きとりや詳細な神経診察ができないことも多く，とくに感覚異常の検出は困難である。

2 脳性麻痺 cerebral palsy

脳性麻痺とは，胎生期から新生児期の原因による非進行性・不可逆的な運動麻痺を伴う状態のことである。わが国では，厚生省脳性麻痺研究班（1968年）の定義，すなわち「脳性麻痺は受胎から生後4週間以内の新生児までの間に生じた，脳の非進行性病変に基づく，永続的な，しかし変化しうる運動および姿勢の異常である。その症状は満2歳までに発現する。進行性疾患や一過性運動障害，または将来正常化するであろうと思われる運動発達遅延は除外する」が用いられる。

筋緊張の型と運動麻痺の分布によって分類される。また，脳性麻痺の要因となった事象については，発生時期で分類される（▶表13-1）。

脳性麻痺は運動麻痺に対する疾患名だが，しばしば重度の知的障害も合併し，重症心身障害児（者）の大きな割合を占めている。脳性麻痺では，脳傷害自体は非進行性だが，成長するにつれて，てんかん・側彎（そくわん）・気道狭窄・嚥下障害などの二次障害が顕在化することが多い。これらの二次障害どうしは複雑に関連している（▶図13-1）。脳性麻痺を含む重症心身障害児では，最終的には呼吸不全の重症度が生命予後を決めることが多い。

治療は対症療法が中心となる。理学療法（関節拘縮（こうしゅく）予防や粗大運動の発達促進），作業療法（箸や筆記などの微細運動の改善），言語療法（発声や嚥下訓練），臨床心理士による心理発達検査，集団療育などが行われる。多職種での協力体制の構築が必要となる。

重症例では，経管栄養や人工呼吸管理などの医療的ケアが必要になることもある。筋緊張亢進が高度で，筋弛緩薬の内服では治療が困難な場合には，ボツリヌス毒素（ボトックス）の筋肉内注射，バクロフェン髄腔内持続投与，選択的脊髄後根遮断術などが行われる。

▶表13-1 脳性麻痺の分類

筋緊張の型	運動麻痺の分布	要因となった事象
• 痙直型：筋緊張の亢進を伴う麻痺。 • アテトーゼ型：筋緊張の亢進と減弱の混合した麻痺。 • 低緊張型：筋緊張が著しく低下した麻痺。 • 失調型：筋緊張の低下と平衡障害を伴う麻痺。	• 四肢麻痺：四肢すべてに麻痺がある。 • 両麻痺：両下肢に麻痺があり，上肢にも軽い麻痺がある。 • 対麻痺：両下肢だけに麻痺がある。 • 片麻痺：片側の上下肢に麻痺がある。上肢の麻痺が強いことが多い。 • その他：単麻痺や三肢麻痺などもありうるがまれである。	• 出生前要因：脳形成異常，先天性感染症，脳血管障害，多胎妊娠，胎盤機能不全症候群。 • 出生時要因：新生児低酸素性虚血性脳症，外傷，脳室周囲白質軟化症，脳室内出血（一部は出生前要因）。 • 出生後要因：高ビリルビン血症，低血糖，中枢神経感染症，てんかん性脳症，無呼吸を含む呼吸器疾患。

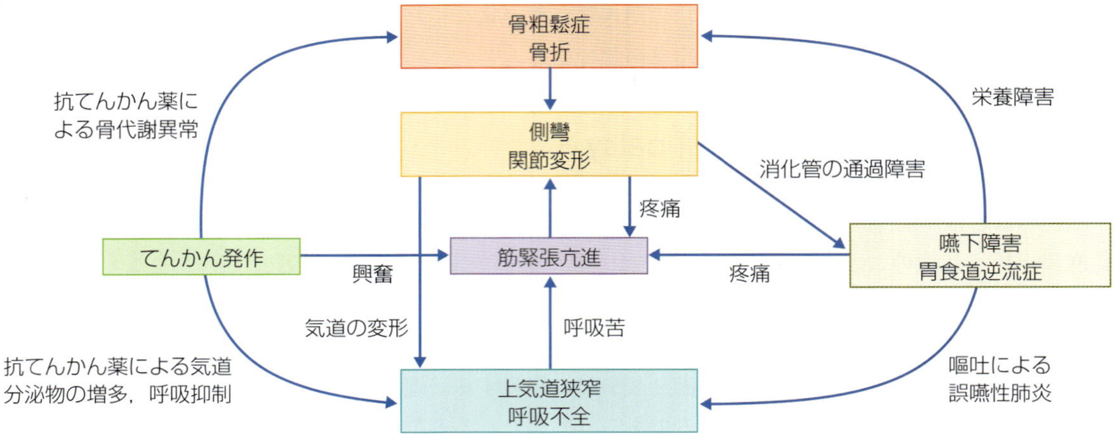

図 13-1　脳性麻痺の二次障害

3　てんかん発作 epileptic seizure，痙攣発作 convulsion を伴う疾患

てんかん発作は，「脳内の異常で過剰または同期する神経活動によっておこる一過性の症状や所見」と定義されている[1)]。その原因は，てんかん・急性脳症・脳腫瘍・頭部外傷などの脳病変によるものだけでなく，循環器疾患・熱性痙攣・代謝疾患(糖・電解質異常を含む)・中毒・胃腸炎など多岐にわたる。てんかん発作のなかで，強直発作や間代発作のように，運動症状を伴うものを**痙攣発作**とよぶ。

てんかん発作が長時間続くことを，**てんかん重積状態** status epilepticus という。強直間代発作の場合には，脳神経細胞の傷害を引きおこしうる持続時間は30分とされる。その一方で，てんかん発作は5分以上持続すると自然に停止する可能性が低くなるため，抗てんかん薬による治療を要する。実際に医療機関まで搬送して，治療を開始するまでには時間を要する。以前は30分間がてんかん重積状態の定義とされていたが，現在では脳障害を防ぐために，5分以上持続した時点で治療介入することが強調されている。

1　熱性痙攣 febrile seizure(熱性発作)

熱性痙攣(熱性発作)は，「おもに生後満6か月から満60か月までの乳幼児期におこる，通常は38℃以上の発熱に伴う発作性疾患(痙攣性・非痙攣性を含む)で，髄膜炎などの中枢神経感染症，代謝異常，その他の明らかな発作の原因がみられないもので，てんかんの既往のあるものは除外される」と定義されている[2)]。生涯に1回以上の熱性痙攣をみとめる頻度は100人に7人である。脱力・一点凝視・眼球上転などの非痙攣性の場合もあるため，熱性

1）Fisher, R. S. et al.: Operational classification of seizure types by the International League Against Epilepsy: position paper of the ILAE Commission for Classification and Terminology. *Epilepsia*, 58(4): 522-530, 2017.
2）日本小児神経学会監修：熱性けいれん(熱性発作)診療ガイドライン 2023．診断と治療社，2023.

発作ともよばれる。

熱性痙攣の 1/4 から 1/3 では，①焦点発作，②15 分以上の持続，③同一発熱機会の 24 時間以内に反復のいずれかをみとめ，**複雑型熱性痙攣**とよばれる。複雑型熱性痙攣は，重篤な原因の存在を示すというよりも，その後にてんかんを発症する率が高いことを示す。

2 てんかん epilepsy

てんかんは，脳にある神経細胞の異常な電気活動により引きおこされる発作(てんかん発作)を主症状徴とする慢性の脳疾患であり，さまざまな臨床症状と検査所見を伴う。頻度は人口 100 人に 1 人であり，発症年齢は 1 歳前後と老年期の 2 つのピークをみとめる。小児期に発症したてんかんは，脳の発達に伴い，抗てんかん薬の内服を終了できることも多い。その一方で，抗てんかん薬を終了したあとも，長期にわたり再発の可能性は続く。てんかんの寛解は，10 年間発作がなく，かつ直近 5 年間は抗てんかん薬を内服していない状態と定義されている。

国際抗てんかん連盟によるてんかん分類(2017 年)では，てんかんを発作型(焦点起始，全般起始，起始不明)，てんかん病型(焦点，全般，全般焦点合併，不明)，てんかん症候群の 3 段階に分類している(図 13-2)。

てんかん症候群まで分類することで，発作型，好発する時間帯，発作頻度，有効な抗てんかん薬，予後を推定することができる。診断には，脳波検査によるてんかん波の同定が有用であるが，てんかん発作時以外には発作波をみとめないこともある。また，不整脈や電解質異常，中毒などの除外診断が重要となる。治療は抗てんかん薬の内服が中心であるが，難治例では，ホルモ

焦点起始発作

- 焦点意識保持発作
- 焦点意識減損発作

焦点運動起始発作
- 自動症発作
- 脱力発作
- 間代発作
- てんかん性スパズム
- 運動亢進発作
- ミオクロニー発作
- 強直発作

焦点非運動起始発作
- 自律神経発作
- 動作停止発作
- 認知発作
- 情動発作
- 感覚発作

焦点起始両側強直間代発作

全般起始発作

全般運動発作
- 強直間代発作
- 間代発作
- 強直発作
- ミオクロニー発作
- ミオクロニー強直間代発作
- ミオクロニー脱力発作
- 脱力発作
- てんかん性スパズム

全般非運動発作(欠神発作)
- 定型欠神発作
- 非定型欠神発作
- ミオクロニー欠神発作
- 眼瞼ミオクロニー

起始不明発作

起始不明運動発作
- 強直間代発作
- てんかん性スパズム

起始不明非運動発作
- 動作停止発作

分類不能発作

図 13-2　てんかん発作型分類

ン療法，ケトン食療法，脳外科手術，迷走神経刺激療法なども行われる。

小児期の代表的なてんかん症候群を以下にあげる。

◆ 点頭てんかん

生後3か月から1歳に発症する。発作症状は，座位や立位では頭部を一瞬垂れることから，**点頭発作**(てんとう)とよばれる。多くは周期性に出現し，**シリーズ形成**と称される。脳波検査で発作間欠時に，高振幅徐波(じょは)と棘波(きょくは)が無秩序に連なる特徴的な所見(**ヒプスアリスミア** hypsarrhythmia，▶図13-3)をみとめる。発作症状に加えて，精神運動発達の停止や退行をみとめ，てんかん性脳症の概念の中核をなす。発作予後，知的予後はともに不良である。副腎皮質刺激ホルモン(合成ACTH療法)が通常の抗てんかん薬よりも有効率が高い。

◆ レノックス-ガストー Lennox-Gastaut 症候群

強直発作，非定型欠神発作，脱力発作，ミオクロニー発作などの多彩な発作型をみとめる。脳波検査で，睡眠時の速律動，全般性遅棘徐波複合をみとめる。発作予後は，きわめて不良であり，90%以上に精神発達遅滞を合併する。点頭てんかんから移行する場合もある。

◆ ドラベ Dravet 症候群

1歳未満にてんかん重積状態や急性脳症で発症するてんかん性脳症の1つであり，*SCN1A* 遺伝子の異常を高率にみとめる。1歳を過ぎると発達遅滞や運動失調が出現する。感染症・入浴・運動などによる体温上昇が発作の誘因になるのが特徴である。複数の抗てんかん薬を併用して治療するが，難治に経過する。突然死や急性脳症などにより，思春期までの死亡率は約10%にいたる。

◆ 小児欠神てんかん

学童期に突然の動作停止と意識消失発作(欠神発作)をみとめる。発作は10秒程度の持続時間だが，歌唱や管楽器の演奏時などの過換気時を中心として，1日100回程度みとめる。欠神発作時には，上目づかいになる，顔をこするなどの自動症を伴うため，意識が消失していることは見逃されやすい。欠神発作の臨床症状と一致して，脳波で3Hz全般性対称性に棘徐波複合をみとめる(▶図13-4)。

◆ パナイオトポロス Panayiotopoulos 症候群

学童期に睡眠中の嘔吐や眼球偏位から始まる発作をおこす。二次性全般化して，てんかん重積状態となることもある。発作回数は少なく，2年程度で軽快することが多い。脳波では前頭極と後頭部に同期する鋭波をみとめる。

◆ 中心側頭部に棘波を伴う良性てんかん

幼児・学童期に発症するてんかんである。睡眠中に顔面に引きつりと頬

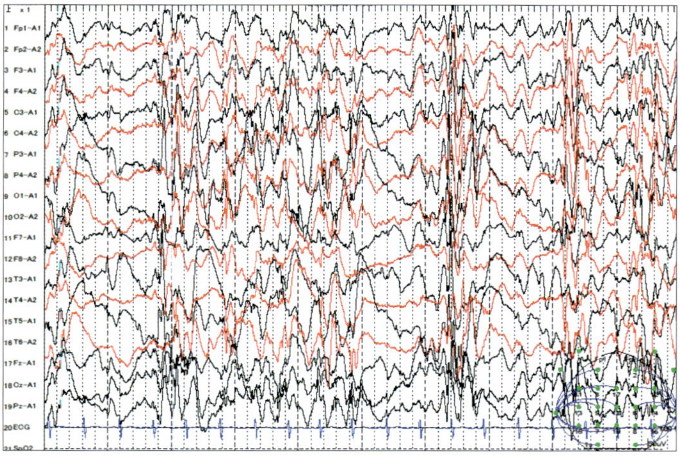

▶図 13-3　ヒプスアリスミア
同期が乏しく高振幅な棘波・徐波を広範囲にみとめる。

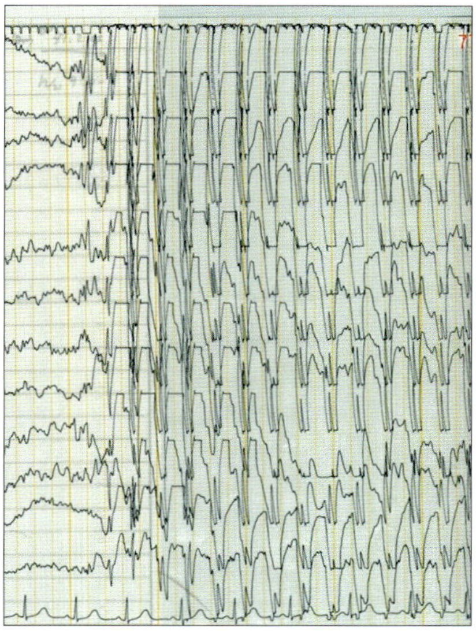

▶図 13-4　3 Hz 全般性棘徐波複合
1 秒間に 3 回のリズムで，同期のある棘波・徐波をみとめる。

部・眼瞼の間代発作をみとめる。うがいをするような音で家族に気づかれることがある。睡眠脳波で，ローランド溝下部に特徴的な異常脳波(ローランド波)をみとめる。発作回数が少ない場合には，投薬を要さない場合もある。

◆ 若年ミオクロニーてんかん

思春期前後で発症する。物を放り投げる，歩行中に膝をつくなど，手足を一瞬ぴくっとさせるミオクロニー発作がおもな発作である。9 割で強直間代発作，3 割で欠神発作を合併する。脳波では，前頭全般性多棘徐波ないし棘徐波群発をみとめる。抗てんかん薬で治療可能だが，中止すると再発することが多く，長期の投薬を要する。

4　神経系の先天異常

1　神経管閉鎖障害 neural tube defects

胎児期に背側にある外胚葉から神経管が形成されて，管状に癒合することで脳・脊髄が形成される。神経管閉鎖障害とは，なんらかの理由により神経管の癒合不全が生じて，神経管が表皮外胚葉から分離不全をきたした状態である。頭側と尾側の神経管癒合不全に大きく分かれる。

◆ 頭側神経管閉鎖障害

頭蓋骨に欠損が生じたものを**二分頭蓋**といい，この頭蓋欠損部から頭蓋内容の一部が頭蓋外へ脱出し嚢胞を形成したものを**脳瘤**（▶図 13-5）とよぶ。頭蓋の欠損は正中部・後頭部に発生しやすい。最重症型である無脳症は，頭

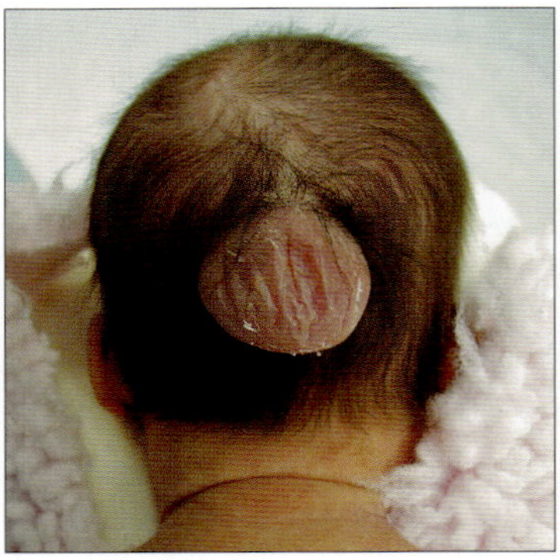

図 13-5　脳瘤
(写真提供：季美の森リハビリテーション病院　伊達裕昭氏)

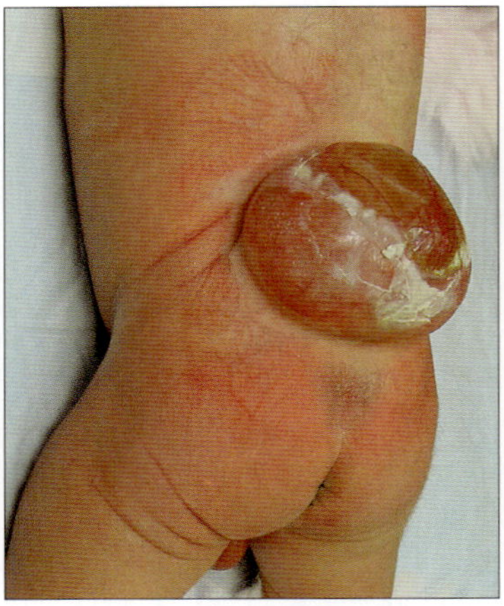

図 13-6　脊髄披裂(顕在性二分脊椎)
(写真提供：季美の森リハビリテーション病院　伊達裕昭氏)

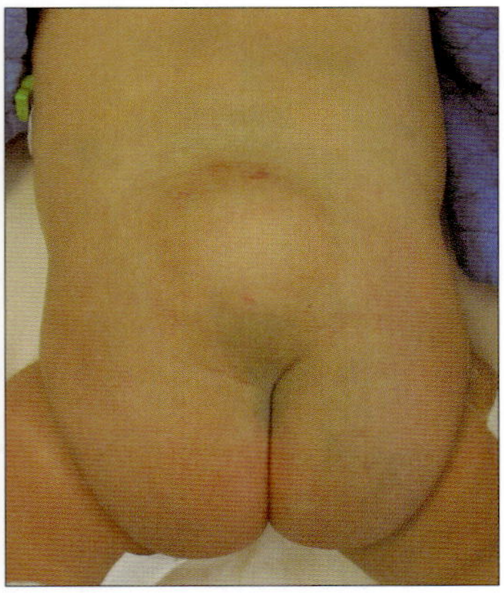

図 13-7　脊髄脂肪腫(潜在性二分脊椎)
(写真提供：季美の森リハビリテーション病院　伊達裕昭氏)

蓋・脳の大部分が形成されない致死的な状態である。

◆ 尾側神経管閉鎖障害

脊髄髄膜瘤は脊髄が脊柱管外に存在して，背椎背側の椎弓が癒合せずに分離した状態である。重症型である**脊髄披裂**(**顕在性二分脊椎**)(図 13-6)では脊髄が体表に露出しており，出生直後に縫合閉鎖術を要する。一方で，病巣が皮膚に被覆されている**脊髄脂肪腫**(**潜在性二分脊椎**)(図 13-7)においても，脂肪腫や結合組織が脊髄と癒合があると，乳幼児期に脊髄稽留症候群をきたすことがある。殿裂上部の陥凹や多毛が診断の契機になることがある。母胎のバルプロ酸(抗てんかん薬)の内服や葉酸欠乏との関連性がある。

2 水頭症 hydrocephalus

大脳は脳脊髄液で満たされた頭蓋骨におさめられており，外気から隔離されている。脳脊髄液の流れは，おもに両側の側脳室内の脈絡叢で 450 mL/日産生され，側脳室からモンロー孔を通して第三脳室へ，中脳水道を通して第四脳室，クモ膜下腔と流出し，上矢状静脈洞周囲のクモ膜顆粒で吸収される。一部は脳の毛細血管からも産生され，脳の間質を通過して，静脈系やリンパ系から吸収される。脳腫瘍などによる流出路の閉塞や，出血などによる髄液吸収の阻害により，過剰な髄液が側脳室などに貯留した状態を**水頭症**という。

診察所見としては，頭囲の拡大や大泉門の膨隆をみとめ，さらに進行して脳実質を圧迫すると嘔吐・頭痛・痙攣・視力障害・尿崩症・中枢性呼吸不全をきたす。脳室腹腔シャント術や脳室開窓術などの脳神経外科手術が必要になる。

3 頭蓋骨縫合早期癒合症 craniosynostosis

顔部・体幹・四肢の骨格は軟骨内骨化で成長するのに対して，頭蓋骨は膜性骨化で成長する。頭蓋骨は出生時には骨片に分かれており，おもに骨と骨とのつなぎ目（**頭蓋骨縫合**，▶図 13-8）に骨形成が生じる。脳の成長に合わせて，頭蓋骨が大きくなり，最終的に頭蓋骨縫合が癒合することで，強固な頭蓋骨になる。

しかし，**頭蓋骨縫合早期癒合症**では，一部の頭蓋骨縫合が通常よりも早い時期に癒合することで，特定方向に頭蓋骨が成長することができず，頭蓋骨に病的な変形をみとめる（▶表 13-2）。頭蓋骨変形は，整容面の問題だけでなく，大脳や脳幹部の圧迫をきたすため，骨延長術などの手術を要する。アペール Apert 症候群などの遺伝性疾患の場合には，四肢欠損や合指症の合併もみとめる。

4 クモ膜嚢胞 arachnoid cyst

クモ膜下腔の一部に髄液が局所に貯留して嚢胞となる。先天性と，出血や外傷，感染症を契機とする二次性がある。シルビウス裂，側頭葉先端部，鞍上部，小脳橋各部に好発する。多くの場合は無症状だが，増大する場合には脳外科手術を要する。とくに大脳半球間裂のクモ膜嚢胞は，髄液流出路を閉塞して水頭症を合併することがある。

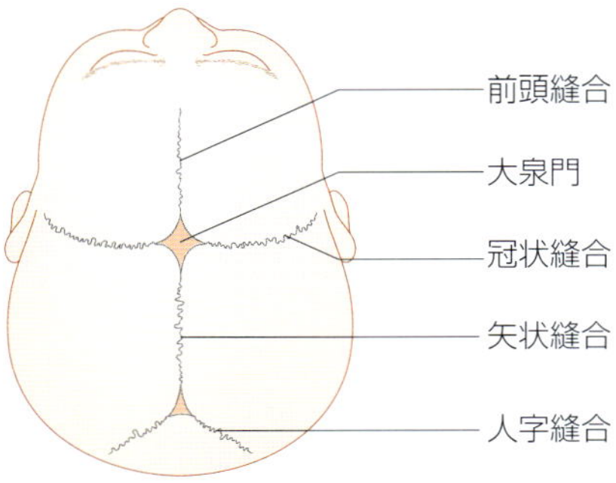

▶**図 13-8　正常な頭蓋骨縫合**
頭蓋骨は膜様骨化のため，骨縫合線に対して垂直方向に骨が成長して，骨縫合が癒合すると成長がとまる。2 歳ごろに癒合することが多い。

▶**表 13-2　頭蓋骨縫合早期癒合症**

異常頭蓋	三角頭蓋	短頭蓋	舟状頭蓋	斜頭蓋
早期癒合部位	前頭縫合 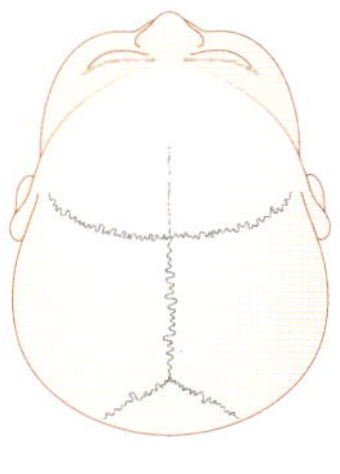	両側冠状縫合 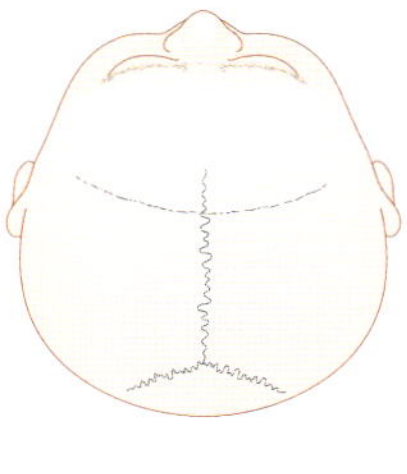	矢状縫合 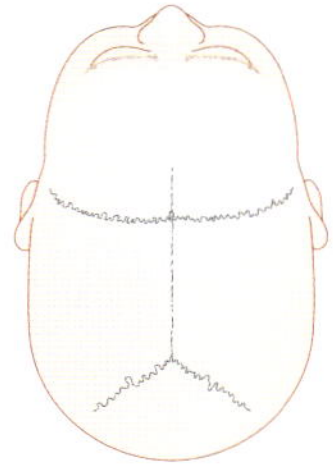	一側の冠状縫合 または人字縫合 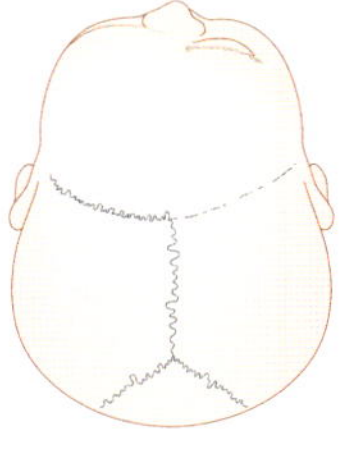

5 キアリ奇形 Chiari malformation

脳幹・小脳扁桃が大後頭孔から脊柱管内に6 mm以上下垂した状態である。Ⅰ型は後頭蓋窩が小さいことで，小脳扁桃のみが陥入し，思春期以降に脊髄空洞症による上肢の疼痛や筋力低下を契機に発見されることが多い。Ⅱ型は髄液流出による圧勾配により，脳幹・小脳扁桃が下垂したものであり，二分脊椎の合併が多く，新生児期に顕在化する。治療としては，大後頭孔の拡大や上位頸椎の椎弓切除による外科的減圧術を行う。

5 血管性疾患

1 もやもや病 Moyamoya disease

もやもや病(**ウィリス動脈輪閉塞症**)は，両側もしくは片側の頭蓋内内頸動脈終末部の狭窄または閉塞をきたす特発性の疾患である。脳血管造影検査における基底核を穿通する異常血管網が観察され，“もやもや”としたタバコの煙に似ていることから，もやもや病とよばれる。

過換気により側副血管が虚脱することで，脳虚血が顕在化するため，歌唱や管楽器の演奏などを契機として虚血発作をおこす。脳虚血に伴って，意識障害，脱力発作(四肢麻痺・片麻痺・単麻痺)，痙攣感覚異常，不随意運動，頭痛などが生じる。もやもや病と類似の症状が，ダウン症候群や神経線維腫症1型，放射線治療後でも発症することがあり，類もやもや病とよばれる。

2 頭蓋内出血 intracranial hemorrhage

大脳は，頭蓋骨・硬膜・クモ膜・軟膜で包まれており，出血部位により原因が異なる(▶図13-9)。いずれも頭痛や嘔吐，意識障害，痙攣の原因になる。

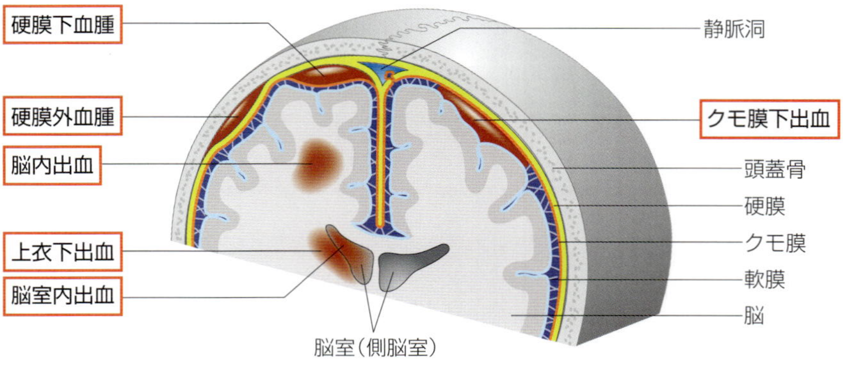

▶図13-9　脳の構造と出血部位

◆ 硬膜外血腫

おもに頭部外傷によって，頭蓋骨と硬膜の間にある中硬膜動脈が損傷して生じる。小児では，頭蓋骨と硬膜の結合が強いため，発症はまれである。

◆ 硬膜下血腫

脳表の架橋静脈が切断されたときに生じることが多い。分娩時を含む頭部外傷やなんらかの疾患による脳萎縮に続発しておきる。乳児期にみられたときには，ビタミンK欠乏を含む凝固異常の有無を確認する。また，子ども虐待による揺さぶられっ子症候群の可能性を考え，眼底所見や全身骨撮影を行う。

◆ クモ膜下出血

成人では脳動脈瘤の破裂が多いが，小児では硬膜下血腫や脳内出血に続発するものが多い。

◆ 上衣下出血・脳室内出血

脳室直下(上衣下(じょういか))にある脆弱な血管からの出血が原因であり，早産児が多い。脳室内に流れ込み脳室内出血を合併し，あとから水頭症にいたることもある。

◆ 脳内出血

脳実質内の出血であり，凝固異常・脳血管奇形(脳動静脈奇形・海綿血管腫など)・脳梗塞などが原因となる。

3 脳梗塞 cerebral infarction, 脊髄梗塞 spinal cord infarction

脳梗塞は，脳血流の相対的な低下によって脳細胞が壊死を生じる状態である。脳動脈の狭窄・閉塞や攣縮，静脈洞血栓による静脈灌流圧の上昇，水頭症による脳圧亢進などが原因となる。脳動脈の閉塞の原因には，血管変性(アテローム)による脳血栓症と，心臓や頭蓋外の動脈にできた血栓が脳内動脈に詰まる脳塞栓症がある。

小児の**脊髄梗塞**は，線維性軟骨塞栓・血管攣縮・動脈解離などの原因により，前脊髄動脈の血流不全が生じ，急速に運動麻痺が進行する重篤な疾患である。スポーツ活動における軽微な外傷でも発症しうることが知られている。梗塞部位は中心部に沿って垂直方向に広がる。急性発症の四肢麻痺から始まり，梗塞部位が上部頸椎にまで進展すると呼吸筋麻痺をきたす。

6 急性神経疾患

1 急性脳炎 acute encephalitis

脳実質感染による炎症の総称である。単純ヘルペスウイルス，日本脳炎ウイルス，エコーウイルス，コクサッキーウイルスなどのウイルス感染がおもな原因である。意識障害や痙攣，頭蓋内圧亢進症状(頭痛，嘔吐，項部硬直，視神経乳頭浮腫)をみとめる。髄液検査では，圧上昇，細胞数増多，タンパク質増多をみとめ，ウイルス分離やPCR検査で病原体が同定される。いずれの病原体による急性脳炎でも知的予後は不良であるが，単純ヘルペスウイルスでは抗ウイルス薬のアシクロビルが有効である。

2 急性脳症 acute encephalopathy

急性脳症は，感染症の経過中に急性発症し，意識障害と痙攣を主徴とする症候群である。脳内にウイルスの直接浸潤はみられない。原因微生物としては，インフルエンザウイルス，ヒトヘルペスウイルス6型・7型(突発性発疹の原因)，RSウイルス，ロタウイルス，マイコプラズマが多い。臨床病型には，痙攣重積型(二相性)脳症，急性壊死性脳症，可逆性脳膨大部病変を伴う軽症脳炎・脳症，出血性ショック脳症症候群などがある。感染症の種類と臨床病型には明確な関連性はない。発症機序としては，炎症性サイトカイン，興奮性神経伝達物質，酸化ストレス，血管内皮障害，アポトーシスが関与すると考えられている。ステロイドパルス療法などの免疫療法が試みられているが，予後は不良な疾患である。

3 急性散在性脳脊髄炎 acute disseminated encephalomyelitis

代表的な自己免疫性脳炎であり，ウイルス感染症や予防接種の1〜4週間後に，意識障害，発熱，痙攣，頭痛，麻痺症状で発症する。おもに中枢神経の神経線維をおおっている髄鞘が破壊され(脱髄)，脳MRI検査で白質を中心としたT2高信号域として観察できる。脊髄炎や視神経炎を合併することもある。典型例ではステロイドパルス療法が有効で，単相性に軽快する。抗アクアポリン4抗体(APQ4抗体)や抗ミエリンオリゴデンドロサイト抗体(MOG抗体)が検出される例では，難治なこともある。また反復例では，多発性硬化症との鑑別が問題となる。

4 無菌性髄膜炎 aseptic meningitis

髄膜炎とは，脳・脊髄をおおう髄膜に炎症が生じた状態であり，発熱・頭痛・項部硬直といった髄膜刺激症状と，髄液検査で白血球の増多をみとめる。とくに通常の細菌培養では，髄液中の細菌の発育をみとめないものを**無菌性髄膜炎**という。原因微生物としては，エンテロウイルス，ムンプスウイルス，結核菌，真菌，寄生虫などがある。その他，悪性腫瘍，シェーグレン症候群などの膠原病，免疫グロブリン製剤などの薬剤も原因となる。

5 ギランバレー Guillain-Barré 症候群

ギランバレー症候群は，先行感染に続いて急性単相性に両側性運動麻痺をきたす疾患である。診断は臨床症状に基づいている。亜急性に進行する四肢運動麻痺と感覚障害であり，典型例では①左右対称，②上行性麻痺，③深部腱反射の減弱・消失，④膀胱直腸障害がないという特徴をもつ。脳・脊髄MRI 検査(脊髄神経根や馬尾に造影効果)，電気生理学的検査，髄液検査(髄液蛋白細胞解離❶)，抗ガングリオシド抗体❷測定が診断に有用である。

広義のギランバレー症候群には，運動麻痺単独の典型例以外に，フィッシャー Fisher 症候群(外眼筋麻痺，運動失調，深部腱反射消失)，ビッカースタフ Bickerstaff 型脳幹脳炎(意識障害，運動麻痺)，咽頭-頸部-上腕型(球麻痺，上肢・上肢帯麻痺)，多発性脳神経炎(多発脳神経麻痺のみ)などの臨床亜型が含まれる。先行感染としては，カンピロバクター(32%)，サイトメガロウイルス(13%)，EB ウイルス(10%)，マイコプラズマ-ニューモニエ(5%)の順番に多い[1)]。

治療は免疫グロブリン療法，血漿(けっしょう)浄化療法が有効である。予後良好な疾患だが，急性期には呼吸不全や不整脈などの自律神経障害が合併することもあり，厳重な観察が必要である。

6 急性小脳失調症 acute cerebellar ataxia

それまで健常な幼児で，水痘などのウイルス感染やワクチン接種の 1 週間後に，筋力低下を伴わないふらつきを急性発症する疾患である。眼振，ふらつき，微細な運動ができない，発語が拙劣(せつれつ)などの症状をみとめる。意識障害や呼吸障害は伴わない。脳腫瘍，急性脳症やオプソクローヌス-ミオクローヌス opsoclonus-myoclonus 症候群❸などの鑑別が必要である。回復には数週間から数か月かかるが，予後は良好である。

NOTE

❶髄液蛋白細胞解離

髄液で細胞数の増加を伴わないタンパク増多を示すことである。ギランバレー症候群の所見として認知されているが，発症 1 週間以内では陽性率は 20～30% 程度である。

❷抗ガングリオシド抗体

末梢神経の糖脂質糖鎖に対する抗体であり，構造が類似した病原体に対する免疫反応でつくられると考えられている。GM1 は脊髄前根，GQ1b は外眼筋というように，各サブタイプは特徴的な神経分布をとるため，臨床亜型と陽性になるサブタイプは相関することが多い。

❸オプソクローヌス-ミオクローヌス症候群

オプソクローヌス，ミオクローヌス，小脳失調，知的退行をきたす非常にまれな疾患であり，神経芽腫をはじめとした悪性疾患に高率に合併する。オプソクローヌスは，不規則・多方向性の衝動性眼球運動が持続する所見で，ダンシングアイともよばれる。

7 神経筋疾患

筋肉の動きは，大脳，脊髄，脊髄前角細胞，運動神経，神経筋接合部，筋の電気信号により調整されており，筋力低下はいずれの異常でも生じる。脊髄前角細胞より遠位側の障害によって筋力低下をきたす疾患を**神経筋疾患**と総称する。小児における代表的な神経原性疾患(脊髄筋萎縮症)，神経筋接合部病(重症筋無力症)，筋原性疾患(筋ジストロフィー，先天性ミオパチー，ミトコンドリア病)について述べる。

---

1) Jacobs, B. C. et al.: The spectrum of antecedent infections in Guillain-Barré syndrome: a case-control study. *Neurology*, 51: 1110-1115, 1998.

1 筋ジストロフィー muscular dystrophy

筋線維の変性・壊死を主病変として，進行性の筋力低下をきたす疾患である。筋組織の破壊と再生を慢性的に繰り返し，徐々に筋組織は線維化・脂肪化が進行して骨格筋が萎縮する。心筋や呼吸筋も筋組織であるため，心不全や呼吸不全も合併する。クレアチンキナーゼやアルドラーゼといった筋逸脱酵素の上昇をみとめる。以下に，小児期発症の代表的な筋ジストロフィーについて述べる。

◆ デュシェンヌ Duchenne 型筋ジストロフィー，ベッカー Becker 型筋ジストロフィー

X連鎖性潜性遺伝形式の筋ジストロフィーであり，原則として男児に発症する。細胞内骨格のアクチンと基底膜を結びつけるジストロフィンの不足により発症する。ジストロフィンタンパクが欠失する**デュシェンヌ型**と，不足する**ベッカー型**があり，臨床症状の重篤度と遺伝子異常のタイプは相関する。

重症型であるデュシェンヌ型では，3歳ごろからガワーズ Gowers 徴候(▶図13-10)と転びやすさがみられ，下腿に筋肥大をみとめる。進行性に体幹・四肢近位筋の筋力低下と筋萎縮をみとめ，10歳代から車椅子移動となり，思春期以降はさらに呼吸不全と心筋症が進行する。一方で，ベッカー型では思春期でも歩行可能な例もあるが，心筋症の進行が運動障害よりも先行することがある。

治療としては，ステロイド療法，さらにデュシェンヌ型のうち，特定の変異を有する患者ではエクソンスキッピング療法❶という遺伝学的治療が行われる。

◆ 筋強直性ジストロフィー

小児期発症の**筋強直性ジストロフィー**は，*DMPK* 遺伝子の非翻訳領域にあるCTG反復配列の異常伸長が原因となる常染色体顕性遺伝形式の疾患である。進行性の筋症状(筋緊張低下・筋力低下・ミオトニア)に加えて，白内障・心筋障害・消化器症状・性腺萎縮などの多彩な筋外症状を呈する。

NOTE

❶エクソンスキッピング療法

エクソンの欠失・重複によってジストロフィンが欠失する重症型(デュシェンヌ型)の特定の遺伝子異常には，ビルトラルセンが保険適用である。アンチセンスという薬剤を用いて，ジストロフィン遺伝子のエクソン53を特異的に読み飛ばすことで，短いジストロフィン(変異タンパク)ができる軽症型(ベッカー型)と類似の状態にする。

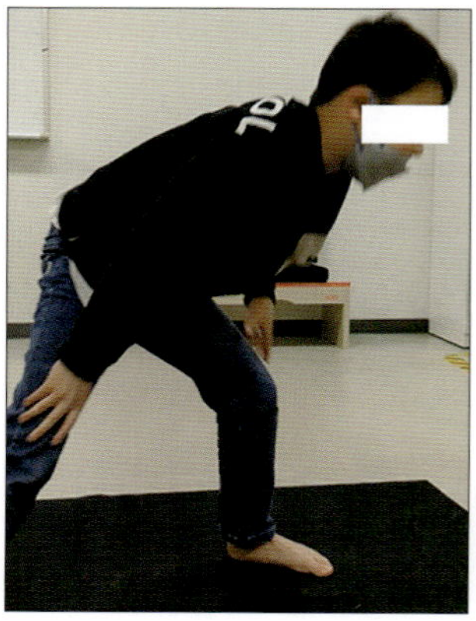

▶**図13-10　ガワーズ徴候**

近位筋優位の筋力低下があるため，自分自身の膝(ひざ)を登るように，座位から立ち上がる。

MOVIE

発症時期によって，先天型・小児型・成人型・軽症型に分かれる。先天型では新生児期に筋緊張低下を伴う筋力低下(フロッピーインファント floppy infant)，呼吸障害，哺乳障害，特徴的な富士山型の上口唇をみとめる。世代間で表現促進現象❶をみとめるため，子どもの診断を契機に両親のいずれかが軽症の罹患者であることが判明することもあり，情報の開示にも慎重な対応が求められる。

> **NOTE**
> **❶表現促進現象**
> 筋強直性ジストロフィーなどの非翻訳領域の CTG 反復配列の異常伸長が原因となる疾患(トリプレットリピート病)でみられる。親から子へ世代を経るごとに，異常伸長が長くなり，症状はより重症になる。

◆ 福山型先天性筋ジストロフィー Fukuyama type congenital muscular dystrophy

タンパク質の糖鎖修飾にかかわる *FKTN* 遺伝子の異常による常染色体潜性遺伝形式の疾患である。筋ジストロフィーに加えて，多小脳回や小脳内嚢胞などの脳形成異常を伴う。新生児期から筋緊張低下と筋力低下をみとめ，多くは座位まで獲得後に運動退行をみとめる。知的障害・嚥下障害・てんかん・側彎が顕在化し，10 歳以降は呼吸不全・心筋症・消化管障害を呈し，人工呼吸管理を要する。

本疾患の 90% では，*FKTN* 遺伝子に両アレル❷ともレトロトランスポゾンの挿入型❸の遺伝子変異をみとめる。この変異は日本人の祖先から引き継いだ固有のものであり，本疾患が日本人固有である原因と考えられている(創始者効果)。

> **NOTE**
> **❷両アレル**
> 父方と母方に由来する遺伝子のコピーの両方をさす。
> **❸レトロトランスポゾンの挿入型**
> 自分自身を切りばりすることができる特殊な遺伝子をレトロトランスポゾンという。この遺伝子に由来する配列が重要な遺伝子に組み込まれる(挿入される)ことで遺伝子がはたらかなくなる。

2 先天性ミオパチー congenital myopathy

骨格筋の先天異常であり，発症時期は新生児から成人まで幅広い。多くの場合では，新生児期より筋緊張低下と筋力低下があり，哺乳不良や呼吸不全，運動発達の獲得遅滞をみとめる。また，著明な顔面筋罹患を反映して，高口蓋を伴う細長い顔貌(がんぼう)を示し，ときに眼瞼下垂・眼球運動制限・関節拘縮などもみとめる。原因遺伝子も一部は特定されているが，原則的には筋病理検査により確定診断される。病型としては，ネマリンミオパチー，セントラルコア病，中心核ミオパチー，ミオチュブラーミオパチー，先天性筋線維タイプ不均等症などがある。呼吸障害に対しては人工呼吸管理が行われ，嚥下障害に対しては経管栄養が行われる。

3 脊髄性筋萎縮症 spinal muscular atrophy

脊髄前角細胞の変性による進行性の運動障害をみとめる常染色体潜性遺伝形式の疾患である。無治療例における粗大運動の最高到達点と発症時期により，重症度ごとに 0 型から 4 型の臨床病型に分けられる(▶表 13-3)。いずれの臨床病型でも *SMN1* 遺伝子の欠失が原因となるが，重症度は *SMN1* 遺伝子の機能を補っている *SMN2* 遺伝子のコピー数により規定されており，*SMN2* 遺伝子のコピー数が少ないほどより重症型となる。

1 型と 2 型では，乳児期はフロッピーインファントの様相を呈しており，著明な筋緊張低下(踵(かかと)耳徴候，▶図 13-11)と両側性の近位筋優位の筋力低下をみとめる。また，深部腱反射の消失，線維束性収縮(▶図 13-12)をみとめ

表 13-3 脊髄性筋萎縮症の病型分類

臨床病型	病名	発症年齢	運動機能等
0型	胎児型	胎児期	出生時点で呼吸不全
1型	乳児型 (ウェルドニッヒ-ホフマン病)	0～6か月	独座は獲得不能で，2歳までに呼吸不全で死亡する
2型	小児型	<1歳6か月	独座は可能だが，独歩は不能
3型	若年型 (クーゲルベルグ-ベランダー病)	1歳6か月 ～20歳	独歩は可能だが，階段昇降は困難
4型	成人型	>20歳	ほぼ正常

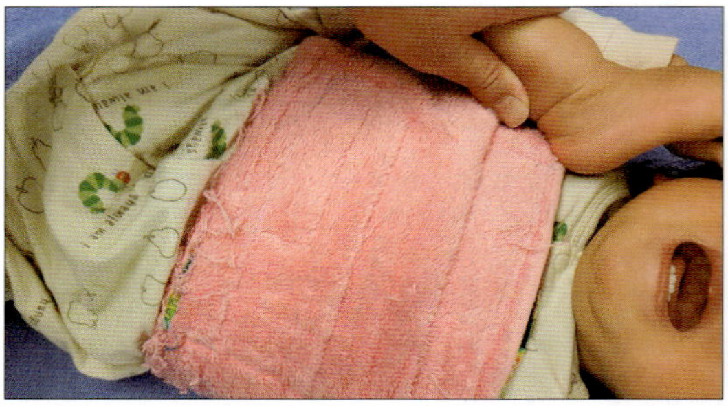

図 13-11 踵耳徴候
筋緊張低下による股関節可動域の亢進を示唆する。

MOVIE

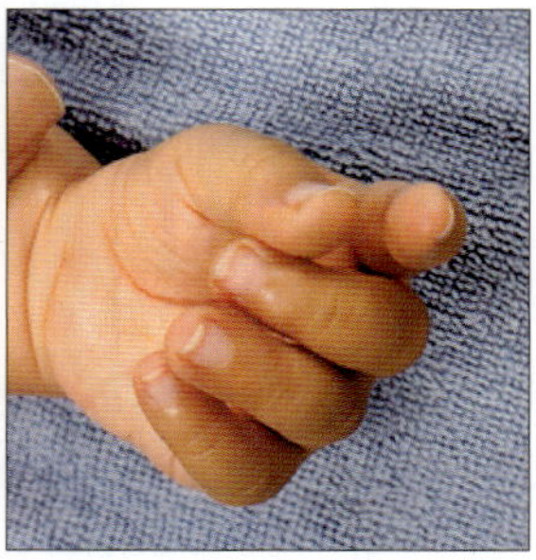

図 13-12 手指の線維束性収縮
指先に微細なふるえをみとめる(動画参照)。

MOVIE

る。線維束性収縮は，運動神経や脊髄前角細胞の障害を示すため，神経障害と筋肉障害を鑑別するうえでの重要な所見である。

わが国では2017年以降から遺伝学的治療が保険収載され，生命予後・運動予後に顕著な効果がみられており，早期診断がさらに重要な疾患になっている。*SMN1* 遺伝子を体外からアデノ随伴ウイルス9型を用いて導入する遺伝子治療，*SMN2* 遺伝子の分解を抑制するアンチセンス核酸医薬品の髄注療法およびスプライシング修飾薬の内服療法の3種類がある。これらの治療が乳幼児期から行われるようになり，脊髄性筋萎縮症の臨床経過は大きく改善している。

4 重症筋無力症 myasthenia gravis

アセチルコリン受容体抗体などの自己抗体によって神経筋接合部の伝達障害や破壊が生じて，筋力低下をみとめる自己免疫性疾患である。眼筋を含む全身の筋力低下，嚥下障害，呼吸不全をきたす全身型と，眼瞼下垂や斜視，眼球運動障害のみの眼筋型がある。夕方に悪化する日内変化をみとめるのが特徴である。眼筋型では，抗コリンエステラーゼ阻害薬が診断と治療に用いられる。全身型では，ステロイド薬，免疫抑制薬，免疫グロブリン静注療法，血漿交換，胸腺摘除などの免疫療法が治療の中心である。

5 ミトコンドリア病 mitochondrial disease

エネルギー産生にかかわる細胞小器官であるミトコンドリアの機能障害により，中枢神経・骨格筋・心筋・肝臓・腎臓・消化管など多彩な臓器障害を生じる。ミトコンドリアの構造や機能に関連する遺伝子の異常が原因であり，原因遺伝子の8割は核遺伝子，2割はミトコンドリア遺伝子である。

代表的な病型としては，リー Leigh 脳症，高乳酸性脳卒中様発作を伴うミトコンドリア病 mitochondrial myopathy, encephalopathy, lactic acidosis, stroke-like episode（MELAS），慢性進行性外眼筋麻痺症候群 chronic progressive external ophthalmoplegia（CPEO），ミオクローヌスを伴うミトコンドリア病 myoclonic epilepsy with ragged-red fibers（MERRF）がある。血液・髄液で乳酸・ピルビン酸の上昇をみとめる。治療としては，多臓器障害に対する対症療法に加えて，高乳酸血症による代謝性アシドーシスの補正，ビタミンカクテル療法，高脂質栄養がある。

8 神経皮膚症候群 neurocutaneous syndrome

大脳などの中枢神経は皮膚と同じ外胚葉系に由来しており，両者に特異的な異常をみとめる疾患群を神経皮膚症候群とよぶ。代表的な3つの疾患について述べる。

1 神経線維腫症1型（フォン-レックリングハウゼン病 von Recklinghausen disease）

Neurofibromin 遺伝子の異常による顕性遺伝形式の疾患で，3,000人に1人と神経皮膚症候群で最も多い。カフェオレ斑とよばれる褐色の色素斑，虹彩結節，神経線維腫をきたす。視神経膠腫（こうしゅ）や骨病変（おもに蝶形骨（ちょうけい）・長管骨・椎骨）をみとめる。学童期から思春期にかけて，脳MRIで多数の腫瘍様病変をみとめるが，無治療で成人までに多くが消える。重度の叢状神経線維腫を伴う例では，MEK阻害薬が適応となる。また，神経線維腫症2型という疾患もあるが，聴神経鞘腫をはじめとした頭蓋内腫瘍を多発する疾患であり，1型とはまったく別の疾患である。

2 結節性硬化症 tuberous sclerosis complex（TSC）

TSC1/2 遺伝子により年齢依存性に多臓器に多彩な増殖病変をみとめる。新生児期から心横紋筋腫，乳幼児期からてんかん（点頭てんかん）・知的障害・自閉スペクトラム症をきたす。脳には上衣下結節や皮質結節をみとめる。皮膚は白斑・爪線維腫・顔面血管線維腫をみとめる。思春期以降から腎血管筋脂肪腫や肺リンパ脈管筋腫症をみとめ，生命予後に関連する。自閉スペクトラム症や注意欠如・多動症，学習障害，うつ症状，不眠などの多彩な精神症状を高率にみとめ，結節性硬化症関連神経精神症状 TSC-associated neuropsychiatric disorders（TAND）とよばれる。特異的な治療として，mTOR 阻害

薬が有効であり，エベロリムス内服薬とシロリムス外用薬が用いられる。

3 スタージ-ウェーバー Sturge-Weber 症候群

顔面の毛細血管奇形(ポートワイン母斑)，脳軟膜血管奇形を主徴とする。脳の静脈系の灌流障害から脳虚血をきたし，知的障害や麻痺，てんかんを合併する。同様に，眼の静脈系の灌流障害により緑内障をきたす。

C 疾患をもった子どもの看護

1 てんかんの子どもの看護

1 てんかん発作のコントロール目的で入院中の子どもと家族への看護

てんかんをもつ子どもは，家庭で生活をしながら外来通院で治療の継続や検査を行うことが多い。しかし，いつもは在宅生活を送っていても，発作のコントロールが内服だけでは困難で輸液治療が必要な場合や，家庭の事情や社会的な要因を考慮しなければならない場合など，入院治療を要することもある。

てんかんの発作時は，子どもも親も大きな不安をもつ。入院中に発作を最小限に抑えられ，安全で子どもらしい生活を送ることによって，その不安を少しでも解消することが大切である。

◆ 発作時の観察と記録

てんかん発作のコントロールのために入院治療している場合，発作時にはすぐにベッドサイドに行き，発作の状態を確認する。発作時は，発作がおきている部位(全身性か，限局性か)，発作の型(強直性か，間代性か)，意識の有無，呼吸状態，眼球の偏位や程度，持続時間などを観察する。呼吸抑制がある場合には，顔色や酸素飽和度をモニターで観察しながら，必要時には酸素マスクの使用による酸素投与や用手換気により呼吸を補助する。

食事時や呼吸状態不良時の発作の場合には，必要に応じて口腔内・鼻腔内を吸引して気道を確保する。また，発作による転倒や打撲などのけががにつながらないように，臥床をさせるなど安全な体位をとる。痙攣発作が5分以上続く場合や繰り返す場合には，薬剤投与が必要となる。痙攣発作が30分以上継続すると後遺障害の可能性がある[1)]。

また，睡眠や食事，内服などさまざまなことがある生活のなかで，いつ・どのような発作があったかを記録しておくと，発作や睡眠などの傾向がつか

1）日本神経学会監修：てんかん診療ガイドライン2018．p. 76，医学書院，2018.

みやすい。用紙に生活や発作について記録し，医師や看護師との情報共有をはかることに活用する。

◆ 安全な環境づくり

病室の配置とモニターによる監視

病室は子どもの観察がしやすいナースステーションの近くに配置する。また，他児が遊んでいるときの大きな音や泣き声が刺激となって発作を誘発しないように，個室とすることが多い。子どもにはパルスオキシメーターを装着して，心拍数の上昇時や酸素飽和度の低下時にはアラーム音で看護師が発作に気づけるように設定する。

輸液による抗痙攣薬の持続投与に伴う観察・支援

痙攣重積などの発作のコントロール目的で入院する場合は，入院当初は末梢点滴で抗痙攣薬を持続投与する治療が行われる。抗痙攣薬の持続投与により鎮静されている間は，子どもの体動が少なく，輸液ラインを抜針するような危険行動は少ないが，刺入部の痛みを訴えることも少ないため，刺入部周囲の腫脹(しゅちょう)などのライントラブルがないかを注意して観察する。

また，発作の状況によって輸液による抗痙攣薬の投与量を減量していく際には，発作の出現に注意して観察しながら，あわせて子どもの覚醒(かくせい)時間や活動量が増えるため，輸液ラインに対する危険行動の出現がないかどうかの観察も必要となる。

抗てんかん薬の内服に関する支援

輸液療法による痙攣コントロールとのバランスをみながら内服治療も開始される。抗てんかん薬は長期内服する薬であるため，子どもと家族にとってストレスが少なく内服しやすい方法を見つけることが大切である。いやがる子どもを押さえつけて飲ませるようなことをして，内服に対するいやなイメージをもたせないことが重要である。痙攣コントロールが輸液投与から内服に切りかわるときなどは，注射薬の作用で入眠している時間が長く食事摂取ができないときでも，内服薬だけは起こして飲ませるなどの対応をとる。

ベッド周囲の環境整備

てんかんの子どものベッドサイドには，ジャクソンリースによる酸素吸入・吸引装置を用意して，発作時に対応できるように備える(▶図 13-13)。入院中の子どもの生活の中心となるベッドでは，発作時に転倒したり身体をぶつけたりしないよう，かたいものや大きなものを出したままにしないように，看護師・家族・保育士ともに注意する。また，発作時に身体の一部をベッド柵にぶつけたり，ベッド柵のすきまから四肢が出たままで良肢位を保てなくなったりするといった危険が予測される場合には，ベッド柵の横にマットレスパッドやバスマットをクッションとなるようにしておくなどの環境整備を行う。

薬物療法により発作がコントロールされてくると輸液の持続投与が終了するため，子どもと家族のストレス緩和や子どもらしい生活ができるようにベッドから離れる時間をつくる。プレイルームで遊んだり，食堂で食事をし

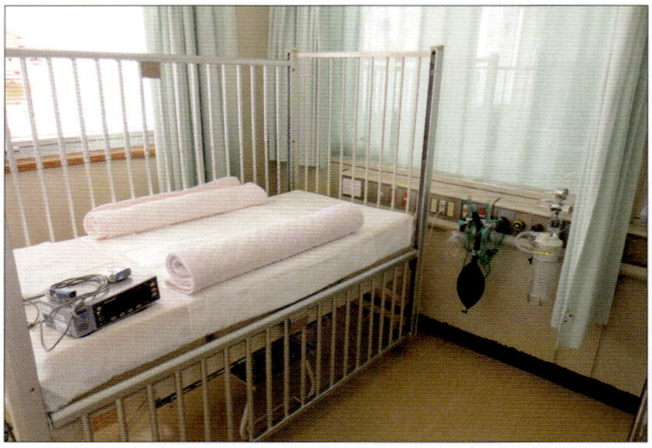

図13-13　てんかん患児のベッド周囲の環境整備

たり，シャワーや入浴の際には，子どもを1人にせず看護師や家族が近くにいて，発作がおこってもすぐに対応できるようにする。また，溺水の危険を避けるため，入浴時には必ず看護師や家族がそばにいる体制をとる。

2 発作時の家族への対応

発作の観察時には，看護師はベッドサイドで親などの家族と一緒にいることが多い。子どもの発作をはじめて見た家族は子どもの生命の危機を感じることもある。看護師が「手と足に力が入って突っぱっていますね，顔色はわるくないので呼吸はできていますね」「上半身がかくっと前に倒れる発作が1分続いていますね」などと言語化して家族に伝えて，家族と観察点を共有することで，家族は子どもの発作を客観的に観察して，少し落ち着いてみることができる。また，退院後に自宅などで発作があった場合には，家族が状況を観察し，受診時に医師に伝えることが必要になるが，その際の発作の観察点の理解にもつながる。

家族は，知的障害や将来の就職，遺伝などに関してさまざまな不安をもつといわれている。不安の強い家族の場合，看護師は「心配ですね」などの声をかけながら，家族の気持ちを聞く準備がある姿勢を示し，話がある場合には傾聴して家族の不安を聞き，家族の心身の疲労についても確認する機会を設ける。

3 子どもと家族への退院指導

てんかんの治療は内服療法が中心であり，退院後も内服の継続が重要である。そのため，子どもが学童以下の場合は，家族の協力を得ながら確実な内服の継続ができるように親子にはたらきかける。学童期以降は子どもが主体的に内服の継続ができるように，親は見まもり確認するなど段階的に役割を移行する必要性を説明する。

また，寝不足や疲労が発作を誘発する可能性があるため，規則正しい生活をして疲れをためないように指導する。発作時の危険防止のため，高所での作業などを避け，水泳や入浴時には見まもり体制が必要なことも説明する。

4 小児期発症のてんかんをもつ子どもの成人移行支援（自立支援）

てんかんの症状は個人によって異なり，生活指導は個々に考える必要がある。安全面に配慮して，子どもができるだけ通常の日常生活場面に参加し，多くの経験を重ねられるように援助する。子ども自身が服薬の重要性や日常生活の注意点を理解するために，本人に説明して病気の理解を深めることができるようにする。親や子どもの発達段階を考慮しながら，10～12歳ごろから本人への説明について検討する。また，学校に病気の説明を行うことは，学校生活での適切な対応を依頼しやすくなることにつながるため大切であるが，過剰な制限につながらないように，おこりうる発作やその対応などを具体的に伝える必要がある。

思春期・青年期には，進学や就職，運転免許取得，妊娠・出産などてんかん治療を継続するうえで配慮が必要な問題が生じやすい。患者・家族の意向を確認しながら問題が発生する前からの説明が必要となる。進学や就職の際には，発作のタイプから発作時の危険を考慮して，避けることが望ましい職業を伝え，本人が希望する職業を選択できるように支援する。

意識を消失する発作がある場合は，乗り物の運転や危険な機械を扱う仕事，高所作業などや，規則正しい生活が大切なため夜勤の多い仕事や長時間労働の仕事は避けることが望ましい。運転免許は日本では基本的に発作が2年間以上抑制されていないと運転適性をもたないとされている。

妊娠・出産については，発作がコントロールされていることや，抗てんかん薬によっては内服により胎児に催奇因子をもつため妊娠に備えて事前の薬剤調整が必要なこと，事前に主治医に相談することの必要性などを，高校生のころには本人に説明することが望ましい[1)]。

5 ACTH療法を受ける子どもと家族への看護

点頭てんかんに対して，入院してACTH（副腎皮質刺激ホルモン）療法が行われることがある。副腎皮質刺激ホルモンの投与により易感染状態となるため，個室の入院とし，感染症の子どもと接触しないように注意する。体温測定や呼吸音の聴取，活気やきげんを観察して，感染徴候の早期発見に努める。また，副腎皮質刺激ホルモンの副反応により高血圧となることがあるため，血圧を測定して変動の有無を観察する。ACTH療法は乳児が受けることが多く，きげんがわるくて啼泣（ていきゅう）しているときには血圧が高くなるため，測定のタイミングに注意する。

副腎皮質刺激ホルモンにより食欲が亢進するため，空腹による啼泣が続かないように，授乳のタイミングを調整したり，食事とミルクを続けて与えずに間隔を空けたりするなど，空腹の時間が続かないように配慮する。

ACTH療法を行う子どもは，てんかんと診断されてからまもない乳幼児

1）遠藤文香：小児期発症のてんかん患者の成人への移行期支援．小児看護，40(7)：809-815，2017.

が多く，家族，とくに母親の不安が強い。看護師は，子どもの感染予防や全身状態の観察，栄養摂取のケアや気分転換などの日常生活支援を行いながら，母親の不安な気持ちを傾聴して対応する。

2 熱性痙攣の子どもの看護

発生頻度は数%～10% といわれ，小児期で最も多い痙攣である。生後6か月～6歳ごろ，38℃ 以上の発熱時，とくに体温が急に上がるときにおこりやすい。痙攣は全身性強直間代痙攣であり，ほとんどは5分以内に終わる。なかには5分以上続く場合や，1日のうちに2回以上の痙攣を繰り返すこともあるため，熱性痙攣をおこした場合は原則的には病院を受診するよう指導する。

熱性痙攣は自宅でおこることもあり，約3割は繰り返すといわれているため，家族に対する痙攣時の対応や再発予防指導が大切である。痙攣時には，顔や身体を横に向けて呼吸をらくにして，衣服をゆるめる，時間をはかるなどの対応をとるように指導する。予防的に抗痙攣薬と解熱薬が処方されるため，医師の指示どおりに使用することで熱性痙攣の発生を予防する。

3 二分脊椎の子どもの看護

二分脊椎は，病変部位の脊髄神経障害により，その支配領域にさまざまな程度の感覚麻痺と運動障害および直腸膀胱障害が生じる。複数の障害をもつため，必要な健康管理は多岐にわたり，脳神経外科・整形外科・泌尿器科・小児外科などの複数の診療科の診療や，理学療法士・作業療法士・心理士・看護師など多職種によるサポートが必要な疾患である。

1 乳児期

顕在性二分脊椎のなかでも脊髄髄膜瘤の治療では，出生後に脊髄髄膜瘤修復術が行われる。また60～70% に水頭症を伴うため，生後1～2週間で脳室腹腔シャント術を受ける。生後まもない時期から手術を受け，退院後は疾患管理をしながらの育児の開始となるため，看護師は親の複雑な気持ちを受けとめ，求められる情報を提供しながら，問題解決と不安の緩和に努めることが大切である。

患者の希望があれば，患者会の紹介も随時行う。患者会の活動を通して自分の子どもよりも年齢の高い患児やその家族と会うことで，今後の成長・発達や必要な療育についてイメージし，考える機会となる。

2 幼児期

腎障害をきたすリスクが低いケースは，幼児期以降に尿路感染を合併した場合，あるいは尿失禁を制御する必要が生じたときに，尿路感染の予防や尿失禁の改善を目的として尿路管理を開始し，間欠的清潔自己導尿 clean intermittent self-catheterization(CIC)を導入することが多い。CIC 導入後は，親が手技を獲得して 2〜4 時間ごとに CIC を継続的に実施することとなる。幼児期から日常生活のなかで身体や病気のことを子どもに説明し，子どもが CIC は自分に必要なことと理解し，いやがらずに処置を受けられることが目標となる。

また，子どもの成長に合わせて，排尿ケアの場所や方法をかえることが大切である。幼児前期はリビングに寝転んで CIC をしていても，幼児後期では人から見えない場所やトイレに座って行うなど排泄ケアのスタイルを変化させ，人前で排泄しないというプライバシーの概念を育てることも大切である。

排便については，腸蠕動音の低下や便による直腸の伸展刺激を感知できないため，便意が弱く便秘になりやすい。幼児期以降の便失禁は集団生活への影響が大きく，友だちと一緒の場面で便失禁を体験することは本人の大きな心の負担になるため，排便管理も重要である。食事や緩下薬の工夫，浣腸などを行い，排便管理を開始する。幼児後期になり集団生活に入ってからは，予期しない排便をなくすために，浣腸後しっかりといきむ練習を行う。自然肛門からの洗腸法は，緩下薬や浣腸で排便コントロールがつかないときに導入されるもので，大腸全体に温湯を注入して便をとかして排泄する方法である。腸洗浄が効果的に行えた場合，横行結腸以下の大腸の宿便を除去できるため，失禁予防に効果的である。洗腸法の欠点は，注入から排泄まで 30 分〜1 時間と長時間を要することと，人によっては注入中に腹痛をおこすことといわれている。

下肢の感覚運動障害があるため，幼児期は内反足に対して足の形を整える手術をしたり，足底板や短下肢装具，長下肢装具，車椅子などの移動補助の装具を作成したり，ハビリテーションにより運動能力の獲得を進める時期である。小児期，とくに幼児期は積極的に自分の意思で移動し，多様な体験をしながらさまざまなことを学び，社会性も発達する。そのため，運動(とくに移動の能力)をのばすことが重要な時期である。

3 学童期

小学校就学前は，子どもが学校で親と離れて学校生活ができるように，排尿・排便の管理方法の変更や環境調整が必要となる。集団生活のなかで困らないように，排尿・排便の管理について検討し，子どもの発達に合わせてセルフケア技術が習得できるような支援が必要である。子どもが自分の疾患や医療的ケアを理解することは，自分を知り周囲の友だちなどと関係性を構築していく際に自分の病気について説明する一助ともなることから，子ども 1 人ひとりの発達段階に合わせて疾患や医療的ケアについて理解できるように伝えることが重要である。

小学校入学のころから CIC 手技の習得が可能となることが多いため，手技習得のための支援が必要となる。CIC の手技を一覧にして，物品の準備や消毒，カテーテルの挿入，尿の観察など，習得することがらを明示し，簡単な部分ややり直しが可能な物品の準備や消毒，カテーテルを抜くなどの部分から，段階的に子どもが練習できるように親子に説明する。

2021(令和 3)年に「医療的ケア児及びその家族に対する支援に関する法律」が施行されたため，学校や学童ルームなどにおいても医療的ケアの実施や支援を行う看護師などの配置が進んだ。病院の主治医や看護師は，学校の教諭や医療的ケアを行って補助する看護師らと情報を共有し，病態の理解やセルフケアの習得状況，学校生活への配慮について検討することが求められる。学校などの生活の場で医療的ケアの支援を行う看護師は，子どもの発達に合わせて子どものセルフケアを支えることが求められている。

小学校高学年になると，宿泊を伴う学校行事がある。排泄管理として浣腸や洗腸を行っている場合，ふだんは自宅で家族のサポートを受けて排便セルフケアを実施している子どもも，学校行事の際には自分でセルフケアを実施することを目標にして手技習得の動機が高まることが多い。宿泊行事はセルフケアのステップアップの好機になるため，行事の数か月前から子どもが主体的に排便ケアの手技習得ができるように，看護師は子どもへの動機づけを行ったり，家族からの相談を受けつけたりして対応する必要がある。

また，身体の成長に伴って足の形がかわることがあり，変化に応じた治療が必要となる。麻痺の悪化や体重増加によって歩行能力が低下した場合には，車椅子をつくり社会生活を円滑に送るための移動ができるように準備する。学童期には側彎症が悪化することもあり，装具治療や手術が必要となることもある。

4　思春期・青年期

思春期から青年期は，進学や就職で生活の場がかわる時期が近づいている時期である。患者が体調管理を継続できるための病識を高めるための支援や，進学や就職の際，友だちや上司に自分の病気について説明したり相談したりして社会環境の調整をはかるための支援が必要になる。また，看護師は性的健康のための相談や支援の窓口になり，成人の病院へ移行する際には継続受診できる医療機関への移行調整を行う。

◆ 患者の病識を高める支援

思春期以降に自我同一性を獲得していく過程は，障害のある自分を受けとめて将来像を描くことに葛藤し，親や医師からセルフケア行動について注意されればされるほど反発が強くなる時期である。また，日常生活のなかで大人の管理の目から離れ，自分の行動を自分で判断する機会や時間が増えるため，それまで実施できていたセルフケア行動の継続を怠ったり手技が自己流になったりすることがある。そのため，患者の考えや気持ちの表出を促すとともに，患者がなぜ自分にとってそのケアが必要なのかを理解できるような支援が重要である。疾患に関連する部位の身体のつくりやはたらきの理解をたすけ，CIC や腸洗浄，褥瘡(じょくそう)の予防などがなぜ自分にとって必要なのかがわかるように，繰り返し説明をすることが大切である。また，成人の二分脊椎患者が入院する原因の上位である褥瘡や，社会生活のなかで問題となりうる排便障害について，適切な自己管理方法を習得できることが望ましい[1)]。子どもや家族に疾患や治療の理解を確認し，排尿・排便管理の重要性，褥瘡予防，今後予測される体調変化や必要な治療についてもあわせて説明する。

二分脊椎をもつ子どもは，出生後より複数回の手術を受け，内服や医療的ケアを生涯にわたり継続する必要がある。自分の病気や内服・医療的ケアの必要性について理解することは，自己管理の継続の動機づけにつながる。そこで，中高校生以降に自分の治療歴や医療的ケアの内容を記載してまとめておく機会をもつなど，あらためて自分の病気と向き合い理解を深めることが重要である。家族の保護から離れて自分で日常生活を管理していくために，自分の病気について，そしていままでの経過や受けた治療について理解を深めるために，自記式のサマリーにいままでの治療歴や日常的に行っている医療的ケアの方法や使用器具，褥瘡の既往などを記載してふり返ることも有効である。

成人の医療機関に転医する際や，進学・就職の際など，患者本人や家族が疾患や治療，体調の自己管理の方法を説明する機会は数多くあり，その際にも役だつ情報となる。水頭症を併発しているケースでは，6～7割に発達障害を有するといわれており，患者本人が適切に自分の病態や治療について説明することがむずかしい場合には，この冊子を見て説明のポイントを確認したり，提示して説明のかわりにすることも可能である。

◆ 友だちや上司に自分の体質を説明できるための支援

進学や就職は大きなライフイベントであり，生活環境や人間関係が変化する機会でもある。進学や就職時，新しい医療機関に通院を始めるときには，自分の体質について周囲の友人や医療スタッフに対して説明する機会があると考えられる。患者が新しい生活の場で配慮が必要な場面を考え，どんな内容を相手に伝えればよいかを考えることは，その後 CIC など体調管理を継続するための第一歩となる。支援や配慮，環境調整が必要なことがある場合は，なにをどのように伝えるのかを患者・家族がイメージできるように具体的に描けるように支援する。

◆ 性的健康のための相談・支援

思春期から青年期は，異性への関心や自己の性的な側面に対する関心が高い時期である。下肢の障害があったり，排尿・排便管理を継続している患者は異性との付き合いをためらう気持ちや不安をかかえていることが予測されるが，この時期の患者が病院でセクシャリティに関する心配ごとを医療スタッフに相談することはむずかしい。また，一般的に慢性疾患をもつ思春期の子どもは，自分に自信がもてずに恋愛に積極的になれないことが多いといわれている[2)]。

1）堂前有香ほか：成人二分脊椎患者の自己管理の実態からみた成人移行期支援の必要性．小児の脳神経，39(2)：191-197，2014.
2）加藤由香：病気をもつ子どものセクシュアリティ支援．小児看護，41(11)：1385-1391，2018.

性機能の問題やその医学的対応などを説明し，看護師は必要時に相談窓口となる。排泄障害のある患者向けのセクシャリティ支援は個別性が高いため，患者の疑問や心配に真摯（しんし）に向き合い，誠実に対応してともに考える姿勢が求められる。実際のセクシャリティ支援では，一般的な性教育と疾患特有の支援の両方が必要になる。生殖器のつくりやはたらき，自分も相手も大切にする視点などの一般的な性教育に加えて，女性の場合には妊娠を希望するときから葉酸を摂取することや，葉酸の入手方法，妊娠期の管理を受ける病院などの疾患特有の内容も説明する。その過程で，排泄や下肢の障害をもちつつ異性と付き合うことの不安やためらいが表出される際には，患者との対話を大切にしながらともに考える姿勢が大切である

◆ ライフスタイルに合わせた移行期医療の調整

二分脊椎はその発症が2,000人に1人の割合とまれな疾患であり，対応可能な医療機関が少ない。さらに，二分脊椎は複数の障害を有するため受診が必要な診療科も複数となるが，対応可能な診療科が1つの医療機関内にあるとは限らない。そこで，個々の患者ごとに今後の病態や治療を予測して必要な診療科・転医先を検討する。病院を移るタイミングは学校卒業や就職などのライフイベントと重なることが多く，患者・家族のライフスタイルに合わせて医療機関を検討することが必要である。

4 脳性麻痺の子どもの看護

脳性麻痺は，受胎から生後4週以内までの間に，なんらかの原因によって脳が損傷し，その結果運動機能と姿勢にかかわる障害が発生したもので，その症状は継続する。脳の損傷した部位やその範囲は1人ひとり異なるため，症状や障害の程度には個人差があり，歩行可能から寝たきりまで幅が広い。脳性麻痺の子どもは，およそ3分の2がなんらかの程度の精神遅滞をあわせもち，またしばしばてんかんを合併する。さらに重症心身障害児の過半数が脳性麻痺によるものとされている。

脳性麻痺の子どもの援助の目的は，その子どもを正常にすることではなく，その子どものもっている力を発揮して可能性を最大限にすることである。看護師は，周産期の適切な援助により脳性麻痺を予防して障害を最小限にし，乳幼児期には援助の必要な子どもを早期に発見して早期の治療や療育につなげていく役割が求められている。体調不良や手術などの目的で入院治療が必要なときには，言語表出が困難で意思疎通がむずかしい子どもであっても注意深い観察や早期対応により健康の回復を適切に支援する。また，体調安定時にも療育や学校，レスパイト施設や放課後デイサービス，外来診療などの場において，子どもの健康を維持・増進して，医療・福祉・教育が受けられるようにケアを提供していく。

1 日常生活の支援

◆ 筋緊張の緩和

脳性麻痺の子どもは，中枢神経系の障害に随伴して筋緊張亢進をおこすことがあり，筋緊張が強い状態で「全身が弓なりにそりかえる」「四肢が強く突っぱる」などの場合には，身体的にも精神的にも強い苦痛を生じているため，筋緊張を緩和するための処置やケアが必要である。

筋緊張亢進を引きおこす誘因は1人ひとり異なりその見きわめが重要であるが，一般的には感情などによる精神的要因，拘縮などの身体症状や医療デバイスに由来する痛み，不適切なポジショニングによる不快感，感染症などによる体調の変化などである。これらの誘因をアセスメントし，取り除くことが必要になる。接地面を大きくして安定した姿勢をつくり，側臥位や腹臥位，仰臥位などのリラックスできるポジショニングを行う(▶図13-14)。抗痙攣薬や抗不安薬などの薬物療法を併用したり，局所的な筋の過緊張に対してA型ボツリヌス毒素(ボトックス®)注射やバクロフェン持続髄注療法を行うこともある。

◆ 呼吸の援助

分泌物の貯留や気道の狭窄による閉塞性換気障害，脊柱の側彎や呼吸筋の異常筋緊張などによる拘束性換気障害，中枢性換気障害，感染などが要因となり呼吸障害を生じやすい。呼吸援助では，姿勢のコントロール，体位ドレナージ，呼吸介助，口腔内・鼻腔内吸引などを行い対応する。

仰臥位以外にも側臥位・腹臥位・座位を取り入れて安楽な体位をとり，呼

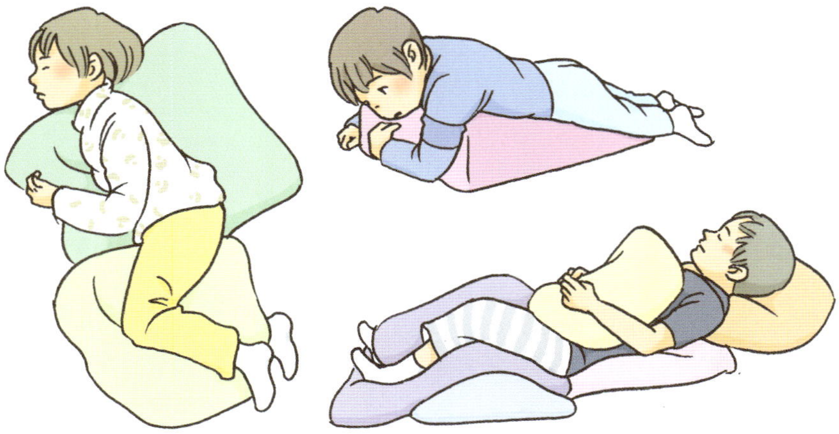

▶図13-14　脳性麻痺患児のポジショニング
側臥位では，体幹の前後に脊柱に沿ってクッションをあてる。下肢を屈曲位にして，股関節から膝にクッションなどをはさむ。
腹臥位では，四つばい姿勢になるイメージで，頭・体幹下にクッションを入れる。
仰臥位では，頸部や股・膝関節を屈曲した状態として，膝下や下肢の間にクッションを入れる。

吸困難時には体位ドレナージを行う。また，胸郭の動きや呼吸のリズムに合わせながら，呼気時に胸郭を徒手的に圧迫し，呼気量を増大させて呼吸介助を行い，口鼻腔の分泌物を取り除く。

◆ 栄養摂取の援助

摂食嚥下にかかわる神経・筋の麻痺や協調運動障害，筋力や筋緊張低下により摂食嚥下障害がおこる。また，運動発達面の弱さや環境との相互作用による影響も大きい。摂食嚥下障害を適切に評価し，子どもの状態に合った食物の形態を選択する。食事介助の前には，おむつ交換を行い，子どもの筋緊張を緩和し，気道分泌物を取り除き準備を整える。食事摂取時の姿勢も重要であり，口腔の適切な動きを引き出すため，頭頸部姿勢がとれるように介助し，上肢・骨盤・足底が安定する姿勢をとる[1)]。患児の食べる意欲を引き出しながら，必要時には顎や口唇の動きを補助し，食事摂取を介助する。

◆ 排泄の援助

離乳食用の食事形態や経管栄養で食事を摂取している場合は，水分摂取量が少なく，自発運動も少ないため腸蠕動が低下しがちであり，便秘になりやすい。便秘は筋緊張亢進や痙攣発作の要因ともなるため，水分の十分な摂取を促し，緩下薬の使用や腹部マッサージなども行い排便を促す。

排泄行動が自立できない寝たきりの場合，おむつでの排泄介助が必要になる。介助の際にはプライバシーに配慮して，介助者が声をかけながら筋緊張をやわらげる状態で介助する。関節の拘縮などで可動域制限がある場合には，無理に動かすことで骨折の危険も生じるため注意する。

◆ 生活リズム

筋緊張亢進や痙攣があると，睡眠不足となり生活リズムが乱れやすい。日中に身体を動かして活動し，夜間に静かでリラックスできる環境を整えて寝かせるなどの生活リズムを整えることが大切である。入眠できなかったり昼夜逆転したりする場合には，催眠・鎮痛薬を用いることもある。

◆ 感染予防の援助

一般的に脳性麻痺の子どもは予備力が少なく，一度感染をおこすと重症化しやすく生命の危機をまねく。子どもの口腔内・皮膚・粘膜の清潔を保持し，体調安定時に予防接種を受けるなどの配慮も必要である。子どもに接する職員も健康状態に気を配り，1人ひとりに接するたびに手を洗うなどスタンダードプリコーションを行う。

2 家族に対する支援

脳性麻痺の子どもは，表情や動作，発語などの表現能力が乏しいことが多

1）倉田慶子ほか編：ケアの基本がわかる 重症心身障害児の看護，改訂版．p.103，へるす出版，2023.

く，また日常生活の介助も多く，養育する家族の心身の負担は大きい。とくに母親は障害のある状態で産んでしまったという自責の念があり，育児に専心して周囲が見えなくなったり，また一方で愛着形成がうまく進まないことがあり，社会的に孤立するリスクがある。保健センターや療育施設などで同じ立場の家族と知り合い，ネットワークをつくることができる場を提供し，自分や子どもを客観的にとらえて少し広い視野で考えられるような機会を提供する。

子どもが成長し学校に通うようになると，同じ立場の家族と知り合いネットワークがさらに広がる。子どもの成長に伴い側彎や呼吸障害などの二次障害を生じ，医療的ケアの導入や生活介護の負担増大などが発生することもある。家族内だけの療育ではなく，デイケアや居宅介護，レスパイトなどの社会資源を利用して，地域社会で包括的な支援が受けられるような調整が必要である。

3 移行期医療の調整

脳性麻痺や重症心身障害をもつ患者の多くは成人期を迎える。成人期には生活習慣病などの成人特有の疾患を発症する可能性もあり，その際は成人を対象とする診療科を受診できることが望ましい。しかし，成人の診療科のみへの移行は困難である。地域包括ケアの理念に基づき住み慣れた地域で生活できるように，年少時から専門医と併診して日常的な体調管理を担当する自宅地域のかかりつけ医をもつことが，成人期の受診先の選択肢を広げる第一歩となる。

また，学童期などの小児期から，今後の治療や医療体制の見通しを伝えたり，家族の生活上の希望を確認する機会をもち，家族が長期的な医療・生活の展望をもてるように支援することも大切である。今後，各都道府県に設置されている移行期医療支援センターや医療的ケア児支援センターなどのネットワークも利用して，成人期の医療福祉体制が整えられることが期待される。

5 進行性の筋疾患をもつ子どもの看護

ここでは，筋ジストロフィーのなかで最も多いデュシェンヌ型筋ジストロフィーの看護について述べる。現在，デュシェンヌ型筋ジストロフィーに対する根治治療はむずかしく，症状の緩和が中心となる。機能低下を少しでも遅らせ，合併症の症状を緩和して患児と家族の QOL を高めることが重要である。また，遺伝による場合が多いため，両親のショックは大きい。遺伝に関する相談や次子を考える場合には，専門家によるカウンセリングが受けられるように調整する。

デュシェンヌ型筋ジストロフィーは，3〜5 歳ごろに転びやすい，走れないなどの症状で気づかれる。診断がついたときは歩行可能なことが多く元気であるが，しだいに骨格筋の変性が進行して歩行不能となり，座位保持も不可能となる。機能障害の進行によって生じる関節拘縮や脊柱変形などを予防し，筋力を維持できるように機能訓練を行う。筋力の低下に伴い，車椅子や座位保持装置などを用いる。

呼吸障害が出現したときには，排痰の補助や肺理学療法を取り入れ，気管切開や人工呼吸器導入が必要と考えられる際には，本人や家族への意思決定支援が必要となる。嚥下障害出現時には食形態や姿勢を工夫し，経管栄養法の導入が必要になる時期には意思決定支援を行い，必要な栄養が摂取できるように支援する。中枢性障害として広汎性発達障害や学習障害をもつことが多く，子どもは徐々にできないことが増えていくことに対して，不安やいらだちを表出することがある。子どもの不安な気持ちや希望を把握して，それに対応できる十分な説明や工夫が必要となる。

また，日常生活を支える親の不安も大きいため，親の不安を傾聴して対応し，身体的負担が大きくなる日常生活の支援に対して，訪問看護や介護，レスパイトなどを導入し，心身の負担の軽減をはかる。

work　復習と課題

❶ 神経疾患の急性期にみられる患者の症状を調べ，各症状の予防・対処方法を考えてみよう。

❷ 神経疾患をもつ患者・家族の心理を理解し，苦痛の緩和と安全をまもりながら支援する方法を考えてみよう。

❸ 慢性的な神経疾患をもつ子どもを取り巻く医療・福祉・教育の連携を強化し，地域ネットワークを構築する方法を検討してみよう。

参考文献

1. 金志純：障害があるこどもと家族の暮らしの支え方 食事する・口腔ケア①．小児看護，44(4)：502-507．2021．
2. 塩浜直：筋緊張低下と特徴的な上口唇を認めた9か月男児．日本小児神経学会編：症例でわかる小児神経疾患の遺伝学的アプローチ．pp. 108-110，診断と治療社，2019．
3. 日本小児神経学会監修：小児急性脳症診療ガイドライン 2023．診断と治療社，2023．
4. 日本小児神経学会監修：小児てんかん重積状態・けいれん重積状態治療ガイドライン 2023．診断と治療社，2023．
5. 日本小児神経学会監修：熱性けいれん(熱性発作)診療ガイドライン 2023．診断と治療社，2023．
6. 日本神経学会ほか監修：デュシェンヌ型筋ジストロフィー診療ガイドライン 2014．南江堂，2014．
7. 日本リハビリテーション医学会監修：脳性麻痺リハビリテーションガイドライン，第2版．金原出版，2014．
8. 水口雅・山形崇倫編：クリニカルガイド小児科 専門医の診断・治療．南山堂，2021．

第 14 章

運動器疾患と看護

A 看護総論

運動器とは，骨や関節，筋肉，靱帯，神経，脈管系など，人のからだの動きを担う組織・器官の総称である。

子どもの運動器疾患には，先天性のものや成長・発達の過程に起因するものも多く含まれる。疾患の種類や程度によって予後は異なるが，早期発見・早期治療が疾患の治癒や残る障害の程度の最小限化につながる。早期発見のためには，運動器の異常や痛み，不快などの子どもから発せられるシグナルをキャッチできる鋭い観察力が求められる。

● 障害の最小限化　小児期に運動器疾患をもつことは，その後の身体的・精神的・社会的な成長・発達に大きく影響する可能性がある。子どもがより健やかな成長・発達をとげていくためには，第一に残る障害の最小限化が約束されなければならない。看護師は，子どもが合併症や事故をおこさず，適切な治療を確実に行うことができるよう支援していく。また，子どもが治療に専念できるよう，その子と家族の思いや意向をくみ，治療に対する目標を共有し，療養環境を整えていくことも重要である。

運動器疾患をもつことやその治療には，行動制限が伴う。子どもは，自由にからだを動かすことができないことや，入院といった制限からさまざまな苦痛をかかえる。また，疾患そのものや治療に痛みを伴うことも多く，このことが苦痛を増大させる。子どもにとっては，自分の思うように行動できないことが生活への意欲をそこね，生活のリズムをくずし，最終的には自発性の発育にも悪影響を及ぼす危険性がある。

看護師は，治療のなかで子どもの生活の制限を最小限にくいとめ，遊びや学習，社会生活を通した成長・発達が最大限継続できるよう支援していく。また，身体的な苦痛を最小限に緩和し，治療による可動制限のない運動器の発達を継続していけるよう支援する。

治療後も障害が残る場合がある。看護師は，障害が残ることで制限されうる子どもの成長・発達を最小限にくいとめていく。また，子どものその後の生活と人生を見すえ，身体的・精神的・社会的により健やかに成長・発達し，自尊心をまもりはぐくんでいくことができるよう支援する。そのため看護師は，早期より長期的な視点をもち，子どもが保育園や学校などでの社会生活を営んでいくなかで想起される課題を家族と共有し，教育・福祉機関との連携や調整をはかっていく。

● 治療　運動器疾患の治療には，子どもの成長・発達力と自然治癒力を利用した牽引法・ギプス固定・シーネ固定などを採用する保存療法と，手術療法とがある。疾患の種類や程度，子どもにかかる負担や成長・発達への影響，経済的な負担を考慮し，保存療法か手術療法か，または両療法を組み合わせる場合がある。

治療の過程では，運動器機能の新たな獲得や回復，悪化予防のために**ハビリテーション**[1]・**リハビリテーション**を行う。子どもの場合，その必要性が

NOTE

❶ハビリテーション

先天的または幼少時から障害をもつ子どもを対象とし，いまもっている機能を発達させる。

理解できていないまま，また生じる痛みや不快を十分にくみとられることがないままに治療が進められるおそれがある。看護師は，子どもにとって治療が苦痛でいやな体験だけにならず，また安全・安楽の確保のためにも，その子のニーズと理解の仕方に合わせた病気と治療に関する情報共有を継続的に行う。また，子どもが達成感や楽しみを得ながら主体的に治療に取り組むことができるよう，うまく遊びを取り入れるなどの工夫をしていく。さらに，子どもの関節可動域や伸縮性，筋力などの運動器機能の獲得や回復，低下予防，異常に注目することはもちろんのこと，生活のなかでその子のしたいこと，できることを家族と共有しながら次につなげていくことで，必要な治療への取り組みを支えていく。

運動器疾患の治療は長期にわたることが多く，入院中だけでなく家庭での取り組みも重要になる。そのため，治療開始時から子どもの状態を家族と密に共有していくことが大切である。また，家族のなかには，子どもが疾患をもったことに自責の念をいだいたり，苦痛を伴う治療やリハビリテーションへの取り組みを支えていくことへとまどいを感じる場合もあるため，必要な情報を共有しながら，家族の心身を支えていくことも看護師の重要な役割である。

1 牽引中の子どもの看護

牽引は，脱臼（だっきゅう）や骨折，関節疾患に対する整復や免荷（めんか）❶，安静，固定，鎮痛，変形・拘縮（こうしゅく）の予防や，矯正（きょうせい）を目的に行われる。牽引方法には，骨に直接鋼線（こうせん）などを刺入して牽引する直達（ちょくたつ）牽引と，骨や関節周囲の皮膚を介して牽引する介達（かいたつ）牽引とがある。一部の牽引法を除き，牽引中はベッド上での生活が余儀（よぎ）なくされる。

● 合併症　牽引に伴う合併症には，圧迫損傷に伴う神経麻痺（まひ）や循環障害，皮膚損傷，長期臥床（がしょう）に伴う褥瘡（じょくそう），体動制限に伴う関節拘縮，骨・筋萎縮（いしゅく），沈下（ちんか）性肺炎，精神的ストレスの蓄積，加えて直達牽引の場合は刺入部感染などがある。キルシュナー鋼線牽引法やスピードトラック牽引で下肢の牽引をする際には，神経麻痺のなかでもとくに腓骨（ひこつ）神経麻痺の合併には注意する必要がある。

看護師は，牽引の目的や方法について継続的に子どもの受けとめと理解を支え，子どもの治療にのぞむ主体性を支援していく役割を担う。

● 適切な牽引　子どもの牽引時に，看護師は前記のような合併症の予防をはかり，望ましい体勢で正しい方向に牽引されているか，重錘（じゅうすい）を使用する場合は重量と方向は正しいか，直達の場合は刺入部の固定はよいか，介達の場合は弾性包帯のゆるみがないかなど，治療計画にそった牽引が継続して行われるよう観察する。子どもの痛みや不快，しびれ感の出現はくみとりにくい場合があるため，きげんや表情の変化に気をつけるとともに，定期的に固定や圧迫部位，そして弾性包帯を巻き直すなどし，皮膚状態や体勢の観察，知覚や循環の評価をしていく必要がある。

NOTE

❶免荷
歩行時に下肢にかかる荷重を軽減・除去すること。

牽引は，ギプス固定とは異なり，患部をある程度自由に動かすことができるため，子ども自身が気をつけていても，遊びや睡眠時など日常生活行動のなかで牽引の状態が変化する。そのため，看護師は牽引の状態を定期的に観察し，良好な牽引が継続できるよう支援していく。

● 行動制限　子どもにとって，牽引や入院に伴う行動制限は，強い拘束感をしいる。終日，牽引による苦痛を感じながら，思うようにからだを動かせず，ベッド上で生活する必要がある場合も多い。看護師は，安楽な姿勢をとれるように支援し，子どもが安静に努めていることをねぎらい，子どもがかかえている苦痛の緩和に努める。そして，行動制限があるなかでも子どもの気がまぎれたり，楽しめる遊びや学習方法を提案し，できるだけ有意義な時間を過ごせるよう配慮していく。

また，日常生活のバランスを保つことができるよう，子どもの主体性を重んじるなかで日課や達成目標をたて，行動できるよう工夫をしていく。治療によっては，ベッド上での排泄(はいせつ)や身体の保清(ほせい)を必要とする場合があり，子どもが感じる羞恥(しゅうち)心を考慮してプライバシーを保護していく。

2　ギプス装着中の子どもの看護

ギプス固定は，骨折や脱臼，靱帯損傷，軟部組織の外傷や炎症性疾患などに対する疼痛(とうつう)軽減と治癒(ちゆ)促進，側彎(そくわん)や不良肢位(しい)の矯正，骨切り術後の患部変形癒合(ゆごう)の防止などを目的に行われる。現在では，石膏(せっこう)ギプスでなく水硬(すいこう)性あるいは熱可塑(かそ)性プラスチック製の軽いキャスト材が広く普及している。

● 適切な固定　看護師は，子どもがギプスを巻く際に，患部の悪化を防ぐとともに，ギプス固定の目的・方法・期間などについて，その子の受けとめと理解を確認し，合わせて情報共有と主体的な取り組みを支えていく。そして，子どもが感じる不安や恐怖などの苦痛が最小限になるようかかわりながら，適切な固定を介助していく。

● 合併症　ギプス固定に伴う合併症には，骨・筋萎縮や，関節拘縮などがおもにあげられる。さらに，患部の炎症性の腫脹(しゅちょう)や骨隆起部の圧迫，強すぎる固定に伴う神経麻痺や循環障害，壊死(えし)，潰瘍(かいよう)などが発生するおそれがあるため，看護師は十分に注意して観察していく必要がある。

ギプス内の観察ができないなか，子どもの場合は，とくに痛みや不快，しびれ感をくみとりにくく，状態を把握しにくい。したがって，きげんや表情の変化に気をつけるとともに，可視部位の皮膚色や腫脹の程度，熱・冷感，とくに固定部位より末梢側の皮膚や知覚の状態などに注意していく。固定には問題がなくとも，疾患に伴う痛みが増強するようであれば，患部を挙上して安静を保持したり，鎮痛薬の使用について子どもと家族の意向をくみとるなかで医師や薬剤師らと検討し，疼痛緩和をはかっていく。

● 固定中の注意点　ギプス固定内部の瘙痒(そうよう)感に対して，子どもはペン先や定規(じょうぎ)などでかこうとする場合がある。こうした行為は皮膚損傷をおこすため，できるだけ回避できるよう子どもの理解を支えたり，扇風機やうちわを用いて風を送ったり，遊びなどを通して気がまぎれるよう工夫をしていく。また，ギプス周辺をぬらすことで固定がゆるんだり，ギプス内での皮膚の浸軟に伴う損傷や悪臭発生につながることがあるため，入浴時の防水保護などぬれない工夫が必要である。

さらに，胴や股間，大腿部にかけてギプス固定を行う場合は，排泄物によるギプス内汚染の危険性がある。そのため，排泄が自立していない子どもや，床上排泄などで尿便器を必要とする場合は，タイミングをはかって，おむつパッドやビニール・綿花などをあてて保護をする。

● 苦痛の緩和　ギプス固定による入院や安静の有無，疾患の種類・程度にかかわらず，子どもはさまざまな痛みや不快，体動制限に伴う精神的苦痛を感じる。看護師は，ギプス固定後の筋・骨萎縮，関節の拘縮などの予防や，日常性の保持と復帰をみすえ，子どもが感じる全人的な苦痛の緩和をはかっていく。

● ギプス除去　ギプスの除去にはギプスカッターを使用する。その際，子どもは自分の皮膚の損傷の可能性や，大きな駆動音・切開音に恐怖心をいだく場合がある。看護師は，前もって除去方法に対する子どもの理解を支え，安全・安楽を確保し，余計な恐怖心を取り除いていきながら，その子にとって最適な処置となるよう配慮していく。

3 手術を要する子どもの看護

運動器疾患の術後，子どもは手術部位や創部の痛みに加えて，安静や体動制限を要することに苦痛を感じる。また，ハビリテーション・リハビリテーション開始の際に，手術部位を動かすことで痛みを感じないか不安・恐怖をいだくことがある。看護師は，苦痛や恐怖心を最小限に緩和しながら，子どもが主体的にハビリテーション・リハビリテーションに取り組んでいくことができるよう支援していく。

B おもな疾患

1 発育性股関節形成不全（乳児股関節脱臼）
developmental dysplasia of the hip

新生児期・乳児期に発見される股関節の脱臼で，冬に出生した女児の左側に多い。以前は先天性股関節脱臼とよばれていたが，おむつや衣類の不適切な着用によって不良肢位（▶図 14-1）をとらせたことが原因で後天性に脱臼するケースが多いことに加え，骨形態異常がみられることも多いため，専門医の間では**発育性股関節形成不全**という病名が用いられるようになった。また，一般向けには**乳児股関節脱臼**という病名を用いることが推奨されている。

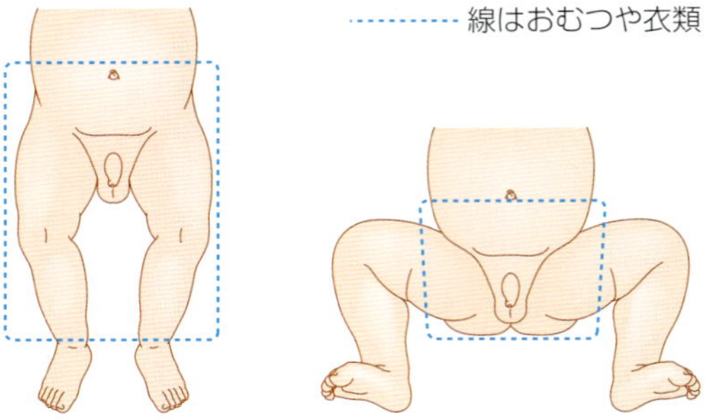

a. 不良肢位　　b. 良肢位

図14-1　発育性股関節形成不全と関係する肢位

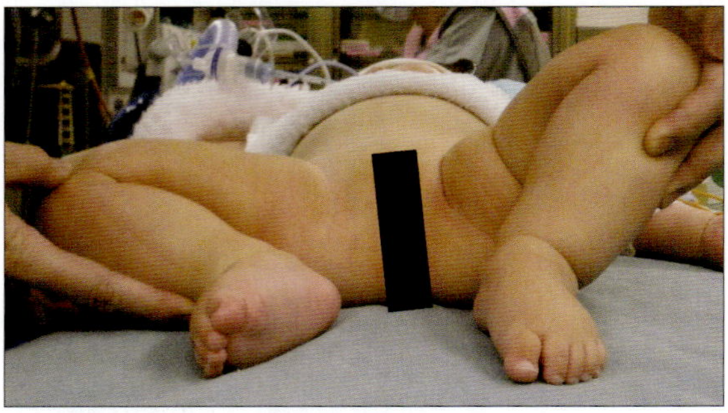

図14-2　発育性股関節形成不全の乳児
左股関節が脱臼している。大腿部の皮膚のしわが左右非対称で，左股関節の開排制限がみられる。

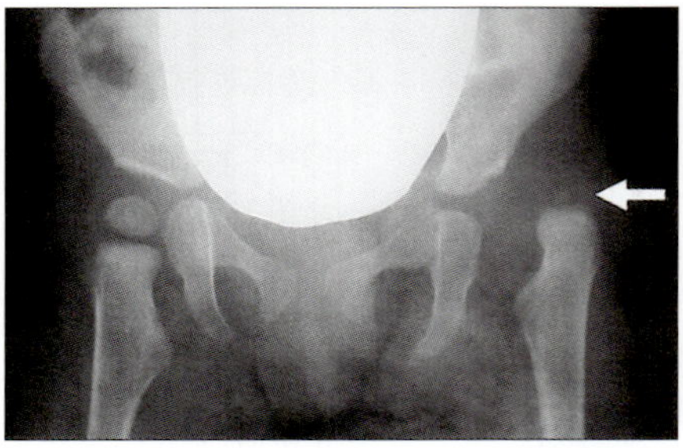

図14-3　発育性股関節形成不全のX線像
矢印で示したのが脱臼した股関節。大腿骨頭は外上方へ転位している。大腿骨頭の発育は，健側よりも遅れている。

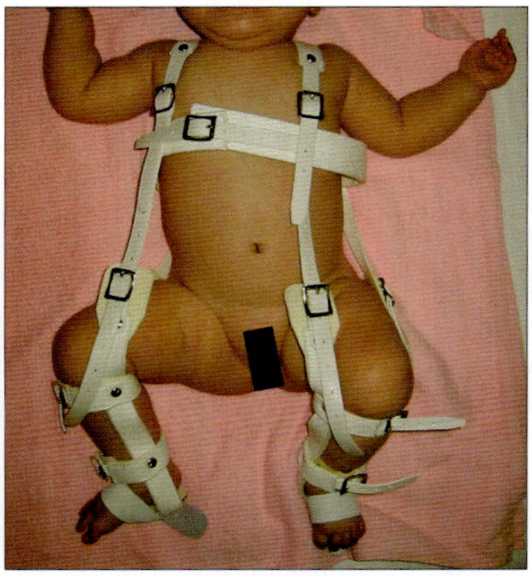

図14-4　リーメンビューゲル装具
発育性股関節形成不全の治療として最も普及している装具である(実際は肌着の上に装用)。

● **症状**　大腿皮溝の非対称や股関節の開排制限がみられる(図14-2)。ただし，両側脱臼例では左右対称の場合が多い。

● **診断**　徒手的に整復したときや脱臼させたときのコクッとした感覚が手に伝わってくれば，脱臼と診断できる(**クリックサイン**)。しかし，徒手的に整復できない例もあり，この場合はクリックサインはなく，X線検査(図14-3)や超音波検査によって診断する。

● **治療**　最も普及しているのは，**リーメンビューゲル**とよばれる装具(図14-4)を用いる治療法である。この装具の着用によって，脱臼が自然に整復されやすく，なおかつ整復位が維持されるような肢位をとらせることができる。装具によって整復位が得られない場合は，牽引や手術によって整復する。

● **治療評価**　整復後数か月の間は，整復位の保持について経過観察を行う。幼児期からは，脱臼の後遺症である臼蓋形成不全症やペルテス Perthes 病様変化(plus)とよばれる大腿骨頭の変形について経過観察を行い，必要があ

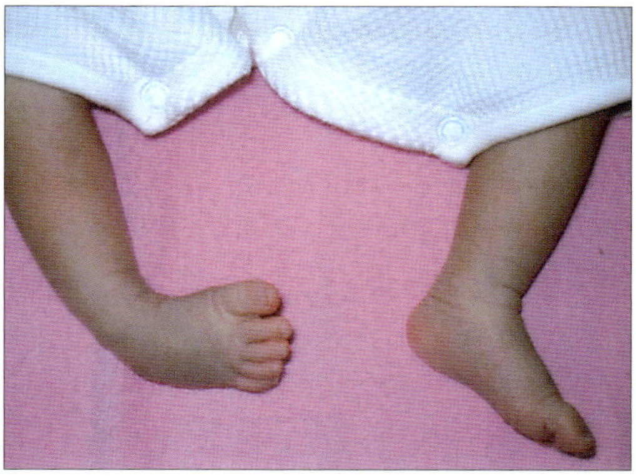

図 14-5　先天性内反足の外観
右足が内反足。内反・尖足・前足部の内転がみられる。

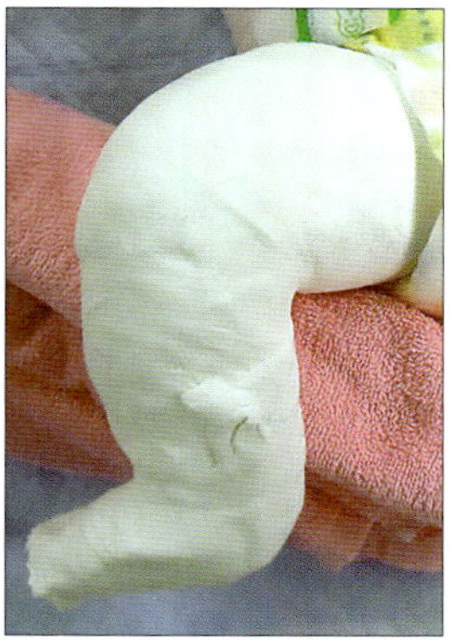

図 14-6　内反足の矯正ギプス
先天性内反足の治療では，ギプスを足に密着させてこまやかな矯正を行うため，石膏ギプスが用いられる。成人の骨折に用いられるプラスチックギプスは水に浸してから巻くが，石膏ギプスは人肌の湯(40℃ 程度)に浸してから巻く。

れば手術を行う。

2 先天性内反足 congenital clubfoot

生下時よりみられる足部の変形で，男児に多い。

症状　内反(ないはん)・尖足(せんそく)変形に加え，前足部の内転変形もみられることが多い(図 14-5)。

診断　まず，見た目の変形により本症を疑う。次に，徒手的に正常な足の位置へ簡単に矯正できるかどうか，また足関節や足部の関節の可動性が十分にあるかどうかを調べる。矯正が困難な場合や，関節の可動性が十分でない場合に先天性内反足と診断する。

治療　新生児期では，まずギプスによる矯正を行う(図 14-6)。また必要に応じてアキレス腱(けん)皮下切腱術も行う。その後，外転装具とよばれる装具による矯正を行う。歩行するようになってからは，靴型装具や足底板(そくていばん)などによる矯正を行う。ギプスや装具により十分に矯正が得られない場合は，手術が必要となる。手術は拘縮のある関節周囲の靱帯や関節包の切離に加え，腱

plus　ペルテス病様変化の予防

発育性股関節形成不全の装具治療で最も注意が必要なのは，大腿骨頭の血流障害による大腿骨頭壊死(ペルテス病様変化)をおこさないように指導することである。整復が得られると患児は患肢を数日間動かさなくなることが多い。この時期には，患児が完全な開排位をとらないように大腿の外側にタオルなどをあてがい，不きげんで激しく泣く場合は向かい合う体勢で抱っこする(コアラ抱っこ)ことが，ペルテス病様変化を防ぐうえで重要と考えられている。

の延長・移行などを行うのが一般的である。最近では，矯正ギプスとアキレス腱皮下切腱術に長期の外転装具治療を組み合わせたポンセティ Ponseti 法とよばれる治療体系が普及している。

● **治療評価**　歩行時の足部の内反と踵部の接地の有無に加え，足関節や足部の関節の可動性，歩行時に外側へ荷重がかたよることによって発生する足底の胼胝(たこ)や痛みなどについて，長期にわたり経過観察を要する。

3 先天性筋性斜頸 congenital muscular torticollis

胸鎖乳突筋の障害によって，生後まもなく頭部が斜めに傾き，頸部の運動制限がみられる。原因は不明であるが，子宮内での圧迫肢位によるとする説が有力である。

● **症状**　異常のある側(患側)の胸鎖乳突筋内に腫瘤(▶図 14-7)または索状物を触れ，健側への側屈制限と患側への回旋制限がみられる。自然肢位は，患側へ側屈しながら健側を向く(▶図 14-8)，胸鎖乳突筋が収縮した肢位と同じである。いつも同じ側を向いて寝るため，斜頭とよばれる頭部変形がみられる。学童期まで自然治癒せず放置された例では，顔面の変形がみられることもある。

● **診断**　斜頸の原因疾患には，骨性斜頸・神経性斜頸・炎症性斜頸・外傷性斜頸・眼性斜頸など数多くあるが，上記所見があれば筋性斜頸と診断される。

● **治療**　多くの場合，1 歳までに自然治癒する。以前はマッサージによる治療も行われていたが，現在は行われていない。生後 6 か月までは胸鎖乳突筋のストレッチが有効とする報告もある。いつも向いている側と反対側を向かせるような工夫を日常生活で行うよう指導したうえで経過を観察し，自然治癒のみられない場合は 2 歳以降で手術を行う。手術は胸鎖乳突筋の筋切離を行う。

● **治療評価**　自然肢位，可動域，顔面側彎の有無などを観察する。自然治

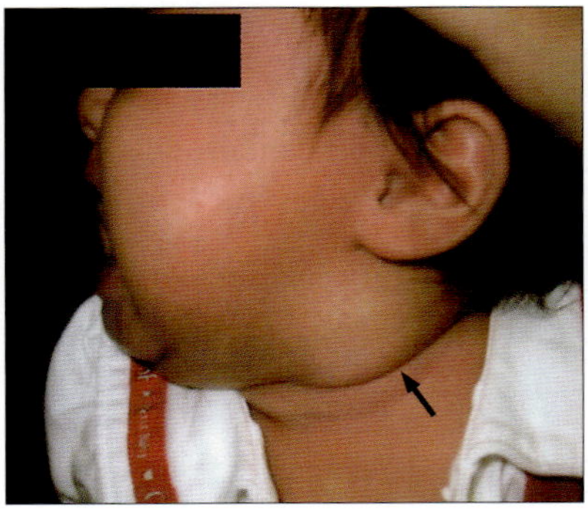

▶図 14-7　筋性斜頸にみられる腫瘤
ビー玉大のかたい腫瘤(矢印)を胸鎖乳突筋の内部に触れる。

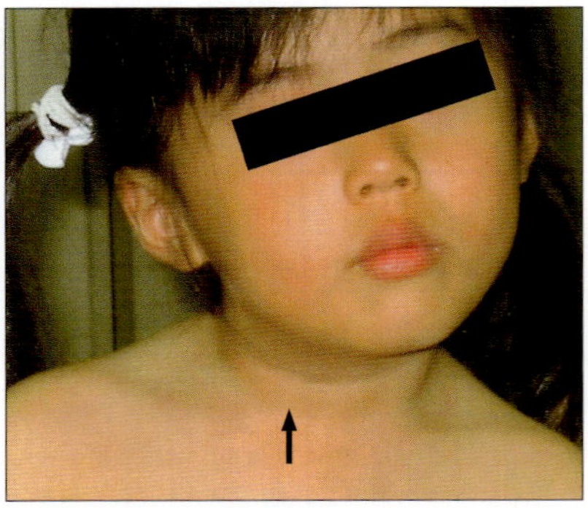

▶図 14-8　右筋性斜頸の自然肢位
矢印は病変部。顔は左を向き，頭は右側へ側屈している。

癒後に再発がみられることもあるので，長期にわたる経過観察が必要である。

4　脊柱側彎症 scoliosis

脊椎が側方に彎曲(わんきょく)する変形で，先天的な骨奇形や神経筋疾患によるものもあるが，多くは原因不明で**特発性脊柱側彎症**とよばれる。小児の特発性脊柱側彎症は発症年齢によって乳幼児側彎症(3 歳以下)，若年性側彎症(思春期前)，思春期側彎症(10 歳以後)に分けられるが，思春期側彎症が最も多く，女子に多い。

● **症状**　高度の側彎症では見かけ上の変形がみられ，整容面で問題となるが，多くの場合は整容上問題がなく，自覚症状もない。まれに重症例において胸郭の変形や気管の走行の異常により呼吸障害を伴う場合もある。

● **診断**　明らかな見かけ上の脊柱変形がみられる場合や，体幹を前屈させたときに背部または腰部の高さの左右差がみられる場合(▶図 14-9)は本症を疑う。X 線撮影によって確定診断が得られる(▶図 14-10)。

● **治療**　軽症例では，成長に伴う側彎の進行について自然経過を観察する。進行例，高度の側彎例では，体幹装具による進行の抑制や，手術による側彎の矯正と脊椎の固定を行う。姿勢がわるいなどの生活習慣が本症の原因となることは医学的には考えにくく，家族への説明は，この点にも留意して行う。

● **治療評価**　X 線撮影によって側彎の程度を評価する。

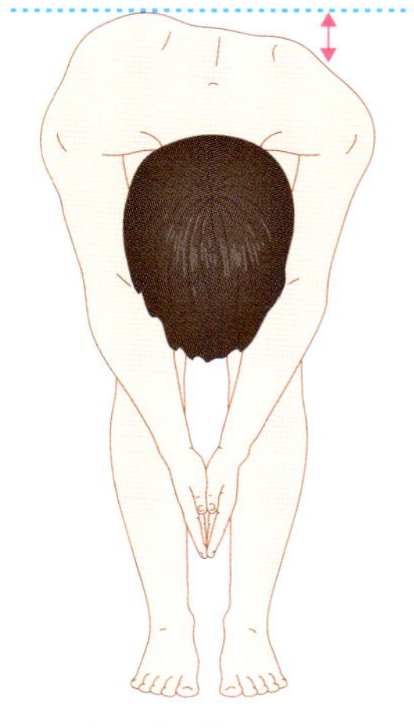

▶図 14-9　肋骨隆起

立位で前屈したときに左右の肋骨の高さが異なり，一方が隆起しているようにみえる。これを肋骨隆起という。脊柱側彎症の診断に有用である。

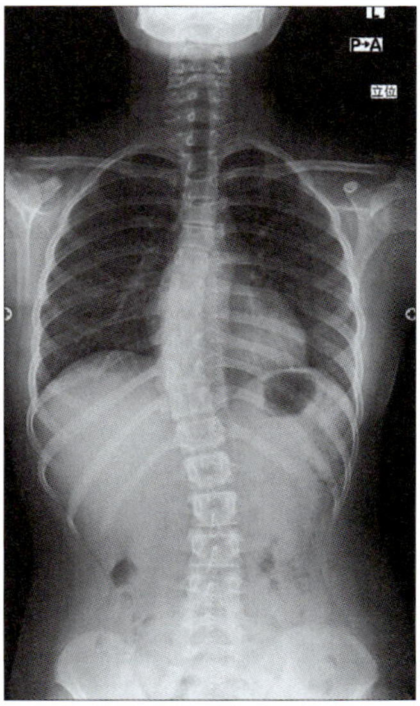

▶図 14-10　特発性脊柱側彎症のX 線像

11 歳女児。思春期の女児に多くみられる原因不明の脊柱変形である。体幹装具による治療が行われた。

5 骨折 fracture

小児の骨折には次のような特徴がある。

(1) 小児の骨は柔軟性があるため，成人の骨折のように完全に骨折部が離開せず，連続性を保ったまま骨折する不全(ふぜん)骨折が多い(図 14-11)。不全骨折には**若木(わかぎ)骨折**・隆起(りゅうき)骨折などがある(表 14-1)。

(2) 骨の癒合が速い。

(3) 変形して癒合しても，ある程度は自家(じか)矯正が期待できる。

(4) 骨が成長する部位の骨折(**骨端線(こつたんせん)損傷**)では，骨癒合後に成長障害がおこる可能性がある。

● **四肢の骨折の牽引療法**　小児の四肢の骨折は成人の骨折に比べて骨癒合

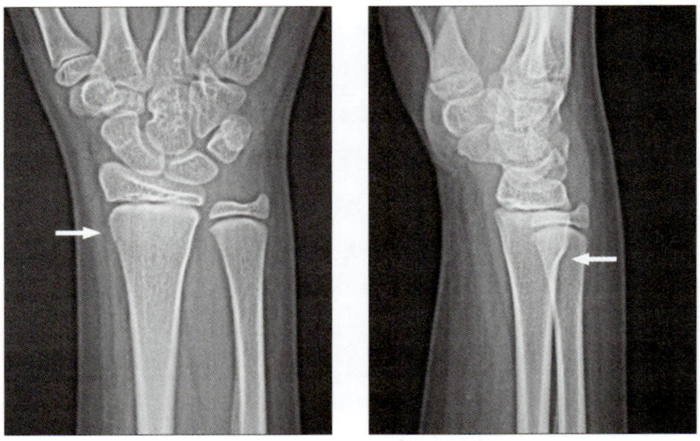

図 14-11　小児の不全骨折
9 歳女児。橈骨の若木骨折。矢印が骨折部。骨皮質が不自然に折れ曲がっている。

表 14-1　小児に特有な不全骨折

種類	特徴
若木骨折	若木が折れ曲がった状態のように，骨皮質が一部連続性を保っている骨折。
竹節状骨折(隆起骨折)	骨に長軸方向の圧力が加わり，骨皮質が全周性に隆起して竹節状になる骨折。
急性塑性変形	単純 X 線画像では明らかな骨折線をみとめないプラスチックを曲げたように変形した不全骨折。尺骨に多くみられ，周辺関節の脱臼を伴うことがある。

plus　分娩骨折 birth fracture

分娩時の外力でおこる骨折で，鎖骨・上腕骨・大腿骨に多い。神経の麻痺がなければ予後は一般に良好である。最も頻度の高い鎖骨骨折は，放置していても自然治癒が期待できる。

が速く，軽度の変形治癒は自家矯正が期待できるため，手術を行わずにギプス固定や牽引療法を行う場合が多い。骨折の牽引には**直達牽引**と**介達牽引**がある。直達牽引は金属の鋼線を骨に直接刺入し，この鋼線を介して牽引を行う（▶図 14-12）。最近は小児骨折専用の手術器具（弾性髄内釘）が開発され，直達牽引が行われることは非常に少なくなった。介達牽引は皮膚に牽引用のバンドをあて，このバンドの上から弾性包帯を巻いて固定し，バンドと連結したひもの先に滑車を介して重錘をつけることによって持続的に牽引を行う（▶図 14-13）。鋼線を刺入しないため感染のリスクはないが，皮膚を介して牽引するため水疱形成や褥瘡を生じるリスクがある。弾性包帯がゆるまないよう最低でも1日1回は巻き直す必要がある。治療目的の理解できない5歳以下の乳幼児に牽引を行う際には，抑制ジャケットなどによる体幹の抑制を必要に応じて行う。

● **骨折治療の合併症**　ギプスがきつく巻かれたり，ギプス固定後の腫脹によりギプスがきつくなると血液循環障害が生じ，**フォルクマン** Volkmann **拘縮**とよばれる重大な後遺症をきたすことがある。上腕骨顆上骨折などの上肢の骨折に対するギプス治療後に，フォルクマン拘縮がおこると手指が屈曲位で拘縮し，著しい機能障害をきたす。ギプス固定中に**4P**（痛み pain，知覚異常 paresthesia，麻痺 paralysis，脈拍消失 pulselessness）とよばれる危険な徴候があらわれたら，ただちにギプス固定の解除を含めた適切な治療を行う必要がある。

plus　上腕骨顆上骨折 supracondylar humeral fracture

上腕骨遠位部の骨折で，肘をのばして手をついた場合に生ずることが多い（▶図 a）。骨折部は不安定で肘部の腫脹と異常可動性がみられる。正中神経・橈骨神経・尺骨神経など，肘部を通る神経の麻痺を合併する場合がある。治療は，転位の小さい場合はギプス固定，大きい場合は介達牽引や手術（骨接合術，▶図 b）を行う。

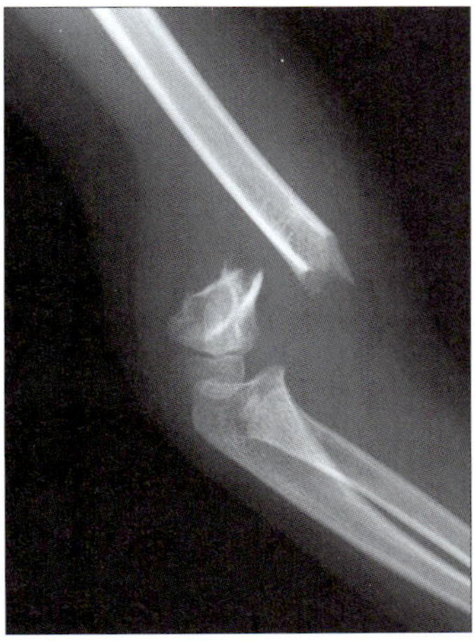

▶図 a. 受傷直後

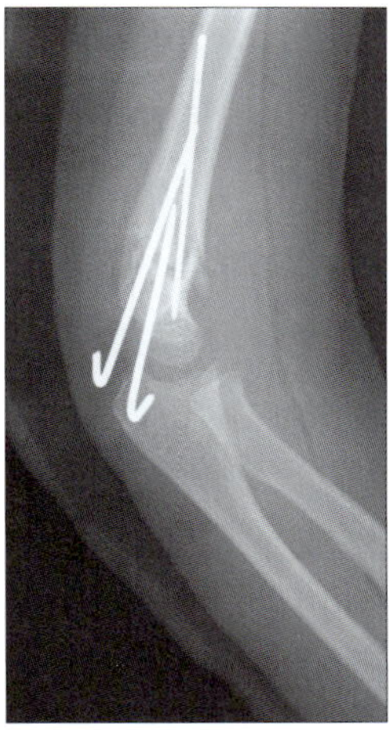

▶図 b. 骨接合術後

6歳女児。雲梯から転落受傷。全身麻酔下に徒手整復後，鋼線で固定し，さらにギプス固定を行った。術後はベッド上では患肢を挙上し，歩行時は三角巾を用いた。食事は健側の手を使用し，入浴時はギプスをぬらさないようビニールでおおった。

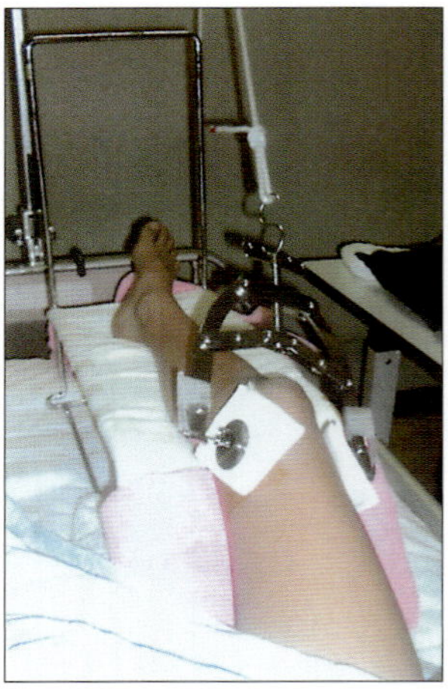

図 14-12　直達牽引による治療
右大腿骨骨折(近位部)の治療のため，大腿骨の遠位部に刺入した鋼線を用いて牽引しているところ。11 歳女児。

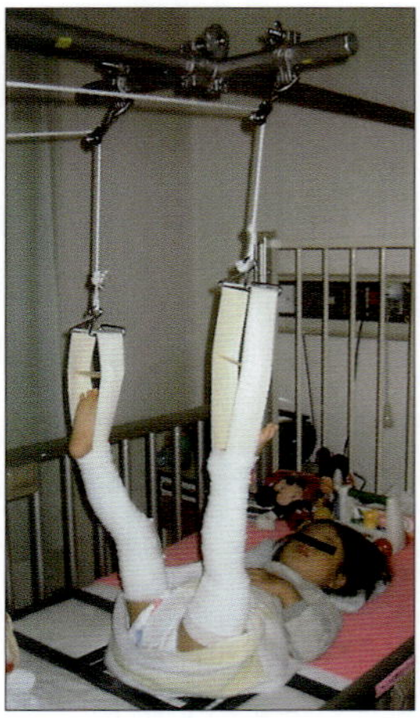

図 14-13　介達牽引による治療
左大腿骨骨折の治療のため，皮膚に密着するバンドをあてた上に包帯を巻いて牽引しているところ。2 歳女児。

6　その他

1　成長痛 growing pain

2 歳から 10 歳くらいまでの小児が，特別な病気に罹患していないのに，就寝前や起床時に下肢(おもに膝や下腿周辺)の痛みを訴えることがある。これを**成長痛**という。激しく泣く場合が多いが，いったん症状がおさまると，なにごともなかったかのように元気になる。日中はほとんど症状がみられず，ふつうに歩行できる。痛みは毎日ではなく，通常は痛みのない日のほうが多い。原因はいまだに解明されていないが，骨成長に伴う骨痛，筋肉の伸張痛とする学説が有力である。放置しても数年で症状はみられなくなる。

成長痛への対応としては，痛みの部位を母親にやさしくさすってもらうことが，精神的な効果も考慮すると，最良ではないかと考えられる。

2　化膿性関節炎 septic arthritis

関節内に細菌感染がおこる疾患で，乳幼児の股関節に多い。感染経路は明らかでない場合が多く，血行性の感染が多いものと考えられている。手術や手術に準じた方法で緊急に排膿(はいのう)し，関節を洗浄することが必要であり，治療の遅れや不十分な治療により重大な後遺症を残す場合が少なくない。

3　大腿四頭筋拘縮症 quadriceps contracture，三角筋拘縮症 deltoid contracture

小児期における大腿前面(大腿四頭筋)への筋肉内注射や，肩(三角筋)への筋肉内注射によっておこる筋肉の障害で，成長とともに膝や肩の運動障害が生ずる。このような疾患を避けるため，大腿前面への筋肉内注射は推奨されない。また，注入量の多い筋肉内注射は，殿筋の腹側(前方)部分に行うことが推奨される。

4 骨形成不全症 osteogenesis imperfecta

生まれつき骨が弱く骨折を繰り返す先天性疾患で，重症例では胎児期の骨折により出生時から四肢の変形がみられる。入院中，適切な看護を行っていても，新たな骨折が生じることもあるので，十分な病態説明をすることが大切である。乳児期からの薬物治療や幼児期以降での手術治療(髄内釘の挿入)が行われる。

5 軟骨無形成症 achondroplasia

生まれつき四肢が短い先天性疾患で，頭部が大きく前額部(ぜんがく)が突出した特有の顔貌(がんぼう)がみられる。本症が疑われたら，大後頭孔狭窄(だいこうとうこうきょうさく)による水頭症(すいとうしょう)や呼吸麻痺のリスクについて専門医の評価が必要である。低身長・四肢短縮に対しては，成長ホルモンによる治療が行われてきたが，その効果が小さいことから，現在は骨延長術がおもな治療手段となっている。

C 疾患をもった子どもの看護

1 発育性股関節形成不全の子どもの看護

発育性股関節形成不全の原因は，先天性・胎内性のものから，周産期の分娩位，下肢関節包の弛緩に続く出生後の下肢伸展位といった育児環境など，多因子が関与している。出生後の子どもの抱き方やおむつのあて方，衣服の形態や着せ方などを通した良肢位の保持が，予防的なかかわりとして重要である。

一方，罹患した場合には，早期発見が治癒の可能性を引き上げる。そのため，新生児期から大腿皮膚溝，下肢の長さ，動きの左右差や，開排制限，クリックサイン，斜位姿勢などに注目していく。看護師は，親や保育機関などへの早期発見や育児上の注意点に関する情報提供など，予防的な取り組みも支援していく。

1 新生児期の看護

発育性股関節形成不全によって子どもが痛みを感じ，きげんをそこねたり泣くことはまれなので，子どもの様子の変化から脱臼を疑うことはむずかしい。また，新生児期では開排制限が顕著ではないため，早期発見には左右差やクリックサインなどをていねいに観察する必要がある。脱臼の有無にかかわらず，良肢位の保持が股関節脱臼の予防にも自然整復にも効果を示す。

看護師は，子どもの下肢を締めつけるような服装や厚着をさせて下肢の動きを制限したり，伸展させつづけてしまうようなことがなく，おむつをあてるときや抱くときに股関節の開排位保持に気を配れるよう家族の育児を支援する。

2 リーメンビューゲル装着時の看護

生後3か月程度以降を目途に，それまでに股関節脱臼の自然整復が得られておらず，そして亜脱臼または脱臼の程度が弱い場合には，リーメンビューゲルを用いた治療の適応となる(▶392ページ，図14-4)。

リーメンビューゲルは終日装着し，約3か月間外来通院にて治療を継続する。リーメンビューゲルを装着して長さを調節したあと，入浴時などに着脱可能となるようにベルトの位置に印をつける。リーメンビューゲル開始後数日の間に脱臼は整復されるが，そのときに子どもは少々痛みを感じて泣くことがある。そのため，看護師は子どもの様子に家族がとまどうことなく対応できるよう，あらかじめ必要な情報を共有しながら支援していく。

その他，入浴・清拭の適応と方法，おむつ・衣服の種類やサイズの選択と着せ方など，治療が順調に進むよう支援していく。さらにベルトによる皮膚損傷，とくに膝の裏や足部は損傷しやすいため，看護師は，家族が継続的に子どもの皮膚の状態を観察したり，布材をはさんで損傷を予防できるように支援する。

リーメンビューゲルによって整復が得られたあとも不安定性が出現する可能性があるため，就学以降も外来で経過を追う。子どもと家族によっては，完治までの道のりは長く感じるかもしれない。そのため看護師は，子どもと家族の気持ちに寄り添い，子どもが過剰な活動制限をしいられることなく，その子らしく順調に成長・発達していくことができるように日常生活状況の共有をはかりながら支援していく。

3 牽引療法・手術療法時の看護

中程度以上の完全脱臼は，開排位持続牽引法などの牽引法の適応となる。この方法は，筋緊張の緩和を目的とした水平牽引に始まり，骨頭と臼蓋の位置の修正と，その次の脱臼の整復を目的とした開排位牽引，股関節の安定性を得るためのギプス固定，リーメンビューゲルなどを用いた関節の発育促進からなる(▶図14-14)。

初期段階で治療効果の促進を目的に，徒手的な牽引を行うことがある。開排位持続牽引法で整復が成立しない場合は，全身麻酔下での徒手整復術や観血的整復術の適応となる。

治療過程で，子どもは体動制限に伴うストレスや整復時の痛みから，泣いたりきげんをわるくすることがある。看護師は，治療が順調に進んでいるかどうか，身体面のアセスメントを第一に，子どもを抱っこしてあやしたり授乳をしてよい段階とそうでないときの工夫など，家族と協力しながら子どもの治療過程を支えていく。

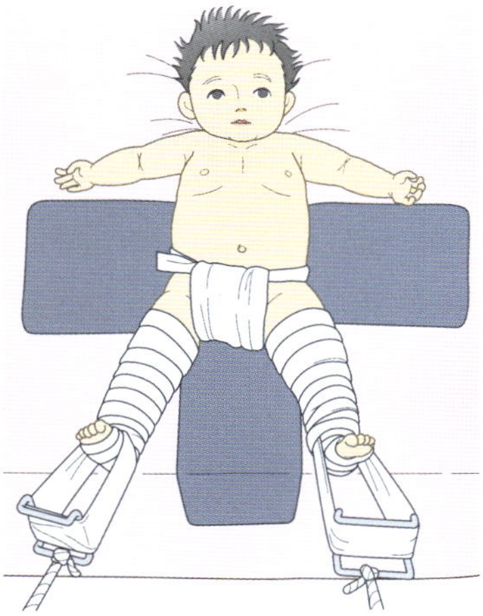

a．水平牽引
下肢を伸展位にして，下方に牽引する。

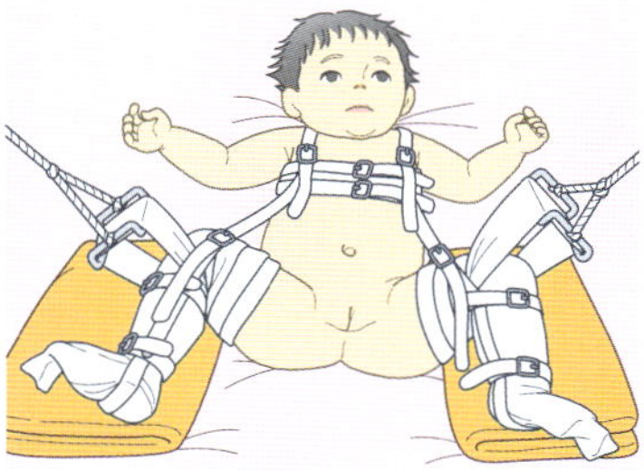

b．開排牽引 1
リーメンビューゲルを装着し，下肢を曲げて開いた状態で牽引を行う。大腿骨頭を外方に引き出す。

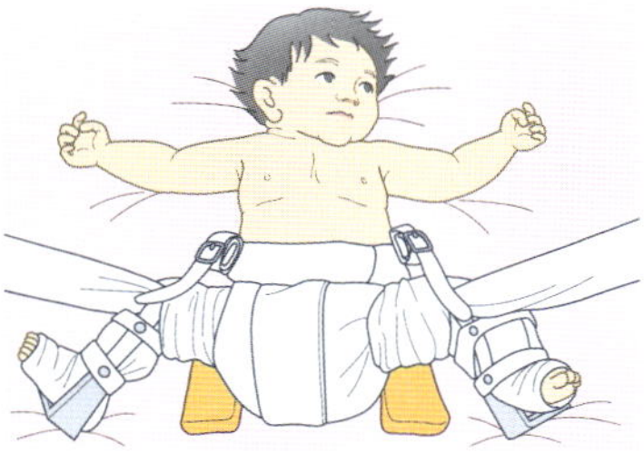

c．開排牽引 2
骨頭を臼蓋底に移動させる。

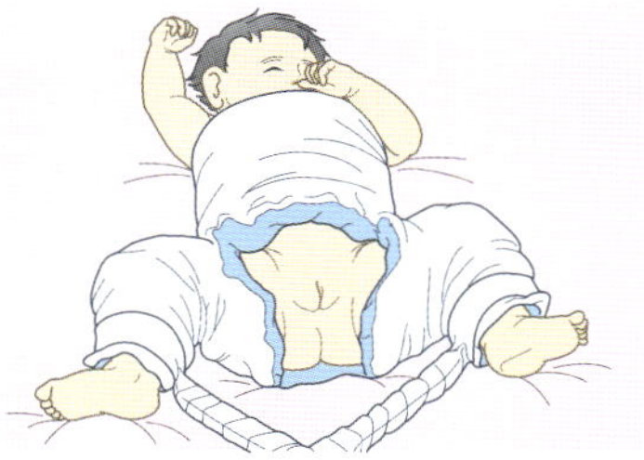

d．ギプス固定

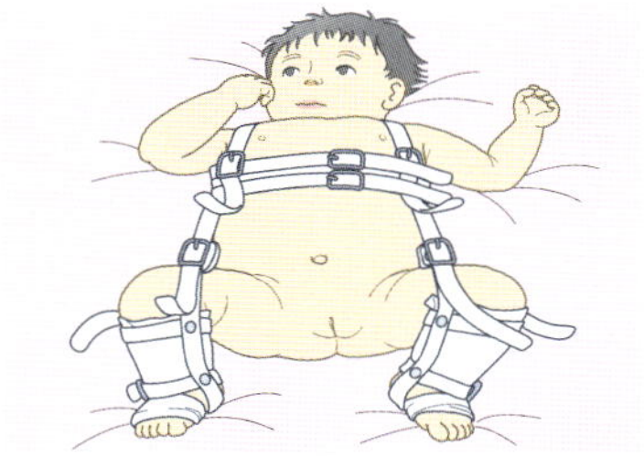

e．リーメンビューゲル装着
自動運動により関節の発育を促す。

図 14-14　開排位持続牽引

治療終了後も，子どもは再発やペルテス病様変化，臼蓋形成不全といった合併症発症のリスクをかかえていく。しかし，そのようななかにあってもその子らしく順調に成長・発達していくことができるように，看護師は家族と日常生活状況などの情報を共有しながら支援していく。

2　先天性内反足の子どもの看護

この疾患のある子どもには，出生時より徒手矯正できない足の内反・内転・尖足・凹（おう）足があるため，すぐに家族が子どもの下肢の異常に気づくことが多い。看護師は，余計な不安をあおることなく家族の気持ちをくみとり，必要な情報共有をはかりながら，子どもが適切な治療を行えるよう支援していく。

外来通院で治療を行うため，家族が主体となって長期にわたる治療過程をのりこえていくことができるよう支援していく。また，長期の下肢体動制限があるなかでも，子どもが健やかに自分らしく成長・発達していくことができるよう支援していくことが重要である。

1 徒手矯正・ギプス固定療法時の看護

約1週間ごとに徒手矯正をしたうえでのギプス固定を，合計数回，2〜3か月にわたって実施する。その後，尖足に対して，局所麻酔下でアキレス腱皮下切腱術を行い，再びギプス固定を行う場合がある。看護師は，徒手矯正とギプス固定が正確に行われるように子どもを支援する。また，家庭においてギプス装着中の子どもの世話をしていく家族が，身体状況のアセスメントや家庭環境の整備を行っていけるよう，看護師は必要な情報共有をはかり，家族の取り組みを支えていく。

2 装具療法中の看護

徒手とギプス固定による矯正療法の終了後，矯正位の維持を目的に，デニス-ブラウン副子(ふくし)を用いた治療を行う。デニス-ブラウン副子はできる限りの終日装着をおよそ3か月間を目安に行い，その後は夜間のみの装着をおよそ3歳前後まで続ける。デニス-ブラウン療法と平行して，歩行開始後から矯正靴や足底挿板の使用を開始する。多くの子どもは小学校を卒業するころまで矯正靴を使用する。

子どもにとって，装具を着用した生活は不便さやストレスも強く，装着をいやがる場合も多い。看護師は，こうした子どもの心情をくみながら，子どもの治療に対する主体的な取り組みを支えていく。また，家庭において子どもの世話をしていく家族の困難感や不安にも注目し，具体的に必要な支援を見きわめ行っていく。

3 先天性筋性斜頸の子どもの看護

先天性筋性斜頸は，1歳までに約90%の患児が自然治癒する。現在では徒手矯正やマッサージは行われていない。子どもには，外来を定期的に受診してもらい，胸鎖乳突筋部腫瘤や斜頸の程度，二次的な頭部や顔面の変形の有無などを観察していく。看護師は，患側腫瘤とその周囲に無理な刺激を与えず，二次的な変形を予防するために，家族が日常生活のなかでの育児の一環として，子どもが顔を向けやすい側（健側）と逆の方向（患側）を向く機会をつくっていくことができるよう支援する。

1歳以降も，成長に伴い自然治癒する場合が多いが，外見上の問題や二次的変形について家族と相談し，2〜3歳を目途に胸鎖乳突筋の腱切離術などの手術療法が適応となることがある。看護師は，子どものより健やかな成長・発達について家族と考えを深め，彼らの意思決定を支えていく。

4 特発性脊柱側彎症の子どもの看護

乳幼児側彎症の場合，自然治癒することも少なくないが，進行性のものもあるため定期的な観察が必要である。若年性や，最も発生頻度の高い思春期側彎症は進行性であることが多い。この場合，子どもが背中や腰部の痛みを訴えてというよりも，学校の検診での指摘や家族が子どもの姿勢のアンバランスを心配して受診にいたる場合が多い。

子どもや家族が，本症発症までの姿勢のわるさや生活習慣を悔いる傾向にあるが，看護師は，そのようなことが原因とはならないといった正確な情報を伝え，子どもと家族が自尊心をそこなうことがないよう支援する。

本症は思春期の女子に多く，背部の隆起など外見上の変形が心因性のストレスとなりやすい。また，長期にわたる終日の装具装着は，それだけで負担となるうえに，装具の一部が他者に見えてしまう場合があるなどの外見上の問題から，装着が習慣づかなかったり，拒否にいたってしまうおそれがある。看護師は家族の協力を得ながら，子どもの心理状態をていねいにくみとり，疾患や装具装着に対する受けとめや理解，思いの共有をはかり，その子の主体的な治療への取り組みを継続的に支えていく。

5 骨折した子どもの看護

子どもの骨折は，骨構造の違いから成人の場合とは異なる対応が必要である。子どもの骨は弾性に富んでいるため，若木骨折・竹節骨折といった不全骨折や，急性塑性変形をおこしやすい。また，骨膜が厚く強靱で血行が豊富であるため，成人に比べて骨折時の転位(骨がずれて曲がること)が少なく，骨膜性仮骨の形成が迅速で，骨癒合が速い。さらに，**自家矯正能力** remodeling が高く，骨折後に転位したまま癒合した場合であっても，矯正されて変形や機能障害を残すことなく治癒する場合が少なくない。

子どもの骨の最大の特徴は成長過程にあることである。子どもには，骨端と骨幹の間にある軟骨板で，骨が長軸方向に伸長する部位であり，成長(骨端)板ともよばれる骨端軟骨が存在する。骨端軟骨は骨のなかで最も脆弱(ぜいじゃく)であり，この部位が損傷すると成長障害や変形などが生じるおそれがある。

子どもは，前記した骨構造の特徴と，年齢によっては痛みや不快といった訴えがくみとられにくいこととが重なり，骨折が見すごされてしまったり，単なる打撲や挫傷として手当てされてしまう危険性がある。多くは，その後問題なく回復するものと考えられているが，なかには神経障害や循環障害をおこしたり，その後の骨の成長障害や変形といった重大な合併症をきたすおそれがあるため注意が必要である。

● **発症時期** 子どもの骨折は，からだを動かして遊んだり，運動をしている場での転倒などをきっかけに発症することが多い。また，外で活発に活動できる春・秋に多いといった季節的傾向もある。幼少児は，その活動様式から上下肢，とくに手指や，手首，肘関節，上腕各所の骨折をきたす場合が多いが，屋外でからだを動かす機会が増える年代になると，大腿や下腿の骨折も増えていく。思春期には，スポーツなどで局所に反復するストレスがかかるためにおこる疲労骨折も多く発症する。骨折の部位や，その他の総合的な所見から，被虐待児症候群を疑う場合もある。

● 看護師の役割　看護師は，骨折した部位の安静の確保と合併症の回避・予防，疼痛緩和をはかり，その後の順調な回復と成長・発達を支援していく。また，子どもが骨折したことでいだく恐怖心や，クラブ活動に参加できなくなること，まわりと同じ活動ができなくなるといった，学校や社会活動上の制限が与える心理的影響について，家族の協力を得ながらていねいにみていき，子どもの自尊心を支えていく。さらに，子どもが受傷した場合に迅速で適切な対応を受けることができるよう，看護師みずからだけでなく，家庭や保育・教育機関にその方法を広く啓発していく役割も担う。

1　受傷時の看護

子どもが受傷部位を動かすことで痛みを訴えるときや圧痛があるとき，痛みを避けるために受傷部位周辺を故意に動かさないときなどは，骨折を疑い応急処置をする。不全骨折などでは安静時にあまり痛がる様子が見受けられないこともあるが，圧痛を確認し，受診をすすめる。骨折を疑う部位には，副子やそれにかわる物を添えて安静を保ち，すみやかに受診できるよう支援する。また，骨折を疑う部位の末梢の可動性や知覚，皮膚色や脈拍を観察し，神経損傷や循環障害といった合併症の有無をアセスメントする。

受傷時，子どもは痛みによる苦痛からだけでなく，突然のできごとや，急に処置され病院につれていかれることなどに心理的負担をいだき，動揺する。周囲があわてて子どもの不安や恐怖心をあおることなく，落ち着いてすみやかに対応するよう心がけていく。看護師は，子どもの全身状態と局所症状をアセスメントしながらも，子どもの心理的負担の軽減をはかっていく。

子どもは受診後，診察の一環ですみやかにX線撮影に向かう。看護師は，受傷部位の安静を保ちながら，正確な撮影ができるよう，子どもの心身を支える。また，子どもの受傷部位の腫脹や変形，出血，痛み・圧痛，知覚，しびれ感，末梢の脈拍欠如，近隣関節の機能障害の有無と程度を継続して観察していく。

重大な合併症として，上腕骨顆上骨折などで問題となるフォルクマン拘縮に代表される阻血性拘縮や，各骨折部位に特異な神経損傷の危険性などがあり，迅速な観察と評価が必要である。また，骨折の部位や程度によっては，出血性ショックに陥ることもあるため，全身状態を継続的にアセスメントしていく。

2　整復・固定時の看護

子どもの骨折に対する整復は，前述した骨構造の特徴により不全骨折が多いことや，高い治癒力と自家矯正力が期待できるため，また，骨端軟骨の損傷を避けるため，徒手整復や牽引療法または両療法を組み合わせた保存療法が原則である。一方，骨端軟骨を含む骨折や，保存療法と自家矯正能の範疇をこえた転位や変形には手術療法(観血的療法)が適応となる。

整復後はギプスによる固定を行う。看護師は，ギプス装着中の子どもの看護(▶390ページ)を，家で子どもと過ごす家族と協働して実施していく。ギプス固定中も，固定部以外の部位の運動器機能をできるだけ維持し，発達していけるように支援する。

ギプス固定終了後は，関節可動域と筋力の回復のためにリハビリテーションを要する場合があるが，子どもではとくにそのために受診をせず，日常生活動作のなかで回復していけるよう支援していく場合が多い。

いずれの治療過程においても，看護師は子どもの骨の状態や治療の方法についての受けとめと理解を支え，痛みや制限を伴うなかで，その子ができるだけ自尊心をまもり，主体的に治療に取り組むことができるように支援していく。

work　復習と課題

❶ 運動器疾患をもつ子どもの看護として，牽引療法・ギプス療法がよく行われる。牽引療法を受けている子どもの看護と，ギプス療法を受けている子どもの看護の共通点と相違点について整理してみよう。

❷ 子どもの骨折の特徴について理解し，それが治療や看護に及ぼす影響についてあげてみよう。

参考文献

1. 浅野みどりほか編：発達段階からみた 小児看護過程＋病態関連図，第4版．医学書院，2021.
2. 日本小児整形外科学会教育研修委員会：小児整形外科テキスト，第2版．メジカルビュー社，2016.
3. 冨士武史：整形外科看護の知識と実際．メディカ出版，2009.
4. 松井宣夫・平澤泰介監修：整形外科術前・術後のマネジメント，第2版．医学書院，2005.

第 15 章

皮膚疾患と看護

A　看護総論

皮膚疾患には，母斑（ぼはん）のように先天的なものと，湿疹や感染症のように後天的なものがあり，治療的側面からみると，数回の手術を要するものや長期的な管理を要するもの，薬物療法で短期間に治癒するものがある。

母斑や傷などのある「疾患固有の容貌（ようぼう）」をもつ人は，その容貌が治療の対象でありながらも障害ではなくふつうでもない「どっちつかずさ」をかかえているといわれている[1)]。

皮膚疾患は，外見上の問題のため，子どもや家族が悩む場合もある。幼児後期になると自己概念が発達し，他者との違いに気がついたり比較したりするようになる。皮膚疾患をもつ子どもは，じっと見られる経験をしたり，友人との比較や友人の言動により自分の容貌を意識するようになる。成長・発達の途上にあり，自己概念が不安定な小児期は，周囲の人々の思いやはたらきかけに影響されやすい。家族や周囲の人々が疾患やそれに伴う容貌，疾患管理を肯定的にとらえていれば，子どもは精神的に安定し，自分自身を肯定的にとらえることができる。逆に周囲の人が「かわいそう」「隠したい」など，否定的にとらえていたりタブー視したりしていると，子どもは話題にしてはいけないと思い，自尊感情の低下につながるおそれがある。そのような場合，思春期になっても親に悩みを打ち明けることがむずかしく，心理社会的な問題をきたすこともある。

看護師は，家族がありのままの子どもを受けとめ，前向きに疾患をとらえて治療を受けられるように正しい情報を提供し，心理的な援助をすることが大切である。そして子どもの成長に伴って直面する問題に対し，子どもや家族の思いを聞き，ともに取り組んでいく姿勢が大切である。

B　おもな疾患

1　母斑 nevus

生来性の皮膚の色や形の異常を**母斑**とよぶ。以下に代表的なものを示す。

1　血管腫 hemangioma

◆ 乳児血管腫 infantile hemangioma

乳児の1％にみられ，**血管腫**（いわゆる「赤あざ」）の半数はこれにあたる。

1）松本学：見た目の違いのある人びとと看護職とのかかわりのために 当事者が直面する困難から．小児看護，25(7)：880-884，2002.

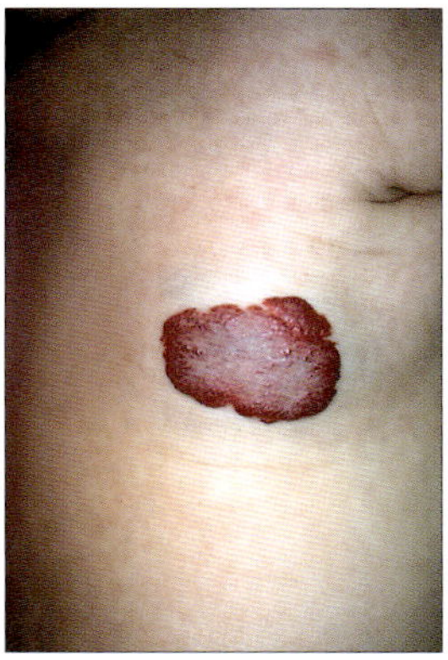

図 15-1　乳児血管腫
7 か月，男児。

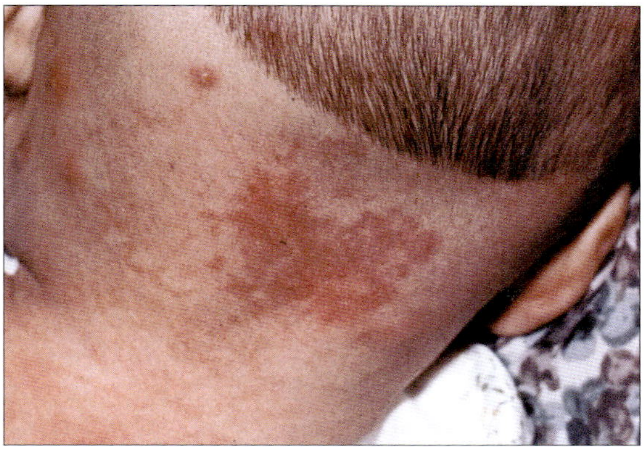

図 15-2　ウンナ母斑
5 か月，女児。

その外観から以前は苺状血管腫とよばれていた(図 15-1)。生後数週から3か月の間に赤色の扁平局面として出現し，やがて急速に隆起・増大する。学童期までに自然退縮する傾向にあるが，その際皮膚に醜形を残すことがある。

経過観察が基本方針であり(いわゆる wait and see policy)，顔面で巨大なもの，出血を繰り返すもの，骨・眼・気道に圧迫症状が強い場合には，プロプラノロール塩酸塩が投与される。発症初期からのレーザー照射も有効である。

単純性血管腫 hemangioma simplex (ポートワイン母斑 portwine stain)

出生時すでに存在する暗赤色の斑で，盛り上がることはない。毛細血管の拡張が主たる病態で，自然治癒することはない。早期のレーザー照射が有効である。

正中部母斑(サーモンパッチ salmon patch)

新生児期から乳児期にかけて出現し，眉間・眼瞼内側・額部・項部に好発する，淡紅色・境界不明瞭な斑である。生後1年半以内に自然消退する。項部・前額のものは成人になるまで残りやすい(**ウンナ母斑**，図 15-2)。

海綿状血管腫 cavernous hemangioma

柔軟な皮下腫瘤で，生下時より存在する。しばしば外科的切除の適応となる。

2 扁平母斑 nevus spilus

いわゆる「茶あざ」である。出生時あるいは乳児期に出現する茶褐色，扁平な色素斑である。新生児期から 0.5 cm 以上の扁平母斑(**カフェオレ斑**)が6個以上あれば，全身疾患(フォン-レックリングハウゼン病)の部分症状である可能性を考える。

レーザー治療は再発例が多い。切除あるいは皮膚削り術が行われることもある。

3 太田母斑 nevus of Ohta

いわゆる「青あざ」である。生後1歳前後(早発型)，あるいは思春期(遅発型)に発症する三叉(さんさ)神経第1・2枝領域(眼瞼・頬部・額部)の褐青色斑である。通常は片側性で，日本人に多い。レーザー照射が有効である。

4 蒙古斑 mongolian spot

出生時あるいは生後1か月前後に，仙骨部・尾骨部に出現する手のひら大までの青色斑である。黄色人種はほぼ100％にみられる。大部分は10歳までに消失する。その他の部位のもの(**異所性蒙古斑**(いしょせいもうこはん))は消退する傾向が少ないので，レーザー治療の適応となる。

5 色素性母斑(母斑細胞母斑) nevus pigmentosus

身体のどの部位にも生じる，茶褐色あるいは黒色の色素斑，小腫瘤である。多くは後天性に生じる。組織学的に母斑細胞の存在部位から，表皮型・真皮型・混合型に分類される。

治療は切除術が施行される。先天性で巨大なものはがん化の危険があるので注意が必要である。

2 魚鱗癬 ichthyosis

皮膚がザラザラした外観となり，その上にたまった過剰な角質(鱗屑(りんせつ))が膜状になり，一見「魚のうろこ」を思わせる皮膚変化が生じる疾患の総称である。先天性と後天性に分けられ，精神・発達・運動障害を伴う特殊型もある(魚鱗癬(ぎょりんせん)症候群)。

先天性は皮膚が分化(角化)する過程に必要な因子が，遺伝的に欠損することにより発症する。角質溶解剤や尿素軟膏(なんこう)で対応するが，難治性で患児や親に対する精神的なケアも重要である。

以下に先天性の代表的な病型をあげる。

1 尋常性魚鱗癬 ichthyosis vulgaris

小葉状の鱗屑が乳幼児期に出現して，徐々に進行する(▶図15-3)。思春期を過ぎれば軽快傾向を示す。四肢伸側・軀幹(くかん)が主たる病変部位で，肘窩(ちゅうか)・膝窩(しつか)は通常おかされない。

2 先天性魚鱗癬様紅皮症 congenital ichthyosiform erythroderma

出生時すでに皮膚は葉状の鱗屑におおわれている。その後，水疱型(すいほうがた)では水

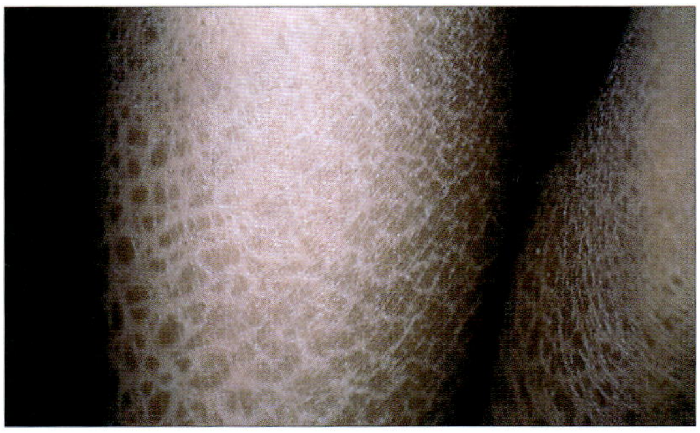

▶図 15-3　尋常性魚鱗癬
5歳，男児。

疱形成を繰り返し，鱗屑がしだいに厚くなり，疣(いぼ)状となる。びまん性の潮紅がみられ，特有の臭気を放つ。非水疱型では耳の変形や手足の肥厚が著明である。

3 汗疹 miliaria

いわゆる「あせも」である。梅雨から夏にかけて乳幼児に好発する。異常のある部位の深さにより，**水晶様汗疹**(角層内の汗孔の閉塞)，**紅色汗疹**(表皮上層の汗管の閉塞)，**深在性汗疹**(表皮下層～真皮の汗管の閉塞)に分けられる。

熱性疾患や，高温多湿の環境での多汗により，半米粒大～米粒大の漿液性小丘疹が顔面や胸背部に多発する。涼しく，通気性のよい環境に皮膚を保てば，皮疹はすぐに消失する。長期間放置して湿疹化あるいは膿疱化した場合には，外用治療(ステロイド薬・抗菌薬)が必要になる。

疼痛を伴う発赤・硬結・小膿瘍が，頭部・顔面に多発すれば(**乳児多発性汗腺膿瘍**，いわゆる「あせものより」)，抗菌薬の全身投与や切開排膿などの処置が必要となる。

4 湿疹・皮膚炎群

1 アトピー性皮膚炎 atopic dermatitis

アトピー性皮膚炎は「かゆみがあり増悪・寛解を繰り返す湿疹を主病変とする疾患であり，患者の多くはアトピー素因をもつ」と定義される。▶表15-1 に診断基準を示すが，その病態は角層のバリア機能の障害によるドライスキンと皮膚アレルギーである。

アトピー素因とは，①アトピー性皮膚炎・気管支喘息・アレルギー性鼻炎の家族歴，既往歴をもつ，②IgE 抗体を産生しやすい，の2つを合わせもつ体質である(▶105ページ)。

表 15-1　アトピー性皮膚炎の診断基準(日本皮膚科学会，2021)

1　瘙痒
2　特徴的皮疹と分布
　　皮疹は湿疹病変
　　左右対称性の分布
　　年齢による特徴
3　慢性・反復性の経過
　　乳児では 2 か月以上，その他は 6 か月以上

上記の 3 項目を満たすものを，症状の軽重を問わずアトピー性皮膚炎と診断する。
4　参考項目
　　本人または家族のアトピー性疾患の合併
　　血清 IgE 高値，鳥肌様皮膚

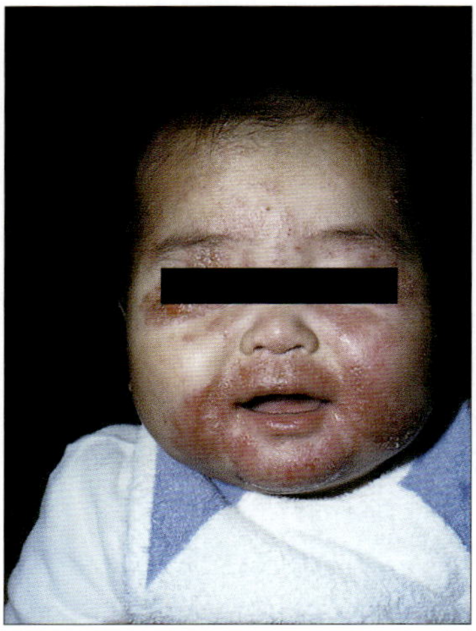

図 15-4　アトピー性皮膚炎
8 か月，男児。

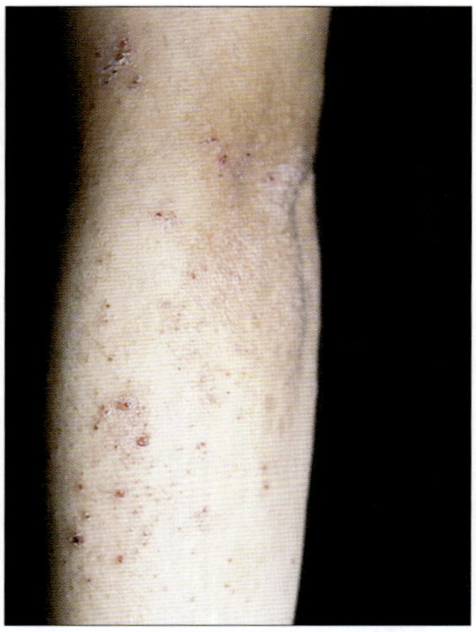

図 15-5　小児乾燥型湿疹
8 歳，男児。

現代の生活環境や生活習慣(大気汚染，気密性・高温多湿の生活環境，ストレス)により，とくに都市部でアトピー性皮膚炎の患者数が増加してきている。小児例の多くは学童後期までに軽快するが，思春期になっても治らず，成人型に移行する症例が近年増えている。

● **皮膚症状**　年齢により特徴的な症状を呈する。

1 乳児期　生後 2〜6 か月ごろから，口囲・頰・顎・頸部・頭部に湿潤性皮疹が出現し，しだいに軀幹・四肢へと広がっていく(図 15-4)。

2 幼小児期　四肢の屈曲部(肘・膝)の湿疹性病変が著明になる。慢性化すると，皮膚の肥厚(苔癬化)が徐々に進行する。体幹・四肢の皮膚は乾燥化が進み，鳥肌だった様相(アトピー皮膚)や，瘙痒性局面(小児乾燥型湿疹，図 15-5)を形成する。その他，耳切れ，手背・足背・膝頭の難治な湿疹性病変を繰り返す。

3 思春期以降　顔面の難治性紅斑，首のまわりの皮膚が黒ずみ厚ぼったくなる変化(dirty neck)，全身皮膚の乾燥化，四肢屈曲部の苔癬化が病変の主体となる。

● **検査所見**　血液検査ではIgE，TARC 値の異常な上昇，白血球中の好酸球の増加，LDH の上昇をみとめる場合が多い。特異的 IgE 値は，3 歳以下の子どもでは卵・小麦・ダイズなどの食物アレルゲンに，年長児ではハウスダスト・ダニ・カビ・花粉などの環境アレルゲンに対するものが上昇する。

● **合併症**　次の合併症がみられる。

1 眼合併症(白内障・網膜剝離)　重症のアトピー性皮膚炎患者(とくに顔面に皮疹がひどい場合)の 10〜30％ にみられるため，眼科での定期検診が必要である。眼への外的刺激(掻破行為など)が原因とされる。

2 感染症　アトピー性皮膚炎患者の皮膚は容易に病原体が侵入しやすく，伝染性軟属腫(▶413 ページ)，カポジ水痘様発疹症(単純ヘルペス感染症)などのウイルス感染症や伝染性膿痂疹(▶415 ページ)，ブドウ球菌性熱傷様皮膚症候群(▶156 ページ)などの細菌感染症がおこりやすい。

3 その他　アトピー性皮膚炎が軽快したあとも，手湿疹・ズック靴皮膚炎・舌なめずり皮膚炎・脱毛症・顔面単純性粃糠疹(▶414 ページ)を併発する場合がある。

● **治療と患者ケア**　皮疹および瘙痒のコントロールとして，抗ヒスタミン薬・ステロイド外用薬・タクロリムス水和物外用薬・デルゴシチニブ外用薬・ジファミラスト外用薬などの薬剤が使用される。同時に原因・増悪因子の発見・除去，保湿剤などを用いたスキンケア，合併症の予防・早期対応を行う。重症例ではデュピルマブ(6 か月以上)・ヤヌスキナーゼ(JAK)阻害薬(12 歳以上)・ネモリズマブ(6 歳以上)を使用する。

2 乳児脂漏性皮膚炎 infantile seborrheic dermatitis

新生児期から乳児期初期にかけて，頭部・額部・顔面の皮膚が全体的に黄褐色の痂皮におおわれ，なかに湿疹性の変化が混在する(▶図 15-6)。生理的な脂腺機能の亢進による。生後半年を過ぎるころには軽快する。おむつ部や体幹の脂漏部位にも落屑性紅斑が出現する場合がある。頭部・肛門周囲の脂漏性変化にはじまり，体幹へ拡大する場合にライネル落屑紅皮症とよぶ。

生活指導(洗髪・入浴)とステロイド外用治療が行われる。

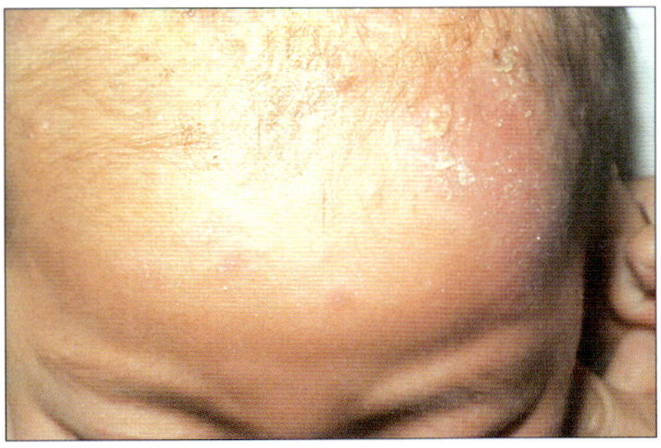

▶**図 15-6　乳児脂漏性皮膚炎**
4 か月，男児。

3 顔面単純性粃糠疹 pityriasis simplex faciei

学童期の顔面に多発する境界不明瞭な不完全脱色斑で，表面は細かい(粃糠様)落屑がみられる。いわゆる「はたけ」である。自然治癒するため無治療で経過をみる。アトピー素因をもつ男児に好発する。

4 接触皮膚炎 contact dermatitis

皮膚に付着した物質によって引きおこされる皮膚の炎症の総称である。一次刺激性(非アレルギー性)と，アレルギー性に分類される。

前者はある濃度，ある接触時間によっては，だれにでもおきうるもので，乳幼児では尿(陰部)，便(殿部・肛門周囲)，唾液(口唇)，食物(顔面)，衣類(全身)などが代表的原因である。後者は，皮膚でのアレルギー反応により引きおこされる湿疹で，衣類(おむつ)・外用薬・消毒薬・花粉など生活環境中に多くの原因物質(アレルゲン)がひそんでいる。

アレルギー性の場合は，貼布試験が陽性となる。治療は原因の発見・除去，ステロイド外用薬と抗ヒスタミン薬の内服が行われる。

5 蕁麻疹 urticaria

かゆみを伴う不整形，常色〜淡紅色，みみず腫(ば)れ様の皮疹(膨疹)が突然出現し，数時間で消失する。数日以内に治癒する急性型と，1か月以上出没を繰り返す慢性型とに分けられる。食物・薬剤が原因でアレルギーの関与により発症する場合と，物理的刺激(接触)，寒冷，日光，運動，発汗(コリン性蕁麻疹)など非アレルギー性の機序により誘発される場合がある。

各種アレルゲン，物理的刺激，ヒスタミン遊離物質などが，皮膚の肥満細胞や血液中の好塩基球を刺激してヒスタミンを放出させ，神経受容体を刺激してかゆみをおこすと同時に，血管透過性を亢進させて真皮に浮腫を引きおこす。

治療は抗ヒスタミン薬の投与が一般的であるが，重症例にはステロイドの全身投与，オマリズマブ(12歳以上)・デュピルマブ(12歳以上)の皮下注射を行う。

6 伝染性軟属腫 molluscum contagiosum

いわゆる「水いぼ」である。伝染性軟属腫ウイルスの皮膚感染により発症する。光沢のある1〜2 mm，中心臍窩(さいか)を有する柔軟な白色の丘疹が，子どもの体幹・四肢に多発する(▶図15-7)。

夏場にスイミングプールなどで接触して感染することが多い。自然消退が望めるが，自家接種による拡大を防ぐためには，麻酔のテープ剤貼付後に，ピンセットまたはトラコーマ鉗子(かんし)で病変をつまみ取る処置を早めに行う。

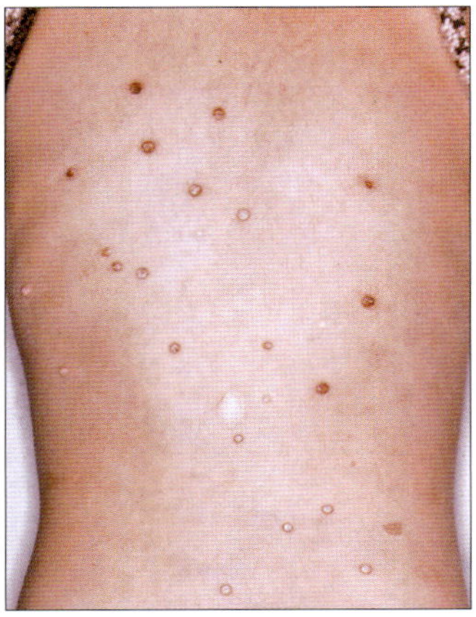

図 15-7 伝染性軟属腫
5 歳，女児。

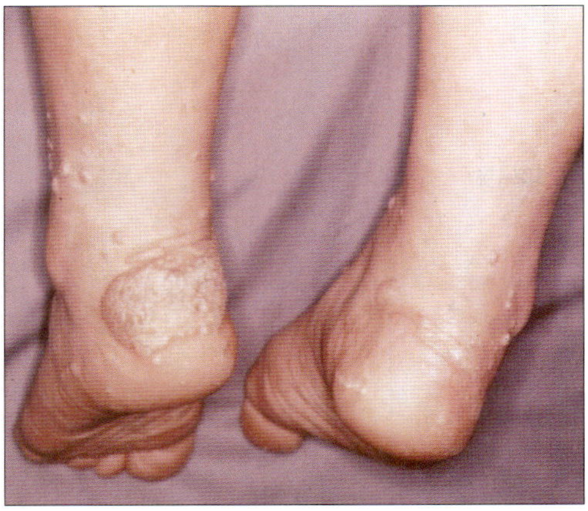

図 15-8 尋常性疣贅
17 歳，男児。

7 尋常性疣贅（ゆうぜい） verruca vulgaris

いわゆる「いぼ」である。ヒトパピローマウイルス感染症で，子どもの手足に好発する。表面疣状の丘疹・結節で，多発・融合傾向がある（図 15-8）。液体窒素凍結療法を行う。

8 細菌性皮膚疾患

1 ブドウ球菌性熱傷様皮膚症候群

第 6 章を参照のこと（156 ページ）。

2 伝染性膿痂疹 impetigo contagiosa

細菌による表在性の皮膚感染症で，いわゆる「とびひ」である。黄色ブドウ球菌とレンサ球菌が起因菌であるが，前者が大部分を占める。夏季，幼小児に好発する。

小水疱で始まり，やがて水疱内容は膿を帯びる（図 15-9）。容易に破裂し，周囲に新しい病巣を散布していく。抗菌薬の全身投与により数日で痂皮（かひ）となり，瘢痕を残さず治癒する。

9 皮膚真菌症

1 乳児寄生菌性紅斑 erythema mycoticum infantile

表在性皮膚カンジダ症の 1 つである。乳児のおむつ着用部（陰股（いんこ）部・殿部）に中心治癒傾向のない薄い鱗屑をもつ紅斑局面が生じ，周辺に小紅斑・赤色

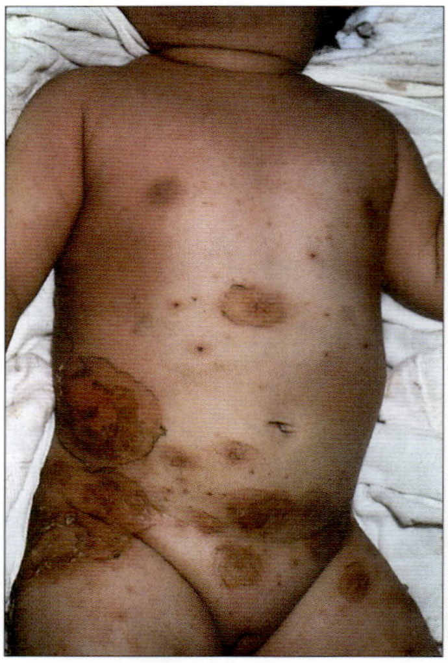

図 15-9　伝染性膿痂疹
6か月，女児。

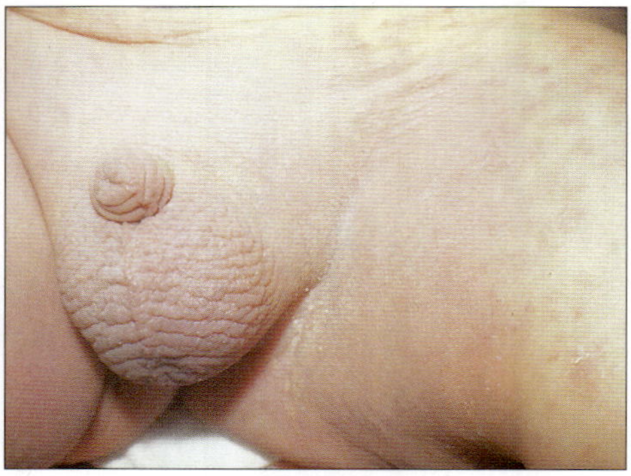

図 15-10　乳児寄生菌性紅斑
11か月，男児。

丘疹・膿疱を伴う(図 15-10)。抗真菌薬による外用療法で容易に治癒する。

2 白癬 tinea

皮膚糸状(しじょう)菌による皮膚感染症である。**浅在性白癬**(はくせん)と**深在性白癬**に分類される。前者は部位により，頭部白癬・体部白癬・陰股部白癬・手白癬・爪白癬・足白癬とよばれる。皮疹は軽い鱗屑をもつ紅斑・小水疱・小丘疹で環状に並び，中心部は治癒傾向がある。近年，外国より持ち込まれ，強い感染力をもつトリコフィトン-トンズランスによる感染症(**トンズランス感染症**)のクラブ活動(柔道・レスリングなど)を通じた集団発生が問題となっている。

治療は抗真菌薬の外用であるが，頭部白癬・爪白癬・足白癬で角化の著しいもの，深在性白癬は抗真菌薬の内服の適応である。

子どもに重要なタイプを以下にあげる。

◆ 頭部浅在性白癬 tinea capitis

白癬症のなかでも学童に多いタイプで，いわゆる「しらくも」である。自覚症状のない粃糠様落屑を伴う脱毛病変がみられる(図 15-11)。病毛が途中あるいは根もとから切れて毛孔が黒い点状にみえる場合は，black dot ringworm とよばれる。

◆ ケルスス禿瘡(とくそう) kerion celsi

幼小児に好発する頭部の深在性白癬である。初発疹である毛嚢(もうのう)一致性の膿疱がやがて拡大し，隆起性肉芽腫(にくげしゅ)様局面を形成する(図 15-12)。押さえると排膿がみられる。所属リンパ節の腫脹もみられる。容易に脱毛し，治療後数週間で瘢痕治癒する。

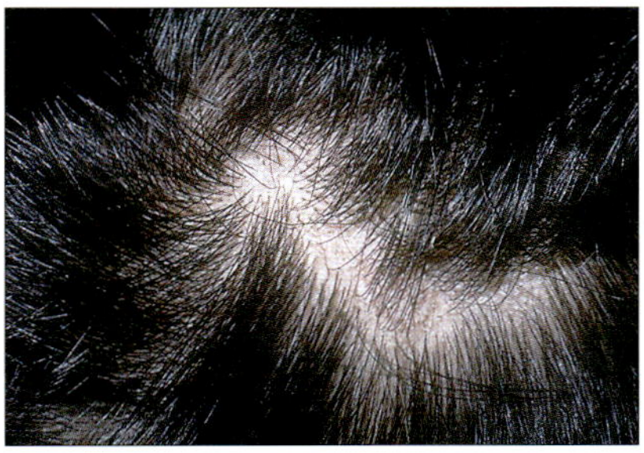

図 15-11　頭部浅在性白癬
4 歳，男児。

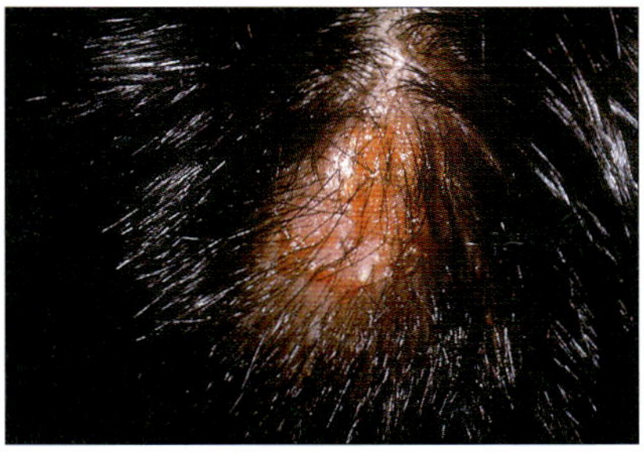

図 15-12　ケルスス禿瘡
10 歳，男児。

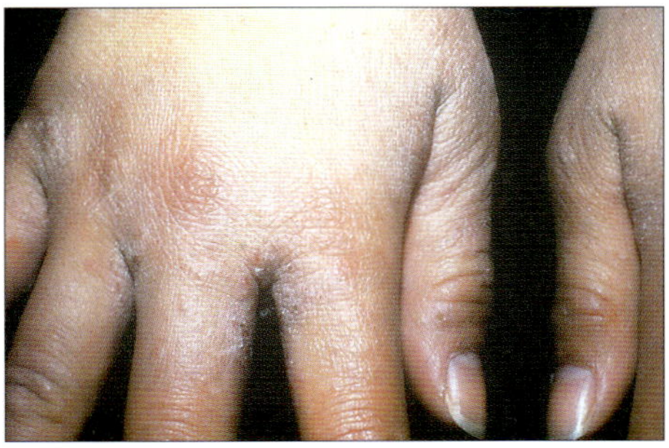

図 15-13　疥癬
14 歳，女児。

10 疥癬 scabies

ヒゼンダニが皮膚に寄生することにより発症する，かゆみの強い皮膚疾患である。家族からの感染，あるいは見舞いなどで訪れた病院の病室で感染する場合が多い。顔面・頸部を除く全身の皮膚(下腹部・大腿・陰部・指間に好発)に，小丘疹・結節が多発する(図 15-13)。指間の線状皮疹(疥癬(かいせん)トンネル)，陰部の結節は本症に特徴的である。

確定診断は皮疹部をメスでこすり，そこから虫体や虫卵を検鏡で検出することにより確定する。フェノトリンローション・クロタミトン軟膏・イベルメクチン錠(体重 15 kg 以上の場合)が有効である。

11 シラミ症 pediculosis

接触感染により，**頭ジラミ**は頭髪，**毛ジラミ**は陰毛に寄生し，皮膚症状を引きおこす。学童に好発するのは前者である。

頭ジラミ症は小学校・幼稚園・保育園で，ときに集団発生的小流行がみられる。毛根にアタマジラミ(2〜3×1 mm，肉眼で観察可能)が侵入し，毛幹に卵を産みつける。

瘙痒が強く，頭部皮膚に滲出物や掻破痕を多数みとめる。毛髪に寄生している虫体，あるいは付着する虫卵を検鏡で確認する。フェノトリンパウダー(シャンプー)が有効である。

12 虫刺症 insect bite

夏に好発する。原因は，カ・ブヨ・ノミ・ダニ・毛虫・ガ・ハチなど多種にわたる。虫刺部位に一致したアズキ大～爪甲大の膨疹・丘疹・紅斑・水疱などが散在性にみとめられる。瘙痒が強く，ときに疼痛がある。掻破による二次感染に注意する。

虫刺の予防が第一で，治療はステロイド外用薬と抗ヒスタミン薬内服薬の投与が一般的で，重症例ではステロイドの全身投与が行われる。

C 疾患をもった子どもの看護

1 母斑を有する子どもの看護

母斑は，子どもや家族の心の負担になる場合がある。母斑の種類や部位によっては，何度も治療を要したり，治療しても完全に消退することはむずかしいものもある。母斑は出生時にすでにあるものだけではなく，出生後に出現するものもあり，乳児期早期には診断がむずかしく，治療につながるタイミングに悩むものもある。自然消退するといわれる母斑のなかにも，成人期まで残存する場合や，消退したが瘢痕が残る場合もある。内服治療のプロプラノロールには至適時期があり，消退を待っている間に治療の至適開始時期を逃してしまう可能性がある。家族からの相談があった場合は，適切なタイミングで専門の医療機関に相談するように助言ができるとよい。

母斑の治療ではレーザー治療が行われるが，皮膚の薄い幼少期のほうが効果は高く，照射面積が少なく治療時間が短いため，乳児早期から行われることが多い。痛みを伴うため薬物を用いて疼痛緩和をはかる。治療の際には，レーザー光に対する眼球保護のための遮光，体動による誤照射予防のための抑制や必要に応じて鎮静が行われる。これらは子どもにとって恐怖を伴うものであり，幼児期になると拒否的な反応が強くなり，治療が困難になる場合もある。幼児後期・学童期になり子ども自身が治療したいという意思をもつようになると，処置時の抑制が不要になり，局所麻酔のみの使用で治療を行えるようになる。

乳児血管腫の治療として行われるようになったプロプラノロール内服は，低血圧や低血糖などの副作用があり，家族が症状を観察して適切に対応できるようにする。また，血管腫から出血させないために，摩擦や外傷を避ける，ワセリンなどで保湿・保護すること，四肢の場合は包帯で圧迫・保護することなどの日常生活管理も必要となる。

看護師は，子どもが安全に治療を受けられるよう，成長・発達に応じた説明をしたり，苦痛を軽減する方法を子ども・家族とともに考えたりすることが大切である。また，子どもの成長に伴って直面する問題に対して相談相手となり，ともに取り組んでいく姿勢が大切である。同様の経験をした家族や当事者のグループを紹介することも支援となる。

2 アトピー性皮膚炎の子どもの看護

アトピー性皮膚炎は，慢性的な経過をたどる疾患である。治療は，薬物療法を含めたスキンケアと，アレルゲンやその他の悪化因子の除去が中心となるため，子どもと家族が日常生活のなかでこれらを負担なく継続できるよう支援することが大切である❶。また，子どもの一番の苦痛はかゆみであり，かゆがる子どもを世話する家族は心理的な負担も大きくなるため，かゆみを軽減することがポイントとなる。

アトピー性皮膚炎は，乳児期早期の皮膚のトラブルが遷延（せんえん）して診断にいたる場合もあり，確定診断がされる前からの家庭でのケアの継続が必要である。

NOTE
❶アレルゲンの除去の詳細は，第5章「食物アレルギー」「気管支喘息」を参照（▶106ページ）。

1 スキンケア

アトピー性皮膚炎の子どもは皮膚のバリア機能が低下しており，少しの刺激でもかゆみを感じやすく，皮膚をかいてさらにバリア機能が低下する悪循環に陥る。また，皮膚のバリア機能低下により，表皮・真皮に侵入した物質が，異物やアレルゲンとして認識されて，排除しようとアレルギー反応がおこる準備をする（経皮感作（かんさ））。これが食物アレルギーの発症のリスクにもなるといわれており，子どもの成長に伴いアレルギー疾患が変化していくアレルギーマーチ（▶102ページ）にもつながる可能性がある。

このように，皮膚のバリア機能の異常はアトピー性皮膚炎の原因になり，さらに悪化因子にもなるため，皮膚を清潔な状態にしたあとに保湿剤を塗布すること（スキンケア）が大切である。

毎日入浴もしくはシャワー浴を行い，皮膚を清潔に保つ。発汗が多い場合や，食事や遊びで皮膚がよごれたときは，回数を増やす，部分的に洗い流すなどの工夫をする。皮膚への刺激がないように，よく泡だてた石けんの泡で手を用いてやさしく洗い，ぬるめの温度で水圧を弱めたシャワーを用いて石けん分を残さないようにしっかりとていねいに洗い流す。乳児では，頸部・腋窩・肘窩・膝窩など皮膚が密着する部位は汗やよごれがたまりやすいため，両手を用いて関節を広げよく洗うことがのぞましい。子どもは顔に水がかかるといやがることがあるが，洗い流しが不十分にならないように，頭髪のはえぎわ，耳の裏などもよく洗い流す。

アトピー性皮膚炎の皮膚は乾燥しやすいため，入浴後に保湿剤や指示された外用薬を塗布することが大切である。入浴後だけではなく，保湿剤は乾燥したときに，外用薬は医師の指示に基づいて適宜使用する。保湿剤の使用感

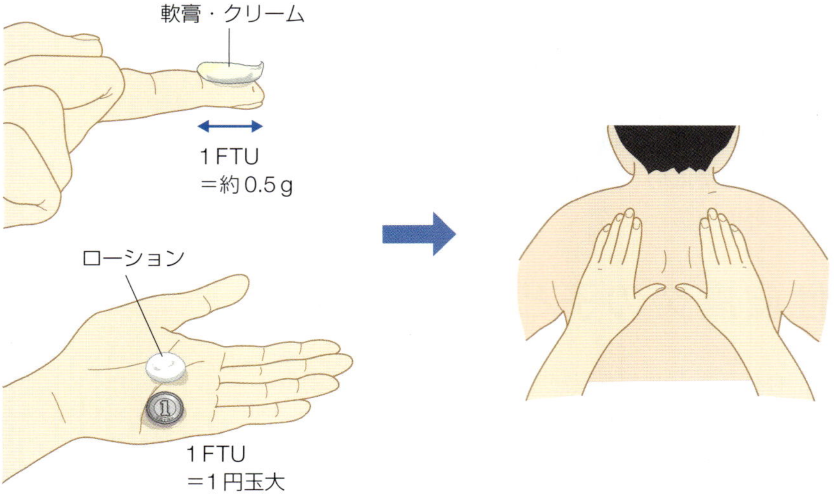

図 15-14　**FTU(finger tip unit)**

を子どもが不快に感じいやがる場合には，クリームやローションなどの形状の変更を検討するとよい。

外用薬の使用量の目安として**FTU**(finger tip unit)が用いられている(図15-14)。成人の第2指の先端から第1関節部までの外用薬の量が0.4～0.5 g(外用薬の口径による)に相当するとされ，この量が両手のひらの面積を塗るのに適量とされている。ローションの場合は，手掌(しゅしょう)に丸く出した一円玉大の量が1 FTUとされる。このような指標を用いたり，1本の外用薬を使い切る日数の目安などを子どもと家族に説明すると，適切な使用量がわかり，アドヒアランスの向上につながる。

再燃を繰り返す場合には，寛解(かんかい)状態を維持するために外用薬を間欠的に使用する治療(プロアクティブ療法)を行うが，肉眼的に症状がない皮膚に薬を使用することに抵抗を感じる子どもと家族もいるため，治療の意義だけでなく先の見通しについても説明をすることが大切である。

2　瘙痒感の緩和

アトピー性皮膚炎はかゆみによる掻破でさらに症状が悪化する。乳児期早期は微細運動が未発達でかく動作はできないが，かゆみがあるときには，抱っこされると顔をこすりつけたり，臥床時にからだをくねらせて背中をこすろうとしたりする動作がみられる。また，かゆみによる不眠で不きげんになったり，朝起きられない，日中の集中力の低下など，日常生活に支障をきたす場合がある。したがって，かゆみそのものを軽減することと掻破予防が大切である。

かゆみを引きおこす皮膚への刺激を避けるために，衣服などの素材に注意するほか，汗をかかないように厚着を避けるなどの工夫も必要である。衣服の素材は抱っこなどで子どもに接する養育者も配慮することがのぞましい。かゆみが生じた場合は，冷却する，室温を下げるなどしてかゆみをやわらげる。また，手を使った遊びや好きなことに集中していると，かゆみが気にならなくなることもある。

3 セルフケア教育

アトピー性皮膚炎のスキンケアは日常生活行動の一部として継続することが必要である。ほかの日常生活習慣と同様に，幼児期から少しずつ自分でできることを増やせるように，手の届くところは自分で洗ったり保湿剤を塗ることがのぞましい。年少時は家族が主体でケアを行うため，子どもが成長しても家族がケアをかかえこんでいることもある。看護師は，子どもの成長・発達に伴い，子ども自身がセルフケアの必要性を自覚し，その主体が家族から本人へ移行できるように，家族とともに見まもり支援していくことが大切である。

重症例に対しては生物学的製剤などの治療が検討されるが，痛みを伴う治療もあり，長期に継続する必要があると考えられるため，治療に対する意思を十分に確認する。また，治療の柱となるスキンケアや外用薬の使用も継続することが重要である。

4 家族への援助

アトピー性皮膚炎はアレルギー素因が関与している場合もあり，わが子がアトピー性皮膚炎になったことに対して自責の念をいだきやすい。子どもが瘙痒感で不眠になると，家族も睡眠不足になることが多く，また，日々の世話が負担となり，心身ともに疲労してしまうことがある。

治療に対するさまざまな見解や民間療法の情報が氾濫（はんらん）しており，自己判断で治療を中止したり，よりよい治療を求めて医療機関を渡り歩くことがある。このような家族は，ストレスを多くかかえ，孤立している場合がある。看護師は家族の思いを傾聴し，子どもとともにアトピー性皮膚炎とあせらずにうまく付き合っていけるように支援していく。

work 復習と課題

❶ 母斑の治療を受ける子どもへの援助について考えてみよう。
❷ アトピー性皮膚炎の子どもの看護について，日常生活上の注意点をあげてみよう。

参考文献

1. アトピー性皮膚炎診療ガイドライン作成委員会：アトピー性皮膚炎診療ガイドライン 2021. 日本皮膚科学会誌, 131(13)：2691-2777, 2021.
2. 岩井建樹：この顔と生きるということ. 朝日新聞出版, 2019.
3. 山本貴和子：アレルギーマーチの源流としてのアトピー性皮膚炎. 日本小児アレルギー学会誌, 33(1)：20-25, 2019.
4. 令和 2-4 年度厚生労働科学研究費難治性疾患政策研究事業「難治性血管腫・脈管奇形・血管奇形・リンパ管腫・リンパ管腫症および関連疾患についての調査研究」班：血管腫・血管奇形・リンパ管奇形診療ガイドライン 2022.

5. Lack, G.: Epidemiologic risks for food allergy. *Journal of Allergy and Clinical Immunology*, 121: 1331-1336, 2008.

第 16 章

眼疾患と看護

A 看護総論

小児期は視機能が発達する時期である。視力の感受性期は生後1か月くらいから始まり，8歳ごろまで続くとされている。この時期に視機能の発達を妨げる要因があると，その発達が著しく障害される場合もあるため，視機能に関する異常が早期に発見され，適切な治療につなげていくことが必要となる。

小児期は，視機能の異常に関する自覚症状を認識して表現することがむずかしく，正確な視機能を把握するための各種検査への協力が得られにくい時期でもある。そのため，年齢や子どもの理解力に応じた検査の介助を行い，正確な検査結果が得られるようにしていくことが大切である。

子どもの眼科疾患は，一般的になじみのないものも多く含まれるため，治療や検査を行う際には，子どもだけでなく家族の不安や精神的負担も大きい。家族が疾患や検査・処置，治療について十分な説明を受け，理解と協力が得られるように支援していくことが必要である。

また，長期にわたって経過を把握する必要がある場合，繰り返し検査や治療を行うこともあるため，子どもや家族の心理的負担に配慮しながら，かかわっていく。さらに，検査や治療にかかわる複数の専門職(眼科医師・視能訓練士・眼鏡技術者など)との情報交換や連携をはかりながら，子どもと家族が安心して検査・治療を進めていけるように支援していくことも重要である。

B おもな検査・疾患

1 小児眼科診療の背景と特徴

小児眼科診療の特徴は，以下の3点である。

- **小児が検査(とくに自覚的検査)に協力できるよう，配慮を要する**　乳幼児は成人と異なり，検査・診察には特別な工夫が必要である。子どもの注意力の持続時間は短い。周囲に気をとられたり，警戒心をもったりすると，十分な自覚的検査は行えない❶。
- **弱視の予防と治療**　成人にみられる眼疾患の多くは小児でもみられるが，その治療・経過は成人とは異なる。視覚の感受性期(▶plus)に適切な視覚刺激が与えられないと，疾患は治癒しても弱視(視力の発達が不十分な状態)を発症することがある。
- **教育・福祉への接続**　治療しても低視力にとどまる子ども(ロービジョン児)に対しては，ロービジョンケア(▶434ページ)を行う。そのほかに集団生活における配慮を必要とする場合も，必要に応じて助言する。

NOTE

❶自覚的検査は，視力検査・色覚検査・視野検査など，患者の返答をもとに検査結果を得るものをいう。患児が言葉を理解し，検者とコミュニケーションがとれることが必要である。

一方，他覚的検査は，屈折検査・眼底検査など，必ずしもコミュニケーションを必要としないものをいう。抑制下・鎮静下でも検査可能である。

2 小児の眼科検査

1 視力検査

通常の成人の視力検査では，ランドルト環(かん)を用いた字づまり視力表で行う(▶図16-1)。これに対して，3歳前後までの幼児では，同じランドルト環を1つずつ示す字ひとつ視力表や，絵視標を用いる絵ひとつ視力表で検査を行う❶(▶図16-2)。乳児や言葉の理解が未発達の障害児では，縞(しま)模様と無地を組み合わせたカード(Teller Acuity Cards)を用いて検査を行う(▶図16-3)。

2 屈折検査

遠視・近視・乱視の程度を測定する検査である。他覚的に測定できるため，視力検査が困難な乳幼児にも施行可能である。中等度以上の屈折異常は弱視の原因となりうる。

小児は成人と異なり，調節力❷が旺盛(おうせい)であるため，調節麻痺(まひ)薬の点眼後に屈折値を測定する。シクロペントラート塩酸塩(サイプレジン®)とアトロピン硫酸塩水和物(硫酸アトロピン®)は代表的な調節麻痺薬である。調節麻痺

NOTE

❶3歳児健診では視覚検査も行われる。この健診では視力検査が導入されており，字ひとつ視力表・絵ひとつ視力表が活用されている。弱視の早期発見・早期治療に役だっている。

❷**調節力**

見ようとするときにピントを合わせる眼のはたらき。

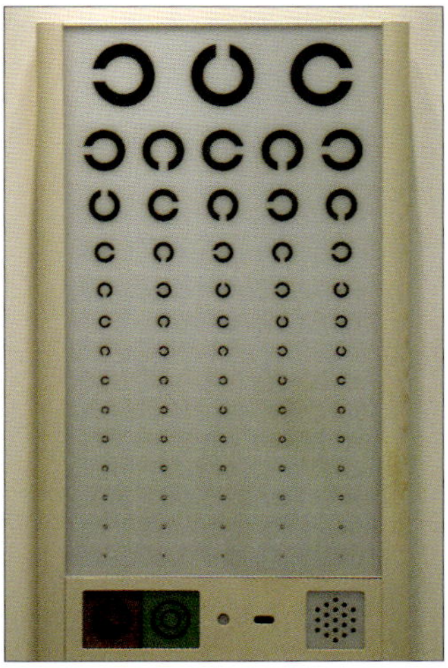

▶図16-1　字づまり視力表

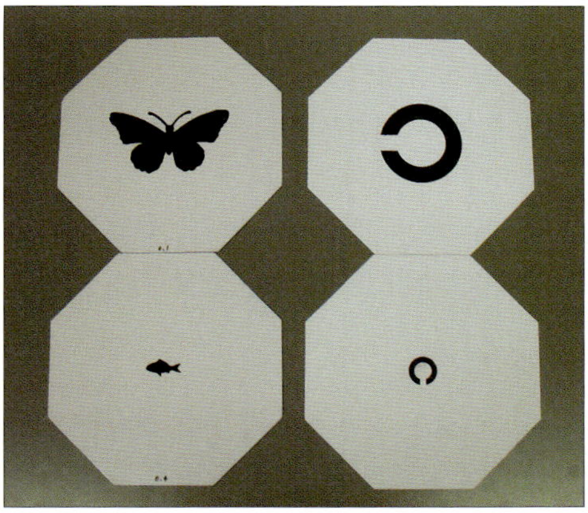

▶図16-2　字ひとつ視力表・絵ひとつ視力表

ランドルト環または絵指標を1つずつ示し，検査を行う。

plus　視覚の感受性期

正常な子どもの視力の発達は，生直後より始まり，個人差があるものの3〜6歳ごろまでに，ほぼ成人と同様な視力を獲得する。その後，8歳ごろまでは，ゆるやかながら視機能の発達の可能性があると考えられている。適正な刺激で視力を獲得する可能性のある時期を感受性期とよぶ。

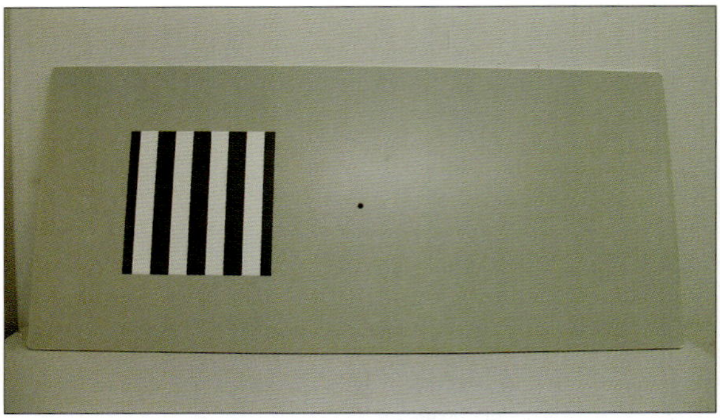

a. カードの一例

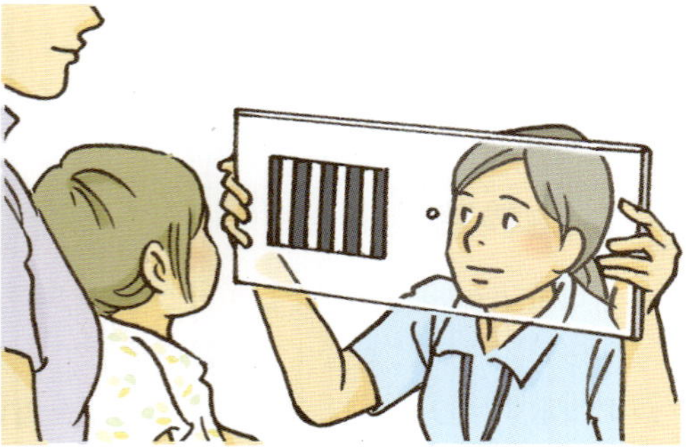

b. 検査の様子

図 16-3　Teller Acuity Cards(TAC)法による視力検査

心理学を応用した検査法。無地と縞模様では，縞模様を見る性質を利用する。灰色のカードの中央には小さな穴がある。穴の左右いずれかには縞模様が描かれている。検者はカードを提示し，のぞき穴から乳幼児を観察する。順番に縞幅の細かいカードにかえてゆき，どこまで識別できるかを測定する。

作用とともに散瞳作用もあるため，点眼後は近い距離での見づらさ・まぶしさを感じる。薬剤の効果は一時的である。なお，まれに全身的副作用をきたすので，点眼の前後には体調を確認する。

屈折測定法は，暗室で行う検影法，明室でのオートレフラクトメータによる測定など，複数の方法がある(図 16-4)。屈折検査が実施できれば，たとえ視力検査ができなくとも必要な眼鏡を処方することは可能である。

3　眼位検査・両眼視機能検査

いわゆる斜視の検査である。眼位検査では，ペンライトや固視目標(注視する対象)を注視させ，近見と遠見の眼位を遮眼子やプリズムを用いて検査する(図 16-5)。

両眼視機能検査は，両眼を同時に使う機能，立体的に見る機能などを調べる検査である。年齢・発達に応じてさまざまな検査法がある(図 16-6)。

4　細隙灯検査・眼底検査

暗室にて眼球の器質的異常を観察する検査である。トロピカミド配合剤(ミドリン®)は代表的な散瞳薬である。

5　色覚検査

色の識別を問う自覚的検査である。低年齢では検査は困難である。目的に応じてさまざまな検査表が用いられる(図 16-7)。

3　おもな疾患

1　結膜炎 conjunctivitis

感染またはアレルギーが原因で，結膜に炎症をおこした状態をいう。ウイ

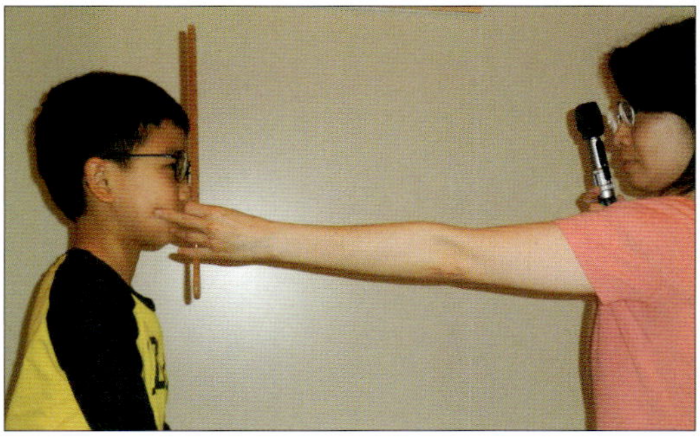

a. 検影法
暗室にて行う。被検者の瞳孔内に平行光線を入れ，検者が瞳孔内の光の影を観察して，屈折値を測定する。どのような体位の患者でも測定可能だが熟練を要する。

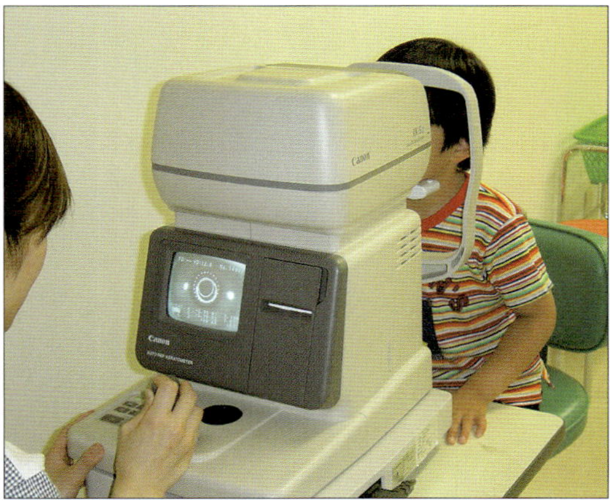

b. すえ置き型オートレフラクトメータ
器械ののぞき穴から一点を固視させ，測定する。

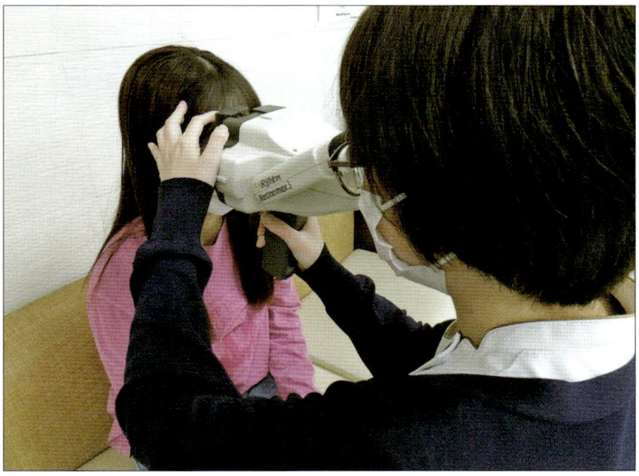

c. 手持ち型オートレフラクトメータ
持ち運びができ，より低年齢でも検査可能である。

図 16-4　屈折検査

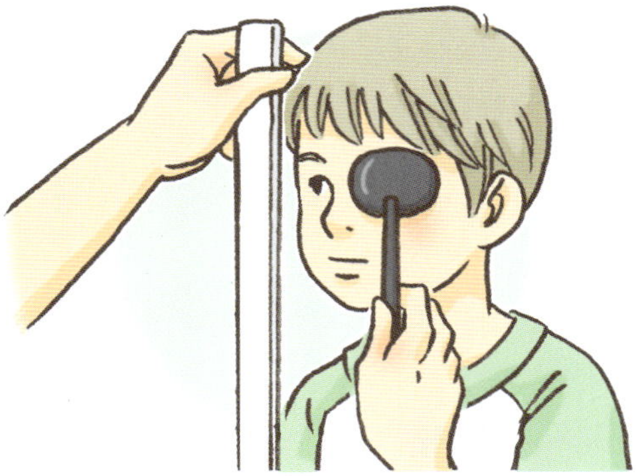

図 16-5　眼位検査
視標を固視させた状態で，遮眼子やプリズムを用いて眼位検査を行う。

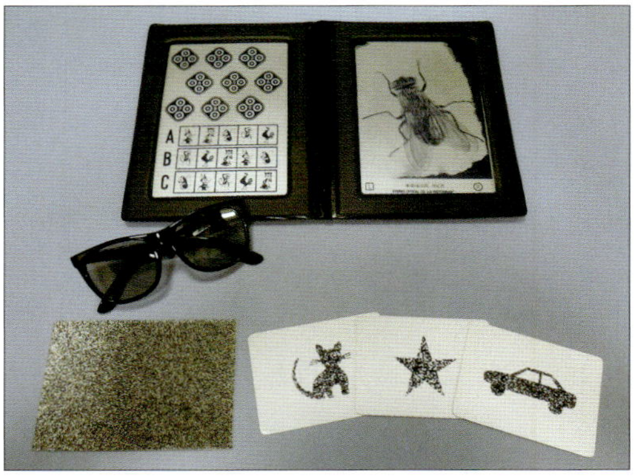

図 16-6　両眼視機能検査
検査表を用いて，立体的に見る機能を調べる。

ルス性結膜炎のうち，**流行性角結膜炎** epidemic keratoconjunctivitis は俗に「はやり目」ともいい，感染力が非常に強いため，登園・登校の制限がある。アデノウイルスの感染が原因で発症する。

アレルギー性結膜炎 allergic conjunctivitis は，花粉などによる季節性のもの，

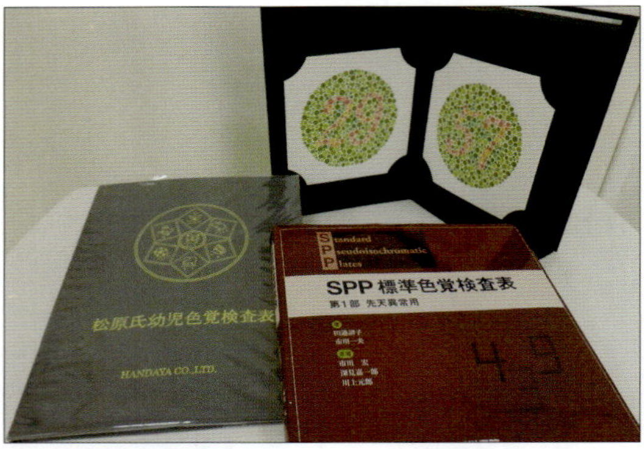

図 16-7　色覚検査表
色覚検査を実施するときは，プライバシーの保護，照明の明るさなどに配慮する。

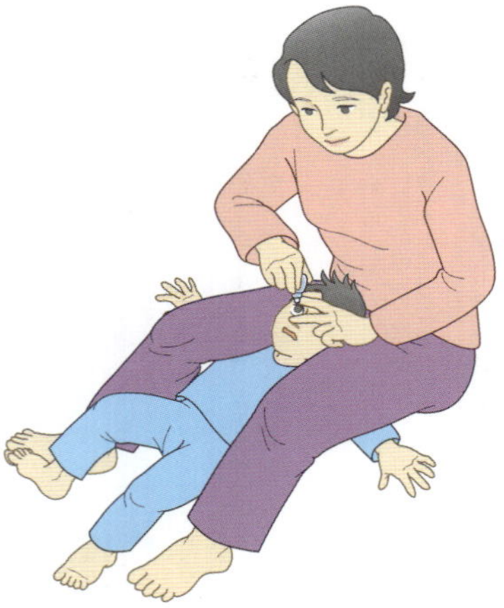

図 16-8　いやがる子どもへの目薬のさし方
点眼をいやがり，体動が激しい場合には，子どもの頭を太ももにはさんで支え，子どもの両腕を脚でおさえ，両手で目薬をさす。

ハウスダストなどによる通年性のものがある。**春季カタル** vernal keratoconjunctivitis は，アレルギー性結膜炎の慢性重症型で，男児により多くみられる。角膜障害を伴うと痛み・流涙を訴える。

結膜炎の治療は，点眼により行う。乳幼児の保護者には，必要に応じて点眼指導を行う（図 16-8）。

2　睫毛内反 ciliary entropion，眼瞼内反 entropion of eyelid

いわゆる逆（さか）まつ毛である。乳幼児では，下まぶた（下眼瞼）の皮下脂肪が厚く，睫毛が押しやられるために，睫毛（しょうもう）の先が眼球に接触することがある。また，下眼瞼が内方にそっているために，睫毛が眼球に接触する場合もある。まぶしがる様子（羞明（しゅうめい）），充血，眼脂などの症状がみられる。軽症では自然経過を観察するが，症状が強い場合は手術治療を検討する。

3　先天性眼瞼下垂 congenital blepharoptosis

上まぶた（上眼瞼）を持ち上げる筋肉（眼瞼挙筋）の作用が弱いため，眼瞼が十分に開かない。生下時よりまぶたが開きにくい。顎（あご）を上げて見ようとしたり（顎上げ），おでこの筋肉を使ってまぶたを持ち上げようとする（眉上げ）様子がみられる（図 16-9）。眼瞼下垂の程度が強い場合は，瞳孔が上眼瞼でおおわれてしまい，弱視の原因となる。手術および弱視訓練を行う。

4　先天性鼻涙管閉塞 congenital nasolacrimal duct obstruction

眼の表面の余剰の涙は，目頭の小さな穴（涙点）から鼻の奥へ，管（鼻涙管）を通って排出される（図 16-10）。鼻涙管が生まれつき閉塞しているため，生後より，目に涙がつねにたまっている，眼脂が多いなどの症状がみられる。抗菌薬点眼，涙嚢（るいのう）洗浄などを行う。涙道ブジーや涙嚢マッサージを指導する

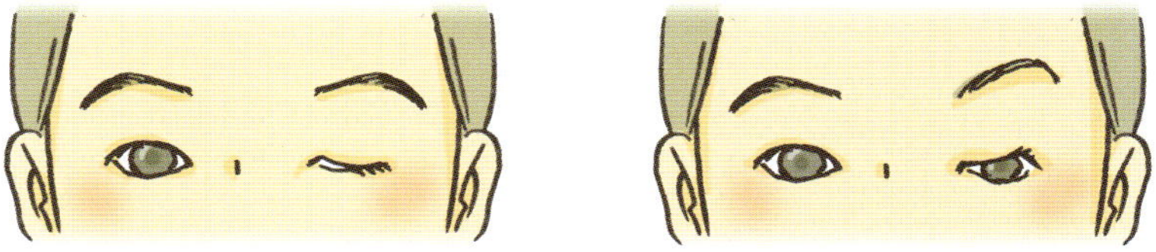

a. 左眼の高度の眼瞼下垂
瞳孔は完全に上まぶたにおおわれている。

b. a と同じ症例
右に比べて左の眉の位置が高いことから，前頭筋（おでこの筋肉）を使用していることがわかる。このように，顎を上げ，おでこに力を入れて，左のまぶたを持ち上げると左眼の瞳孔が少し露出する。

図 16-9　先天性眼瞼下垂

先天性鼻涙管閉塞のお子さんへ

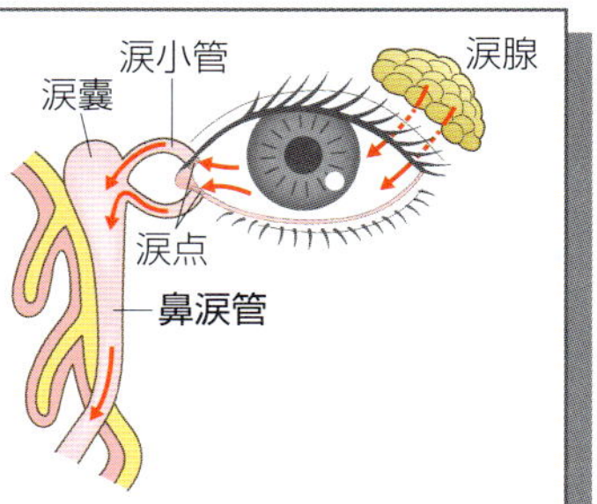

鼻涙管閉塞とは涙の通り道がつまっている状態です。

症状は，涙が出る・目やにが出るなどがあります。

涙嚢マッサージの方法
目薬をさす前は目やにや涙をふいて目をきれいにしましょう。
目薬をさしたあと，目頭の部分を軽くおさえて，指で円を描くように上下を動かしてマッサージしてください。

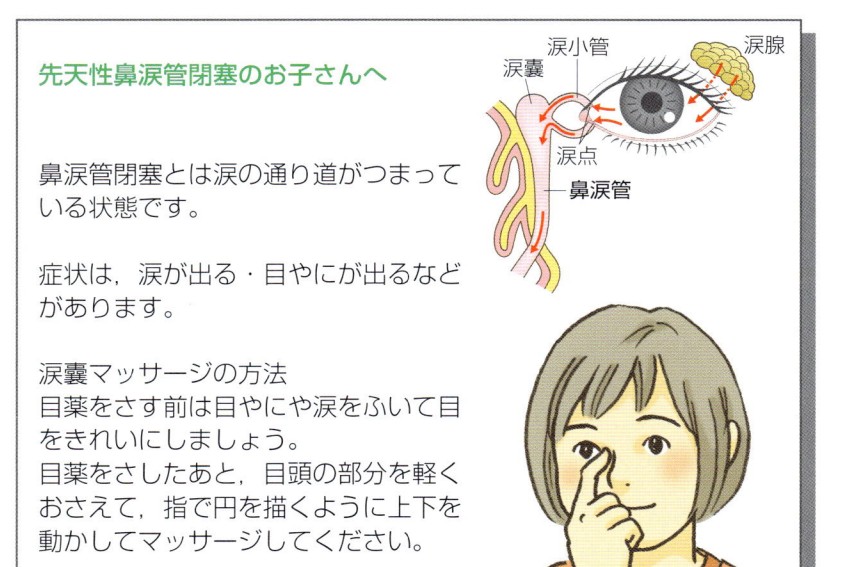

図 16-10　先天性鼻涙管閉塞患児・家族への説明

こともある。

5 屈折異常

遠視・近視・乱視を**屈折異常**という。屈折異常があると，裸眼では鮮明に見ることができない（網膜上に鮮明な像が得られない）。屈折異常の程度を示す数値を屈折値といい，屈折検査（425 ページ）にて測定する。屈折値は，視力値とは異なる数値である。単位は**ディオプトリー** diopter（D）である。

小児は眼球の成長に伴い，屈折値が変化する。乳児では遠視が多くみられるが，成長とともに遠視は軽減し，学童期以降では近視が増加する。屈折異常の程度，弱視の有無，左右差，年齢，症状などに基づき，必要とする場合には**眼鏡**を処方する（図 16-11）。

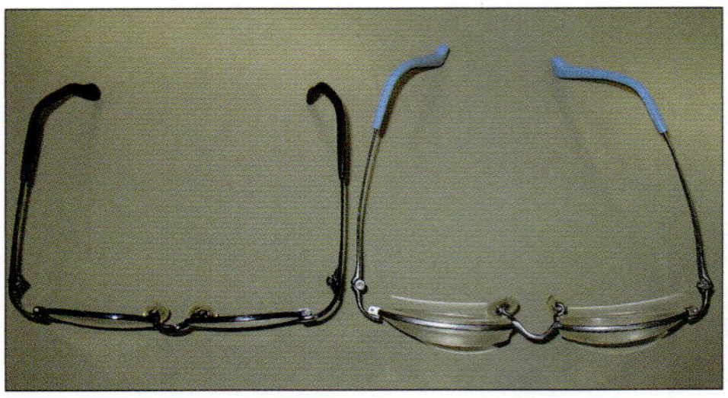

▶図16-11　眼鏡の例
屈折異常の程度が強いと眼鏡のレンズは厚くなる。右は高度遠視の眼鏡。

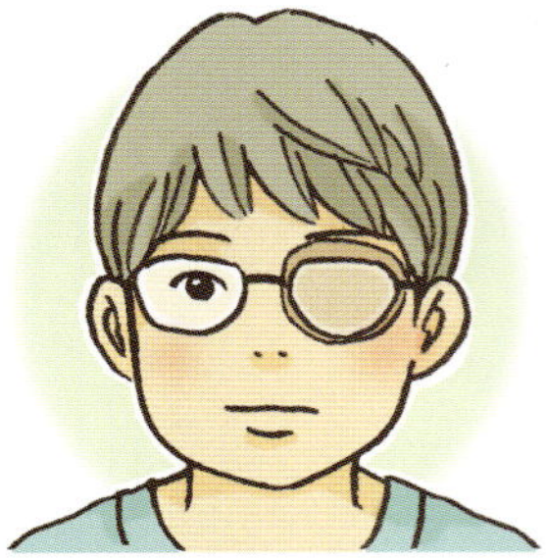

a. 健眼遮蔽
眼鏡を装用し，健眼を遮蔽している。

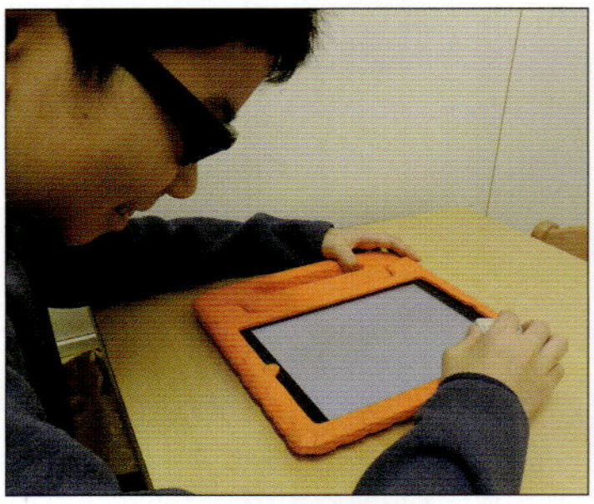

b. 弱視訓練器
タブレット型弱視訓練器を用いて，楽しみながら訓練を実施している。

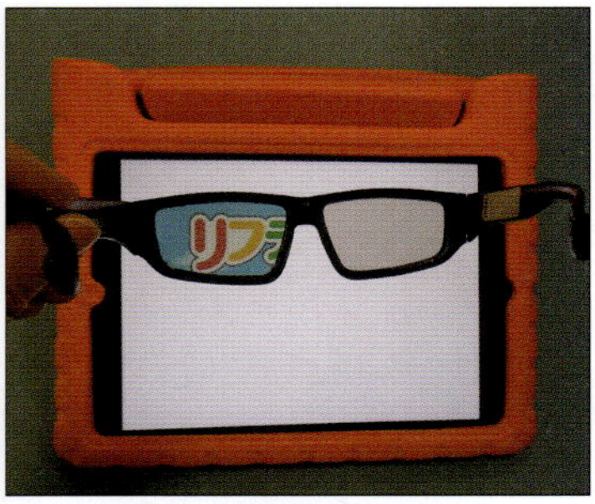

c. 訓練画面
付属の専用偏光メガネを通して訓練器の画面をみると，片眼のみ画像が見える。両眼を開けたまま片眼の訓練が行える。

▶図16-12　弱視訓練

6 弱視 amblyopia

視力の発達期に，適切な視覚刺激を経験しないことや，視覚刺激に一定以上の左右差があることにより生じる両眼または片眼の視力障害のことを**弱視**❶いう。視力障害とは，矯正視力が不良(一番合う眼鏡をかけても視力が不良)であることをいう。屈折異常，斜視，高度の眼瞼下垂，先天白内障，角膜混濁，眼帯の使用など，さまざまなものが原因となりうる。

視覚の感受性期を過ぎると治療に対する反応が低下するため，早期発見・早期治療が原則である。原因疾患の治療と弱視訓練を行う。おもな弱視訓練は，眼鏡常用・健眼遮蔽訓練(▶図16-12)である。家庭での訓練，とくに長

NOTE

❶弱視

社会的・教育的に使われる「低視力」を意味する場合(例：弱視学級)と，医学的な「視力の発達不全による視力障害」をさす場合(例：屈折異常弱視)の2通りの使われ方がある。眼科では，前者をロービジョン low vision，後者を弱視と表現して区別する。

plus　小児弱視等の治療用眼鏡にかかる療養費の支給

2006(平成18)年4月より，9歳未満の小児の弱視・斜視および先天白内障術後に，治療用として用いる屈折矯正のための眼鏡およびコンタクトレンズ(「治療眼鏡等」という)の作成費用が，健康保険の適用となった。眼科医の「治療用眼鏡等作成指示書」を含む所定の書類を用いて手続きを行う。対象年齢・交付額・前回の給付からの期間などの基準が定められている。なお，一般的な近視などに用いる眼鏡は，治療用眼鏡ではないため，対象とはならない。

時間の健眼遮蔽訓練は負担であり，子どもと保護者が前向きに治療に取り組めるような支援が大切である。

多くの屈折異常弱視では自覚症状がみられず，3歳児健診・就学時健診などで見つかる。

● **屈折異常弱視**　両眼の屈折異常による，両眼の視力障害である。

● **不同視弱視**　屈折異常の左右差が原因の，片眼性の弱視である。左右眼の屈折度数の差が一定以上の状態を不同視というが，そのうち屈折異常が強いほうの眼が弱視となる。

● **斜視弱視**　斜視があるために生じる片眼性弱視である。

7 斜視 strabismus

固視目標を見ているときに，片眼の視線がそれている状態を**斜視**(しゃし)という。視線のずれの方向により，**内**(ない)**斜視** esotropia・**外**(がい)**斜視** exotropia・**上**(じょう)**斜視** hypertropia・**下**(か)**斜視** hypotropia に分類される。

乳児の視線が，見かけ上は内斜視のようにみえても，実際には両眼の視線がそろっている状態を**偽内斜視**(ぎないしゃし)といい，斜視ではない。目頭(内眼角)の皮膚が眼球の内側の白目をおおうため，黒目の位置が寄っているようにみえる(▶図16-13)。

斜視は整容的問題と感覚的問題をあわせもった疾患である。斜視があるこ

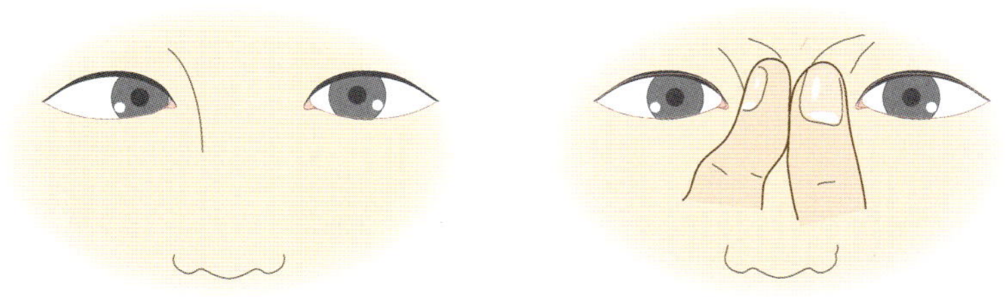

見かけ上は内斜視にみえるが，目頭の皮膚をつまむと実際には黒目の位置は寄っていない。

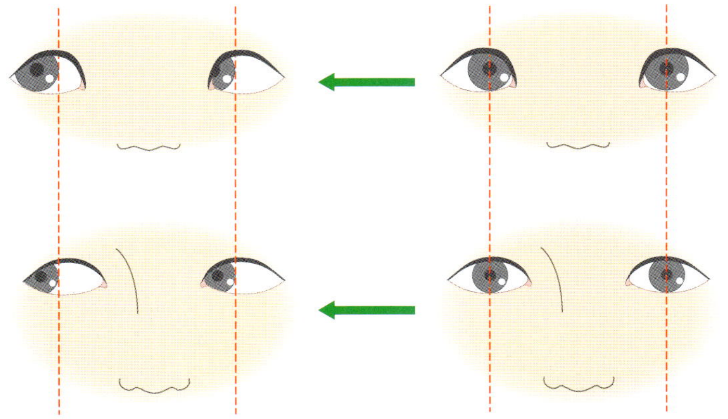

横を見たときにも黒目が皮膚でおおわれるが，これは斜視ではない。

▶図16-13　偽内斜視

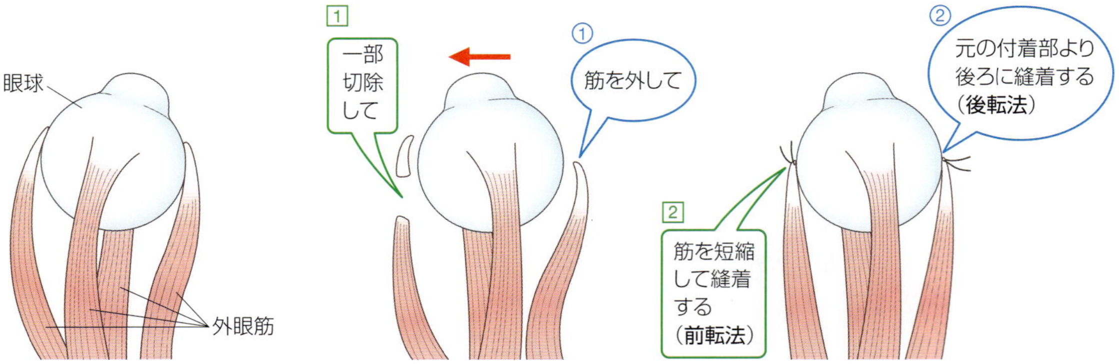

図16-14　斜視手術

とで両眼視機能が障害され，検査上は立体感・奥行き感の低下がみられるが，低年齢では自覚症状を訴えることは少ない。家族が眼位異常に気づき，受診することが多い。

斜視の治療には，手術療法，眼鏡による屈折矯正，斜視視能訓練などがある。斜視手術は，外眼筋を操作する手術である。術式には，後転法・前転法・斜筋手術などがある（図16-14）。

● **乳児（先天）内斜視**　生後6か月以内に発症した内斜視をいう。原因は不明である。2歳ごろまでに斜視手術を行うことが多い。

● **調節性内斜視**　1歳半ごろに発症することが多い。遠視があり，近くの物を注視するときに内斜視となる。治療のために眼鏡を常用させる。

● **間歇（かんけつ）性外斜視**　眼位がよいときと外にずれるときがある斜視である。寝起きや戸外では，斜視が出現しやすい。戸外での片目つぶりは，間歇性外斜視の患児によくみられるしぐさである。年長児以降では，眼位ずれによる複視を自覚することがある。斜視視能訓練や手術を行う。

● **先天性上斜筋麻痺**　上斜視の一種である。麻痺眼が上になるように頭を傾ける頭位をとると，上斜視が目だたなくなるため，頸をかしげた姿勢をとる。これを，眼性斜頸（しゃけい）という。眼位と斜頸を改善させる目的で斜視手術を行う。

8　眼振 nystagmus

眼球が不随意に揺れることを**眼振**（眼球振盪（しんとう））という。先天眼振では，乳児期から両眼の眼振がみられ，原因は不明である。注視するときに顔をまわすしぐさ（頭位異常）や，首を左右に振りながら物を見ようとするしぐさ（首ふり）がみられることがある。

9　先天白内障 congenital cataract, 発達白内障 developmental cataract

先天的に水晶体が混濁している状態を**先天白内障**という。幼児期以降に発症するものもあり，**発達白内障**という。風疹などの子宮内感染によるもの

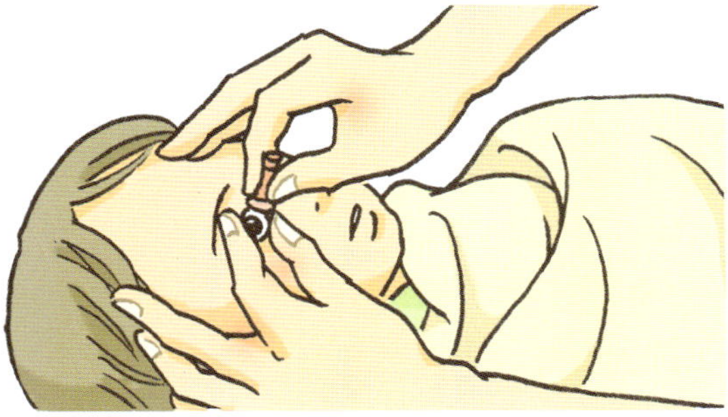

図 16-15　コンタクトレンズの着脱
ハードコンタクトレンズの着脱の様子。毎日，家庭で行う。子どもがどうしてもいやがるときは，バスタオルなどでからだをくるみ，支えて，レンズの着脱を行う。

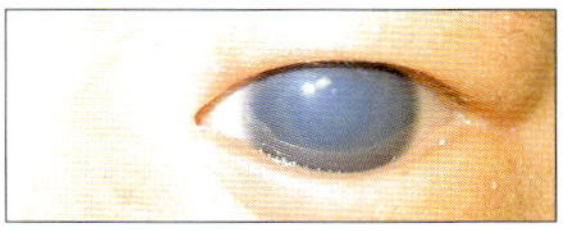

図 16-16　牛眼
先天緑内障。黒目が大きく，青みがかっている。

(144 ページ，先天性風疹症候群)，全身疾患に伴うもの，遺伝性のもの，原因不明のものなど，病因はさまざまである。

水晶体混濁が軽度であれば，経過観察を行う。中等度以上の混濁は，弱視の原因となるため，手術にて混濁した水晶体を除去する。手術時に眼内レンズを挿入する場合としない場合がある。術後は，眼鏡やコンタクトレンズを装用し，弱視訓練を行う(図 16-15)。術後は，弱視治療のほか，緑内障・網膜剝離を併発することがあるため，成人にいたるまでフォローが必要である。

10 緑内障 glaucoma

眼球の内圧(眼圧)が上昇し，視神経が障害される疾患である。乳児では眼圧の上昇に伴い，眼球が拡大，角膜が伸展するため，黒目が大きく青みがかった状態(**牛眼**)となる(図 16-16)。原発性，ほかの眼異常に伴うもの，スタージ-ウェーバー症候群 Sturge-Weber syndrome(374 ページ)などの全身疾患に伴うもの，先天白内障術後やステロイド薬使用に伴う後天性のものなど，さまざまな緑内障がある。

降眼圧薬にて十分な効果が得られない場合，手術を行う。術後，眼圧は再度上昇することもあり，成人にいたってもフォローは必要である。緑内障による視力・視野障害は不可逆性であり，治療しても低視力にとどまることもある。

11 心因性視力障害

心理的な原因により視力が低下することをいう。問診では，「漫画の文字は小さくても読めるが，教科書の文字は見えない」など，場面によっては視力不良が感じられない様子がうかがえる。眼の器質的異常はなく，視力検査で特殊なテクニックを用いて検査すると，良好な視力が確認できる。

12 先天色覚異常 congenital color anomaly

先天的に一部の色の区別がつきにくい，大多数の人と色の感じ方が異なる状態である。先天赤緑色覚異常は遺伝性である。男性の 20 人に 1 人の割合でみられる。程度は軽度から重度まであり，さまざまである。程度が強い色覚異常では，区別のつきにくい色があり(たとえば，緑の黒板に赤いチョークで書かれた文字，地図帳の茶色と赤)，学校に配慮を求めるなどの保護者への助言が必要である。

4 補助具・補装具

1 視覚補助具・ロービジョンケア

治療しても低視力にとどまる子どもに対して，**ロービジョンケア**を行う。成人のロービジョンケアとの違いは 2 点ある。1 点目は，成人では獲得した視力を中途失明により障害され，そこからのリハビリテーションであることが多いが，小児では低視力のなかで成長・発達していることである。視機能の有効利用以外に，家庭・教育環境とのかかわりがある。2 点目は，眼疾患以外の精神・運動発達遅延を合併しているケースがみられることである。

視覚補助具には，光学的補助具，非光学的補助具および TV 式拡大読書器などがある。光学的補助具は，レンズなどを用いるものをいい，拡大鏡・単眼鏡がその代表である(▶図 16-17-a)。また，羞明の軽減には遮光眼鏡を用いる。非光学的補助具の例としては，大活字(だいかつじ)本があげられる(▶図 16-17-b)。

視覚補助具の指導は，視機能だけでなく，発達年齢やニーズ，合併するほかの障害の予後などをふまえ，1 人ひとり個別に実施する。

2 義眼

眼球の大きさが極度に小さい状態(小眼球・無眼球)では，眼窩の発育不良・顔面の非対称・整容的な問題を生じる。**義眼**(▶図 16-18)を装着することで，眼窩の発育を促すことができる。

plus　視能訓練士

眼科領域の専門職である(国家資格)。弱視・斜視の視能訓練・眼科検査全般・ロービジョンケアなど，幅広い知識・技術をもつ。眼科チーム診療において，視能訓練士は欠かせない存在である。自治体が行う 3 歳児健診での検診業務にも参加する。

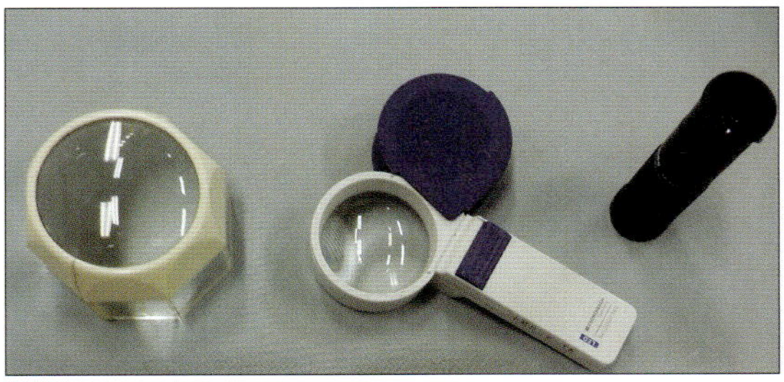

a．光学的補助具の例

左から，卓上型拡大鏡・手持ち式拡大鏡・単眼鏡である。手持ち式拡大鏡は，いわゆる「虫めがね」のように，近い距離の物を拡大して見るのに用いる。単眼鏡は，いわゆる「望遠鏡」のようにのぞいて，中間から遠方を拡大して見るのに用いる。

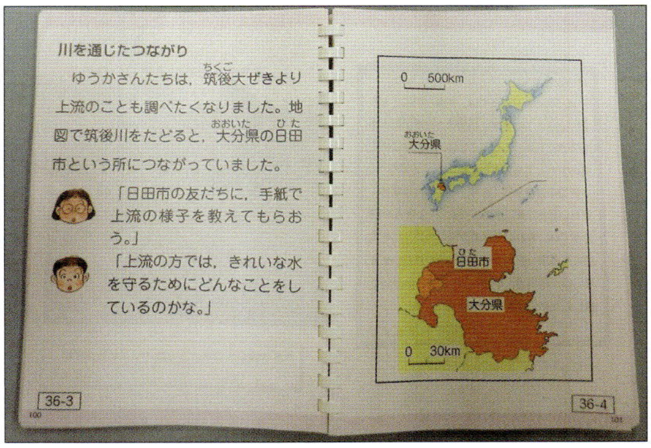

b．非光学的補助具の例

小学校3・4年生の社会科の拡大教科書を示す。活字が大きく，図も拡大されている。義務教育の全教科書は，拡大教科書が用意されている。

図16-17　視覚補助具

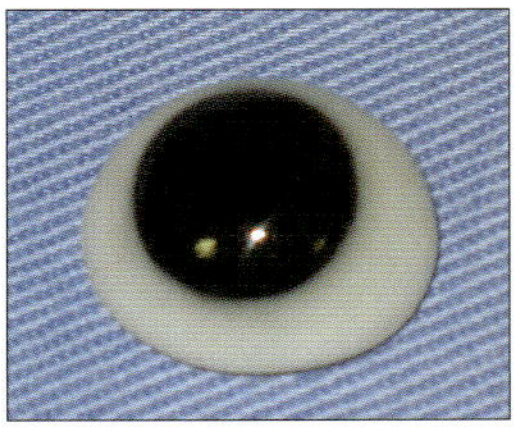

a．義眼

このまま装用する。

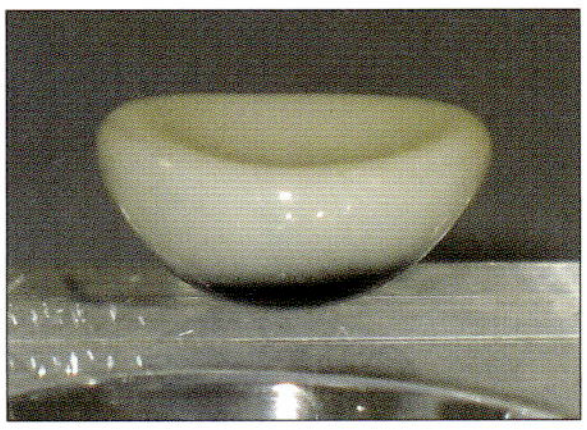

b．裏返した状態

図16-18　義眼

C　疾患をもった子どもの看護

1　眼科的検査を受ける子どもと家族の看護

検査の目的や必要性，内容を理解することがむずかしい子どもの場合，視機能の検査への協力が得られにくいことがある。検査に協力できる子どもの場合でも，検査への興味や集中力が続かない場合もある。検査をとどこおりなく進めるために，検査の目的や手順を把握し，必要物品や環境の整備を含めた準備を行い，的確な手技で介助する。

検査前には，子どもの年齢や理解力に応じて，家族と相談をしながら，検査の内容や子ども自身に協力してほしいこと，子どもが知りたいと思っていることについて，わかりやすい言葉でていねいに説明する。また，1人で検査を受けることに子どもや家族が不安をかかえている場合には，検査の内容や環境を考慮したうえで，家族が検査に同席することについて，子どもや家族の意向を尊重して検討する。

検査を進めるなかで，眼の前に診療器具を近づけられて子どもの緊張や不安が高まることもある。検査中にも進行状況や見通しを伝えながら，支援していく。検査終了後には，検査が終わったことを伝えるとともに，スキンシップをはかったり，家族と一緒に子どものがんばりをほめる。

注視が必要な検査の場合には，子どもが興味を示すキャラクターや音の出るおもちゃを使用したり，家族に視標の位置に立って呼びかけてもらう工夫を取り入れながら，子どもの視方向を誘導していけるようにかかわる。

子どもが動くことで検査を進めることが困難な検査を行う場合，できる限り子どもの協力が得られるように，子ども自身への説明を行う。また，家族の付き添いがあるほうが，動かずに検査にのぞめる場合には，家族の付き添いや協力も検討していく。子どもの協力が得られにくい場合には，子どもの身体をしっかりと固定し，安全に検査が進められるようにかかわる。

眼圧検査のように泣いて身体に力が入ると正確な値が測定できなくなるような場合，催眠薬を処方して，鎮静下で検査を行う場合もある。睡眠導入が順調に行えるように，前日の睡眠や最終飲食の時間について，事前に家族に説明しておくことが必要になる。また，催眠薬の影響に伴う全身状態の観察や，転倒・転落の事故を防ぐためにも，小児から目を離さず，安全な環境を確保する。

2　斜視の手術を受ける子どもと家族の看護

● 手術前　斜視の手術は幼児期に全身麻酔下で行われることが多い。そのため，発熱など感染症の確認を含め，身体的準備を整えていくことが必要である。また，短期間の入院であったり，入院そのものや手術がはじめての体験の場合も多いため，入院や手術に関連した子どもや家族の不安の軽減をはかることも必要になる。

子どもや家族が事前に医師よりどのような説明を受けたか，その内容や理解度を確認する。誤解や疑問がある場合は，手術前に解決できるように支援する。術前のプレパレーションとして，子どもの理解力に合わせた説明に加え，イラストやビデオのような視聴覚教材を用いて説明することで，手術前後の経過や点眼に対する子どもと家族のイメージを具体的にし，不安軽減をはかることができる。

また，術後は術眼の保護のために，あて金やガーゼが装着されることがあり，手術後は一時的に視界が遮断される(▶図16-19)。術前のプレパレーションとして，子どもや家族に実物を事前に見せることや，実際にあてて練習をすることにより，手術後の混乱を少なくするのに役だつ。

● 手術後　手術直後は，麻酔後の全身状態の観察と，眼の痛みの観察・対応を行う。また，術眼の保護のためのあて金やガーゼを外したり，眼を触らないようにかかわっていくことも必要である。子どもの協力が得られにくい

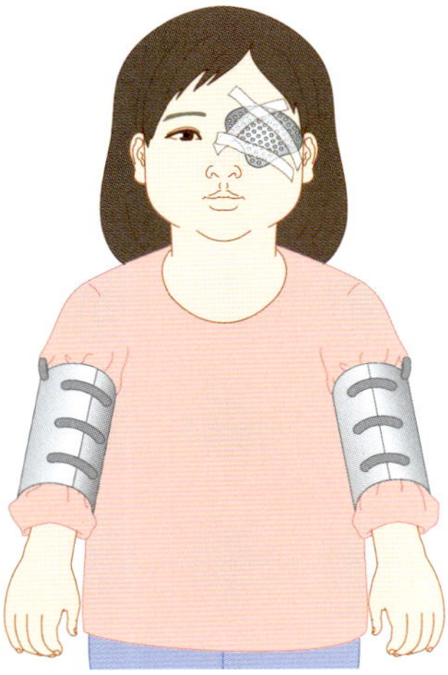

▶図 16-19　あて金と肘関節抑制帯

場合は，肘関節の抑制帯(抑制筒)を使用して，術眼の安静や感染予防に努める。あて金やガーゼがあたっていることにより，子どもの不安や心理的混乱が考えられる場合は，訪室や声かけを行い不安軽減に努めるとともに，子どもと家族とのスキンシップを促す。

あて金やガーゼは，手術翌日の診察後に外される場合が多い。複視の有無の確認と合わせて，複視に伴う事故防止にも努めていく。また，片方の眼をつぶって見ている場合には，両眼視機能を促すために，両眼で見ていくように声をかける。さらに，感染予防のため，眼をこすったりたたいたりしないように子どもや家族に説明していくとともに，眼の安静や安全がまもれる遊びを取り入れながら，気をまぎらわすようにする。

● 点眼・退院指導　点眼は手術後1日目より開始される。子どもの場合，自分で点眼をするのはむずかしいことが多く，入院期間も短いため，手術後早期より家族に**点眼指導**を行う。指導では，点眼の必要性，点眼薬の扱い方(保存や使用の方法)，必要物品，点眼の手技(手順，具体的な目薬のさし方)について説明する。また，家族に子どもへの点眼を実施してもらいながら介助や助言を行い，家庭でも継続して行えるように指導する。子どもが点眼をいやがり，動きが激しい場合には，体位や固定方法を一緒に検討し，安全で行いやすい方法を指導する。

点眼を継続する期間，通園・通学時期の目安，洗顔・洗髪・入浴の時期や方法など，家族が医師から受けた説明を確認し，退院後の子どもや家族の不安軽減をはかっていく。また，退院後も術眼の感染予防が必要なため，砂遊びや風が強い日の外出を控えるなど，退院後の日常生活を想定した具体的な説明を，子どもと家族に行う。

● 治療の継続　手術は斜視視能矯正の過程の1つであるため，退院後も定期的な通院が必要であり，両眼視回復訓練を行い，経過を観察していく場合がある。治療の継続に伴う子どもと家族の負担や日常生活への影響をアセスメントしながら，かかわる。

work 復習と課題

❶ 視力検査を受ける幼児後期の子どもへの声かけやかかわりについて考えてみよう。

❷ 全身麻酔下で斜視の手術を受ける幼児後期の子どもへの術前オリエンテーションについて考えてみよう。

参考文献

1. 麻生由美・若色早苗：検査介助時の留意点とケアのポイント．小児看護，25(13)：1751-1753, 2002.
2. 菅澤淳：斜視手術．眼科ケア，9(9)：265-271，2007.
3. 丹羽弥生ほか：手術を受ける子どもに対するケアのポイント．小児看護，25(13)：1754-1756, 2002.
4. 長澤未紗希・澤井信江：日常遭遇する機会が多い斜視の手術を受ける子どもの看護．小児看護，31(13)：1781-1787，2008.
5. 日本小児眼科学会編：子どもを診る医師・メディカルスタッフのための やさしい小児の眼科．診断と治療社，2023.
6. 吉原いづみほか：小児眼科外来における看護師の役割．眼科ケア，6(2)：82-88，2004.

第 17 章

耳鼻咽喉疾患と看護

A 看護総論

子どもの耳鼻咽喉疾患には，感染性疾患や先天性疾患が多く，診断や治療の過程で多くの検査や処置が行われる。また，長期にわたって治療や経過観察を行う場合や，手術を要する場合もあるため，治療の介助とともに，子どもと家族への心理的な援助も必要となる。

子どもの音に対する反応は，生後3か月ごろまでは，大きな音に対して，泣く，全身を硬直させるなどの原始反射を示すが，4か月ごろになり定頸（ていけい）すると，音や声かけに反応して顔を向けるようになる。周囲の音や声に対するこのような反応が乏しい場合，聴覚障害が疑われる。

新生児聴覚スクリーニングは出生児の約95％に実施されており[1)]，早期に子どもの聴覚障害を発見することが可能となっている。また，1歳6か月健康診査および3歳児健康診査における聞こえの確認により，新生児期に発見されなかった聴覚障害をもつ子どもの発見が可能である。しかし，スクリーニングや健診を受けなかった子どもや，後天性や進行性の聴覚障害が存在している場合もある。聞き返しが多い，テレビの音を大きくする，後ろからの音に無反応などの様子がある場合には，聴覚障害が疑われる。また，家族に聴覚障害があったり，低出生体重児などの聴覚障害のハイリスク要因をもっている子どもでは，注意深い行動の観察が必要である。

聴覚障害があると，言葉の数が増えない，発音が不明瞭であるというように，言語発達に影響を与える。言語獲得の臨界期は5歳ごろまでと考えられており，聴覚障害が早期に発見されて，適切な聴能訓練を開始することが必要である。そのため，日常生活のなかで家族が聴覚障害の徴候を見逃さず，できる限り早く発見して，診断や治療・訓練に向けて援助していく。

耳鼻咽喉科の検査・処置で扱う見慣れない器具類や，診察室の雰囲気によって，子どもは恐怖感をいだきやすい。検査・処置を行う前に，必要性や協力してほしいことを理解力に合わせて説明し，子どもが安心してのぞめるようにかかわっていく。

子どもの耳・鼻・咽頭・喉頭の器官は，内腔が狭くて見えづらく，医師は光源を用いた精密な機械を使いながら検査や診察を行っている。子どもが動くことにより診察がむずかしくなり，子どもにも苦痛を与えることとなりやすい。そのため，子どもの理解や協力を求めることとあわせて，検査・処置時の子どもの体位の保持や固定をしっかりと行い，安全に最小限の時間で行えるように介助していく。

耳鏡（じきょう）を用いた検査時には，頭部が動くことで外耳道や鼓膜を傷つけるおそれがあるため，安全確保のために頭部を十分固定する必要がある。

1人で診察台に座ることがむずかしい場合や，年少の子どもの場合は，安

1）こども家庭庁：令和4年度「新生児聴覚検査の実施状況等について」．(https://www.cfa.go.jp/press/5d081c05-b3f7-480f-b73d-78dd592409de)(参照 2024-07-01)．

全に最小の時間で検査・処置を行うために，家族・介助者が抱いて座る。家族・介助者が子どもを前向きに抱いて座り，足を交差して子どもの両足を両膝の間にはさみ込み固定する。上半身は，家族・介助者の腕を交差させて子どもの肩を押さえるようにし，肩と手が動かないように固定する。

1人で座ることのできる場合でも，微細な部分の観察や処置のために抑制の必要があることを説明し，介助者が後ろから頭部を固定する。安全確保のために頭部を固定するが，子どもの苦痛は大きい。そのため，検査・処置の実施中にも，子どもの緊張がやわらぐように声かけをしながら励ます。

終了時には，終わったことを伝え，体勢をかえ，スキンシップをはかりながら子どものがんばりをほめる。

B おもな検査・疾患

1 先天性難聴 congenital hearing loss

出生時に難聴をもっている人が出生1,000人に1人いる。2023年の出生数は72万7千人であり，727人の難聴の乳児がいることになる。ほかの先天性疾患のなかでもきわめて頻度が高い。現在は，新生児聴覚スクリーニングの普及で生後まもなく難聴の有無がわかるようになっている。早期に対応することで，通常の保育園や小学校・中学校・高等教育へと進む人が増えている。先天性難聴の半数以上では遺伝子の異常が明らかになっている。

アメリカのガイドラインでは，生後1か月までに新生児聴覚スクリーニングを終了し，3か月までに耳鼻咽喉科医の確定診断，6か月までに療育を開始することが推奨されている。補聴器による聴力の改善が不十分な重度難聴児には，人工内耳手術を行う。手術適応年齢は原則1歳以上(体重8kg以上)であり，両側手術も可能となっている。

2 外耳の疾患

1 外耳の奇形

◆ 先天性耳瘻孔 congenital aural fistula

50人に1人の頻度でみられる[1]。多くは無症状であるが，感染をおこすと腫脹(しゅちょう)して疼痛をきたす。抗菌薬による治療をするが，繰り返す場合は手術をして瘻孔を完全に摘出する。

◆ 先天性外耳道閉鎖症 congenital aural atresia

先天的に外耳道が閉鎖したもので，片側性の場合が多い。多くは耳介や中

NOTE

❶耳瘻孔は，①耳輪脚前部(85%)，②耳輪脚部(10%)，③耳輪(5%)にできる。

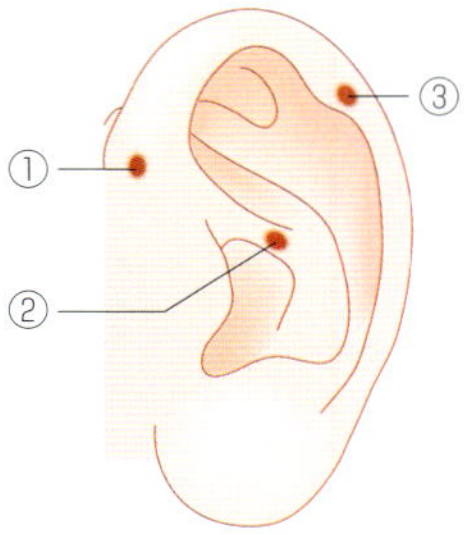

耳(耳小骨)の形態異常も伴い，およそ60 dBの伝音難聴を示す。両側性の場合は言語発達の障害となるので，1歳ごろまでに補聴器をつけ，就学時までには片側の手術治療を行う。

聴力が改善されれば補聴器は必要なくなる。片側性の場合は希望があれば，年長児になってから手術を行えばよい。

2 外耳炎 otitis externa

外耳道に炎症や感染がおこったもので，外耳道の発赤・腫脹をきたす。耳珠(じしゅ)の圧迫や耳介の牽引(けんいん)で痛みを生じる。局所処置(抗菌薬入りステロイド軟膏や点耳液)で多くは治癒する。

3 外耳道異物 foreign body of external auditory meatus

虫とおもちゃが多い。虫は暴れると痛いので，リドカイン(キシロカイン®)スプレーを耳内に噴霧し，麻酔してから除去する。おもちゃは異物鉤や鉗子で除去する。

3 中耳の疾患

1 慢性中耳炎 chronic otitis media

鼓膜に穿孔(せんこう)が生じ，3か月以上続く状態をいう。長期間の感染で耳小骨が一部消失したり，鼓膜の穿孔縁から皮膚が中耳腔に入って癒着することもある。

症状は難聴と耳漏である。根本的な治療は手術である。また，穿孔が鼓膜の縁や弛緩部(しかんぶ)(鼓膜の上方部)にできると，そこから皮膚が入り込み，垢(あか)が貯留して感染をおこすこともある。これを真珠腫(しんじゅしゅ)性中耳炎という。

2 急性中耳炎 acute otitis media

かぜをひいたあとに，咽頭の細菌が中耳腔に広がって細菌感染をおこし，鼓膜の発赤や膨隆をきたす。耳痛・耳漏・発熱をおこす。細菌は肺炎球菌とインフルエンザ菌が多い。乳幼児に好発する。最近は中耳炎が反復したり，遷延することがよくみられ，とくに2歳以下の保育園児に多い。抗菌薬の内服を行うが，鼓膜の膨隆が著明で痛みが強いときは，鼓膜切開をして排膿する。

3 滲出性中耳炎 otitis media with effusion

鼓膜の後ろに液体がたまるもので，中耳腔が陰圧になるために，鼓膜が陥凹(かんおう)したり，鼓膜の動きがわるくなる。急性中耳炎から移行する場合が多い。

症状は軽度から中等度の難聴である。ときに軽い耳痛や耳閉感を訴える。治療は貯留液が排出されやすくする目的で鼻腔や上咽頭の清掃を行う。難聴が著しいときは，鼓膜切開をする。さらに何回も繰り返すときは，鼓膜にチューブを留置したり，アデノイドを切除する。大部分は学童期になると治癒する。

4 鼻および副鼻腔の疾患

1 鼻出血 epistaxis

多くは**キーゼルバッハ部位**(鼻中隔の鼻腔入口部，▶図 17-1)よりおこる。小児ではアレルギー性鼻炎をもっている場合が多い。大部分は左右の鼻翼を強く押さえると止血される。または，出血部を硝酸銀やトリクロール酢酸などの薬剤で腐蝕(ふしょく)させたり，電気で焼灼(しょうしゃく)する。

2 鼻アレルギー nasal allergy

鼻粘膜でアレルギー反応がおこり，水様性鼻水・鼻づまり・くしゃみなどがおこる。アトピー性皮膚炎や小児喘息の既往のある学童が多い。通年性のものはハウスダスト・ダニが多く，季節性のものでは，2〜4 月はスギ，3〜5 月になるとヒノキ，4〜6 月はカモガヤ，9〜10 月はブタクサの花粉が代表的な抗原である。

治療には薬物治療(抗ヒスタミン薬の内服，ステロイド薬の鼻内スプレーなど)，舌下免疫療法(減感作療法)，さらには外科的治療(下鼻甲介切除，下鼻甲介レーザー焼灼)がある。

3 小児副鼻腔炎 sinusitis

かぜのあとに，頬部の腫脹や疼痛，膿性(のうせい)鼻汁・発熱などをおこす**急性副鼻腔炎**(上顎洞炎が多い)と，鼻づまり・膿性鼻汁・後鼻漏を慢性的におこし，上顎洞や篩骨(しこつ)洞(多くは両側性)に膿が貯留して粘膜の肥厚をみる**慢性副鼻腔炎**がある。

急性副鼻腔炎は抗菌薬と鎮痛薬で治療する。小児慢性副鼻腔炎の多くは，鼻かみが十分にできるようになれば，顔面骨の発達とともに自然に軽快する。しかし，後鼻漏が多く，痰のからむ咳をよくする場合には積極的に治療する。マクロライド系の抗菌薬(クラリスロマイシンなど)や消炎酵素薬の内服をす

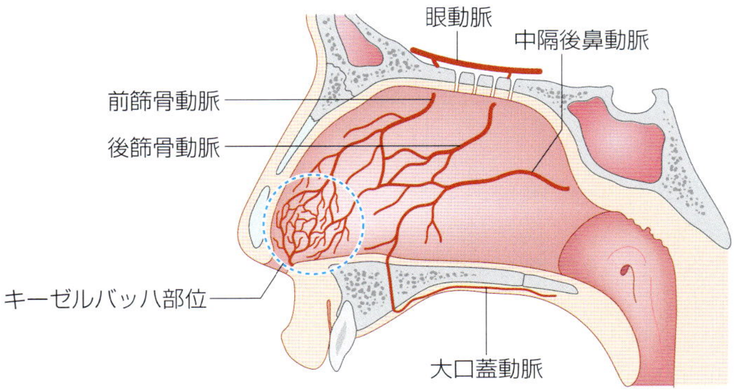

▶図 17-1　キーゼルバッハ部位

鼻中隔側の前方には，内頸動脈由来の眼動脈の枝である前・後篩骨動脈と，外頸動脈由来の中隔後鼻動脈と大口蓋動脈の枝が分布して，それぞれが吻合(ふんごう)して血管が豊富に存在している。

る。

また，上顎洞が未発達の新生児では，細菌感染がおこると**骨髄炎**(新生児上顎骨骨髄炎)となり，入院して抗菌薬の点滴注射をする。ときに腐骨(ふこつ)の除去術が必要となる。

4 後鼻孔閉鎖症 choanal atresia

先天性に後鼻孔が閉鎖しているものである。両側性におこると哺乳時にチアノーゼが生じるので，早期に手術をして後鼻孔を開放する。片側性であれば緊急性はない。

5 咽頭の疾患

よく問題となるのは，**アデノイド**(咽頭扁桃(へんとう)❶)と**口蓋扁桃**の肥大である。アデノイドは3〜5歳ごろより増殖しはじめ，5〜6歳でピークに達する。以後しだいに萎縮(いしゅく)し，思春期以降には通常退縮する。口蓋扁桃は4〜5歳で増殖しはじめ，7〜8歳でピークに達し，以後萎縮していく。咽頭扁桃・口蓋扁桃・舌扁桃(舌根部にある)を合わせて，**ワルダイエル輪**とよぶ。

NOTE
❶鼻の穴の突きあたり，口蓋垂の後上方にある。

1 アデノイド(咽頭扁桃)増殖症 adenoid vegetations

アデノイドが大きくて強い症状(鼻閉，滲出性中耳炎の合併)があるときには，手術(アデノイド切除術)を施行する(▶plus)。

2 口蓋扁桃肥大 hyperplasia of palatine tonsil

マッケンジーの分類(Ⅰ度〜Ⅲ度)が広く用いられている(▶図17-2)。肥大で最も困るのは，アデノイド肥大と同様に，睡眠時無呼吸症候群の併発である。睡眠時に，舌根の沈下とともに扁桃が咽頭腔を閉塞し，いびきや無呼吸をおこす。また，固形物の通過障害をきたすこともあり，食の細い子どもになる。

3 扁桃炎 tonsillitis

細菌性のものでは，A群β溶血性レンサ球菌(溶レン菌)・黄色ブドウ球菌などが多い(▶156ページ)。扁桃が発赤して白苔(はくたい)が付着し，発熱・咽頭

plus アデノイド切除術の適応

(1)高度の肥大があり，鼻閉をおこし，口呼吸が著しいもの。
(2)反復性中耳炎，難治性の滲出性中耳炎を併発するもの。アデノイドは細菌が多数存在し，中耳炎の起炎菌の供給源として重視されている。
(3)睡眠時のいびき，無呼吸，昼間の傾眠を示すもの。睡眠時無呼吸症候群，小児の夜泣きや夜尿の原因にもなる。

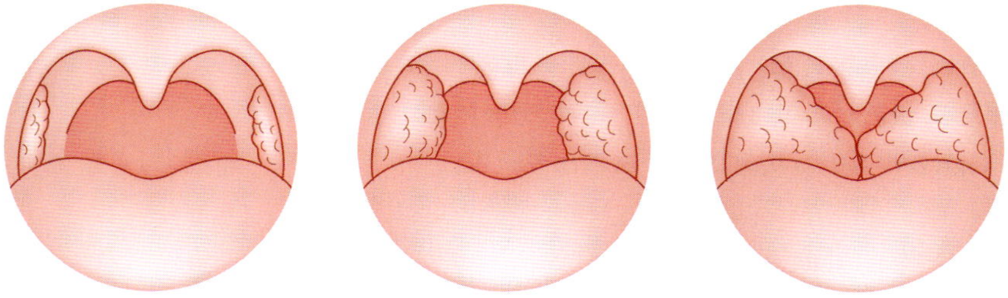

図 17-2 マッケンジーの分類

口蓋扁桃肥大の評価法で，Ⅰ度は扁桃が前後の口蓋弓を含む面よりわずかに突出するもの，Ⅲ度は左右の扁桃が正中で接する，あるいは接しそうなもの，Ⅱ度はその中間のものである。

痛・嚥下障害などをおこす。

治療は抗菌薬を服用する。繰り返す場合には手術適応となる(plus)。手術を行う年齢は，一般的には免疫能が成人とほぼ同じになる4歳以上がよいが，重症度に応じて決めればよい。とくに呼吸障害をおこすような場合にはもっと若年でも施行する。

6 喉頭の疾患

1 学童結節

過度の発声により，声帯が酷使され，声帯前1/3と中1/3の境界に左右対称に結節ができる。スポーツで大声を出す学童に多い。症状は嗄声である。治療は声帯を安静にさせる沈黙療法であるが，変声期には自然消滅することが多いので，学童期でもあり厳密にさせる必要はない。

2 急性声門下喉頭炎 acute infraglottic laryngitis, 急性喉頭蓋炎 acute epiglottitis

急性声門下喉頭炎(3歳以下に多い)は，幼小児の呼吸困難では最も多く，通常はウイルス感染による。発症は進行性であり，鼻咽頭炎の経過中に，発熱・吸気性の喘鳴・犬吠様咳嗽を伴う。多くは夜間におこる。声門下粘膜の

plus 口蓋扁桃摘出術の適応

(1)習慣性扁桃炎の場合：扁桃炎を繰り返す(年4回以上)もの。
(2)睡眠時無呼吸症候群を示すもの。
(3)急性扁桃炎から扁桃周囲膿瘍を繰り返しおこすもの。
(4)扁桃が病巣と考えられる掌蹠膿疱症・IgA腎症・胸肋鎖骨過形成症などをもつもの。

腫脹と発赤をきたす。

急性喉頭蓋炎(3〜8 歳に多い)は，多くはインフルエンザ菌 b 型(Hib)による細菌感染で喉頭蓋の腫脹と発赤をおこし，発熱・嚥下痛・呼吸困難をきたす。急激に進行し，「死にいたる咽頭痛」疾患として知られている。

両者とも治療はステロイド薬や抗菌薬を注射する。急性喉頭蓋炎では，気管挿管が必要な場合が多く，入院治療が必須である。

近年，Hib ワクチンの接種により減少している。

3 喉頭脆弱症 congenital stridor

喉頭脆弱(ぜいじゃく)症は，**先天性喘鳴**ともよばれる(▶171 ページ)。新生児期より吸気時に喘鳴がみられるが，ふつう呼吸困難はない。喉頭蓋がΩ(オメガ)型に変形し，吸気時に喉頭蓋が著しく変形したり，声門内腔へ吸い込まれたりする。1 歳半ごろになれば自然に軽快する。

4 気管カニューレ抜去困難症 difficult tracheal decannulation

小児期に気管切開を施行すると，気管軟骨の損傷，肉芽の増生，さらには喉頭の構造の脆弱化をおこし，気管カニューレが抜去できなくなることをいう。治療は発育を待ちながら，気管の内腔がつぶれないように気管切開部を再建する。小児の気管切開時には，気管壁の切除を極力避ける。

5 気道・食道異物 foreign bodies in the airway and foodpassage

小児ではマメ類(とくにピーナッツ)・おもちゃが多い。ピーナッツを食べていたときに急に激しい咳き込みがあったかどうかを聴取することが大切である。肺炎をおこしてから疑われることも多い。臼歯がはえそろう 3 歳ごろまで(とくに 1 歳代)が多い。呼吸音が減弱し，雑音が聞こえる。

胸部 X 線検査では，異物のある側の肺に空気が過剰に入っていることが多い(チェックバルブ❶)。治療は内視鏡下に摘出する。呼吸停止時にはハイムリック法を行う❷。

咽頭異物は魚骨が大部分である。魚骨が刺さる場所は扁桃と舌根であり，摘出する。食道異物は小児ではおもちゃ・硬貨・ボタン型電池などがある。異物を内視鏡下に摘出する。胃に落ちていれば放置してかまわない。しかし，ボタン型電池は胃のなかに 3 日以上とどまると，腐蝕して内容物がとけ出て胃粘膜を損傷させるため，内視鏡下あるいはマグネットチューブを用いて摘出する。

NOTE

❶異物の陥入のため吸気は通るが，呼気は通過しにくいために肺に空気がたまりすぎること。

❷ハイムリック法の詳細は『系統看護学講座 小児看護学①』小児臨床看護総論第 6 章を参照。

7 乳幼児の聴力検査法

成人と同じ純音聴力検査ができるのは 4 歳以降である。乳幼児は音刺激に対して自分で応答できないため，通常の聴力検査は不可能である。そこでいろいろな方法が考案されている。

1 反射検査

音を聴いたときにあらわれる非特異的な反応をみて，聴力の程度を調べる検査である。

● **モロー Moro 反射**　突然大きな音を感じると，上肢を前に出して抱擁(ほうよう)姿勢をとるもの。新生児期にみられる。

● **眼瞼(がんけん)反射**　音を聴いて，まばたき(瞬目)がおこるもの(6か月まで)。

● **驚愕(きょうがく)反射**　音がすると泣きだす(生下時から10週)。音がすると静まる，まばたきをしたり顔をしかめる(3か月ごろ)。目や顔を音のするほうへ動かす(5～6か月)。

これらの反応がおこる最小の音の強さは，新生児では80～90 dB，3か月では65～75 dB，6か月では30～35 dBとされる。

2 聴性行動反応聴力検査

膝の上の幼児に音を聴かせて，はっとなったり，にこにこしたり，音のするほうを向くかどうか調べる(6～24か月)。

3 自覚的検査

● **条件詮索反応聴力検査 conditioned orientation response audiometry (COR)**　音刺激によっておこる詮索(せんさく)(音源をさがす)反応を，人形を光で照

---

plus　小児のめまい

小児のめまいは成人に比べて診療する機会が少なく，成人の100分の2～5といわれている。脳腫瘍やてんかんのように重篤なものから，短時間で自然に治るもの，不登校につながるようなものまで幅広い。診断がむずかしい理由として，診断で最も大切な問診がとりにくいこと，検査に制限があることがあげられる。

小児に可能で非侵襲的な容易な検査には，フレンツェル眼鏡を用いた眼振検査，重心動揺検査，聴力検査，シェロング検査がある。頻度が高く，かつ耳性疾患(前庭神経炎，真珠腫性中耳炎，メニエール病，めまいを伴う突発性難聴など)と起立性調節障害(▶200ページ)を除いた，良性発作性めまい・前庭性片頭痛・心因性めまいについて述べる。

①良性発作性めまい　繰り返しおこる短時間(数分から数時間)生じる回転性のめまいで，発作は前ぶれなくおこる。突然回る・倒れる等を訴えて，まわりの人にしがみついてしまう。発現時の症状が強く，自然に軽減して消退する。2～4歳に多く，めまい発作時に眼振・運動失調・嘔吐・顔面蒼白・恐怖の少なくとも1つは随伴する。意識消失はない。発作間欠時の神経所見として，聴力・平衡機能に異常はない。このようなめまい発作が1～2か月に1回程度の頻度で5回みられると診断する。家族内に片頭痛が多く，自身も片頭痛をもつことが多い。

②前庭性片頭痛　片頭痛に起因するめまいでは，5分から72時間の間に中等度から高度のめまい発作があり，その少なくとも50%に片頭痛の特徴(片側性・拍動性の頭痛，光過敏，音過敏，視覚性前兆の少なくとも1つ)を伴う発作が5回以上ある。

③心因性めまい　ほかのめまいの原因となる疾患が除外された場合に診断される。めまいの性状はさまざまであるが，一般的にむらがあったり，オーバーな表現もある。素直に受け入れることが大切である。一般的な平衡機能検査に比べて立ち直り反射検査所見がわるいといわれる。ほかに聴覚障害や視覚障害などの随伴症状がみられることもある。耳鼻科医や心療内科医との連携が必要である。

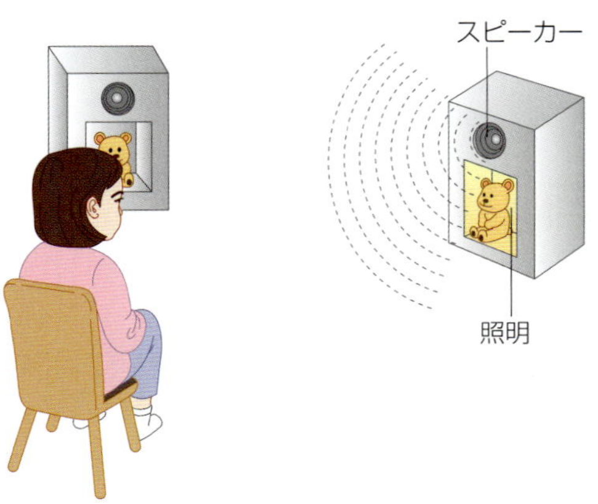

図 17-3　条件詮索反応聴力検査

はっきり聴こえると思われる音を出し，約 1 秒後に光でボックスの中の人形を照明する。これを左右不順に数回繰り返して条件づけをする。条件が形成されると，今度は音刺激だけでもそのほうを向くようになる。
音を小さくしていき，聴力の程度を調べる。検査中に音刺激に対して正しくその方向を向いたときには，必ず人形を照明することが大切である。

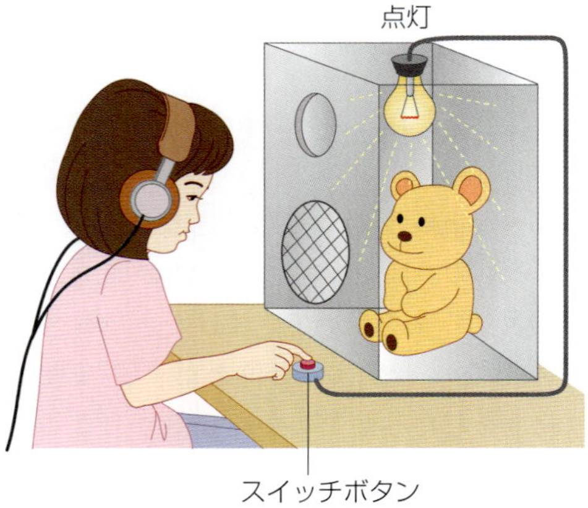

図 17-4　ピープショーテスト

音がしている間にボタンを押すと，のぞき箱のなかに照明がついて人形が見える。音がしていないときには，ボタンを押してもなにも見えなくする。

明するという条件反応で強化したものである(図 17-3)。音がしたときに，その方向を向くと人形が見えるように照明をつける。このように条件づけをすると，音がすると人形のほうを向くようになる。音を小さくしてゆき，聴力の程度を調べる(1～2 歳)。

● **遊技聴力検査**　子どもに興味をもたせながら検査をする方法で，音が聴こえたら遊技ができるように工夫されている(2～4 歳)。のぞき箱を使用(ピープショーテスト，図 17-4)したり，おもちゃの移動(音がしたらビー玉を箱からほかの箱へ移す遊びをさせるもの)をさせる方法がある(3 歳以上)。

4　他覚的検査

● **聴性脳幹反応 auditory brainstem response(ABR)**　音刺激から約 1/100 秒までの時間の反応を，頭につけた電極より拾い，波形を約 1,000 回加算したものである。内耳神経から脳内の音の神経伝達路の興奮が記録できる。Ⅰ波からⅥ波までの波が観察され，音刺激を小さくしてゆき，波形が消失されるのをみて聴力の域値を判断する。4 kHz を中心とした高い音を使う。

● **聴性定常反応 auditory steady-state response(ASSR)**　耳からの音刺激によって誘発される脳反応を利用して，患者の反応に頼ることなく，聴力を測定する検査である。おもに，純音聴力検査が施行できない乳幼児の聴力を測定するために用いられる。実際の検査では，脳波を検出する電極を頭皮にはり，大きな音から徐々に小さな音を提示して，脳反応が誘発される最小の音を，患者が聴こえる最も小さい音とする。患者が動いてしまうと，誘発される脳反応が，筋肉から誘発される反応にまぎれて検出できなくなるため，安静が保てないときには鎮静が必要になる。ABR と違っていろいろな高さの音で検査ができる利点がある。

C 疾患をもった子どもの看護

1 中耳炎の子どもの看護

子どもの耳管は，成人と比較すると耳管長が短く，角度が水平に近い構造であり，鼻咽頭の細菌が中耳腔内に侵入しやすい。そのため，上気道感染から中耳炎を引きおこしやすく，乳幼児期に罹患する子どもは多い。子どもの耳管の解剖学的特徴，免疫機能や副鼻腔の発達が十分ではないことなどから，乳幼児期の子どもでは繰り返し罹患しやすい。

● 観察　急性中耳炎では，鼻漏・発熱の感冒症状に加え，耳痛や耳漏が症状としてみられる。しかし，乳幼児期の子どもでは，痛みや不快感をうまく表現することがむずかしい。そのため，耳を触る，きげんがわるい，理由もなく泣く，頭を振る，ミルクや食事の摂取不良などの様子を含め，局所だけでなく全身症状の注意深い観察が必要である。

● 家族への説明　中耳炎の炎症が軽度の場合，抗菌薬の内服で軽快する。症状の改善には確実な内服が必要なため，家族に内服の必要性を説明する。炎症が強い，耳痛が強い，中耳腔に滲出液が貯留している場合は，抗菌薬の内服に加え，鼓膜切開で貯留液を排出する。

処置の必要性を子どもと家族に説明するとともに，切開時にはしっかりと子どもの体位を固定して介助する。切開後に貯留液が排出してきた場合，放置しておくとかぶれや湿疹につながる。外耳道の入り口付近をやさしくふき取り，清潔を保つことも，家族に説明する。また，入浴して血行が促進されると，痛みの増強や出血のおそれがあるため，切開した当日は入浴を避ける。

● 滲出性中耳炎の早期発見　急性中耳炎の反復や不完全治癒といった中耳の炎症，アデノイド(咽頭扁桃)の圧迫などによる耳管機能不全が要因となり，滲出性中耳炎に罹患する。滲出性中耳炎では，耳閉感，難聴，自声強聴などの症状があるが，これらの症状は年少の子どもでは訴えることがむずかしい。また，耳痛や発熱などの目だった症状がないので，家族に気づかれにくく，学校検診で発見されることもある。

放置しておくと聴覚障害につながることもあるため，聞こえがわるく，聞き返しをする，耳をよく触る，頭をかしげるしぐさをするなどの様子を注意深く観察し，早期に発見することが必要である。

● チューブ留置　急性中耳炎に反復して罹患する場合や，滲出性中耳炎で鼓膜切開を複数回試行しても治癒しない場合などに，排液と中耳腔の換気を促すために鼓膜を切開し，チューブの留置が行われる。留置は顕微鏡下で行われるため，乳幼児では全身麻酔が必要な場合もある。ここでは，チューブ留置を受ける子どもの看護について述べる。

1 手術前の看護

難聴，耳痛，粘液性の滲出液などの症状の有無や，程度の観察を行うとともに，全身麻酔で手術を行う場合は，発熱などの感染症状の確認も含め，身体的準備を整える。また子どもと家族の心理的準備ができるように，子どもの理解力に合わせて，麻酔や手術前後の経過について説明を行い，子どもの不安が軽減するように努める。

2 手術後の看護

手術後は鼓膜にチューブが留置され，外耳に綿球を挿入された状態であるため，綿球に付着した滲出液の性状を観察し，外れたり汚染した場合は交換し，清潔を保つ。全身麻酔で手術を行った場合，麻酔の影響を考慮し，バイタルサインに注意しながら全身状態の観察を行う。手術後の疼痛が強い場合には，鎮痛薬を使用するため，痛みの程度も観察する。手術直後の急性期には安静を保つが，発熱がなく，痛みがない場合，じっとしていることがむずかしい。床上での遊びの工夫を取り入れたり，家族にそばに付き添ってもらいながら，安静をはかる。

点耳薬の投与が行われる場合は，子どもと家族に必要性や体位の説明をして実施する。また，めまいを防ぐため，あらかじめ薬液を室温に戻しておく。点耳する耳を上にし，側臥位をとってもらい，指示量をゆっくりと外耳道に沿って滴下する。退院後も点耳を継続する場合には，滴下方法や，冷所保存した場合には必ず室温に戻してから使用することなどを家族に説明する。

3 退院後の日常生活

耳内にチューブを留置した状態で，手術翌日には退院となることが多い。退院後に子どもと家族の不安が増強しないように，日常生活上の留意点について説明を行う。

耳の中を見ると，チューブが見えることがあるが，心配はいらないことを説明する。また，チューブは1年未満で自然に脱落し，鼓膜も自然閉鎖することが多いが，閉塞や脱落の有無を確認するため，定期的な受診が必要となることを伝える。

滲出液が出てきた場合，耳内は触らず，外耳道の入口付近のみを清拭し，清潔を保つ。しかし粘稠（ねんちゅう）な滲出液が出る場合や，激しい耳痛がある場合は，病院に連絡し受診する。また，チューブ留置中であっても，上気道感染症などから急性中耳炎に罹患し，耳漏とともにチューブが脱落する場合もある。そのため，感冒などの感染症に注意し，罹患した場合は早めに治療していくことが必要である。

退院の翌日から通園・通学は可能になるが，汗をかくような激しい運動や，体育は1週間程度控えるように説明する。また，洗髪時は綿球や耳栓を使用して，外耳道に水が入らないように気をつける。

2 扁桃摘出術を受ける子どもの看護

アデノイド（咽頭扁桃）や口蓋扁桃摘出術を受ける子どもは，幼児期から学童期が多い。予定された手術として，全身麻酔下で行われる。

1 手術前の看護

全身麻酔で手術を受けるため，発熱など感染症の確認を含め，身体的準備を整えておく。また，アデノイドや口蓋扁桃は血管の豊富な部位であるため，ヘモグロビン値，出血・血液凝固時間などの検査結果を手術前に確認しておく。

手術前に子どもと家族が，麻酔や手術，手術後の様子に対してイメージがつき，心理的準備ができるようにかかわる。また，入院そのものや手術がはじめての場合も多いため，子どもや家族の入院や手術に関連した不安の軽減をはかることも必要になる。手術や入院について，子どもや家族は事前に医師よりどのような説明を受けたか，その内容や理解度を確認する。誤解や疑問がある場合は手術前に説明を加えたり，医師との調整をはかる。プレパレーションとして，子どもの理解力に合わせた説明に加え，イラストやビデオのような視聴覚教材を用いて説明することは，手術前後の経過に対する子どもと家族のイメージを具体的にし，不安軽減をはかるのに有用である。

手術後は麻酔覚醒後から疼痛が予測される。そのため，疼痛に対して薬や冷却などの対応方法があることや，治療食を食べていくことについても，あらかじめ伝えておくことで，手術後の心理的混乱を少なくするのに役だつ。また家族に対して，手術前後の治療・処置や食事，安静度などを示したクリティカルパスのような用紙を用いながら説明すると，手術前後の経過について理解を深めることができ，手術前後のさまざまな場面で，家族から子どもに説明を加えていくこともできる。

2 手術後の看護

手術後は，出血や呼吸状態の観察，出血や感染の予防，疼痛の緩和が重要となる。

● **出血・呼吸状態の観察**　手術後は疼痛があるため，開口して出血の有無を確認するのがむずかしい。そのため，唾液への血液の混入の有無や，混入している場合には，血液の色が薄くなっていくかを確認する。口腔内に血液のまざった唾液や喀痰が出てきたときは，ティッシュペーパーなどでふき取り，なるべく飲み込まないように子どもと家族に説明する。年齢が小さい子どもの場合，出血していても唾液を飲み込まずに吐き出すことがむずかしいため，観察を十分に行う。また，頻回に嚥下運動をしている場合は，出血していることもあるため，口腔内を確認する。

出血時には，医師に連絡をするとともに，血液を誤嚥しないように側臥位または顔を横に向ける。血液を嚥下している場合，嘔吐が誘発され，さらに出血を誘発する場合もあるため，注意が必要である。バイタルサインでは，出血に伴う心拍数・呼吸数の増加，血圧の低下に留意しながら，全身状態の観察を行う。また，手術直後の半覚醒時や疼痛による浅呼吸，創周囲組織の腫脹により上気道が狭くなることもあるため，呼吸状態の変動に注意が必要である。

● 出血や感染の予防　手術後に収縮していた血管が再拡張することにより出血すると，圧迫止血が必要となるため，出血の予防にも努める。手術後24時間は出血の危険性が高く，また，手術後7〜10日の創部の白苔がとれる時期にも出血しやすいため，入院中だけでなく，退院後の生活でも注意が必要となる。出血防止のため，手術直後は止血剤入りの輸液や内服が処方される。また，出血の予防，疼痛緩和のために，頸部を氷頸で冷やしながら，安静保持を促す。

感染予防のため，食事開始後は，処方された薬液を使用して含嗽を行い，口腔内の清潔保持に努める。含嗽ができない場合には，食後に水分を十分に与えて，口腔内の清潔保持をはかる。また，後出血予防のため，手術後1週間の入浴・洗髪は避け，清拭によって清潔を保持する。

● 疼痛の緩和　扁桃の摘出後は，口腔内に創部が露出した状態となるため，創部痛がある。麻酔からの覚醒時に興奮状態となって激しい体動や啼泣があると，創部痛や出血を助長することが予測される。安静が保てない場合には，スキンシップをはかったり，家族にそばに付き添ってもらうなどの協力を得ながら，かかわっていく。

手術後の食事は，翌日の朝より治療食（流動食・かゆ食）から開始となるが，咽頭痛や嚥下時痛のため，食事摂取が進まないことが多い。嚥下時痛は2〜3日で軽快するが，疼痛には個人差があるため，無理に食事をすすめることは避けるが，摂取量が少ない場合には，励ましながら水分補給を促す。また，食事摂取時の疼痛緩和のために，食前に消炎・鎮痛薬を内服させたり，プリンやヨーグルトなどの摂取しやすいものをすすめる。幼児期の子どもは，疼痛の程度を明確に訴えることがむずかしいため，食事の摂取量だけでなく，表情や活気などもあわせて観察する。

● 退院後の日常生活上の留意点　退院時には，退院後の日常生活での留意点について，子どもと家族に説明を行う。手術後2〜3週間程度，食事やあくびのときに咽頭痛や耳痛を訴え，家族が不安を感じる場合がある。耳痛は，咽頭と耳の距離が近いため，咽頭痛が耳の痛みとして感じられることによりおこる（放散痛）。そのため，ときどき痛い程度であれば心配はいらないことをあらかじめ家族に説明しておくと，退院後の不安軽減につながる。疼痛に対して鎮痛薬の使用が可能なことや，冷やすことで気持ちがよい場合は頸部を冷却する方法があることも伝える。

食事に関しては，出血予防のため，退院後1週間程度は，かたいもの，刺激のあるもの，のどにはりつきやすいもの，油分を含んだものを避けるように家族に説明する。また，退院後も口腔内の清潔を保つため，食後の含嗽を続けていく必要がある。入浴に関しては，血行が促進されることが出血の原因となるため，シャワー浴や短時間の入浴となる。

退院後も出血に関する観察が必要なため，観察の方法や，対応についても説明する。唾液に血液がまざる程度であれば様子を観察し，色が薄くなってきたり，血液の量が減ってきているようなら心配はいらないが，血液の色が濃くなったり，量が増えてきた場合や，血液のまざった吐物がみられたときは，病院に連絡し，受診が必要となることを伝える。

激しい運動は，退院後2週間程度は避けるが，退院後の通園・通学時期の目安は，退院時の全身状態や創部の回復状態により異なるため，退院時の医師の診察の際に確認を行う。

work 復習と課題

❶ 乳幼児の聴力検査にはどんな種類のものがあるかを調べ，聴力検査時の看護について考えてみよう。

❷ 全身麻酔を行って扁桃摘出術を受けることが，子どもの心身にどのような影響を及ぼすかについて理解し，扁桃摘出術を受ける幼児後期の子どもへの術前オリエンテーションを考えてみよう。

参考文献

1. 有本友季子：扁桃肥大・アデノイド肥大．こどもケア，11(3)：86-89，2016.
2. 石井須美子：処置前・中・後のケアのポイント．小児看護，28(12)：1612-1615，2005.
3. 伊藤真人：中耳炎．こどもケア，11(3)：81-85，2016.
4. 内山唯史ほか：新生児・幼小児の難聴とABR，ASSRの判定．JOHNS，38(7)：724-727，2022.
5. 大島英敏ほか：小児の耳管機能．JOHNS，37(3)：221-224，2021.
6. 大野沙織：アデノイド切除術・口蓋扁桃摘出術を受ける幼児の看護．小児看護，34(6)：737-744，2011.
7. 工藤典代：子どものみみ・はな・のどの診かた．南山堂，2009.
8. 倉藤晶子：口蓋扁桃摘出術とアデノイド切除術を受ける患児の手術看護．小児看護，32(11)：1477-1485，2009.
9. 益田慎：中耳炎．JOHNS，26(9)：1336-1337，2010.

第 18 章

精神疾患と看護

A 看護総論

子どもは精神的にも身体的にも成長・発達の最中にある。子どもの精神疾患とその看護を考えるうえで重要なのは，症状や現状を横断的にとらえるだけでなく，子どもの心の成長，すなわち**精神発達**を念頭において縦断的にとらえる視点をもつことである。

知識・感情・意思など，人の内面でおきているはたらき(すなわち心あるいは精神)は，個別的で主観的な体験である。一方で，個々の精神活動は，他者や社会との関係のなかで，相互的に影響を及ぼし合っている。精神は個々の内的な体験世界でありながら，他者や社会とつながりをもった世界でもある。

つまり，精神疾患は個々の内的・主観的体験でありながら，診断・治療，回復の過程においては，文化・社会的影響や，他者や社会との相互作用に注目して，支援を検討し実施していく必要がある。環境との相互作用に注目し，その人のもつ力を十分に発揮できるようにはたらきかける看護の力が，直接的に回復を支えうる領域でもある。

1 子どもの精神発達

子どもは，生きるために未知の世界を自分の力でとらえ，探索しながら少しずつ知っていく。人間として生きていくためには，社会的・文化的な約束ごとやその意味によって，ものごとや経験したことをとらえ直し，新たな観念を深く理解し，認識することが必要になる。

認識する，つまりものごとの意義や本質を知るためには，言語やコミュニケーション能力，思考，記憶など，**知的機能の発達**の積み重ねが必要になる。知的機能の発達は，人とのかかわりや文化的な文脈を通して促進されるため，人や集団との関係性を築く能力など，**情緒・社会性の発達**を促す。知的機能の発達と情緒・社会性の発達は，互いを支え，刺激し，発達を促し合い，精神発達全体を推し進める。それによって，感覚や情動を他者と共有し，人とわかり合う感覚や世の中に受け入れられているという安心感など，自己形成に大きな影響を与える体験を積み重ねていく。

逆にいえば，知的機能の発達が平均よりもゆっくりと進んでいる子どもは，言われた言葉の意味がわからない，自分の感情を言葉で表現できないなど，言葉を使って世の中を認識し，理解や安心を積み重ねていくことに困難を感じやすく，不安や緊張が高い状態が続く傾向があると考えられる。

一方，情緒・社会性の発達に遅れがある場合，人を頼ったり支え合ったりする力が十分に育っておらず，自分1人で対処していかなくてはならないため，不安・緊張に加え，孤独感もいだきやすいといえる。

具体的には，知的機能の発達に遅れがあるおもなものに知的障害が，情緒・社会性の発達に遅れがあるおもなものに自閉スペクトラム症があげられる。

子どもの精神疾患にかかわるうえで，2つの視点から子どもの精神発達をとらえ，子どもが世界をどのように認識し，どのような情緒・社会性をもっているのかをとらえることは，症状の理解をたすけ，治療の方向性や看護支援の検討の一助となりうる(▶plus)。

2 子どものストレス対処

子どもが不安を感じたり，欲求が満たされなかったりする体験は，日常生活場面で頻繁(ひんぱん)におこりうる。不安や不満を体験した子どもは，発達段階に応じた方法で対処しようとする。たとえば，安心できる大人に接近する，好きなぬいぐるみや毛布を手放さない，楽しい遊びをさがすなどの行動がある。不安や不満などが持続的に意識されることを回避し，心の安定をはかるため，心には**防衛機制(きせい)**というはたらきが備わっている(▶表 18-1)。

しかし，子どもは防衛機制が十分に獲得されていないこと，状況に合わない防衛機制をはたらかせることなどの特徴から，成人に比べて十分に防衛機制を用いることがむずかしい。その結果，不安が適切に消化・対処されずに増大し，意識化されてつらさや苦しさを感じやすい。大きな不安を感じ，つ

plus 精神発達をとらえる2つの視点

精神発達は，①知的機能の発達，②情緒・社会性の発達の2つの視点からとらえることができる。知的機能の発達をベースに身につけた「認識」を縦軸，情緒・社会性の発達を「関係」の横軸として，ベクトルにした精神発達の領域分けを下図に示す。

それぞれの中心点に診断名を与えるなら，Ⓐは知的障害，ⒷⒸは自閉スペクトラム症，Ⓣは定型発達となる。このような，連続的な切れ目のない分布に，あえて人為的な境界線を引いて分けているのが診断だと考えると，診断はつかないが生活上の支援が必要な子どもがいることや，医師による診断の不一致が生じる理由も理解しやすい。

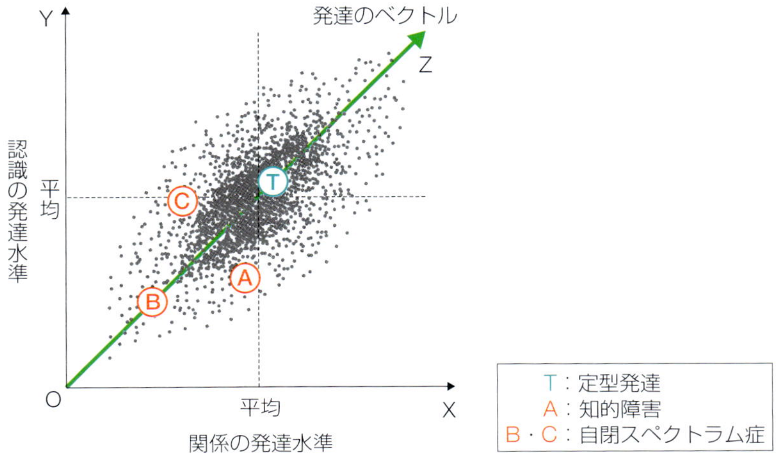

(滝川一廣：子どものための精神医学．p.187，医学書院，2017，一部改変)

表 18-1　防衛機制の種類

種類	内容	具体例
抑圧	受け入れがたい欲求や記憶が意識にあらわれないようにする。	事故に巻き込まれたこわい記憶を思い出さないように，抑圧することで無意識のなかに閉じ込めておく。
反動形成	抑圧された欲求や記憶が意識にあらわれないように，それらと反対の態度や行動をとる。	好意をもつ相手にあえて冷たく接する。
合理化	自分の不快な感情や行動をもっともらしい理由をつけて正当化する。	漢字の読み書きが苦手なことを，「日常生活でとくに困らないから問題ない」と理由づけする。
同一視	自分が憧れている人や尊敬している人の行動やふるまいをまねる。	好きな同級生との共通点をつくるために髪型や服装をまねる。
投射	自分が相手にもっている欲求や感情を，あたかも相手が自分にもっている欲求や感情だと思い込む。	本当は自分が父親をきらいなのに，父親が自分をきらっていると思い込む。さらに，自分はきらわれているのだから，自分も父親をきらって当然だと正当化する。
補償	達成のむずかしい欲求のかわりに，達成可能なほかの欲求を満たすことで補う。	姉が成績優秀であることに弟が劣等感をいだいて，学業ではなく部活動に熱心に取り組む。
代償	本来の欲求を満たすことができないとき，達成可能なほかの欲求を満たすことで満足する。	ペット飼育不可のマンションに住んでいるため，植物を育てる。
置きかえ	受け入れがたい欲求を，受け入れやすい別の欲求におきかえる。	ほしいおもちゃが手に入らない場合，ほしいのは別のおもちゃだと思い込む。
退行	発達段階からみてより初期の段階に戻ったような態度・行動をとる。	兄が弟の存在によって親からの愛をおびやかされたと感じて，赤ちゃん返りをする。
逃避	困難や不都合な状況を避けるために，逃げ出して安全をまもろうとする。	学校の試験前にテレビを見て時間を過ごす。
攻撃	相手に直接的に攻撃して欲求不満を解消する。攻撃できない場合は周辺にいる，より弱い相手や物を対象とする。	父親に対する怒りを父親に直接向けるのではなく，母親や弟を攻撃する。
昇華	社会で受け入れがたい欲求や感情を社会的に望ましいものにおきかえる。	攻撃的な衝動をスポーツに取り組むことで発散する。

らい状況を意識しているにもかかわらず，対処の仕方がわからない状態が持続すると，身体症状❶や行動の異常がみとめられる場合がある。行動の異常には，落ち着きがない，物を壊す，急に部屋から飛び出すなどがある。

心には防衛機制のほかに，心理的な傷つきからたち直る回復力(**レジリエンス**)が備わっている。レジリエンスとは，極度の不利な状況に直面しても，正常な平衡状態を維持することができる能力[1]であり，へこんだボールがもとの形に戻ろうとする力を例に説明される。ストレスに直面し，一時的に落ち込んだとしても，比較的短期間でもとの状態に回復する力(復元力)と，ストレスに直面しても不具合をおこしにくい力(抵抗力)の２つの側面がある。高いレジリエンスを支える要素として，本人の生来的なものに加え，自尊感情，安定した愛着，支持的な人がそばにいることなどがある。

NOTE

❶身体症状

器質的に問題がないのに，頭痛・発熱・嘔吐などの身体的な症状があらわれるものをいう(459 ページ，表 18-2)。

1）Bonanno, G. A.: Loss, trauma, and human resilience: have we underestimated the human capacity to thrive after extremely aversive events? *American Psychologist*, 59(1): 20-28, 2004.

3 子どもの精神疾患の特徴

精神疾患は，感覚・意思・記憶・思考などその人が体験している個人的・主観的体験が訴えや症状の中心である。血液データのような客観的な指標がない，あるいは感染症のように症状の原因を特定することがむずかしいなど，身体疾患とは異なる点がある。また，個人差が大きく，同じ精神疾患があるからといって，必ずしも同様の転帰をたどるわけではない。

子どもの場合，自分の感覚・意思などを言語によって説明することは，成人とは異なり容易ではない。自身におきた変化や違和感を言葉では表現できず，体重減少や慢性的な下痢などの身体的な症状で示すことがある。おもな身体症状を▶表18-2に示す。これらの身体症状のなかには，心理社会的なストレスが大きく関与して発症，経過する身体疾患である**心身症**(▶467ページ，plus)と重複するものがある。子どもに多くみられる例として，気管支喘息やアトピー性皮膚炎，過敏性腸症候群などがある。このような子どもには，精神的な治療やケアと，身体的な治療やケアの両方が必要になる。

子どもの精神疾患は，子どもの口数が減った，人と視線を合わせないなど，言動の変化や特徴によって，子ども本人よりも先に，周囲の大人が気づく場合が多い。成長・発達につれて子どもの特性が顕在(けんざい)化することも特徴的である。たとえば，保育所や学校など集団生活の場において，騒がしい環境で大人の指示を理解し，まわりの子どもと同様に行動することがむずかしいなどといった特性から，聴覚過敏や注意欠如(けつじょ)の問題に気づかれ，支援につながる

▶表18-2 子どものおもな身体症状とアセスメント

症状	アセスメント
痛み	• 子どもの神経症や心身症で最も多い訴えである。 • 頭痛や腹痛が大半だが，四肢の痛みや眼の痛みなどもある。 • 腹痛がある場合，胃潰瘍・虫垂炎・過敏性腸症候群などの身体的あるいは心身症的疾患が見つかる可能性がある。
発熱	• 痛みの次に多い。微熱の場合が多いが高熱を出すこともある。 • 感染症を見逃すことがないように，注意深く観察する。
下痢 嘔吐	• 何度も繰り返すことが多いため，脱水や栄養不良にならないように注意する。ウイルス感染の可能性も考慮する。 • 過敏性腸症候群や周期性嘔吐症の可能性がある。
見えにくい 聞こえにくい	• 聞こえない，見えない，視野が欠ける，ぼんやりと見えるなどの訴えは，心因性の視覚障害や聴覚障害の可能性がある。
呼吸苦	• 息が苦しい，息ができないなどの訴えがある場合は，過換気症候群や気管支喘息の可能性がある。
外傷	• やけど，新旧の混ざった複数のあざ，骨折は虐待の可能性を考慮するべきである。 • 利き手の逆の手首から上腕にある線状の切り傷は，自傷行為の可能性がある。
栄養状態	• 器質的に問題がないのに，体格が小さく身長と体重が年齢相応でない場合は，虐待の可能性がある。 • 低栄養状態が慢性的に続く神経性無食欲症では，脱水や栄養障害をおこし，低体温や徐脈など生命維持機能が危機にさらされる。また，無月経や脳の萎縮，心筋の萎縮など，成長・発達の阻害が広範囲にみとめられる。

場合も少なくない。

さらに思春期・青年期は自己の発達が進むにつれて，他者と違う自分への気づきや理解が増すことや，親からの自立をめぐって葛藤するなどの体験によって，不安や混乱，孤独感が高まりやすく，精神症状があらわれやすい年代である。

成人と同様に，DSM-5-TR や ICD-10 などの診断基準を使用して診断されるが，子どもには成人とは異なる特有の症状を考慮する場合がある。たとえば子どものうつ病の場合，おこりっぽい，睡眠の乱れ，過食などが特徴的である。

4 子どものアセスメント

◆ 身体面のアセスメント

主観的な訴えを理解して受けとめる

子どもは精神的なストレスを身体症状としてあらわすことが多い。不定愁訴を頻回に訴えたり，痛みを訴える部位がその都度移動したり，痛みの強さが変化したりする。この訴えのなかには，治療が必要な身体疾患も含まれる場合がある。子どもの主観的な訴えの内容と，客観的に観察された事実を両方とも記録に残す必要がある。本当に痛みがあるかどうかに注目するのではなく，子どもがなぜ痛みを訴えるのか，なにを伝えようとしているのかに注目し，不安や恐怖・ストレスなどの考えられる要因を子ども・家族とともに考えていくことが大切である。痛みを訴えたときに，つねに看護師が真摯に対応して受けとめることは，安心感につながるだけでなく，子どもの情緒・社会性の発達のためにも重要である。

客観的視点からアセスメントする

一方で，客観的な視点から子どもを観察し，器質的な身体疾患や栄養不良などを見逃さないように努めることも大切である。「お腹が痛い」と訴える子どもに胃潰瘍が見つかったり，慢性的に食欲がない子どもに低栄養状態が見受けられたりするなど，医師の診察を受け，適切な医療を受けることが必要な場合もある。

治療を受けることによって，自分が大切に，適切に扱われて回復していく体験は，身体面のみならず，子どもの精神的発達にとっても大きな意味をもつ。

◆ 精神面のアセスメント

子どもが安心して話せる環境を整える

子どもは，成人に比べて自分の感覚や感情を言葉で表現し，他者に伝達することがむずかしい。内面世界をどう表現したらよいのかわからない，語彙が少ない，自分の体験はふつうであり特異なものとは思っていない，なんのために自分のことを話す必要があるのかわからない，わかってほしいけれど伝える自信がないなど，さまざまな状況が考えられる。

また，治療や支援の場にいること，医療者とかかわることそのものに多大なエネルギーを使っている子どもも多いと思われる。そもそも，知らない人に自分の内面や困っていることを話すのは，容易なことではない。

以上をふまえ，緊張や不安を感じている子どもが，少しでも安心でき，脅威や不信感をいだかなくてよいように，看護師は言葉の選び方や質問の仕方に十分配慮しながら，オープンで支持的なかかわりを通して情報をやりとりし，共有することが大切である。

情報収集を通して，お互いの距離が縮まり，信頼感につながるとよい。子どもが「話してよかった」「困ったらこの人に話してみよう」などと感じられたら，その体験は情報のやりとりをこえて，他者への信頼を感じ，主体的に他者にはたらきかけるという**社会性の発達**を支える看護支援にもなっているといえる。

親への説明と共有

親が同席する際，子どもは自分の言いたいことを親に遠慮して言わない，あるいは言えない場合がある。また，子どもが積極的に話さない，コミュニケーションがむずかしいなどの場面では，親が子どもの心についておもに説明する光景はよくみられる。話題の中心にいるはずの子どもが，蚊帳の外におかれたまま，子どもの情報が提供され，子ども本人は「自分のことを自分で伝えることができた」「話を聞いてもらった」などの大切な感覚をもつ機会を逃してしまう。

精神発達を支えるためには，まずは子どもの安心・安全感を保証することが求められる。親には，子ども本人が自分のことを，自分の口から人に伝えることは大切であることを伝える。できるだけ子どもから聞いてみたいと思っていること，不足していたり，追加が必要となったりした情報は，別の機会に家族からも教えてもらいたいことを伝え，子どもが親と離れて，医療者に自分で伝えることの意味や価値を共有したうえで，情報収集することが大切である。

◆ アセスメントの内容

発達途中の子どもの心についてアセスメントを行うため，子どもに合わせたコミュニケーション技術や，情緒・社会的発達に関する知識，発達の評価，子ども・家族・学校からなどの情報を総合的にとらえる姿勢が必要になる。おもな内容と注意点を▶表 18-3 に示す。

5 治療と看護

◆ 薬物療法

疾患に伴う症状の緩和をはかり，日常生活上の困難を軽減するために薬物療法が行われる。具体的には，不安，不眠，緊張感，焦燥感，イライラ，落ち着きのなさ，幻覚などの主観的な症状を軽減することにより，日常生活や他者とのコミュニケーションを円滑にすることを支える。

表18-3　子どものアセスメント

項目		内容
コミュニケーション	言語的	• 年齢相応の語彙や表現がみられるか。話に一貫性があるか。 • 相手の質問や反応に見合った返答があるか。 • 独特の言いまわし，おうむ返し，繰り返されるフレーズがあるか。 • 攻撃的あるいは自責的な表現はあるか。 • 返答しにくい質問に対してどのように対応するか。
	非言語的	• 相手と視線を合わせられるか，視線を回避するか。 • 相手に興味をもって積極的にかかわろうとするか。 • 相手との距離は適切か(例：初対面にもかかわらず抱きつくなど近すぎる，部屋の隅から動かないなど不自然に遠い)。 • 相手を困らせ，試すような行動はあるか。
家庭環境		• 親・きょうだい・家族に対する思いはどのようなものか。 • 満足していること・不満なことはないか。困っていることはないか。 • 日常生活の様子はどうか。
社会とのつながり	学校・保育所・幼稚園	• 所属するクラスや担当の先生の名前，通学・通園の様子，好きな遊びや仲間についてどのように語るか。
	習いごと	• 子どもが楽しめているか，先生との関係はどうか。
	友だち	• よく遊ぶ子どもの名前，どんなやりとりがあるか。
発達	遊び	• 好きな遊び，得意な遊び，以前に夢中だった遊び，集めているもの，ほしいと思うおもちゃ，ゲームなど。 • 友だち・きょうだいとはどんな遊びをするか。まわりの子どもの遊びに関心が薄い，人と遊ぶよりひとり遊びを好む，好きな遊びに集中しすぎるなどの特徴は，発達障害のある子どもにみられることがある。
	検査	• 知能と発達について，詳細な心理検査を行い，領域によって遅れやばらつきがないか，生活においてどのような影響がおこりうるのかをアセスメントする。 • 検査は心理検査室などの個室で，1対1で時間をはかって行われる。子どもには「言動を見られている」という緊張や不安などの負担がかかるため必要最小限とし，子どもの体調や予定に無理のない範囲で行う。

子どもに行われる薬物療法に対して，副作用や発達への影響などを心配し，抵抗感をもつ親は少なくない。薬物の効果，おこりうる副作用，増量・減量のタイミングなどを詳しく説明し，子どもも親も理解・納得したうえで行う。

看護師は服薬の管理を子ども・家族とともに行い，子どもの発達状況や意向，家族の生活に最も適した方法を検討する。たとえば，イライラしたときの頓用(とんよう)薬を，子どもがどのようなタイミングで内服したいと思っているかを把握し，現実的な管理・服薬法を提案する。学校にいる場合，内服をどこでするか(保健室・教室)など，さまざまな状況を考慮する。

◆ 精神療法

精神療法とは，人間どうしの交流を通して症状や苦痛，さまざまな窮屈(きゅうくつ)感や不自由感に介入する治療である。言語を介して行われることが多いが，絵画・ダンス・音楽・遊び(▶plus)などの手段によることもある。

力動(りきどう)的精神療法や**認知行動療法**など，対象となる人のパーソナリティや考え方の変化や成長を積極的に目ざしていく治療と，そうした変化は目ざさず，その人が現在もっている資質を十全にいかせるようにすることで適応力を上げることを支援する，**支持的精神療法**(**カウンセリング**)などがある。

精神療法は，治療的かかわりの意義や目的を理解し，治療を受ける動機が明確で，自分の感情や欲求，思考を認識して言語的に表現することが可能な人に対して行う。そのため，子どもへの支援で用いられるのは，小学校高学年もしくは中学生からであり，本格的なものは中学生以降に適用されることが多い。

力動的精神療法

力動的精神療法は，精神分析的精神療法ともよばれる。症状や悩みの背景にある，まだ十分に意識されていない，無意識的な葛藤や自分の傾向を知り，それらの改善を目ざす治療法である。

十分な長さの面接を定期的に行い，多くの場合，話題をとくに限定せずに自由に話してもらう。面接を重ねて葛藤や自分の傾向のパターンが明らかになり，治療者とのかかわりにおいても，同様のパターンが繰り返されていることに注意が向けられるようになる。このような過程を通して，意識できる範囲が拡大し，自分のあり方について考えることができるようになっていく。治療には長期間を要し，数か月から数年かかるのが通常である。多くは，訓練を受けた医師や心理士によって行われる。

認知行動療法

人の認知にはたらきかけ，行動変容を促す精神療法(心理療法)の一種で，うつ病や不安症(パニック症，心的外傷後ストレス症，強迫症など)，不眠症，摂食症，統合失調症など，幅広い疾患に効果がみとめられている。

人は，強いストレスがかかるなど，気持ちが大きく動揺したり，つらくなったりしたときに，悲観的に考えがちになりやすい。「自分はなにもできない」「自分には価値がない」など，頭に浮かぶ考え(自動思考)に目を向け，それがどの程度，現実と食い違っているかを検証し，思考のバランスをとることで，ストレスにじょうずに対応できるよう問題解決をたすけていく。

支持的精神療法(カウンセリング)

治療者に自分の感情や考え，体験を話し，しっかりと受けとめられたり，共感されたりすることで，感情や考えの整理ができたり，解決のきっかけが見つかることを目的として行う。現在のその人を肯定的に受けとめ，もって

---

plus 遊戯療法

遊戯(ゆうぎ)療法(プレイセラピー)は，言葉によって十分に自分の気持ちや考えを表現することがむずかしい子どもを対象に行われることが多い。治療者は，子どもが安心して遊べる環境を整え，子どもの自然な行動にそった遊びの相手となり，子どもとのよい対人関係をつくることを通して，子どもの人格の成長と変容，自己回復力の発揮を目ざす。

いる力を発揮できるよう支え，必要に応じて助言する。話をていねいに聞くだけでも効果がある場合があり，力動的精神療法に比べて短期間で終結する場合が多い。

◆ 看護支援

生活を整える

神経症圏(けん)の子どもは，生活リズムが乱れて昼夜が逆転し，食生活や清潔行動，身だしなみを整えることなどのセルフケアに支障をきたすことが多い。また，自閉スペクトラム症のある子どもは，感覚の過敏性や強いこだわり，不器用さなどのために，年齢相応の身辺の自立がむずかしくなっている場合がある。

食事・清潔・生活リズムなど生活全般を整えることは，症状によって子ども1人では積み重ねにくくなっている，適切な生活習慣を身につける機会になり，成長・発達を支えるうえでも重要な看護援助である。

また，たとえば子どもが十分な睡眠をとることで，日中のイライラや疲労感がやわらぐなど，生活を整えることが症状の軽減につながることも多い。

安楽・安寧を提供する

対人関係に困難をかかえる子どもにとっては，安全で安楽な関係が保証され，安定していることに，なにより心のやすらぎを感じることができる。看護師はつねにこのような日常生活における安寧(あんねい)を提供するよう努めることが必要である。看護師との会話やかかわりを通して，子どもが人とのかかわりを恐れなくなったり，人を信頼して相談できるようになったりすることはめずらしくない。生活の場における日々のやりとりをていねいに積み重ねることによって，子どもの回復や成長・発達を支える看護師の治療的役割は大きいといえる。

子どもの意欲を引き出して寄り添う

子どもの不適切な認知や行動をかえるためには，目標を設定し，どのような結果が予想されるのか，どのように生活が過ごしやすく，らくになるのかを具体的に説明し，子ども本人の意欲や動機につなげることが重要である。一方で，いままでの習慣のなかで身についた認知や行動を変容させることは容易でなく，治療は長期にわたることや，症状の経過には波があることなどを伝え，根気よく寄り添うことが求められる。

◆ 家族への支援

親の体験を考える

家族への支援を考える際に，子どもが精神疾患をかかえるということが親にとってどのような体験なのかを考えることは重要である。親はいままでの育児をふり返り，自分の考えや言動が間違っていたのではないかと自分を責めたり，これからどのように育てていけばよいのだろうかと，親としての自信が揺らいでいたりするかもしれない。一方で，やっぱりそうなのかと，いままでいだいてきた悩みや葛藤が整理され，1人で悩まなくてよいといったん安堵する親もいるかもしれない。

診断を聞く前に，親が悩みながらも，誰に相談してよいか決めかねて逡巡し，複数の支援機関や医療機関に足を運んで，すでに心理検査や診察を受けたことがあるかもしれない。さまざまな思いや考えがあり，経緯があることを念頭においてかかわる必要がある。

親の思いを受けとめる

子ども1人ひとりの症状や経過がそれぞれ違うように，親子が積み重ねてきた生活や，精神疾患に対する理解・受けとめもさまざまである。いずれの場合も，衝撃を受けたり，否定したくなったりと，受けとめることは容易なことではない。疾患の機序や経過，治療法が説明されて，理解することができても，「なぜ自分の子どもが？」「きょうだいでなく，なぜこの子が？」など，答えの見つからない問いが生まれるかもしれない。親だからこそいだく，割り切れない思いや受けとめきれない感覚をもちうることを念頭において，看護師は親とかかわる必要がある。

対応方法を親と共有する

子どもの不適応行動をしつけによって直そうとすると，一層ひどくなる，一向に改善しないなどの状態に陥り，親子関係はつねに緊張をはらんだものになる。言葉づかいや言い方が荒々しくなったり，おどしや暴力に発展したりする可能性が高まる。親の過度に厳しい態度は，子どもを緊張させ，行動をよいものに変容させにくくなる。看護師は，子どもの特徴と適切な対応方法を親と共有し，親が理解したうえで，生活の場で実行できるように支援する。親の苦労や悩みは長期にわたり，疲弊しがちである。抑うつなど親のメンタルヘルスにも気を配る必要がある。

きょうだいの体験に注目する

きょうだいにとって，自分のきょうだいには精神疾患があり，治療が必要であると知ることはどのような影響があるかについて考えることが大切である。きょうだいは，自分のきょうだいには自分とは異なった特徴があると感じながら，同じ家庭で育っていく。長期にわたって親が自分のきょうだいの世話に追われる場合，状況をなんとなく理解しながらも，親の養育を十分に受けられないことで，きょうだいに複雑な思いをいだく，親に自分の本音を言いにくくなるなど，愛着の問題をかかえる可能性がある。

家族の力を支える

一方で，障害や疾患をこえて，自分のきょうだいを大切な存在と認識しているきょうだいも多くいる。きょうだい・親子の大切な関係が，診断や治療の経過によって揺らぐことがあっても，それぞれの思いや立場を尊重し，家族がもつ力を最大限にいかすことができるよう，長期的な視点をもってかかわることが必要である。

B　おもな疾患

1　総論

1　DSM-5-TRとICD-10，ICD-11

精神疾患では，身体疾患に比べて，客観性のある検査として利用できるものが少なく，行動や会話の内容から内面の問題を推測して診断やアセスメントを行う必要がある。1980年代に入って，アメリカ精神医学会の診断基準**DSM**が明確な基準を用いたものにかわり，その後，WHOの診断基準である**ICD**(ICD-10およびICD-11)の精神疾患の部分も同じように明確な基準を用いたものに改訂された。

アメリカ精神医学会の現行の精神疾患の診断基準は**DSM-5-TR**(Diagnostic and Statistical Manual of Mental Disorders, Fifth Edition Text Revision)[1)]であり，WHOの現行の診断基準は**ICD-11**(International Classification of Diseases, 11th Revision)である。ICD-11の英語版は2018年6月に公表されたが，今後，日本語訳が発行され，日本でも利用されることになる。2024(令和6)年7月時点では，日本ではICD-10の診断基準が使われている。本書では，DSM-5-TRの疾患名を用いる。DSM-5-TRの2つ前のバージョンであるDSM-Ⅳ-TRまでは，疾患の診断だけでなく，知的発達水準やパーソナリティ(性格)の問題の評価，合併する身体疾患の診断，環境上のストレスの評価，現在の適応水準の評価など，多面的な評価を行う多軸診断システムが採用されていた。多軸診断は，DSM-5以降廃止されたが，その発想は小児の精神疾患や行動異常を評価し，みたてる際にいまでも役だつものである。小児の心の問題は，1つの要因だけで発症することは少なく，周囲の環境，発達水準，身体状態などが相互に密接に関連し合って発生するものだからである。

2　子どもに多い精神疾患

学童期までの子どもの心の問題のなかで児童精神科や小児科を受診する患者数が多いのは，**神経発達症群**(いわゆる発達障害)である。神経発達症群は，乳幼児期からの精神発達が全般的にもしくは部分的に遅れているか，かたよりがある状態を意味する言葉である。生まれつきの脳の機能の問題が背景にあると考えられている。知的発達症(知的能力障害)のほかに，自閉スペクトラム症や限局性学習症(いわゆる学習障害)，コミュニケーション症群などが神経発達症群に含まれる。注意欠如多動症も神経発達症群に含められる。

1）American Psychiatric Association著，日本精神神経学会監修：DSM-5-TR精神疾患の診断・統計マニュアル．医学書院，2023.

神経発達症群以外に子どもに多い心の問題として，排泄(はいせつ)症群・食行動症群・不安症群・不登校などがある。これらの疾患や状態は，その発症や発生に養育環境の問題や心理的ストレスのような心理的要因が比較的大きく関与すると考えられるため，「神経症圏の疾患」と表現される場合がある。本書でも便宜上，「神経症圏」という言葉を用いるが，DSM-Ⅲ以降のアメリカ精神医学会の診断基準では，神経症という言葉は使われなくなっている点には注意が必要である。また，これらの疾患においても心理的要因だけではなく脳の機能や生まれつきの要因も関与している場合があると考えられている。

10歳代に入ると，統合失調症や双極(そうきょく)症・うつ病と診断できる子どもも受診するようになる。これらの疾患の多くは，なんらかの脳の機能異常が関連していると想定されており，心理的なケアも必要だが，薬物療法などの医学的な治療が必要になることも多い。

2 神経発達症群(いわゆる発達障害)

1 知的発達症(知的能力障害)intellectual disabilities

精神発達全体が正常の子どもよりかなり低い状態が幼児期から存在している場合に，**知的発達症**とよび，知能や生活能力を基準にして診断される。知的発達症は言葉の遅れから気づかれることが多いが，就学前の健康診断や小学校低学年のときに気づかれることもある。知能指数70前後が知的発達症の判定の目安になるが，知能だけではなく，対人関係の能力や生活の能力を考慮して診断される。ただし，日本の行政機関での判定では，知能指数が重視される。知的発達症の人は，知的障害者として，社会福祉的な支援を受ける場合が多い。

● **原因** 知的発達症の医学的な原因はさまざまである。ダウン症候群などの染色体の異常，フェニルケトン尿症のような代謝異常，周産期障害，脳の疾患(結節硬化症・水頭(すいとう)症・脳腫瘍(しゅよう)など)など，原因が特定できるものもあるが，原因が特定できないことも多い。精神発達には個人差があり，ある時点で知的発達症があると判定されても，あとで正常範囲内の知能になることもある。自閉スペクトラム症も知的発達症を伴っていることが少なくない。

● **治療** 知的発達症そのものは，医学的な治療の対象というよりは，教育

plus 心身症

心の問題が関係している病態として心身症がある。精神疾患と混同されやすいが，身体疾患のなかで，心理的な要因が影響しているものを心身症という。つまり，明らかな身体疾患や身体症状があって，その疾患の発症や症状の悪化にかかわる要因として心理的なストレスや性格の問題，養育環境上の問題があるという場合に心身症と見たてる。心身症は，個別的な診断名というよりは，個々の診断名に添えるような診断である。身体症状を訴える不登校状態や食行動症なども心身症としてとらえることがある。

や福祉の領域での支援の対象である。しかし，多動やてんかん，自傷行為，習癖異常(抜毛症など)を示す者の割合が高く，医療機関との連携が必要なケースもある。症状や行動に応じて，抗てんかん薬・抗精神病薬・中枢神経刺激薬などが投与されることがある。

● 対応　知的発達症の子どもをみる場合，まず，その子どもの発達上の特性を把握することが大切である。その子になにができて，なにができないのか，運動，日常生活，集団行動，言語の各領域で，どの程度の年齢水準に達しているのかを，個々の子どもについて把握することが基本となる。

行動上の問題(自分の頭を叩く，病院のなかをうろうろするなど)が生じたときには，「どのような場面で，どのような刺激のもとでおこるのか」「その行動が，その子にとってどんな意味をもっているのか」「過去にどんな対処方法が有効だったのか」といった問題意識をもち，複数のスタッフで討論することが求められる。そして，新たな対処方針のアイディアを練って，一致した方針をたて，1か月くらい治療や看護を行い，その方針の効果を評価して，次の方針をたてるというように進めることが望ましい。以上の手順は，ほかの神経発達症群でも基本的には同じである。

2　限局性学習症(いわゆる学習障害) specific learning disorder

特定の領域の学習能力が，その子どもの知能から予想されるより低く，そのために学校での学習や日常生活で困難な事態が生じているときに，この診断が用いられる。特定の学習能力とは，字や文章を読む力，書く力，算数の能力などである。

限局性学習症の子どものなかには，言われたことを理解しにくかったり，左右を間違えたり，地図を理解しにくかったり，全体的な状況判断ができなかったりといった問題をかかえている子どもも多い。その結果，友だち関係のことで悩みをもっている子どもも少なくない。ただし，対人スキルの問題が大きい場合には，自閉スペクトラム症も併存している可能性を考える必要がある。

限局性学習症をもつ子どもをケアする場合，その子にとって情報処理をしやすい知覚のチャンネルを見つけること，どのようなことでつまずいているのかを理解することが求められる。

3　コミュニケーション症群 communication disorders

◆ 言語症

その子どもの発達水準から考えて，言葉を理解したり言葉を話したりする能力の発達が遅れている場合に**言語症**という。使える単語数が少なく，文法の習得も遅れていることが多い。1歳6か月の健診の時点でも，意味のある発語がないときや，3歳児健診のときに二語文(「みずのむ」「パパきた」)がしゃべれないときには，この疾患を疑う。

◆ 児童期発症流暢症（吃音）

言葉の出だしのところで，その音が出てこないかその音を繰り返すか，あるいは同じ単語を繰り返して発音してしまうのが**児童期発症流暢症**（吃音）のおもな症状である。2〜9歳の間に症状があらわれるのがふつうである。吃音になりやすい単語を避けるためにまわりくどい言い方が身についてしまうことや，吃音が気になり，話すことそのものをできるだけ避けるようになることもある。吃音の有病率は人口の1％くらいで，男子のほうが女子の3〜4倍多いといわれている。

軽症のものは，治療をしなくても10代のうちに自然に治ることも多い。重症のものでは，成人まで症状が持続し，完治はむずかしい。吃音の治療は，現在は主として言語聴覚士によって行われている。吃音に対する不安を徐々に軽減する方法を使ったり，話すスピードを落としたり，音や音節の流れをなめらかにする練習をしたりする。

4 自閉スペクトラム症 autism spectrum disorder

自閉スペクトラム症は，社会的なコミュニケーションが苦手で限定された反復的行動様式を示す発達障害である。DSM-5以降，広汎性発達障害という言葉がなくなり，そのかわりに自閉スペクトラム症という言葉が使われるようになった。自閉スペクトラム症においては，かつての自閉性障害とアスペルガー障害という区別がなくなり，ひとまとめにされている点に注意が必要である。

● **症状**　一般には3歳以前の乳幼児期に症状があらわれはじめる。症状は2つもしくは3つの領域にあらわれると考えられている。

1つ目が，人と言葉・身ぶりを使って意志や考えを伝え合う，コミュニケーションの障害である。言葉の発達そのものが遅い子どもが多いが，言葉は覚えてもコミュニケーションのために使われることが少なく，おうむ返しや，同じフレーズの反復が多く，代名詞の人称の逆転（「ぼく」を「きみ」と間違えるなど）をおこしやすいという特徴がある。

2つ目が，人に関心をもち，情緒や興味を分かち合うような相互的な対人関係の障害である。視線が合いにくく，自分が興味をもったことを伝えようとすることが少なく，人の立場や気持ちがよくわからないという特徴がある。

3つ目は，興味と遊びが限定的で反復的であるということである。ミニカーばかりに熱中する，電話帳や時刻表を何時間見てもあきない，いつもの決まったやり方に固執するといった傾向を示す。このため，言葉の発達がさらに遅れ，ひとり遊びが多く，いつもと違った事態でパニックに陥りやすくなる。

なお，DSM-5-TRでは，1つ目と2つ目の症状がまとめて記述されている。

自閉スペクトラム症は，知的能力障害を伴うこともあるが，言語の発達の遅れが比較的少なく，知能が正常の場合もある。後者の場合，以前はアスペルガー障害とよばれていた❶。

● **治療**　知的発達症と同じく，自閉スペクトラム症の行動上の問題には，医学的な治療が有用な場合がある。抗精神病薬・抗うつ薬・中枢神経刺激薬などが薬物として用いられる。過敏さや多動性，こだわりの強さなどが薬物療法の標的となる。

● **対応**　自閉スペクトラム症をもつ子どもへのケアを行う際には，一般に新しい環境へのなじみにくさ，刺激への過敏さ，気持ちや興味を人と分かち合うことのむずかしさを理解する必要がある。自閉スペクトラム症をもつ子どもは，変化の少ない，なにを行うのかが明確なプログラム（構造化されたプログラム）のほうがのりやすい。スケジュールや作業を言葉だけでなく，図や絵であらわすなど視覚的な手がかりも用いて伝えることや，少しずつ行動を修正していくことがケアにおいては大切である。絵カードを使って自発的なコミュニケーションを促す絵カード交換式コミュニケーションシステム picture exchange communication system（PECS®）が，有力な言語発達支援の方法として普及しつつある。自閉スペクトラム症の子どもと家族への支援においては，看護師のほか，医師・臨床心理士・言語聴覚士・作業療法士など多様な専門家が連携することが望ましい。

親が自閉スペクトラム症という疾患を理解できず，その症状を受けとめることに困難があると，親子の交流がさらにむずかしくなることもある。自閉スペクトラム症などの神経発達症群について理解をもつ専門家が，親の疾患への理解をたすけ，親の不安や悲しみを受けとめることが大切である。そして，その子どもの特性を「その子らしさ」としてとらえられるようになることが，親への支援の目標となる。

NOTE

❶DSM-IV-TR では，知能が正常で，言語によるコミュニケーションも一見正常だが，他者への関心が薄く，決まりきったパターンに固執するといった点で自閉症と似た特性をもっている場合に，アスペルガー障害とよんでいた。よくしゃべる子どもが多いが，人の気持ちがよく理解できず，自分がどういう立場におかれているかの認知がわるく，奇異な行動をとってしまうことも多い。多動傾向を示すことも多い。DSM-5 以降の診断基準では，アスペルガー障害は自閉スペクトラム症のなかにまとめられた。

5　注意欠如多動症と素行症

◆ 注意欠如多動症 attention-deficit/hyperactivity disorder（ADHD）

注意力の障害をもち，落ち着きのなさ（多動）と衝動性を示す子どもで，対人関係や学習上の問題を生じている場合に，**注意欠如多動症**の診断が下される。具体的には，席にじっと座っていられない，忘れ物が多い，順番を待てない，しゃべりすぎる，いつも動きまわっていて騒々しいといった行動上の問題を示す。3歳過ぎごろから，落ち着きのなさが目だってくるが，勉学が始まる学童期に相談にくる例が多い。3～5% の有病率といわれている。

治療は，メチルフェニデート塩酸塩やアトモキセチン塩酸塩などによる薬物療法や，応用行動分析に基づいたアプローチが有効である。応用行動分析では，望ましくない行動に注目せずに，望ましい行動をほめるように心がけることが基本である。段階的に具体的な達成目標を紙に書いて見えるところに掲げることもよく行われる。危険性の高い行動や，他人に迷惑をかけるような行動を示したときは，ペナルティとして別室に短時間退いてもらうタイムアウトなどの対応も行われる。思春期（青年期）になると多動傾向はおさまってくることが多いが，注意力の問題は成人になっても続くことが少なくない。

◆ 素行症 conduct disorder

暴力をふるう，物を盗む，詐欺行為，レイプなどの反社会的行動を繰り返していて，大人の指示やルールに従わない傾向が強い場合に，**素行症**という診断が下される。素行症は，神経発達症群ではなく，反抗挑発症や反社会性パーソナリティ症などとともに，秩序破壊的・衝動制御・素行症群のなかに位置づけられている。この疾患は，医療というよりも，司法関係の施設で対応することが多い。ADHD の傾向をもつ子どものなかには，小学校高学年以降の時期に素行症を合併する例がある。

3 神経症圏の疾患

1 チック症群 tic disorders

自分の意図とは関係なく，突発的に身体がすばやく動く，あるいは声が出る疾患をチックとよぶ。前者を**運動チック**，後者を**音声チック**とよぶ。瞬きや首をひねる，鼻を鳴らすなどの単一の動きを示す場合を単純性運動チック，物のにおいをかぐ，人の行動のまねをする，わいせつなしぐさをするなどの複雑な行為を示すものを複雑性運動チックとよぶ。

チックのうち，重症で，多発性の運動チックと音声チックを伴う場合を**トウレット症**という。なお，DSM-5-TR では，チック症群は発達性協調運動症とともに神経発達症群のなかに位置づけられている。

◆ トウレット症 Tourette's disorder

ジル＝ドゥ＝ラ＝トウレットという研究者の名前にちなんで命名された障害である。重症の多発性チックで，音声チックを伴い，患者の苦痛は大きい。おうむ返し（反響言語）や，汚言症（きたない言葉や，わいせつな言葉を口走る）を示す例も多く，多動性，衝動性などを示す例も多い。大脳基底核とよばれる部位の障害が想定されている。

ふつうは幼児期から学童期にかけて単純性のチックから始まり，しだいに多彩な運動チックや音声チックが加わる。抗精神病薬やクロニジン塩酸塩による薬物療法が有効なことがあるが，難治な例も少なくない。

◆ 暫定的チック症と持続性（慢性）運動または音声チック症

チックには，1 年以上持続しない一過性のチックと，1 年以上続く慢性のチックとがある。それぞれ，暫定的チック症と，持続性（慢性）運動または音声チック症とよぶ。

一過性の場合，瞬き，首振り，しかめ顔などの単独の症状のものが多い。慢性のものは多発性のことが多い。一過性のものは，基本的には治療の必要はない。カウンセリングを通じて親の症状への理解を深め，チックを悪化させるようなストレスの低減をはかることも重要である。多発性のものや本人の苦痛が大きい場合は，抗精神病薬などの薬物治療が試みられることもある。

2 排泄症群 elimination disorders

一般に排泄の自立は3～4歳であり，夜間もおむつがとれて必要なときにトイレに行けるようになる。排泄が自立する時期以降に，夜間や昼間に尿をもらしてしまうことを**遺尿症**（いにょうしょう），便をもらしてしまうことを**遺糞症**（いふんしょう）という。

◆ 遺尿症 enuresis

3歳ごろには50％が遺尿の状態であるが，10歳では2～3％になる。そして第二次性徴発現以降まで遺尿が続く例は1％程度である。遺尿には，おもに夜間にみられる**夜尿**と，昼間にみられる**昼間遺尿**とがある。心理的な要因が大きくかかわっているケースとしては，下にきょうだいが生まれるころに赤ちゃん返りと夜尿が始まる例があるが，その場合，ふつうは一過性である。

治療としては，行動療法や抗うつ薬・抗利尿ホルモンによる薬物療法が用いられる。睡眠途中で起こして排尿させるのは，睡眠覚醒（かくせい）リズムをくずし，ストレスも大きいので避けたほうがよい。子どもの自尊心が傷つかないように，夜尿を叱責（しっせき）することは避けるべきである。

◆ 遺糞症 encopresis

遺糞症は，夜尿に比べると頻度が低く，7～8歳の男子で1.5％程度，女子で0.5％程度であるといわれている。背景として情緒的な交流の乏しい養育環境の問題が関連していると考えられる例も少なくない。

遺糞は多くは昼間におこるが，多くの場合，下着にもらしてもむとんちゃくであり，周囲がにおいで気づくことになる。無意識的にもらすタイプの遺糞症では，ふだんは便秘で大量の糞便を大腸にため込んでいる例が多い。このようなケースでは，下剤や浣腸などの手段で，腸管内の便を定期的に出しながら，排便の習慣を身につけさせることが有効である。

毎日の排泄の状況を記録し，遺糞がない日数に応じてごほうびをあげるなどの行動療法的なアプローチが有効な例もある。

3 不安症群 anxiety disorders

◆ パニック症と広場恐怖症

急に強い不安感におそわれて，同時に動悸（どうき）や発汗・胸苦しさ・息苦しさ・めまいなどを感じることを**パニック発作**といい，しばしば死ぬのではないかという恐怖感を伴う。パニック発作が繰り返しおこるのが**パニック症**であり，パニック発作が生じたときにたすけがすぐに求められない状況や，その場から抜け出せない状況を恐れるようになって外出が困難になることを**広場恐怖症**という。

パニック症の治療は，抗うつ薬や抗不安薬による薬物療法や，外出などの不安を引きおこす場面でリラックスする方法を教えて，徐々に強い不安を引きおこす場面を経験させていく曝露(ばくろ)法による行動療法が有効である。

限局性恐怖症と社交不安症，分離不安症

特定の対象や状況を年齢不相応に強く恐れるときに，**限局性恐怖症**という言葉が用いられる。発症年齢は子ども時代が多い。子どもの場合，恐怖の対象は注射やけが，病気や死ぬこと，吐くこと，虫や動物，高いところなどが多い。

社交不安症は，よく知っている人とはふつうに付き合えるが，よく知らない人のなかで行動するときに強い不安感を感じ，そのような状況を恐れて避けようとする状態のことである。子どもで，親から離れることへの不安のために同様の状態が生じることがあるが，この場合は**分離不安症**と診断する。分離不安症は，年少の子ども(幼児期・学童期)に生じることが多く，社交不安症は思春期以降に発症することが多い。社交不安症や分離不安症は，不登校(幼稚園・保育所に行けないことも含む)状態にいたることもある。

場面緘黙 selective mutism

場面緘黙(かんもく)は，家族や親しい友だちの前ではふつうにしゃべれるのに，学校やあまり知らない人の前ではしゃべれなくなる状態をいう。さらに人前で食事をとれなくなったり，家族の前でもしゃべれなくなったりする場合もある。緘黙の背後に他者の前で自分の内面を表現することを拒否する気持ちや，表現することの困難さがあると考えられる場合が多い。多くは，3～8歳の間に発症し，成人まで緘黙が続く例もある。

場面緘黙症については，一般には精神療法が治療の中心になり，遊戯(ゆうぎ)療法や声を出す練習を段階的に進めていく行動療法が，単独または組み合わせで用いられる。

4 強迫症および関連症群 obsessive-compulsive and related disorders

強迫症 obsessive-compulsive disorder

不安をよびおこすような観念(強迫観念)がしつこく浮かび，その不安を打ち消すためにさまざまな儀式(ぎしき)的な行為や反復的な行為(強迫行為)を行い，日常生活で支障が生じるときに，この診断名が用いられる。

強迫観念としては，よごれや危険性，社会的タブーに関するものが多い。よごれが気になる場合には，強迫行為として手洗い強迫が生じやすい。ほかに火のもとや戸締まりの確認，同じ行為を繰り返す，数を数えるなどの強迫行為がある。子どもの場合は，強迫観念がよくわからないこともある。

治療としては，抗うつ薬(クロミプラミン塩酸塩，選択的セロトニン再取り込み阻害薬)による薬物療法と行動療法が行われることが多い。行動療法では，強迫観念が浮かんでも強迫行為を行うことをがまんする反応妨害法や，

不安を引きおこす場面に慣れさせていく曝露法が用いられるが，入院治療では看護師の役割が大きくなる。

◆ 身体醜形症 body dysmorphic disorder

自分の身体や容姿がみにくいために，周囲にいやな感じを与えていて，まわりの人から嫌われているのだと強く確信しているときに，この診断名が用いられる。具体的な訴えは，「自分の顔がみにくい」「目つきがきつくていやがられている」「太っていてみにくくて嫌われている」といったものである。思春期以降の発症が多い。美容外科手術を受けると主張する子どもも多い。家庭内暴力を示すこともある。

治療としては，抗うつ薬(クロミプラミン塩酸塩，選択的セロトニン再取り込み阻害薬)や抗精神病薬による薬物療法，誤った認識を徐々に修正する認知療法などが行われている。

◆ 抜毛症 trichotillomania

抜毛症は，自分の体毛を引き抜くことが癖(くせ)になり，その結果，明らかな脱毛部が生じる状態を意味している。抜毛は，頭髪だけでなく，眉毛(びもう)・睫毛(しょうもう)なども対象となる。2歳くらいから思春期(青年期)までいろいろな年代で発症する。

一般に，年長で発症するほど，より病的で，深刻な情緒的な問題が背景に存在していることが多い。幼児期に発症した例では，十分なケアがなされていないなどの養育環境上の問題が存在することが多い。抜毛症の子どものなかには，毛が抜けている事実を無視して明るく元気にふるまう子もいるので，親も子どもの内面の問題に気づかないことがある。小学校中学年以降の例では，家族関係の問題や否定的な自己像という問題が背景にあることも多い。

治療として，本人の精神療法や行動療法あるいは家族療法，抗うつ薬などによる薬物療法などが必要になることも多い。

5 心的外傷後ストレス症 post-traumatic stress disorder (PTSD)

生命の危険を感じるような事件に遭遇し，強い恐怖感や無力感を体験した人が，そのできごとをおきているときに思い出したり，悪夢として体験したりする(再体験)一方，そのできごとを思い出させる場面や刺激を避けるようになる(回避)ために，活動範囲や関心の範囲が狭くなってしまう(麻痺(まひ))ことがある。このような状態が**心的外傷後ストレス症(PTSD)**である。

入眠困難や集中困難，ちょっとしたことに驚くというような状態(過覚醒)を示すことも多い。災害や交通事故，レイプなどさまざまな体験がPTSDを引きおこしうる。PTSDの子どもが，こわいできごとを遊びのなかで繰り返し再現することがある。

薬物療法として，抗うつ薬やクロニジン塩酸塩，抗てんかん薬などが用いられる。子どもの場合，認知療法や遊戯療法が行われる。

6 身体症状症および関連症群 somatic symptom and related disorders

◆ 身体症状症 somatic symptom disorder

長期間にわたり，からだの痛みや胃腸症状などのさまざまな身体症状を訴えて，あちこちの病院やクリニックを受診するようなときに，この診断が用いられる。女性に多く，子どもには少ない。身体症状に対して多くの不必要な医学的治療を受けていることがある。さまざまな身体症状を示す子どもがいたら，この疾患だけではなく，親がその子どもの身体症状を意識的または無意識的につくり上げている可能性(代理ミュンヒハウゼン症候群)を考慮すべきである。

◆ 機能的神経学的症状症(変換症) functional neurological symptom disorder (conversion disorder)

身体的な疾患がないのに知覚や運動の異常を示していて，心理的な要因の関与が考えられるときに，診断される。声が出ない，目が見えない，歩けない，身体がふるえるなど，症例によって症状はさまざまである。一般的には，その症状が心理的な葛藤と関係していることが多い。つまり，自分の発言がとがめられた人が声を発せなくなるケースや，自立していくことに不安があるときに立てなくなるケースのように，症状と葛藤の間に意味的なつながりがあると考えられる例が多い。

この疾患の治療は，基本的には精神療法が中心であり，精神分析的な理解に基づいた遊戯療法や対話精神療法が有効である。治っていく過程で赤ちゃん返り(退行状態)を示す例も多い。症状を示す行動を減らしたり，修正したりするために行動療法的な方法を用いることもある。看護の基本は，身体症状を示したときはむしろ距離をとり，身体症状を訴えないときや，身体症状を克服しようとする態度のときにかかわりを多くすることである。

7 解離症群 dissociative disorders

解離症群は，脳に異常がないのに，意識や記憶の障害がおこる状態の総称である。多重人格を示す**解離性同一症**，記憶喪失を示す**解離性健忘**(けんぼう)がこの診断カテゴリーに含まれる。解離性同一症は，児童期に虐待を受けたケースが多いという説がある。解離性健忘は，大きな葛藤をかかえている場合が多い。

薬物療法は基本的には無効である。精神療法としては，支持的精神療法が基本であるが，催眠療法が有効な場合もある。

8 食行動症および摂食症群 feeding and eating disorders

◆ 神経性やせ症 anorexia nervosa

「やせたい」「やせなければならない」と考えて減食し，その結果ひどくやせた状態になり，それでも「太っている」と認識しているような場合に，この診断名が使われる。食事量を減らすためだけでなく，自分で嘔吐を誘発する場合や，下剤を使う場合もある。思春期以降の女子では月経がとまってしまうことが多い。小学校中学年以降の女子に多いが，まれには幼児期の発症もある。やせがひどいときには，全身管理のために入院が必要になることがある。

薬物としては，抗うつ薬や，少量の抗精神病薬などが有効な場合がある。並行して，徐々に摂食量を上げ，体型についての認識のゆがみを是正する認知行動療法を行うことが多い。回復後に対話による精神療法を行うこともある。認知行動療法の実施にあたっては，看護師の役割が重要である。

◆ 神経性過食症 bulimia nervosa

神経性やせ症に比べると年齢が高い女性に発症し，高校生から社会人の女性が最も多い。やせ願望をもっていることが多いが，大量の食べ物を詰め込むように食べてしまう。多くの場合，食べたものを吐く，下剤を使うなどで腸管内のものを早く出してしまおうとする。

薬物としては，神経性やせ症と同じように，抗うつ薬や，少量の抗精神病薬などが有効な場合がある。並行して，認知行動療法や対話精神療法，家族療法などを行う。

9 睡眠-覚醒障害 sleep disorder

子どもに単独に単純な不眠症が生じることは少なく，乳幼児期の**睡眠-覚醒障害**は，発達障害や母子関係の問題が背景に存在することが多い。

過剰睡眠を示す病気としては，頻回の入眠時幻覚や金縛り，強い情緒が引きがねになる脱力発作，睡眠発作などを示すナルコレプシーが有名である。ナルコレプシーは思春期に発症し，中年期には軽症化する。中枢神経刺激薬や抗うつ薬が用いられる。

睡眠中に**睡眠時随伴症群**とよばれる行動の異常が子どもにみられることはめずらしくない。睡眠時随伴症群には，長いこわい悪夢を繰り返し見る「悪夢障害」，睡眠中の通常は夢を見ない深い睡眠状態から覚醒して大声で叫んだり泣いたりする「ノンレム睡眠からの覚醒障害/睡眠驚愕（きょうがく）症型(夜驚（やきょう）症)」，深い睡眠状態のまま起き出して複雑な行動を示す「ノンレム睡眠からの覚醒障害/睡眠時遊行（ゆうこう）症型(睡眠時遊行症)」の3つの型がある。

悪夢障害は，夢を見る睡眠状態を抑制する抗うつ薬や抗不安薬などが有効な場合がある。夜驚症は，放置してもよいという考え方もあるが，薬物療法として抗不安薬を用いることがある。葛藤的な家族状況が背景にあることもある。睡眠時遊行症にも深い睡眠を抑制する目的で抗不安薬が投与されるが，睡眠中の行動で事故にあわないような予防策(1階に寝かせる，危険物を近くに置かない)が必要になることもある。

睡眠中に無呼吸などの呼吸の問題がおこり，そのために睡眠が邪魔されて，日中に強い眠けが生じることがある。呼吸に関連しておこる睡眠障害を**呼吸**

関連睡眠障害群とよぶ。睡眠時の呼吸状態，脳波，心電図，酸素飽和度などを測定するポリソムノグラフィなどの専門的な検査が必要になる。現在では，耳鼻咽喉科，呼吸器内科，睡眠専門のクリニックで専門的な検査や治療が行われている。

4 統合失調症と双極症・抑うつ症群

1 統合失調症 schizophrenia

一般的には，思春期(青年期)から成人期の若い時期に発症する。10代以前の発症は比較的まれである。しかし，児童期や思春期に一過性に精神症状が出没して，成人期に本格的に発症することもあるので，注意が必要である。

多くの場合，**幻聴**が聞こえ，被害的な妄想をいだくようになる。幻聴は自分の行動にコメントしたり，自分の悪口をいう声が聞こえてきたり，自分の考えが声になって外から聞こえてきたりするものが多い。幻聴や妄想のようなふつうの人にはあまりみられない症状を**陽性症状**といい，意欲が低下し，感情がいきいきとしなくなり，自分の殻(から)に閉じこもるような症状を**陰性症状**という。

治療は，抗精神病薬(リスペリドン・オランザピンなど)による薬物療法と，ソーシャルスキルトレーニング(SST)が広く行われている。病気の初期の混乱した状態では，入院が必要なこともあるが，その場合，母性的で安心感を与えるような看護が重要になる。発病することで友だち関係を失ってしまい，仲間と交流する体験が乏しくなることも多く，回復後にデイケアやグループ療法など，同世代の人と出会える場を提供することも大切である。

2 双極症および関連症群と抑うつ症群

このカテゴリーには，うつ状態と躁(そう)状態の両方を示す**双極症**(躁うつ病)と，うつ状態だけを示す**うつ病**，気分の調節ができずにかんしゃくをおこしやすい**重篤(じゅうとく)気分調節症**が含まれる。重篤気分調節症は10歳以前に発症するが，双極症とうつ病は前思春期(小学校高学年)以降に発症することが多い。子どものうつ状態は，元気がないとか体重が減るとか，行動面や身体面の症状が目だち，内面の抑うつに気づかれないこともある。あるいはかんしゃくや不きげんさを示す場合もある。

薬物療法としては，うつ病には抗うつ薬，双極症には気分調整薬(リチウム・バルプロ酸ナトリウム)が用いられる。うつ病については，対人関係の改善や自尊心の向上を目ざす精神療法や，否定的な認知を修正する認知療法を行うとともに，デイケアなどの仲間体験の場を提供することが望ましい。重篤気分調節症については，背景に虐待やネグレクトなど養育環境の問題があることが多いことが指摘されており，情緒の安定をはかるための薬物療法や支持的精神療法のほかに，養育者への支援や施設への保護が必要な場合がある。

5 その他の行動上の障害

1 不登校 school absenteeism

不登校は，長期間学校に行けない，あるいは教室に入れないという状態をさす言葉で，医学的診断名ではない。そのような状態を示す子どもの問題は多様であり，すべてが病的ともいえない。しかし，これまでに述べてきたような精神疾患，たとえば神経発達症群，不安症群，身体症状症，統合失調症，抑うつ症群などが関連している場合も少なくない。そのような場合は，医療的な援助も必要になる。

一般的にいえば，学校生活のなかでがんばりすぎて疲れたり，同世代の仲間集団にとけ込めなかったりした結果，学校を休みはじめ，休むことでよけいに同級生の目が気になり，勉強もわからなくなり，ますます学校へ行けなくなるという悪循環の結果として，長期間の不登校になることが多い。背景に家族内の葛藤，親子関係の問題，学校の教育姿勢の問題などが関連していることもある。

いずれにしても，原因さがしをするよりも，その子が疲労や傷つきから立ちなおったときに学校へ戻りやすいような環境づくりが大切である。その際，教育現場では，スクールカウンセラーの配置，保健室登校や相談室登校，適応指導教室の開設などの対策が進んでいるので，教育と連携することが望ましい。

2 反社会的行動 antisocial act

子どもの**反社会的行動**は，養育環境上の問題，本人の側の衝動制御の問題，仲間集団の影響などがからみ合っておこることが多い。反復的な反社会的行動があり，素行症と診断されるようなケースでは，児童自立支援施設や少年院などの施設での対応も含めて，長期間の治療的で教育的なかかわりが必要である。

医療が積極的に関与するのは，神経発達症群や統合失調症が関連している場合である。

3 いじめ bullying

いじめは，子どもの社会で，ふつうにみられる現象である。恐喝（きょうかつ）や性的暴行のような触法（しょくほう）行為もいじめの文脈で語られることもあるが，それらの行動は上記の反社会的行動の範疇（はんちゅう）である。

いじめの問題を考えるときには，いじめられる側といじめる側と両方を考える必要がある。いじめっ子が，ちょっとしたきっかけでいじめられるようになることも多いし，いじめたことをとがめられたときに，なぜとがめられたのか理解できないこともある。いじめる側の子が，神経発達症群や家庭環境の問題をかかえていることも少なくない。いじめられる子のほうは，不登校状態になったり，PTSDの症状を示したりすることがある。いじめられる子自身が，それ以前に神経発達症群などの問題をかかえていることもある。いずれの場合でも，医学的な援助や心理的なケアが求められることがある。

C　疾患をもった子どもの看護

1　自閉スペクトラム症のある子どもの看護

自閉スペクトラム症は，遺伝的要因と環境因子によっておこる脳の機能障害であり，発達の質的な障害である。親の育て方によるものではない。知的能力障害を伴う子どももいるが，言語発達の遅れが目だたず，知能の発達が高い子どもも多い。

1　症状の特徴

社会性の障害，コミュニケーションの障害，限定的で反復的な興味や行動のうち，2つもしくは3つの領域にあらわれる。一般的には3歳以前に症状がみられはじめる。

● **社会性の障害**　人に関心をもち，情緒や興味を分かち合うような相互的な対人関係の障害である。他者の心のうごきを理解し，共感することがむずかしいため，対人関係に支障が生じやすい。

● **コミュニケーションの障害**　言葉や身ぶりを使って，人と意志や考えを伝え合う，コミュニケーションの障害である。言葉の裏の意味や，ほのめかしなどの意味をつかむことがむずかしい。非言語的コミュニケーション（アイコンタクト・表情・身ぶりなど）を解釈し，活用することがむずかしい。

● **限定的で反復的な興味や行動**　興味をもつ対象が限定的で，興味をもったものに固執し，没頭しつづけるあまり，ほかのことに興味が向きにくい。電車の時刻表を眺めつづけたり，ミニカーばかりに熱中したりするなど，ひとり遊びを好む傾向がある。そのため，コミュニケーションや社会性の発達，言葉の発達が促されにくい。予定が変更になるなど，臨機応変な対応がむずかしく，パニックをおこしやすい。

その他の症状には，**協調運動**（靴ひもを結ぶ，線の上をなぞり書きするなど）の不得手，**感覚過敏・鈍磨**がある。感覚過敏には，視覚過敏（太陽光がまぶしくサングラスがないとつらいなど），聴覚過敏（エアコンや冷蔵庫の音，風の音などかすかな音も聞こえてしまう），味覚過敏（好みの味の幅が狭い）や触覚過敏（衣服のタグがあると着られないなど），嗅覚過敏などがあり，生活のさまざまな場面で安楽を妨げる可能性がある。

これらの症状がどのようにあらわれ，どのくらいの生活の支障になっているのかは，個々の子どもによって異なる。また，子どもの発達段階によって，症状のあらわれ方に特徴があることを念頭においてかかわる必要がある。具

▶表 18-4　自閉スペクトラム症の子どもの年齢と症状

年齢		症状の例
0〜2 歳	多くの親が子どもの言動に「なにか違う」と感じはじめる時期	目を合わせない，抱っこをいやがる，親のあとを追わない，あやしても笑わない，ひとりで寝かされても平気で寝られる，あまり泣かない，寝つきがわるい，すぐに目をさます
3〜4 歳	子どもの気になる言動が目だちはじめる時期	食べ物の好き嫌いが多い，名前を呼んでもふり返らない，落ち着きがない，大人の注意が聞けない，特定のおもちゃに執着する，ひとりで遊ぶことを好む
5〜6 歳	集団生活のなかで特性がよりはっきりしてくる時期	じっとしていられない，言葉が増えない，集団行動が苦手，かんしゃくをおこす

体的な例を▶表 18-4 に示す。

症状があるからといって必ずしも診断につながるわけではなく，厳密には診断基準を満たさないが，生活上の支援が必要な子どもは少なくない。

2 看護支援

子どもがなにに困っているのか，どうなりたいと思っているのかを，かかわりながらさぐることが必要である。言葉で明確に答えられる子どもは少数で，多くは「学校でおこられてばかりいる」「友だちと仲よくなりたいのになれない」などの思いがありながらも，うまく表現できずにいる場合がある。

「おこられてばかりでつらい」「友だちと仲よくなりたい」などの，子どもとして自然な気持ちがあることを念頭におきながら，子どもがどんな場面でどのような行動をとっているのか，まわりの子どもの言動や文脈を考慮し，対人関係のトラブルはなぜおきているのかを客観的に分析することも必要である。子どもには，子ども自身の行動がかわるとまわりの人との関係もかわりうることを伝え，「自分はだめな子」と思い込み，自暴自棄になってしまわないよう，根気よく支持的にかかわる。

看護師は，日々のかかわりを通して，子どもがさまざまな感情や考え，意向を表出することを支え，支持的にかかわることが重要である。

感覚過敏のある子どもの場合，感覚そのものはかえられないが，サングラスや耳栓などで物理的に遮断する方法や，安心して身につけられる素材・デザインの衣服を多く用意するなどの工夫は可能である。子どもと親が生活しやすい方法を一緒にさがしていく姿勢が重要である。

また，自閉スペクトラム症のある子どもは，困ったときに自分からたすけを求めることが生来的に不得手である。看護師は，困ったときの具体的な方法を伝え，安全な環境で子どもが実際にたすけを求め，たすけてもらう体験を重ねられるよう支援する。

対人関係でつまずきやすく，傷つきをかかえやすい自閉スペクトラム症の子どもの援助において，日常生活のなかでできていること（例：朝ひとりで起きられた，着がえができた，あいさつができた）をていねいにフィードバックしていくことは，自信を失いがちな彼らにとって，自尊心をまもり，育てるためにも重要である。

行動変容のためには，スモールステップ式に段階的な目標設定を行い，子ども自身が楽しみながら少しずつ進んでいけるように工夫する。チェックシートを子どもと一緒につくり，目だつ場所にはり，子どもが確認しながら生活できるようにするとよい。子どもの好きなシールやハンコで印をつけたり，毎日寝る前に1日のふり返りをしたりするなどして，子ども自身が自分の行動をふり返り，できた感覚を積み重ねることが大切である。

2 うつ状態の子どもの看護

うつ状態を示す精神疾患には，抑うつ症群と双極症がある。抑うつ症群はうつ状態のみ，双極症はうつ状態と躁状態の両方を示す。小学校高学年以降に発症することが多く，本人の発達特性，学校などの社会的環境，家庭環境といった要因が背景にある。

1 症状の特徴

子どもの場合，意欲の低下や無気力などの内面的な症状よりも，元気がない，食欲がない，体重が減少するなどの身体面・行動面の症状が目だつため気づかれにくく，注意が必要である。

また，うつ状態は発達障害に起因する失敗や叱責(しっせき)の積み重なりや，いじめ・不登校などの二次的な症状としてあらわれることも多い。心身が十分に休息をとることができず，安心・安全感がおびやかされる状況が続き，無理してがんばってきたが限界をこえた状態ともいえる。被害的・否定的な認知，低い自尊感情，希死(きし)念慮などもみられる。10〜19歳までの子どもの死因第1位は自殺であり，自殺企図(きと)の可能性には十分に注意する。

早期に治療を開始しても症状の波を繰り返し，個人差はあるが6〜12週間の急性期，4〜9か月間の回復期，1年以上の再発予防期の順に経過する。

うつ状態は，ストレスが原因のすべてではなく，脳内の伝達物質(セロトニン・ノルアドレナリンなど)の代謝障害が関与すると考えられる。症状が強い場合などは，睡眠導入薬・抗不安薬・抗うつ薬を服用する。効果を感じるまで2週間〜1か月ほどかかること，吐きけ・口渇・食欲亢進などの副作用が生じる可能性があることを子どもと家族に伝え，服薬管理の方法を一緒に考える必要がある。

また，外部からの刺激(ストレッサー)による影響をストレスといい，過度なストレスはうつ状態を悪化させる。うつ状態の治療にはストレッサーへの対処が必須である。子どもに多いストレッサーのおもなものを▶表18-5に示す。

2 看護支援

うつ状態はエネルギーが極端に少なくなった状態であり，安心・安全な環境で充分な休養をとることが回復の土台となる。まずは積極的に休み，エネルギーの消費を抑え，リラックスして心身の調子を整えることが重要である。

表18-5　子どもに多いストレッサー

• 学校で長時間過ごすのがつらい • 勉強がわからなくてつらい • 宿題や塾のノルマをこなせなくてつらい • 部活動がハードでつらい	• クラスメートや部活仲間とうまくいかない • 先生とうまくいかない • いじめ，体罰，不適切な指導がつらい • 家族との関係がつらい

そして，いままでの無理を積み重ねざるをえなかった生活を見直しながら，子どもの意向や発達のニーズがゆっくりと満たされるように支えていく。「なまけている」「甘やかしている」のではなく，心身に必要なエネルギーを回復するための科学的な治療の過程であることを，家族や子どもにかかわる人に伝えることも，看護師の大切な役割である。

少し元気が回復したら，遊戯療法などを通じて気持ちを整理する，認知療法で自分の考え方を修正する，精神療法で自尊心の向上や対人関係の改善をはかるなどの方法がある。

きっかけとなった状況に対する環境調整も必要になる場合がある。しかし，十分に回復するまでは，多大なエネルギーを要する決断が必要になる決定(転校・休学など)は保留しておくのがよい。さまざまな悩みや迷いから解放されて，心身を休めることが回復を確実に支えるため，まわりがあせらないこと，子どもをせかさないことが大切である。

子どもの感じている苦しみは外から見えにくく，活動せず休んでいる子どもを見ていると，家族は励ます，外へ連れ出すなどの対応をとりたくなることがある。子ども本人にとっては強いプレッシャーと感じられ，休んでいる自分を責めたり，誰もつらさをわかってくれないと絶望感をいだいたりする可能性があるため，家族のつらさや考えを傾聴したうえで，注意点を伝えておくことが必要である。

work　復習と課題

❶ 子どもの精神発達を知的機能と情緒・社会性の視点からとらえ，精神疾患との関連を考えてみよう。
❷ 子どもの精神疾患の種類と特徴をまとめてみよう。
❸ 精神疾患をもつ子どものアセスメント方法を調べ，臨床の各場面でどのように活用できるかを考えてみよう。
❹ 精神疾患をもつ子どもの親やきょうだいへの支援方法について検討してみよう。

参考文献

1. 浅倉次男監修：「こころ」「からだ」「行動」へのアプローチ 子どもを理解する．へるす出版，2008.
2. 上林靖子：ペアレント・トレーニング 発達障害の子の育て方がわかる！．講談社，2009.
3. 大倉得史：育ち育てられる関係発達の視点．臨床心理学，18(2)：164-169，2018.
4. 近藤清美・尾崎康子編：社会・情動発達とその支援．ミネルヴァ書房，2017.

5. 坂田三允編：精神看護エクスペール 12 こどもの精神看護．中山書店，2005.
6. 滝川一廣：子どものための精神医学．医学書院，2017.
7. 中村和彦：児童・青年期精神疾患の薬物治療ガイドライン．じほう，2018.
8. 本田秀夫：自閉スペクトラム症の理解と支援．星和書店，2017.
9. 村井俊哉：はじめての精神医学．筑摩書房，2021.
10. 山崎晃資ほか編：現代児童青年精神医学，第 2 版．永井書店，2012.
11. 吉田友子：高機能自閉症・アスペルガー症候群「その子らしさ」を生かす子育て，改訂版．中央法規出版，2009.
12. American Psychiatric Association 著，日本精神神経学会監修：DSM-5-TR 精神疾患の診断・統計マニュアル．医学書院，2023.
13. Giordano, M. ほか：プレイセラピー実践の手引き 治療関係を形成する基礎的技法．誠信書房，2010.
14. Prifitera, A. ほか編，上野一彦監訳：WISC-Ⅳの臨床的利用と解釈．日本文化科学社，2012.

付章

事例による看護過程の展開

看護過程は，①情報の収集，②アセスメント（情報の分析と統合）を通して子どもと家族の全体像をとらえたのち，③看護問題の抽出と看護援助の必要性（看護目標）を決定し，さらにそれらをもとに，④看護計画の立案，⑤実施，⑥評価，からなる一連のプロセスである。子どもの看護過程の展開にあたっては，次のような点に留意する。

● **情報収集・アセスメント**　観察や本人の訴えのみでは全体像をとらえきれないため，ふだんの生活の様子との違いなどについて，家族からの情報を得ることが重要となる。

● **看護目標の設定**　子どもの成長・発達段階をふまえた目標設定が重要となる。また，親・家族の不安は，子どもの治療生活に影響を及ぼす。家族も子どもとともに成長している。家族のニーズにも目を向けることが必要となる。

● **看護計画の立案・実施・評価**　これらの一連の実践活動においては，つねに子どもをひとりの人間として尊重する姿勢が必要となる。「なになにをさせる」といった強制を伴う表現はできる限り使用しないなど，表現方法にも倫理的配慮が必要である。その年齢の子どもとしての日常生活に近づけること，その子らしい生活が送れるような方向性を見いだすことが重要である。

とくに長期的な治療を必要とする疾患の看護では，すべての面において，中・長期的目標との関連性をふまえて看護計画を立案する。身体的・精神的ストレスの高い治療が継続する場合は，現時点での入院生活を充実させることも重要であるが，それのみになってはならない。月単位，年単位の将来はどのような生活が可能なのか，さらに成人後の生活を見こしてどのようなことが重要なのかを考え，継続的・定期的に看護計画の評価を繰り返す必要がある。ここでは具体的な事例を通して看護過程の展開を説明する。

A　1型糖尿病の子どものケア

1　患者についての情報

1 患者のプロフィール

- **患者**：Aさん（14歳〔中学2年生〕，女児）
- **診断名**：1型糖尿病（▶67ページ）
- **身長・体重**：152 cm，45 kg
- **発育歴**：正常分娩で出生。発育・発達歴上，特記すべきことなし。初経11歳，以後半年間月経なし。13歳ごろより30日周期でほぼ安定している。
- **既往歴**：1歳時に嘔吐下痢症で2日間入院。5歳時に中耳炎で左鼓膜切開。8歳時に自転車乗車中に転倒し，左上腕骨骨折。ギプス固定。後遺障害などなし。14歳より歯列矯正（きょうせい）のためブラケット装着。その他，特記すべき入院・治療歴はなし。

- **家族歴・家族構成**：両親(父親40歳，母親41歳)，父方の祖父母(祖父64歳，祖母60歳)，兄(15歳，中学3年生)の6人暮らし。母方の祖父母は健在であるが，遠方のため年に1，2回会う程度。両親・祖父母で自宅と同じ建物にある飲食店を経営。祖父が創業した店は，地域でも評判の繁(はん)盛(じょう)店であり，祖父・父親で調理を担当し，社交的な母親が接客の中心である。家族全体として，子どものあいさつや生活全般のしつけには厳しい。
- **生活の様子**：自営業のため，早朝から深夜まで交代で祖父と両親は忙しく働いている。幼いころから主として祖母が，きょうだいの世話をしている。小学生のときから買い物や掃除などを兄と分担して手伝っていたが，中学校に入学後はだんだん祖母まかせになってきている。中学校は自転車で20分かけて通学している。平日は部活動の練習が毎日あるが，仲のよい友だちもおり「楽しい」。小学校3年生より英会話教室に通っており，中学校でも英語は得意科目である。
- **平均的な1日の過ごし方**：朝は寝起きがわるい。両親・祖父が交代で早くから買い出しや準備などで不在のため，朝食はひとりでとっている。中学校になってから身じたくに時間がかかり，朝食の欠食が多くなっている。水泳部に所属し，部活動があるため，毎日だいたい17時ごろ帰宅。夕食は19時ごろ。英会話教室のある日は19時30分になる。22時30分には就寝。
- **栄養・食事**：魚と生野菜が苦手。ふだんの夕食は祖母が手づくりする和食が多い。中学校の給食は残さず食べている。部活のあとは，帰り道でジュースやお菓子を買っている。
- **性格・外見など**：両親・祖父母からかわいがられて育ち，甘えっ子である。忙しい母親よりも祖母に甘えて育ってきた。注意されたり叱られると素直に聞き入れられないところもある。外見は同年代と比べて大人びている。小学生のころは快活で誰とでも遊ぶタイプであり，学級委員や行事の際には人前で話したりするような係に選ばれていた。中学校入学後から学校生活ではやや内向的になっており，友人は同じ部活動の同級生に限られている。家庭内では学校よりもストレートに感情表現をする。また，最近は気持ちの浮き沈みが激しく，気に入らないことがあると祖母とも1日中口をきかないことがある。ニキビが気になってしかたのない様子である。

2 入院までの経過

6月20日ごろより，体重減少があり倦怠感を自覚していたが，部活動と季節のためと思い，とくに受診しなかった。また，食事はふつうに食べられていた。7月25日より徐々に多飲・多尿傾向。7月27日，食欲不振でふだんの半分程度の食事しかとれず，7月28日，祖母とともに近医受診。随時血糖値710 mg/dL，HbA1c 10.2%，尿中ケトン強陽性，1型糖尿病の疑いにて大学病院へ救急搬送され，即日入院となった。

3 入院時の状況

身長152 cm，体重40 kg，意識清明で，体温36.9℃，脈拍100回/分，血圧101/52 mmHg(心拍数68 bpm)，呼吸25/分，pH 7.30，Pa_{CO_2} 40.5 mmHg，Pa_{O_2} 90.0 mmHg，HCO_3^- 20.0 mmol/L，ICA陽性，抗GAD抗体陽性，尿中微量アルブミン(−)，皮膚，胸・腹部X線，腹部エコー・CT・心電図いずれも異常なく，器質的膵疾患なし。眼底検査正常。糖尿病性ケトアシドーシス，1 型糖尿病疑いにて速効型インスリン持続点滴が開始された。

4 両親とAさんへ主治医から説明された内容

7 月 29 日(入院 2 日目)：「大人の糖尿病とは違い，インスリンを自分の膵臓でつくれなくなってしまうタイプの糖尿病で，診断名は 1 型糖尿病が強く疑われます。インスリンは口から飲むと消化されてしまうので，いまは点滴で補充しています。点滴は血糖値が安定し，食事がとれるようになれば 2～3 日で不要になりますが，そのかわりに毎日皮下注射で補充する必要があります。食事や運動に制限はありませんが，長くなるといろいろな合併症が出てくることがありますので，血糖をうまくコントロールするコツを覚えていく必要があります。学校生活はこれまでどおり可能です。結婚して，お子さんのいる患者さんもおおぜいいます」

8 月 12 日(退院時)：「今後は中学生までは小児科で，高校生になったら成人の内分泌科で治療を継続します。血糖測定は，しばらく現在のまま 1 日 4 回で続けて様子をみます。退院後はじめての外来で，学校の先生宛の診断書をお渡しします。今後は，定期的に同じ病気の患者さんとの交流会もありますので，参加してください。皆でがんばりましょう」

5 入院後の治療状況

糖尿病性ケトアシドーシスの治療を行っていたが，呼吸・循環動態はとくに問題なく，入院 2 日目より吐きけが消失し，食事摂取が良好となったため，インスリンの持続点滴を終了した。

7 月 29 日：インスリン 1 単位/kg/日を目安に，ペン型注射器を使用して皮下注射を開始。毎食前に超速効型インスリンを朝食直前 7 単位，昼食直前 7 単位，間食前 2 単位，夕食前 7 単位，就寝前に持効型インスリン 18 単位が指示され，1 日 5 回の皮下注射が開始となった。血糖測定は 2 時間ごと 1 日 10 回。食事 2,240 kcal(28 単位)，朝食 8 単位，昼食 9 単位。間食 2 単位，夕食 9 単位。運動療法は毎日午後，エアロバイクと院内散歩。

8 月 6 日：空腹時血糖 100 mg/dL 前後，食後血糖値は 180～220 mg/dL 程度となる。低血糖はほとんどなく，食後やや高血糖であったが，ひととおりのセルフケアが可能となったため，試験外泊(1 泊)を行う。入院時自己抗体検査結果，ICA 陽性，抗 GAD 抗体陽性にて，1 型糖尿病との確定診断名が伝えられる。院内を歩きまわるなどの運動量増加のためか，低血糖症状が出現したが，看護師の見まもりのもと，補食とスライディングスケールで対応できている。

血糖値は安定しており，8 月 12 日に退院となった。食事量・インスリン単位は入院時のまま修正なし。血糖測定は食前と就寝前の 1 日 4 回となるが，適宜追加するとされた。外来通院による継続治療となる。9 月 30 日現在，低血糖はなく，HbA1c 6.3% とコントロールされている。

6 Aさん・家族の反応

入院から退院(8 月 12 日)までの経過を▶**表 1** に示す。

7 両親・家族の状況

感冒などの一般的な病気を想像していた家族にとっては，思いもよらぬ診断名に大きく動揺していた。A さんの世話をしている祖母にはとくに後悔

表1　A さんの経過

<table>
<tr><th>月日</th><th>医療者による説明など</th><th>家族の言動・反応</th><th>A さんの言動・反応</th></tr>
<tr><td>7月28日</td><td>主治医から A さん・母親・祖母へ病状・治療と入院期間の概要を説明する。</td><td></td><td>「明後日の水泳の県大会に出たい」「早く退院できないか」。</td></tr>
<tr><td rowspan="2">7月29日</td><td></td><td></td><td>検査実施中は主治医と目も合わせない。質問すると一言二言で答えるのみ。</td></tr>
<tr><td>主治医から A さん・両親へ病名・治療・入院期間の詳細を説明する。</td><td colspan="2">父親は診断名を聞いて，はじめは「食事には注意して育ててきたのに」などと混乱している様子であったが，入院が短期間であることがわかると徐々に落ち着きを取り戻し，最後は今後の医療費や通院についても質問していた。
母親は涙ぐみながらもメモをとり，理解しようと努めていた。
A さんは無表情で説明を聞いていたが，説明終了後，家族のみになると布団をかぶって泣き，一言も口をきかない。言葉をかわすこともできず，両親ともけわしい表情で帰宅した。</td></tr>
<tr><td rowspan="3">7月30日</td><td>糖尿病療養指導士から A さん・母親へペン型注射器，低血糖，インスリンの作用・副作用に関して説明する。</td><td></td><td>終始表情が暗く，ときおり涙をこらえながらも真剣に聞いている。</td></tr>
<tr><td></td><td></td><td>排尿のたびに尿ケトン体・尿糖の自己チェックを開始し，きちんと行うことができる。</td></tr>
<tr><td></td><td>父親が面会し，宿題やマンガを持参する。</td><td></td></tr>
<tr><td>8月1日</td><td>栄養士から A さん・母親へカーボカウンティング・グリセミックインデックス・食事表記入方法を説明する。
担当看護師から A さん・母親と自己注射の手技を説明し，A さんとデモ器で練習する。</td><td>母親が栄養士や看護師の説明について，熱心にメモをとりながら聞いている。</td><td>栄養士が説明途中で A さんの理解度を確認すると「お母さんにまかせた」との発言あり。
デモ器の練習では器用にこなしているが，終了後，母親に対して「自分も1回注射してみなよ」と感情的になっている。</td></tr>
<tr><td rowspan="3">8月2日</td><td rowspan="2">看護師の見まもりのもと，自己注射を開始する。</td><td></td><td>時間をかけつつ，ようやく最後に大腿にすることができたが，終了後は泣き出してしまう。</td></tr>
<tr><td>祖母がひとりで面会する。</td><td>幼い調子で「こわかった」「もういやだ」と話している。</td></tr>
<tr><td></td><td>面会終了時，看護師が祖母に声をかけると「家でぐあいがわるくなったら，と思うとね……」「きちんと治るまで，入院していてもらいたい」と涙ぐんでいる。</td><td></td></tr>
<tr><td rowspan="2">8月3日</td><td rowspan="2">主治医から A さん・両親・祖父母(プライマリーナース同席)へグルカゴン注射，退院の目安，退院後の通院，生活の留意点などに関して説明する。</td><td>両親・祖父母ともに熱心に耳を傾け，ときおり両親から具体的な質問もある。</td><td>真剣に聞いている。</td></tr>
<tr><td colspan="2">父親が「病気について学校にはなにを知らせたらよいのか」と主治医にたずねたところ，A さんが「誰にも知られたくない」と急に大声でさえぎり，父親と口論になる。</td></tr>
</table>

表1　(つづき)

月日	医療者による説明など	家族の言動・反応	Aさんの言動・反応
8月3日			家族の帰宅後，看護師とのとりとめのない会話のなかで，退院した同室児(小学生)について「自分より小さいのにすごくがんばっていた」「人はなぜ病気になるのかな」と話す。
8月4日			昼食前「頭が痛い」「手がふるえる」とナースコールあり。
	看護師とともに血糖測定し，50 mg/dL。食事まで30分以上あったため，Aさんの判断でブドウ糖1単位の補食をとる。		看護師が「低血糖がわかったね。補食の選び方もばっちりだね」と話すとうれしそうにしている。
	主治医よりAさんへスライディングスケールを説明する。		看護師が説明後に説明内容についてたずねると「むずかしそう」「やりながら覚えるしかないよね」。
		午後，父親とともに水泳部の顧問教員が部員の書いた色紙や県大会の写真を持って見舞いのため来院する。	はじめて笑顔が見られる。
8月5日	理学療法室にてエアロバイクとストレッチを実施する。		理学療法士に「部活やりたい」「私が自分で注射していたら，お兄ちゃんがびっくりするかな」。
8月6日		外来にて患者会の20代のメンバーとAさん・母親が面談し，その後1泊外泊する。	
8月7日			晴々とした表情で帰院した。
	看護師と母親・祖母・Aさんで家庭でのセルフケアについてふり返りを行う。	インスリンの単位や，食事時間とインスリン注射のタイミングなど，母親がノートに記録している。母親から細かい質問が多い一方，Aさんの集中力がもたず終了となる。	
8月8日	食前の自己血糖測定はひとりで正確に行えるようになったが，測定値が低血糖を示していても補食をとろうとしない。		「なにも症状がないから」と同室児とゲームを続けている。
	看護師からAさんへ血糖測定の意味について再説明する。		「そうだったんだ」「まだよくわかっていないかも」と話す。
8月11日	糖尿病療養指導士からAさんへ病気や治療，退院後のセルフケアについて，クイズなどを交えてふり返りを行い，退院後の生活について話し合う。		終了後，仲のよい同室児に「学校では全部自分でやらなきゃいけないんだ」と話し，励まされている。
8月12日		Aさん・両親ともに「お世話になりました」と笑顔で退院する。	

の念が強く，涙することもあった。兄が受験生であるうえに自営業を維持していかねばならず，頻繁な面会は短期入院であっても成人の家族員にとってはかなりの負担であった。家族は交代で面会に訪れ，過密な教育スケジュールにも積極的に参加していた。診断時は成人型の糖尿病と混乱していたが，さまざまな人々のアドバイスを得たり，病気に関する情報を集め，来院時には医師や看護師に積極的に質問をしながら病気や治療を理解するように努めていた。

Aさんは入院・治療のショックや落ち込みを，母親や祖母に甘えて気持ちをぶつけていたが，家族の献身的な看護や面会が支えとなっていた。しかし，祖母は今後の在宅療養に対する責任感から，試験外泊前にその心情を看護師に吐き出し，また心労から体調をくずすこともあったため，飲食店では臨時のアルバイトを雇うこととし，しばらくは母親の勤務時間を短縮できるようにした。その後，祖母もAさんも落ち着きを取り戻していった。

早くから気持ちを切りかえて，病気や治療についての情報を集めたり，学校との連絡を積極的にとる家族のペースと，Aさんの気持ちがかみ合わず，感情をぶつけ合ってしまうこともあった。部活動の顧問の見舞いをきっかけに，Aさん・家族・医療者が，「部活動を続けること」という一致した目標をもって話し合いを重ね，退院の準備を進めることができた。退院時には，1年半後の成人科への転科の予定も話され，家族は「自分たちがしっかりしなくては」という思いが強くなっている。

8 退院後の状況

8月20日：退院後第1回目の外来診療に，祖母・母親とともに来院した。学校長と担任宛の診断書や病気のパンフレットなどを渡される。診察後，外来看護師と，担任・養護教諭・部活動顧問への具体的な依頼内容について相談を行う。

9月10日：学校では養護教諭，家庭では母親の見まもりのもと，血糖値測定やインスリン注射を行っているとのこと。毎日の食事内容もノートにもきちんと記録されているが，ほとんど祖母と母親が記入している。部活動は授業や給食が通常のスケジュールになるのを待ち，9月中旬ごろから再開予定である。通院はしばらく週1回であるが，血糖コントロールの状況を見ながら，最終的に月1回になると説明される。昼食前の体育や夕食前に血糖値が低く，補食の必要性について再度指導を受ける。

9月30日：母親と来院した。部活動も再開しているが，登下校途中の低血糖を心配して，母親が車で送迎しているとのこと。母親は「だいたいわかってきました」と明るく話しているが，Aさんは無表情である。血糖測定とインスリン注射部位が，それぞれほぼ同じ場所になっている。補食を行う場所は保健室とされているが，決められた時間以外は「行ったことはない」。学校生活では低血糖の自覚症状がなく，補食せずに過ごせていると話す。部活動の一部の友人は，注射・補食などの必要性について知っているとのこと。診察室内では，主として母親が主治医の質問に答えている。

✔ 情報収集のポイント

- □ **発達歴**：成長・発達は正常か。どのような成長・発達段階にあるか。入院・治療生活によって阻害される部分はなにか。心理・社会面の自立度はどの程度か。
- □ **入院時の状況**：入院時の身体所見・検査所見からどのような状況が考えられるか。また，患者・家族はどのような気持ちであったか。
- □ **家族について**：患者の療養生活を支えるキーパーソンは誰か。またその人を支援する体制はあるか。きょうだいはどのような影響を受けているか。
- □ **病気について**：患者は病気についてどのように受けとめているか。現在の生活，進学などの数年先の将来の可能性について，どのような影響を受けているか。
- □ **セルフケアについて**：生活処方や治療メニューの影響はどの程度か。患者・家族は，治療・生活処方をどのように理解しているか。セルフケアの自立度はどの程度か。
- □ **退院後の生活状況**：現在の生活のなかで，大切にしていることや重要なことがらはなにか。ふだんの生活をどのような気持ちで送っているか。生活と治療・生活処方の折り合いはどのようにつけていくのか。心理・社会適応を促すかかわりにはどのようなものがあるか。発達段階に合った方法はなにか。

2　看護過程の展開

1　アセスメント

疾患，成長・発達，日常生活，家族の面から，現発達段階をふまえて情報収集・整理し，アセスメントを行う。また，成人医療への移行準備についても検討する。

● **疾患面**　糖尿病性ケトアシドーシスについては，持続点滴による補正とインスリン治療が開始された。はじめは1時間ごとのバイタルサインチェック，血糖値，水分出納および心電図のモニタリングを行う。軽症の段階で受診しているため，循環・呼吸状態も安定しており，短期間で通常のモニタリングとなり，インスリンは皮下注射へと切りかえられている。

皮下注射開始後は，血糖値の日内変動を把握するため，時間を決めて正確にモニタリングする必要がある。患者にとっては血糖測定や皮下注射は痛み

plus　思春期の子どもへの支援

アイデンティティ形成の段階にある思春期において，日々の生活や将来に関する見通しに病気であることや治療が影響する場合，心理的にも大きな影響を及ぼす。年齢相応の自立したセルフケア能力を獲得するためには，病気や治療に関する知識やセルフケアに関する技術とともに，生活のなかで気持ちと折り合いをつけていくことが大切になる。

親・家族のかかわり方とともに，学校生活のなかで担任や養護教諭の協力が不可欠となる。きょうだいに対しても，退院前までには病気や必要となるセルフケア，家族として注意すべき点などについてわかりやすく説明する。きょうだいも思春期であることをふまえ，きょうだい自身の思いや考えをふまえた支援が必要となる。

を伴うだけでなく，みずからが毎日数回行うことへの抵抗が大きいと予想される。

夏休み期間の発症であったため，学校生活や部活動の再開によって必要インスリン量が変化することが予想される。また学校生活において，周囲の理解を得るための行動は十分とはいえず，補食しにくい状況であることから，とくに低血糖の出現の可能性は高いと考えられる。

9月30日現在，部活動は順調に再開しているものの，Aさんの低血糖の自覚症状が乏しく，また，補食がとりにくい状況も続いている。さらに血糖測定やインスリン注射の部位が固定されていることから，穿刺（せんし）部位の硬化をまねきやすく，インスリンの効果が低減する可能性もあり，再教育が必要である。また，Aさんよりも母親・祖母が中心となってノートに記録しており，診察時にもAさんの自発性がみられない。今後，血糖コントロールが悪化する可能性があるといえる。

● **成長発達・日常生活面**　これまで健康に育ってきた患者にとっては，糖尿病の発症と入院治療は思いもかけないできごとである。10代の患者にとっては，「みんなと同じ」であることに価値をおいている。そのため，入院によって友人との関係性や学校・社会生活からの隔絶感も強く，ショックを受けている。また，生涯治療を要する慢性疾患を受け入れることは容易ではなく，患者には誰にも病気を知られたくない思いが生まれている。一方，患者を取り巻く友人も，突然の入院にとまどい，どのように対応してよいのか不安を感じているであろう。10代の患者がインスリン注射や血糖測定などの療養生活を受け入れていくには，長い時間がかかると予想される。

入院初期の段階のAさんは強いストレスを感じており，一時的に母親や祖母に甘えの感情が強くなるなど防衛反応があらわれたが，部活動の顧問の見舞いや，同室児やその家族，患者会のメンバーと話をすることで徐々に自分を取り戻していた。孤独感の強い10代の患者は，人間関係のなかでショックからたち直るきっかけをつかむことも多い。各職種が患者の言動に注意をはらい，互いに情報を共有しながら患者理解に努めたことや，看護師がこれらの情報をいかして患者の感情の変化を見逃さずにかかわったことで，セルフケアへの意欲につながったといえる。10代の患者は感情の起伏が激しく情緒が安定しないため，セルフケア教育は段階的に進めるだけでなく，気持ちの変化をこまやかに観察しながら行っていくことが必要となる。

本事例では，注射などに対する初期の抵抗感や恐怖感が大きく，短期間の入院中の学習では，基本的な知識や技術を学ぶことで精いっぱいであっただろう。退院後1か月が経過し，部活動も再開しているが，知識・認識不足により，適切性を欠く行動や家族への依存性も見られていることから，必要なセルフケアを行うには心理的な負担も大きいと考えられる。

Aさんの気持ちや生活は，新たな局面を迎えているといえる。学校生活を再開して数週間が経過し，一部の友人にインスリン注射や補食について知らせているが，Aさんの不安や心理的抵抗も大きかったことであろう。また，中学生の日常生活を考えると，部活動の友人のみの周知では不十分であることも予想できる。現実的に必要なことを理解できていても，気持ちの面でさまざまな葛藤をかかえている思春期の特徴をふまえたかかわりが必要であろう。

● **家族面** これまで健康に過ごしてきた子どもが，10 代に入ってから慢性疾患を発症するということは，家族にとっても将来を揺るがす大きなできごととなる。とくに発症後まもない時期は，医療者への対応や説明の１つひとつを理解するのに時間がかかり，不安も大きい。実質的に日々の生活を担っていた祖母の罪責感ははかりしれないが，母親や父親，兄，祖父の罪責感も大きいと予想できる。

このような家族の気持ちは，自然と子どもへの過剰なかかわりへと転換される危険性もある。思春期にある患者は親離れの段階にあり，健常児であっても親子関係には緊張を伴う時期である。親子関係のストレスが，病状コントロールに影響を及ぼさないように注意が必要である。

祖父・父親・兄は面会が少なく，入院中に十分な教育機会があったとはいえない。とくに兄については一度も面会がなく，病気・治療について十分に把握していない可能性がある。兄もまた思春期であることから，同じ病気の発症リスク，遺伝などについて疑問や不安をもっている可能性もある。家族も健常なきょうだいに目を向ける余裕がないことが予想されるため，兄の理解度については情報を得る努力が必要である。家業の顔でもある母親は，現在はやむをえず勤務時間を調整しているものの，将来的にはもとの生活に戻ることを期待されているであろう。

退院後は大きなトラブルもなく経過しているものの，A さんの血糖値に合わせて，補食や注射，食事づくりに注意をはらうことは，祖母や母親にとって相当なストレスであると考えられる。さらに部活動再開後は，登下校は車で送迎するなど，母親の心理的・身体的負担も大きくなっていることがうかがえる。今後は祖母の体調もみながら不安の軽減に努め，A さんのセルフケアの発達を促すようなかかわりができるように支援することが重要である。

現段階では，家族自身も子どもの病気を受け入れていく時期であり，個々の家族の受けとめ方，理解度，日々の生活を十分に把握したうえで，それぞれへの支援も検討していく必要がある。中学校の卒業に伴い，成人科への転科が予告されていることは，家族が主体的に治療に取り組もうとする動機となる一方，主治医の交代や治療の場の移行に伴う不安が高まる可能性もある。

2 看護問題の明確化

情報をアセスメントしたあと，優先順位を考えながら看護問題を明らかにし，看護目標を設定する。とくに長期的な取り組みを要する問題については，短・中期目標を設定し，段階的に実践と評価を繰り返すことができるようにする。

#1 学校生活・部活動再開による運動量の変化により低血糖をおこす可能性が高い。

#2 血糖測定およびインスリン注射の穿刺部位が同じ位置になっており，測定値やインスリン注射の効果に影響する可能性がある。

#3 病気について周囲に知られたくないという気持ちが強いうえに，糖尿病・治療・生活処方についての情報を学校生活を送るうえで必要な人に十分提供できていないため，事前の補食がとりにくく体育や部活動中に重症の低血糖をおこす可能性がある。

#4 子どもの発症まもない時期のため家族全体に知識・理解不足があるなかで，家庭において子どもの疾患管理を担う祖母・母親双方の身体的・心理的負担が大きく，子どものセルフケアの自立を促進する方向で支援できない。

3 看護目標と看護計画

#1 学校生活・部活動再開による運動量の変化により低血糖をおこす可能性が高い。

看護目標

軽度の低血糖症状に気づき，対処できる。

看護計画

● 観察計画 それぞれの観察は行動のみでなく，A さんがどのような気持ちで行っているのかも観察する。

(1) 1週間の曜日ごとの血糖値の日内変動を把握し，低血糖をおこしやすい曜日・時間帯を把握する。

(2) 低血糖への対処行動を確認する

(3) 低血糖時の自覚症状について把握する

(4) 家庭・学校における血糖測定・補食・インスリン注射を適切に行うための場所・時間などについて把握する。

● 援助計画

(1) 低血糖時の対処について，補食をとる目安となる血糖値や自覚症状とその対応方法，またそれに伴う気持ちや考えについて確認する。

(2) 即効性のある補食と，遅効性・持続性のある補食について理解し，家庭・学校・英会話教室など，よく行く場所で補食しやすいものを選択する。

(3) 補食をとる場所が保健室ではまに合わないことがあるため，見直しを養護教諭や担任など学校関係者とともに検討する。

● 教育計画 低血糖予防とその対処能力を高めるための援助を行う。

(1) 低血糖時の自覚症状について確認する。実際の血糖値と症状の関連性についてふり返りを行い，知識の強化をはかる。

(2) 運動量と血糖値の変動の関係性について理解し，状況に応じて補食の種類や量をかえられるようにする。

(3) 補食に伴う気持ちや考えに基づいて，周囲の理解を得ることや実施しやすい方法をともに考える。

#2　血糖測定およびインスリン注射の穿刺部位が同じ位置になっており，測定値やインスリン注射の効果に影響する可能性がある。

看護目標

インスリン注射・血糖測定を適切に行うことができる。

看護計画

観察計画

(1) 患者の病気・治療に関する思いや受けとめ方を確認する。
(2) 医療者以外の人や家族とのかかわり，生活の様子，言動から，患者の考えや受けとめ方，心理状態を推察する。
(3) 注射・採血を同じ部位に行う頻度や理由について確認する。穿刺部位を観察する。

援助計画

(1) 面会者や入院中の仲間関係，患者会の紹介など，A さんの気持ちが前向きになるようなきっかけをつくる。
(2) A さんの気持ちの変化を見逃さず，実際に行う機会をつくる。気持ちの負担や迷いを当然のものと受けとめる。
(3) うまく行えないものについては心理的な抵抗が大きいと考え，一緒に改善点を考えるようにする。A さんの気持ちにそった行いやすい方法を提案する。
(4) 少しでも前進した部分があれば，それを認める。

教育計画

(1) 入院・外来それぞれの場面において，重点をおくものを整理し，段階的・計画的に知識を提供する。
(2) 実生活の体験に即した知識の応用の仕方，考え方を教授する。
(3) A さんから質問があった場合は，それを手がかりに再教育を行う。
(4) 注射・採血部位が固定している理由を確認したうえで，知識の不足している部分を補う。

#3　病気について周囲に知られたくないという気持ちが強いうえに，糖尿病・治療・生活処方についての情報を学校生活を送るうえで必要な人に十分提供できていないため，事前の補食がとりにくく体育や部活動中に重症の低血糖をおこす可能性がある。

看護目標

部活動中の重症低血糖を予防するために必要な補食について，周囲の理解と協力が得られる。

看護計画

観察計画

(1)「知られたくない」という A さんの気持ちの理解に努める。
(2) A さんの病気の理解や知識について確認する。
(3) 家庭・学校関係者の疾患・治療についての知識や理解度を把握する。
(4) A さんの気持ちを家庭・学校関係者がどのように受けとめているかを

確認する。

● 援助計画

(1) 病気や治療に関するストレスを受けとめ，認める。気持ちに寄り添いつつ，現状について考えてもらう。
(2) 退院・登校開始・部活動開始に合わせ，補食を中心に学校生活のなかでの注意点について話し合う。
(3) 部活動を継続するために，誰になにがどのように必要かを話し合う。
(4) 患者会などに参加し，同病の仲間づくりができるようにする。また有用な情報が得られるように調整をはかる。
(5) A さんの気持ちを尊重しながら，学校での対応について話し合う。A さんみずから伝えたほうがよい対象者や，その人に伝えるべき情報はなにかについて話し合う。
(6) キーパーソンを特定し，可能であればキーパーソンとの話し合いや情報交換の場をもつ。

● 教育計画

(1) A さんの意向にそって，状況に応じて学校関係者への教育や情報提供を行う。
(2) A さんが必要な情報を適切に伝えられるよう，知識の強化をはかる。
(3) ほかの患者の対処方法などの具体例を示し，A さんと話し合う。

#4 子どもの発症まもない時期のため家族全体に知識・理解不足があるなかで，家庭において子どもの疾患管理を担う祖母・母親双方の身体的・心理的負担が大きく，子どものセルフケアの自立を促進する方向で支援できない。

看護目標

祖母・母親の身体的・心理的負担が軽減し，子どものセルフケアの自立を促す支援ができる。

看護計画

● 観察計画

(1) 祖母・母親の生活・気持ち・体調などについて確認する。母親の送迎についての気持ちや送迎を行う判断・根拠について確認する。
(2) 面会回数の少ない祖父・父親・兄の生活・気持ち・体調などについて確認する。
(3) 疾患・治療に関する個々の家族員の理解や受けとめについて確認する。とくに日々の血糖測定，インスリン注射時の見まもり，食事づくりに関して祖母・母親の負担が大きくないか確認する。
(4) 祖母・母親が患者への支援を継続するうえで必要なサポートについて，気持ちの面，実際面の双方について確認する。
(5) 家族の意思決定プロセスや意思決定のキーパーソンを見きわめ，実質的な養育や疾患管理に携わる人のニーズが反映されているか確認する。

● **援助計画**

(1) 患者会のイベントなどを紹介し，同じ立場にある人々と心のよりどころとなる人間関係を築けるように機会をつくる。

(2) 祖母・母親による日々の疾患管理の労をねぎらい，精神的・身体的負担を軽減するための方策について一緒に考える。

(3) 患者への教育指導の際には，家族が参加できるように時間や場所を調整する。家族全員が参加できないことを前提に，資料などを準備し，家庭内で共有できるようにする。

(4) 祖母・母親の食事づくりや子どものセルフケア支援について，負担が少なく実生活に即した考え方に基づく情報提供を行う。

(5) A さんの現在の言動やセルフケアの実施状況について，発症まもない10 代の患者の特徴をふまえて説明すると同時に，今後の学校生活で予想される状況や，A さんに必要な自立性について情報提供を行う。

(6) 情報過多にならないように，進路・進学先などの決定状況に合わせて医療機関の選定を行う。

● **教育計画**

(1) 家族の疑問点について，繰り返していねいに回答する。家族のニーズをふまえて，主治医や糖尿病療養指導士・栄養士からの直接の説明機会をつくる。

(2) 面会回数の少ない祖父・父親・兄のニーズに基づき，疾患・治療についての知識強化をはかる。

(3) A さん自身が行うべき内容について再度整理し，個々の家族員の望ましいかかわり方について話し合う。

(4) 今後，成人科への移行に必要なプロセスについて，段階的・計画的にオリエンテーションを行う。

4 実施と評価

#1 学校生活・部活動再開による運動量の変化により低血糖をおこす可能性が高い。

● **実施**　発症まもないため低血糖症状に気づきにくく，自覚症状がないと補食をとらない行動は，入院中より継続的にみられている。現在までに重症低血糖はないものの，昼食前にある体育の授業の際や夕食前に低血糖をおこす可能性がある。低血糖をおこしやすい曜日・時間帯について確認し，自覚症状について家族にも再指導を行った。

● **評価**　家族の協力もあり，帰宅後の夕食前の低血糖については対処可能と考えられるが，学校生活のなかでの低血糖については今後も注意が必要である。自覚症状については，経験によって徐々に理解できるようになると考えられるが，血糖測定も同時に行い，自覚症状と実際の血糖値の関連性についても理解し，適切な対処がとれるよう継続的な支援が必要であろう。

#2　血糖測定およびインスリン注射の穿刺部位が同じ位置になっており，測定値やインスリン注射の効果に影響する可能性がある。

● 実施　計画にそって行った。穿刺部位が固定化していることは，好ましいことではないが，毎日同じ状況・方法で行っている結果ともいえる。退院後の HbA1c は良好であることから，まずは A さんと家族の努力を認めた。その後，同性の看護師と 1 対 1 でプライバシーの確保できる外来にて，同じ場所で行っている理由や実際の手技を A さんに確認し，再指導を行った。

● 評価　家族や養護教諭の見まもるなかでは，腹部や大腿などの部位へのインスリン注射は羞恥(しゅうち)心もあり，やりにくかったと考えられる。今後は，A さんの手技も確立していることから，適宜見まもりは必要であるが，ふだんは部位によってはプライバシーの保たれる場所で行えるようにする必要がある。家族に対しても，A さんの発達段階も含めて再教育が必要である。

#3　病気について周囲に知られたくないという気持ちが強いうえに，糖尿病・治療・生活処方についての情報を学校生活を送るうえで必要な人に十分提供できていないため，事前の補食がとりにくく体育や部活動中に重症の低血糖をおこす可能性がある。

● 実施　入院中より，病気について知られたくない思いが強く，学校生活では困難が予想されたことから，受け持ち看護師が A さんとの関係性をつくりつつ，理学療法士などの他職種からの情報を得て，A さんの気持ちを理解するよう努めた。学校との調整については，外来において重要な看護問題であったが，学校関係者の理解と協力により，夏休み後の学校生活は問題なく再開することができた。

● 評価　A さんも少しずつではあるが，病気や治療に対する気持ちが変化している。入院中は，皆に知られたくない，という思いだけであったが，不十分ではあるものの学校生活のなかで必要なセルフケアについて部活動の友人に知らせることができている。今後は部活動以外の場面でも重症低血糖の危険性もあることから，A さんの知識や気持ちを確認しながら，日常生活でのリスクを低減するために誰にどこまで知らせるかについて，学校とも相談しながら進めていくことが必要である。

#4　子どもの発症まもない時期のため家族全体に知識・理解不足があるなかで，家庭において子どもの疾患管理を担う祖母・母親双方の身体的・心理的負担が大きく，子どものセルフケアの自立を促進する方向で支援できない。

● 実施　A さんの入院中から意識的に看護師が家族 1 人ひとりに声をかけ，それぞれのニーズを把握すると同時に，個別に対応するように心がけた。退院後は A さんも学校生活を順調に再開していることを認め，日々の血糖コントロールに対して家族が協力して取り組んでいることをねぎらった。A さんの発達に見合った支援方法については，A さんのいないところで家族の思いを傾聴しつつ，ともに考える姿勢で看護計画を実施するように努めた。

評価　発症時は祖母や母親の動揺が大きく，とくに祖母は体調をくずすほどであった。退院後の日常生活におけるセルフケア支援は祖母と母親を中心に行っており，とくに入院前と比較して母親の担う役割が大きくなっていた。退院後は祖母の体調も回復し，家族の動揺もいったんは落ち着いている段階となっている。登下校の送迎などは，家族の罪悪感や不安をあらわしている可能性もあるため，安易に否定したりせず，家族の考えや思いを尊重しながらかかわったことで，信頼関係を築くことができ，医療者からのアドバイスも受け入れることができていた。祖母・母親は疲労している様子も見せず積極的に行動しているものの，自営業であることから，母親の休職状態も長くは続けられないであろう。今後も注意深く見まもる必要があると考えられる。

3　事例のふり返り

この事例は，診断から治療方針の決定，退院後の外来通院までをまとめたものである。看護過程では，診断に伴う患者・家族の動揺をふまえた援助と，とくに退院に向けたセルフケア能力の獲得に向けた看護について優先的に考える必要のあるものを取り上げた。

10 代女性に発症する糖尿病は，成長期であることや月経周期との関係から血糖コントロールがむずかしく，血糖測定や症状のモニタリング能力に加え，スライディングスケールを適切に使用した血糖コントロールが求められる。今後，修学旅行などの学校行事や受験などの生活変化，さらには成人科への転科に向けて患者ができる限り治療に前向きにのぞめるように援助していくことが必要となる。

短期間の入院でセルフケアに関する教育が行われるため，家族にとっては自身の感情と向き合えないまま目の前の療養生活に追われていることもある。積極的に治療や生活処方に協力している家族であっても，子どもを支える家族の心理的負担は大きく，親離れ・子離れを妨げる原因ともなる。とくに年長のきょうだいは，家族のなかでおき去りにされないよう注意が必要である。家族個々の生活面・心理面をアセスメントし，それぞれへケアを行うことが重要となる。

B　鎖肛をもつ子どものケア

鎖肛は先天性消化器疾患のなかでは発生頻度が比較的高く，肛門がないことや肛門の位置の異常で発見されることが多い。病型や瘻孔(ろうこう)の有無によって治療法が異なるが，手術によって肛門形成術を行ったあとに，規則的な排便を習慣づけながら，1 人で排便できるまで，すなわち，排便行動として自立をとげるまでの過程を支援する。

新生児期の診断や治療は，家族にショックや不安を引きおこし，その後の愛着形成や育児への取り組みに影響するおそれがあるため，入院初期から家族の心理面を含めた支援が重要である。また，合併奇形を伴う場合には，家族の心理的負担が高まることにも注目する必要がある。ここでは，鎖肛をもって生まれた子どもと家族における看護過程の展開を説明する。

1 患者についての情報

1 患者のプロフィール

- **患者**：B ちゃん(生後 0 日，男児)
- **病名**：低位鎖肛(▶225 ページ)，心室中隔欠損症(VSD，▶190 ページ)
- **入院**：1 月 10 日
- **発育・発達歴**：在胎 39 週 2 日，正常分娩にて出生，出生体重 2,900 g。
- **既往歴**：母親の妊娠・分娩経過に異常なし。
- **家族背景**：第 2 子。父親 31 歳，運送業(健康)，母親 28 歳，主婦(健康)，兄 5 歳，幼稚園(健康)。都市近郊部住宅地のアパートに居住。父親の勤務時間は不規則で，夜間勤務も多いが，B ちゃんの入院後は仕事帰りに面会する様子がみられる。市内に母方の祖父母宅があり，B ちゃんの入院中は兄の世話や家事をサポートしている。母親の産後の経過は良好で，生後 5 日目より，ほぼ毎日 B ちゃんと面会している。
- **生活の様子**：母親は内向的な性格で，近隣の母親どうしの交流は少ない。B ちゃんを出産する以前は，近所の幼稚園に兄を送るときに，まわりの子どもと一緒に遊ばず，母親から離れたがらない兄の様子に，母親はいつも不安を感じていた。父親は仕事から帰宅するといつも「疲れた」と言ってすぐに寝てしまうため，母親は父親に育児について相談できずにいた。B ちゃんの妊娠がわかってからは，「お兄ちゃん 1 人を育てるのもこんなにたいへんなのに，2 人育てる自信はない」と祖母にもらすことが増えていた。また，兄が通う幼稚園の先生に，育児の悩みを打ち明けることもあった。

2 入院までの経過

1 月 10 日，他院にて出生。2,900 g，アプガースコア：1 分 8 点，5 分 10 点。出生後すぐに，助産師が肛門のないことに気づき，鎖肛が疑われ，ただちに専門医のいる大学病院に搬送されて入院となる。

3 入院時の状況(▶表 2)

- **入院時**：身長 48.5 cm，体重 2,890 g，体温 37.2℃，脈拍 126 回/分，呼吸数 36 回/分，血圧 96/52 mmHg，Sp_{O_2} 96%，活発な啼泣(ていきゅう)がみとめられる。心雑音が聴取されるが，爪床(そうしょう)・皮膚・口唇粘膜色は良好でチアノーゼはみとめられず，心臓超音波検査にて，欠損孔が小さい心室中隔欠損症(VSD)が確認される。腸蠕動音が聴取されて，腹部膨満なし。
- **治療方針**：右手背より点滴ルートを確保して，持続点滴としてソリタ® T3 号輸液を 12 mL/時で開始する。パルスオキシメーター装着。
- **家族への説明とそれに対する反応**：別室にて，主治医から父親に鎖肛であること，鎖肛の病態の説明と低位型鎖肛では排便機能の経過は良好であること，今後の治療として，手術で肛門を形成したあとに，便秘を予防しな

表2 Bちゃんの経過

月日	1月10日	1月11日	1月12日	1月13日	1月14日	1月15日	1月16日	1月18日	1月19日	1月22日	1月25日
末梢点滴	①ST3 12 mL/h	①ST3 12 mL/h ②セフメタゾン 40 mg 3回	①ST3 12 mL/h ②セフメタゾン 40 mg 3回	①ST3 12 mL/h ②セフメタゾン 40 mg 3回	①ST3 12 mL/h ②セフメタゾン 40 mg 3回	①ST3 12 mL/h ②セフメタゾン 40 mg 3回	①②中止				
内服薬											
処置・検査	胸腹部X線	倒位X線		胸腹部X線				肛門ブジー	肛門ブジー	肛門ブジー	肛門ブジー
身長(cm)	48.5										48.8
体重(g)	2,890	2,820	2,800	2,810	2,800	2,825	2,840	2,865	2,890	2,945	2,985
体温(℃)	37.2	37.6	37.7	37.6	37.5	37.4	37.3	37.4	37.2	37.4	37.3
呼吸(/分)	36	42	48	42	36	40	36	38	36	36	36
脈拍(/分)	126	138	130	120	110	108	112	100	102	108	110
血圧(mmHg)	96/52	84/42	88/48	84/42	90/55	96/42	96/42	84/40	90/50	78/52	88/54
Spo$_2$(%)	96	98	100	100	—	—	—	—	—	—	—
哺乳量	—	—	—	—	母乳 10 mL×4	母乳 20 mL×8	母乳 25 mL×8	母乳 30 mL×8	母乳 30 mL×8	母乳 30 mL×8	母乳 30 mL×8
排尿量(排尿回数)	40＋α	58	97	110	155	175	8回	8回	8回	7回	8回
排便回数	0	0	2	3	5	7	7	8	8	7	6
便性	—	—	胎便(少量)	胎便(少量)	黄緑色泥状便	黄緑色泥状便	黄緑色泥状便	黄色顆粒便	黄色顆粒便	黄色顆粒便	黄色顆粒便
白血球(/μL)	16,000	16,530	15,400				12,500				
赤血球(×10^4/μL)	580	542	535				520				
Hb(g/dL)	18	17	18				19				
Hct(%)	55	53	53				51				
血小板(×10^3/μL)	130	135	155				189				
CRP(mg/dL)	0	0.2	0.1				0				
TP(g/dL)	5.5	5.1	5.3				5.7				
BUN(mg/dL)	9.5	10.8	11				10.4				
Cr(mg/dL)	0.9	1.2	1.1				0.8				
Na(mEq/L)	142	141	141				139				
K(mEq/L)	5.9	5.9	5.9				5.8				
Cl(mEq/L)	108	109	109				106				
Ca(mEq/L)	8.9	9	9				9.1				
P(mEq/L)	5.4	5.4	5.4				5.3				

ST3：ソリタ® T3号輸液，Hb：ヘモグロビン，Hct：ヘマトクリット，CRP：C反応性タンパク質，TP：血清総タンパク質，BUN：尿素窒素，Cr：血清クレアチニン，Na：ナトリウム，K：カリウム，Cl：塩素，Ca：カルシウム，P：リン

がら経過を追うこと，手術後，肛門が狭くならないような処置として肛門ブジーを数か月間継続するため，退院後は家族に行ってもらいたいこと，VSD に対しては経過観察すること，入院は 3 週間程度の見込みであること，などが説明される。父親は，医師の説明を黙ってうなずきながら聞いているが，主治医との面談後，看護師に「妻は出産後まもないのですぐに面会ができないのですが，その間は私が仕事の帰りにできるだけ面会したいと思います」と疲れた表情で話す。母親の体調の経過をみながら無理のないように対応していくことを，父親と看護師とで確認し合った。

4 入院後の状況(▶502 ページ，表 2)

- **1 月 11 日**：倒位 X 線撮影にて低位型鎖肛と診断される。全身状態は安定しており，カットバック術が施行された。術後は喘鳴(ぜんめい)および努力呼吸はなく，聴診にて呼吸音に異常なし，心雑音をみとめるが，皮膚色良好で，ときどき活発に啼泣がみとめられる。体温 37.6℃，脈拍 138 回/分，呼吸数 42 回/分，血圧 84/42 mmHg，Spo_2 98%，末梢静脈内持続点滴としてソリタ® T3 号輸液を持続点滴 12 mL/時で継続する。抗菌薬は 1 日 3 回の静脈内注射とする。
- **1 月 12 日**：体重 2,800 g，術後の肺合併症，創部の出血はみとめられない。肛門から少量の胎便排泄あり，創部の消毒を行う。
- **1 月 13 日**：体重 2,810 g，肛門からの胎便の回数は増加し，排便後に創部の消毒を行う。看護師のすすめで，父親は母親が搾乳した母乳をはじめて病棟に届ける。
- **1 月 14 日**：体重 2,800 g，解凍した母乳 10 mL の経口摂取を開始する。ゆっくり吸啜(きゅうてつ)し，吐きけや誤嚥はみとめられない。
- **1 月 15 日**：体重 2,825 g，母乳 20 mL×8 回となり，嘔吐なく，哺乳(ほにゅう)後も空腹感のためか啼泣がみとめられる。おむつを交換するたびに胎便から黄緑色の泥状便の排泄が少量ずつみとめられるが，創部の腫脹(しゅちょう)や発赤はない。はじめて来院した母親が，B ちゃんと対面して涙ぐんでいる。面会後，母親は看護師に，「どうしてこの子が病気になったのでしょう，私が妊娠中にお兄ちゃんのことでいつもイライラしていたことが原因でしょうか？」と泣きながら話す。
- **1 月 16 日**：体重 2,840 g，母乳 25 mL×8 回，良好に哺乳し，呼吸の異常はみとめられない。黄緑色の泥状便が少量ずつ頻回に排泄されて，肛門周囲の皮膚には発赤がみとめられる。創部に異常はなく，静脈内持続点滴，抗菌薬投与は中止となる。
- **1 月 18 日**：体重 2,865 g，母乳が 30 mL×8 回になる。母親が搾乳を行い，哺乳を行う。哺乳良好で，黄色の顆粒便が少量ずつ 8 回/日程度みられる。肛門周囲の皮膚の発赤は増強して，排便のたびに激しく泣くようになり，おむつ交換時に毎回微温湯で殿部洗浄を行っている。母親は，「便が出るとすごく泣いてしまって，どうしたらいいのかわからない」と困った表情を見せる。沐浴を毎日行い，排便時には毎回微温湯で殿部洗浄を行うことになる。創部からの出血はみとめられず，肛門拡張のために金属製の処置具による肛門ブジーの処置を，朝と夕方に 1 回ずつ開始する。処置中，体動によって粘膜を傷つけないようにからだを固定されて泣く B ちゃんのかたわらで，面会中の母親は目に涙をためている。処置が終わったあとに，激しく泣く B ちゃんを抱きながら，「ごめんね，痛かったね」と言いながら，母親も泣いている。その日，消灯直前に父親が面会して，Bちゃんをあやす様子が見られる。Bちゃんは笑顔を見せているが，父親と母親の会話はほとんどない。父親は医師から肛門ブジーが始まったことについて説明を受けるが，とくに質問はなく，1時間ほど病室で過ごしたあとに両親そろって帰宅する。

- **1月19日**：体重2,890 g，体温37.2℃，呼吸36回/分，脈拍102回/分，血圧90/50 mmHg，心雑音が聴取される。黄色顆粒便がみとめられ，殿部の発赤は軽減せず，排便時に激しい啼泣がみとめられる。母親自身の希望により，ほぼ毎日面会してBちゃんの哺乳やおむつ交換，殿部洗浄などの世話をていねいに行っているが，ときどき疲れた表情がみられる。夜勤の看護師に「お兄ちゃんのことが気になります，ときどき，かんしゃくをおこしておじいちゃんとおばあちゃんを困らせているみたいで」と暗い表情で話す。
- **1月22日**：体重2,945 g，体温37.4℃，呼吸36回/分，脈拍108回/分，血圧78/52 mmHg，黄色顆粒便の排泄が7回みとめられる。肛門ブジーが母親の面会中に行われ，処置中に肛門からの出血が少量みとめられる。看護師に促されて，母親はBちゃんに声をかけているが，処置終了後に，「家に帰ったら私がやらないといけないのでしょうか」と不安げに看護師にたずねる。父親は休日のため，昼食前に来院し，母親と一緒にBちゃんをあやしている。
- **1月24日**：体重2,970 g，体温37.1℃，呼吸32回/分，脈拍98回/分，血圧88/46 mmHg，哺乳良好で，殿部の発赤は軽減し，きげんよく過ごす。医師から両親に，経過が良好であること，必要な処置と育児を家族が行えるようになったら退院を予定したいと伝えられる。父親は喜んでいるが，母親は暗い表情でいる。
- **1月25日**：身長48.8 cm，体重2,985 g，体温37.3℃，呼吸36回/分，脈拍110回/分，血圧88/54 mmHg。全身状態はかわりなく，体重も順調に増加している。母親は，医師から指でブジーを行う方法を説明される。その後，看護師に「かわいそうでつらい，1人でBちゃんを抑えながらやるのはとても無理」とかたい表情で話す。母親は看護師に，「やはり夫にこの子のことは協力してもらえそうにない。どうしたらよいのでしょう」と話す。

5 生活の状況

母親は，Bちゃんが生まれる前から兄の育児上の不安を感じていた。父親は仕事が忙しいため，家庭では兄と2人きりで過ごすことが多く，Bちゃんの出産後の生活に不安を感じていた。

6 家族の状況

出産後まもない母親には疲労感がみとめられる。母親は，面会時にBちゃんの世話を主体的に行い，おむつ交換や沐浴のあとは，Bちゃんに「気持ちよかったね」と話しかけ，哺乳のあとは「おなかいっぱいになったね」などとうれしそうに声をかけている。一方，医療処置に対しては，不安を訴えることが多い。母親はBちゃんが病室でぐずりはじめると，同室の子どもや家族に迷惑をかけてしまうことを心配してあやしている。また，Bちゃんの生まれながらの健康問題に対して，母親の罪責感がみとめられる。

父親は仕事の合間に面会に訪れているが，先に面会に来ていた母親との会話はほとんどなく，Bちゃんの世話に主体的に参加することは少ない。休日には兄は祖父母宅で過ごしているが，ときどきかんしゃくをおこして祖父母を困らせることを母親は心配している。

✔ 情報収集のポイント

- □ **発達・発達歴**：妊娠・分娩経過，出生前後の子どもの成熟状態・健康問題やその治療の影響を受けながら子どもの成長・発達はどのような状況であったか。
- □ **入院時の状況**：妊娠・分娩経過，入院時の身体所見・検査所見から，どのような状況であったか。
- □ **入院生活**：入院生活のなかで，子どもの健康状態や成長・発達はどのような状態であるのか，健康状態の改善と，成長・発達の促進のためにはどのようなかかわりが必要であるか。
- □ **家族の状況**：子どもの出生前の家族の育児への取り組みや気持ちはどのようであったか。また，入院時やその後の治療過程で家族にはどのような様子がみられ，どのような支援が必要であるか。
- □ **退院後の生活**：家族は退院後の健康管理や育児について，どのように受けとめ，意向をもち，行うことができているか，また，その支援体制は整っているか。

2 看護過程の展開

1 アセスメント

身体，成長・発達，日常生活，家族の側面から情報を収集し，アセスメントを行う。

● **身体面**　低位型鎖肛で瘻孔がない場合は，新生児期に肛門形成術を行う。新生児期の手術は全身麻酔で行う。この時期は，呼吸・免疫・体温調節・腎機能がそれぞれ未熟であり，症状を的確に訴えられないことや，先天性心疾患を合併していることもリスク因子となる。したがって，手術前・中・後の一般状態，バイタルサイン，Spo_2，呼吸状態，チアノーゼの有無，創部の状態，輸液量・尿量などの水分出納，体重，血液検査，胸部X線写真などの推移から評価し，呼吸・循環・体温管理などの全身管理を行い，創部の安静と清潔を保持する必要がある。また，排便の状態に注意しながら必要な栄養を摂取して，体重が順調に増加すること，さらに，創部が落ち着いた段階から肛門の狭窄を予防するための肛門ブジーを，確実な体位の固定による粘膜損傷の予防と苦痛の軽減をはかりながら行う。

● **成長・発達，日常生活面**　Bちゃんは出生時の発育に明らかな問題はないが，手術後は排便回数が多い状態である。全般的には病状の安定と栄養状態の改善により，ほぼ順調な成長・発達過程をとげている。

● **家族面**　Bちゃんは第二子のため，母親は育児の基本的な知識や技術は習得していると考えられる。一方，夫からの育児支援は必ずしも十分に得られない状況のなかで，母親は育児に自信がもてず，第二子の出産を前に不安をつのらせていた。その後，Bちゃんの入院や毎日の面会が始まり，心身ともに疲労感を高めていたと推測される。さらに，退院に向けて肛門ブジーの役割を担うことになり，母親の不安や負担感が増していたと考えられる。父親はBちゃんをかわいがっているが，仕事が不規則で疲労感もあることから，育児は母親にまかせがちである。さらに，母親は兄に十分にかかわれていないことも気がかりに思っている。今後，母親と父親それぞれの意向や兄のニーズを把握するなど，家族アセスメントを行い，退院後の家族内の調整や祖父母を含めた支援体制を検討する必要がある。

2 看護問題の明確化

情報をアセスメントしたのち，優先順位を考えながら看護問題を明らかにし，看護目標を設定する。

#1　手術の侵襲による身体的リスク状態にある。

#2　頻回な排便による，皮膚の発赤が悪化するおそれがある。

#3　家族が肛門ブジーを適切に行えないことによる，入院期間の長期化，退院後の肛門狭窄のおそれがある。

#4　日常の育児不安に加えて子どもの健康管理の必要性に，母親は育児への自信を喪失し，今後の養育態度に影響するおそれがある。

#5　入院を契機に家族機能が低下するおそれがある。

3 看護目標と看護計画

#1　手術の侵襲による身体的リスク状態にある。

看護目標

術後，創部の感染をおこすことなく安定した全身状態で経過する。

看護計画

(1) 呼吸・循環・体温，創部などの関連情報を収集し，評価する。

- 呼吸（呼吸数，呼吸音，副雑音・喘鳴・咳嗽・努力呼吸・皮膚色，Sp_{O_2}，分泌物など）
- 循環（心拍数・リズム，心雑音，血圧，チアノーゼ・四肢冷感の有無，皮膚色，輸液量・尿量などの水分出納，体重など）
- 体温（低体温・発熱・四肢冷感・チアノーゼの有無）
- 意識・一般状態（刺激への反応，啼泣力，筋緊張，きげん）
- 創部（創部の発赤・腫脹・出血・滲出液・離開の有無，排便の回数や便性）

(2) 手術直後の全身状態に注意をはらい，安定をはかる。

- 呼吸の観察を行い，必要に応じて加湿と口鼻腔内分泌物の吸引などを行う。
- 循環の異常の早期発見に努め，適切な治療につなげる。
- 術後の低体温を予防するために，必要に応じて室温の調整や四肢の保温に努める。

(3)創部の安静と感染予防をはかる。
- 感染を予防するために，抗菌薬を確実に投与する。
- 感染の徴候を早期に発見し，必要な治療につなげる。
- 創部の処置は清潔操作で行い，排便があるごとに消毒する。
- 創部の安静がそこなわれないように，過度な圧迫や摩擦に注意する。

#2 頻回な排便による，皮膚の発赤が悪化するおそれがある。

看護目標

排便回数の増加がみられず，皮膚の発赤が改善し，苦痛が緩和される。

看護計画

(1)排便状況，腹部症状，皮膚症状やその他の関連情報を収集し，評価する。
- 排便状況(排便回数，排便量，便の性状，腹部膨満，腸蠕動(ぜんどう)音)
- 腹部症状と発育状況(腹部膨満，腸蠕動音，吐きけ，哺乳量，吸啜力，きげん，体重)
- 皮膚症状(殿部の発赤・湿潤)
- きげん・表情

(2)排便状況などを評価し，排便回数のさらなる増加や便性の悪化などみられた場合には，哺乳量などを調整することで状態の改善をはかる。
(3)排便がみとめられるごとにぬるま湯で洗い流し，皮膚の乾燥をはかる。

#3 家族が肛門ブジーを適切に行えないことによる，入院期間の長期化，退院後の肛門狭窄のおそれがある。

看護目標

家族が主体的に肛門ブジーに取り組み，適切に行えることで退院が実現し，その後の肛門狭窄が予防できる。

看護計画

(1)育児や子どもの健康管理に対する家族の意向や方針，肛門ブジーについての受けとめ方を把握する。
- 育児や健康管理全般についての母親やほかの家族の気持ちや意向を把握する。
- 処置中の母親の表情，子どもへのかかわりなどを観察する。

(2)家族の意向を尊重しながら，肛門ブジーの実施に向けて段階的な支援を行う。
- 家族が処置を行う際には，実施中に患児が動いて粘膜が傷つかないように，看護師が苦痛の緩和にも配慮しながら確実に体位を保持することで，適切な方法(深さ・太さ・挿入方向・留置時間など)で実施できて，処置に対して自信がもてるように支援する。さらに，子どもの体位を保持しながら処置が行えるように，段階的に支援する。
- ブジーを実施する家族の負担感に注目し，共感的姿勢でかかわることや，方法の改善が必要な場合は，一緒に考える姿勢でかかわる。
- 母親以外に，父親や場合によっては祖父母も処置にかかわることを含めて，Bちゃんと家族にとって最良の支援体制を検討し，必要な調整をはかる。

#4　日常の育児不安に加えて子どもの健康管理の必要性に，母親は育児への自信を喪失し，今後の養育態度に影響するおそれがある。

看護目標

母親の育児への不安が緩和されて，育児への自信が高まり，家族による効果的な養育の基盤が整う。

看護計画

(1)母親の育児への思い，夫や祖父母などの周囲に対する期待や満足度，養育の実態について情報を収集する。
(2)母親の育児に関する不安や悩みの表出を促し，その気持ちを受けとめる。
(3)排便の状態が軽快していることや，哺乳力や呼吸状態から全身状態も安定していると判断できることを母親と共有することで，育児への自信の高まりを支える。
(4)子どもの日常の世話を継続することで母親役割を実感できるよう支援する。
(5)父親の育児への思いや参加状況を把握しながら，育児や健康管理に関する情報提供は可能な限り両親に対して行う。
(6)家族内外の支援体制について，母親と父親の意向や満足度を把握し，必要な調整を行う。

#5　入院を契機に家族機能が低下するおそれがある。

看護目標

入院に伴う家族機能の低下を予防し，家族が主体的に退院に向けて取り組むなかで，家族機能が向上する。

看護計画

(1)母親と父親にそれぞれ情報収集を行い，育児についての互いの受けとめや意向の表現を促し，現状の客観視，一致やずれの把握，サポート感の高まりを支える。
(2)兄の生活の状況や思い，兄への説明とそれに対する反応について把握し，必要な支援を行う。
- 家族の兄に対する心情を受けとめて，家族の意向を把握する。
- 親を介して兄のニーズを把握して，入院に伴う環境の変化について兄への説明の方法を家族とともに検討する。
- 家族にとって兄が大切な存在であることを兄自身が実感できるように，誠実で率直な愛情表現をもって家族がかかわることができるように支える。

(3)育児や治療過程の基盤となる家族機能として，意思決定のパターン，ストレスと対処，ソーシャルサポートなどについて把握し，家族の意向を尊重した医療の実現と，退院に向けて家族を全体としてとらえて支援する。

4 実施と評価

#1 手術の侵襲による身体的リスク状態にある。

● **実施** 計画にそって，術前・術後の呼吸・循環・体温に関する情報を収集し，アセスメントを行うとともに，創部の安静と感染予防に努めた。

● **評価** バイタルサインは安定した状態で経過した。一方，排便回数が増加したことから，創部の安静をそこなう可能性が高まったが，創部の異常や感染徴候はみとめられなかった。

#2 頻回な排便による，皮膚の発赤が悪化するおそれがある。

● **実施** 計画にそって，排便の状況，腹部症状，皮膚症状，栄養状態などの情報を収集し，支援を実施した。排便回数が減少してきたことから，哺乳量を徐々に増やした。また，排便ごとの殿部洗浄は継続し，母親にも参加を促した。

● **評価** 手術後10日目より排便回数が減少してきたことから，殿部の皮膚の発赤が改善した。また，母親が殿部洗浄やオムツ交換を実施するなかで皮膚の状態が改善したことで，母親の取り組みがさらに積極的になったことから，育児に対する自信と養育の達成感につながったことがうかがえた。

#3 家族が肛門ブジーを適切に行えないことによる，入院期間の長期化，退院後の肛門狭窄のおそれがある。

● **実施** 肛門ブジーに対する母親の受けとめを聞いたところ，「かわいそうで見ていられない，ただただ，この子に申しわけない気持ちになる」と涙を流しながら話した。母親の気持ちに共感する姿勢で対応しながら，まずは，医療者が行う処置の様子を見まもってもらうことから始めることを提案し，母親は同意した。処置中，看護師は必ずBちゃんへの言葉かけを行い，終了後はねぎらうことを継続すると，やがて母親は処置中にBちゃんに近づき，「がんばろうね」と励ますようになった。母親から看護師に，「ブジーはどのようにやればいいのですか」との問いかけがあったことを医師に伝えて，処置や健康管理全般についての情報共有を段階的に進めるとともに，子どもの世話に伴う負担感に傾聴することを繰り返した。

● **評価** 処置についての母親の受けとめに注目しつづけて，参加を段階的に進めたことによって，母親はBちゃんへの声かけを行いながらみずからも実施できるようになった。また，処置のみならず，Bちゃんの健康管理や育児全般に対しても「家に帰ってもなんとかできるような気がしてきた」などの前向きな言葉が聞かれるようになった。

#4 日常の育児不安に加えて子どもの健康管理の必要性に，母親は育児への自信を喪失し，今後の養育態度に影響するおそれがある。

● **実施** 育児に関する家族の意向を確認したところ，母親は「お父さんは仕事があるから頼みにくいけど，本当はブジーだけでも手伝ってほしい，子どもが泣いて暴れるとどうしていいかわからなくなる，病気のことにもっと関心をもってほしい」と話す。看護師は，父親の面会時に，育児への思いや参加への意向について情報収集し，母親の希望を伝えた。父親は「自分になにができるか自信がないけど，できることは一緒にやりたい」と話す。看護師が，退院後の排便管理や処置について両親に説明すると，父親は休日に面会して，やがて処置を見学する機会が増え，B ちゃんの体位の保持に参加するようになった。父親が慣れない様子でいると，母親は「だいじょうぶよ，だんだん慣れるから」とおだやかな表情で父親に話した。

● **評価**　病状の改善に伴い，母親の表情は徐々に明るくなった。退院後の支援体制について主治医と相談して，父親だけでなく近所に住む祖父母にもできるだけ参加してもらうことになった。母親は，「自分だけでやらなくていいと思うと，少し気がらくになりました」と話した。

#5　入院を契機に家族機能が低下するおそれがある。

● **実施**　通常，家庭のなかの最終的な意思決定は父親が行っているとの情報が母親から得られ，治療方針や退院に向けての準備については，父親と母親が同席しているところで伝えるように対応を統一した。兄の状況を母親にたずねると，「お兄ちゃんのことはなかなかかまってあげられなくて気がかりです，おばあちゃんの家に預けることもあるので，本人がどんなふうに思っているのかとても心配です，とにかくすべてはこの子が退院してからです」とかたい表情で話した。担当看護師は，「入院中からできることがあるかどうか，一緒に考えましょう」と伝えて，今後の対応についてあらためて両親とで話し合うことになった。

● **評価**　母親は，B ちゃんの治療方針や兄への説明などを，父親と話し合うことができるようになったことで，情緒的な落ち着きがみられるようになった。父親から兄に，B ちゃんが病気を治すためにがんばっていることを伝えると，よく話を聞いている様子だったと，父親から母親に伝えられた。父親も自己の役割を確認できたことで，主体的に B ちゃんの情報を医療者に確認したり，母親をねぎらったりする様子がみられ，入院を契機に家族機能の向上がみとめられた。

3　事例のふり返り

この事例は，出生直後に鎖肛と診断されて入院した新生児が，手術を受けたあと，身体的には順調な経過をたどりながらも，母親の育児不安が高まり，家族機能の低下も予想された事例である。

新生児は身体的な予備力が少ないため，周手術期には注意深く全身管理を行う必要がある。また，家族の動揺も大きいと考えられるため，心理面の支援がきわめて重要になる。さらに，病状の改善に合わせて退院を視野に入れた支援が必要になるが，この事例のように，入院前からきょうだいの育児不安をかかえる母親に対しては，とくに注意深く見まもる必要がある。

医療者は病気に伴う特別なケアに注目しがちであるが，基本的な育児を通して母親が自信をもてるように支えることも大切である。同時に，家族機能にも注意をはらい，家族全体で子どもを育てていける環境づくりに努めることが重要である。

動画一覧

1 心房中隔欠損症の循環動態

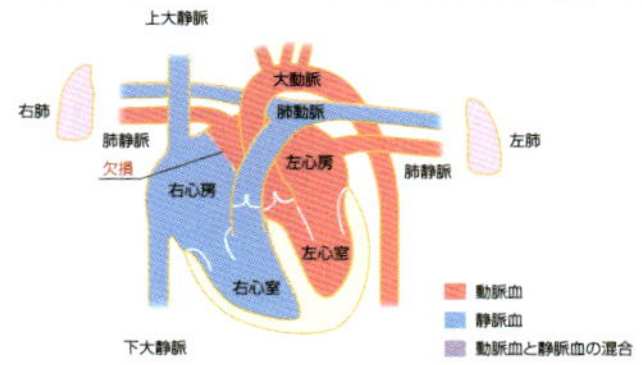

心房中隔欠損症では心房中隔が欠損している

▶ 191 ページ

2 心室中隔欠損症の循環動態

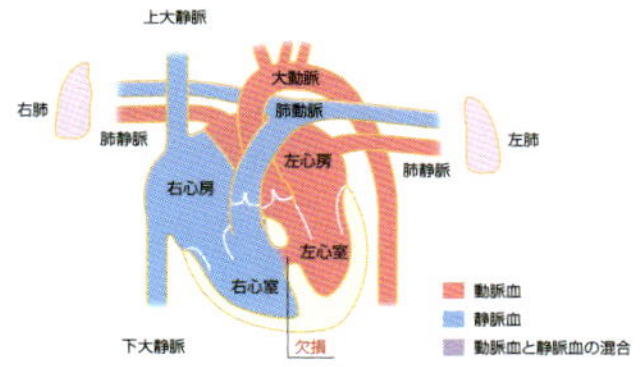

心室中隔欠損症では心室中隔が欠損している

▶ 191 ページ

3 動脈管開存症の循環動態

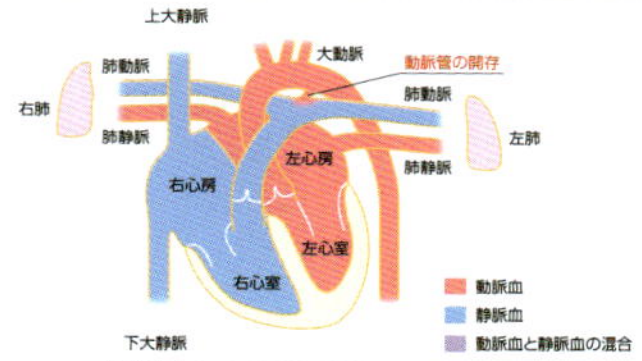

動脈管開存症では動脈管が開存している

▶ 193 ページ

4 大動脈縮窄複合の循環動態

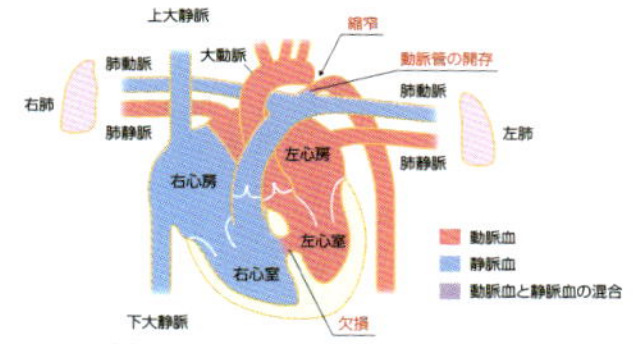

大動脈縮窄複合では心室中隔が欠損，
大動脈が縮窄，動脈管が開存している

▶ 193 ページ

5 ファロー四徴症の循環動態

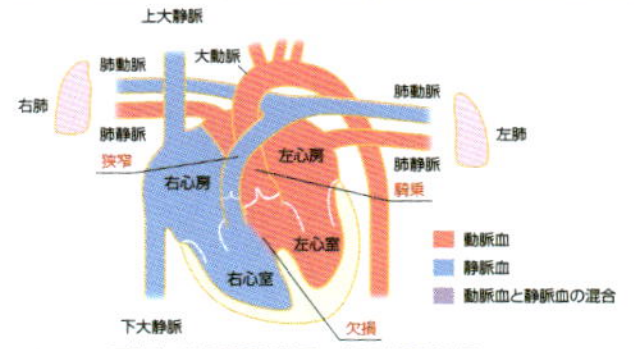

ファロー四徴症では肺動脈が狭窄，心室中隔が欠損，
大動脈が右心室側にずれて騎乗している

▶ 194 ページ

6 完全大血管転位症の循環動態

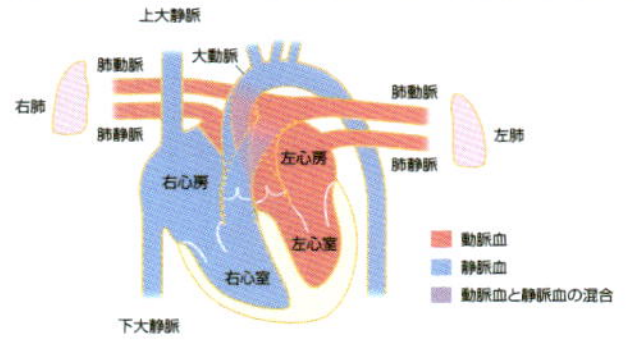

完全大血管転位症では右心室から大動脈が起始し，
左心室から肺動脈が起始している

▶ 195 ページ

7 総肺静脈還流異常症の循環動態

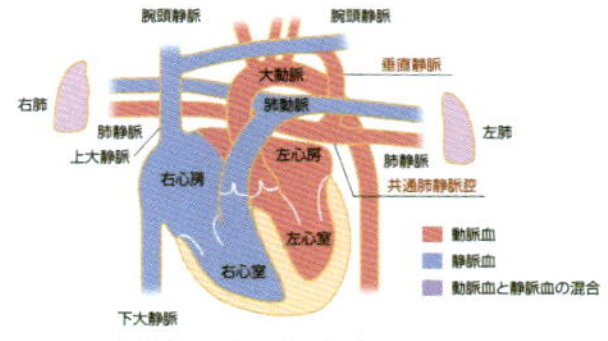

総肺静脈還流異常症（上心臓型）では
肺静脈血が左心房に還流せず，大静脈に還流する

▶ 196 ページ

8 ガワーズ徴候

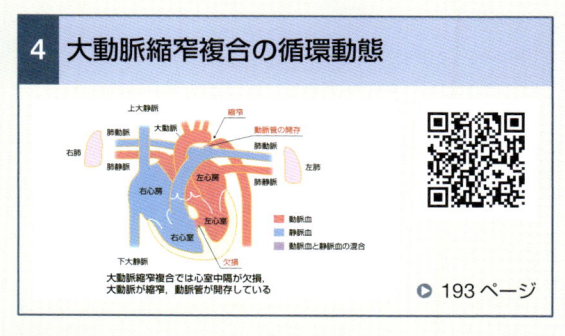

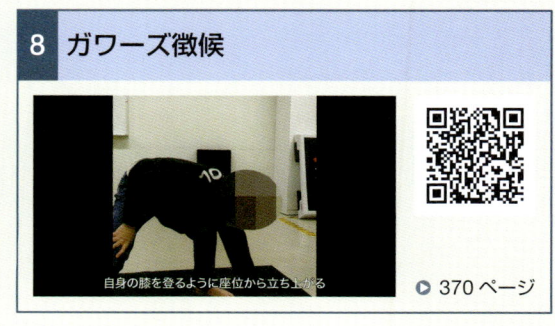

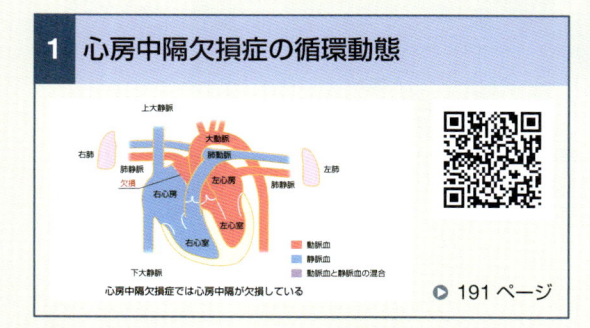

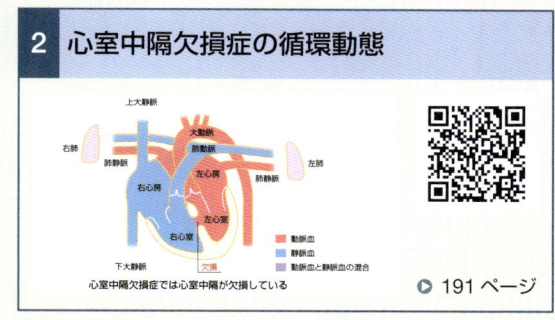

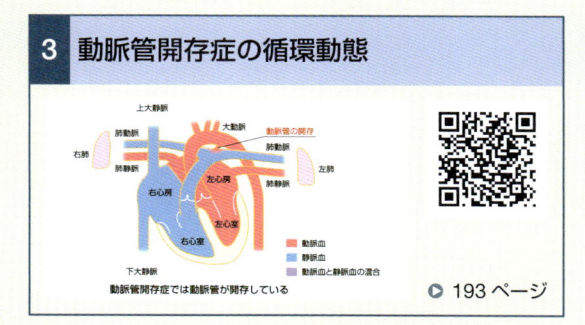

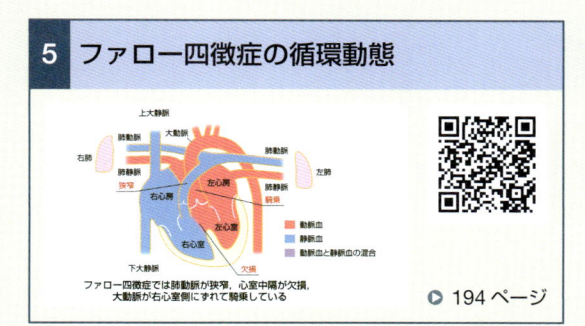

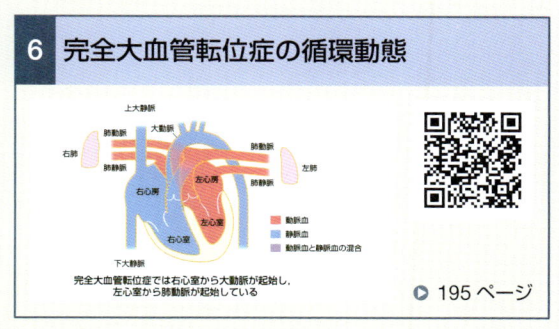

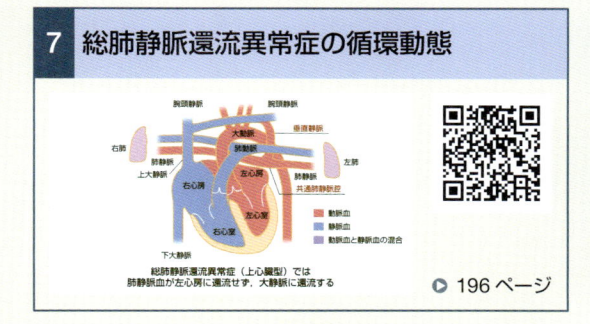

▶ 370 ページ

＊本書に掲載されている動画では，侵襲を伴う看護技術や，日常生活のなかでは見ることのない身体の部位などを扱っていることがあります。
＊動画は予告なく変更もしくは削除されることがあります。無断での複製・送信は著作権法上の例外を除き禁じられています。
＊動画再生や視聴には大量のデータ（パケット）通信を行うため，携帯・通信キャリア各社の回線を使用した場合は通信料が発生します。発生したデータ通信料については，当社は一切の責任を負いかねます。あらかじめご了承ください。
＊QR コードは，（株）デンソーウェーブの登録商標です。

9 踵耳徴候

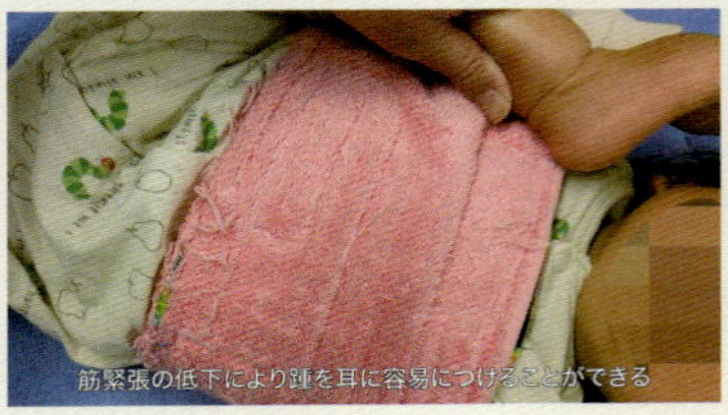

筋緊張の低下により踵を耳に容易につけることができる

372 ページ

10 手指の線維束性収縮

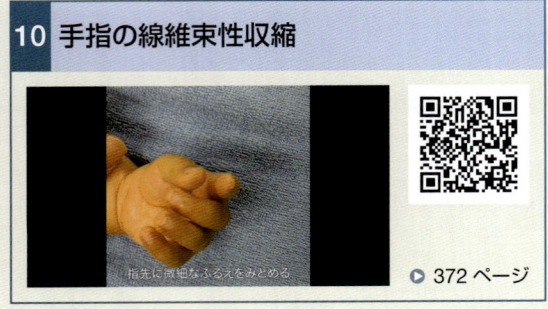

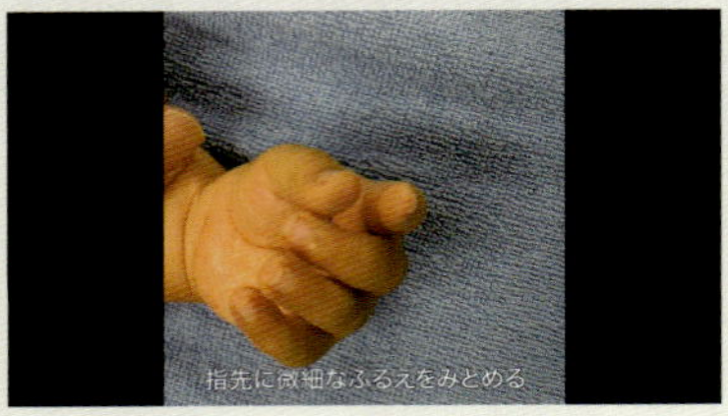

指先に微細なふるえをみとめる

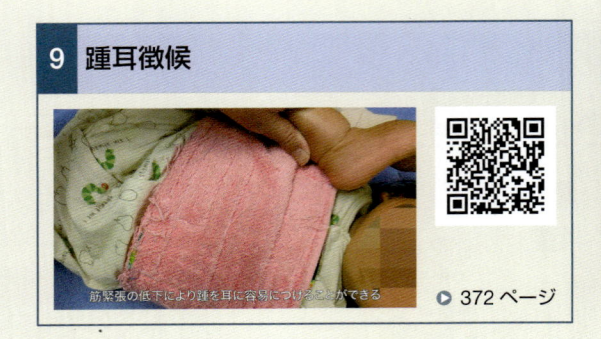

372 ページ

索引

う

え

お

か

き

く

す

せ

そ

に

ね

の

は

ひ

ふ